临床并发症丛书

皮肤病性病并发症
鉴别诊断与治疗

主　　编　皮先明

副 主 编　龙剑文　李　恒

编　　委　（按姓氏笔画排列）

皮先明　任翠华　龙剑文　李　恒

李桂双　范慧慧　金　晶　贺　琪

胡惠清　蹇正元　穆　怡

科学技术文献出版社

Scientific and Technical Documents Publishing House

北　京

(京)新登字130号

内 容 简 介

本书对各类皮肤病、性病的诊断与治疗进行了阐述，重点讲述各种皮肤病、性病并发症的诊断、鉴别诊断、治疗方法及预防措施。全书内容全面，包含了作者们多年的临床经验，对皮肤科临床医师提高临床实际工作水平大有裨益。

目录

第一章

病毒性皮肤病

第一节　单纯疱疹并发症

一、单纯疱疹

【概述】

单纯疱疹是因感染单纯疱疹病毒引起的急性疱疹性皮肤病。特征为群集性水疱，可有灼热疼痛或瘙痒感，主要侵犯皮肤黏膜，也可侵犯眼及中枢神经系统等，出现相应症状。

【病因与发病机制】

本病病因是感染单纯疱疹病毒。单纯疱疹病毒按抗原性质分为Ⅰ型和Ⅱ型：一般Ⅰ型病毒主要感染头面、唇部、口腔黏膜；Ⅱ型主要引起生殖器皮肤黏膜和新生儿的感染。单纯疱疹病毒经呼吸道、口腔、眼、生殖器黏膜或破损的皮肤进入人体。Ⅰ型和Ⅱ型都能产生原发和复发感染。

【临床表现】

初起时皮损局部先有灼热、紧张或瘙痒感，继而潮红，并出现针尖或绿豆大小的群集性小水疱，破溃后形成糜烂，几天后结痂，愈后留有暂时性色素沉着。病程约1～2周，常反复发作。

单纯疱疹最多见于口唇周围，其次鼻周围、面颊部，也可发于黏膜。发于口腔黏膜的称疱疹性龈口炎，多见于儿童。发于眼结膜和角膜的称疱疹性结膜炎、疱疹性角膜炎。疱疹性结膜炎多合并眼睑疱疹，疱疹性角膜炎易形成角膜溃疡。发于外阴的称生殖器单纯疱疹，经摩擦易破裂形成糜烂，易继发感染，形成溃疡。女性疱疹如发生在阴道或子宫颈黏膜，易合并阴道炎、子宫颈炎。可引起流产或早产。单纯疱疹也可发生于尿道内、肛门周围等。

【诊断与鉴别诊断】

根据好发部位,成簇的水疱,自觉灼热、瘙痒或疼痛,容易复发等特点可做出诊断。必要时可结合病理辅助检查。本病应与带状疱疹、脓疱疮、固定药疹、湿疹进行鉴别。

1. 带状疱疹

发病前常有神经痛,皮疹多沿皮神经分布排列呈带状,单侧发病。一般不复发。

2. 脓疱疮

多见于儿童。为散在性脓疱,不累及黏膜,有传染性。脓性分泌物涂片或培养可见细菌。

3. 固定药疹

有明显的服药史,呈水肿性紫红色斑片,表面可出现大疱或血疱,每次复发与服药有关。

4. 湿疹

湿疹为多型性损害,除水疱外,还有红斑、丘疹等皮损。皮损泛发,部位不定。

【治疗】

1. 全身治疗

(1)抗病毒治疗:可选用阿昔洛韦、万乃洛韦、法昔洛韦、病毒唑、聚肌胞等。

(2)抗病毒免疫治疗:转移因子、丙种球蛋白肌注等。

2. 局部治疗

1%～2%甲紫溶液,炉甘石洗剂等收敛干燥。

【预防】

局部注意保持清洁,防止继发感染;忌食辛辣刺激及鱼腥、油腻食物;反复发作者注意体育锻炼,增强机体抵抗力。

二、常见并发症

(一)单纯疱疹性脑炎

【概述】

单纯疱疹性脑炎是由单纯疱疹病毒引起的中枢神经系统最常见的病毒感染性疾病。常累及大脑颞叶、额叶及边缘系统,引起脑组织出血性坏死和变态反应性脑损害。

【病因与发病机制】

单纯疱疹病毒是一种嗜神经性的双链DNA包膜病毒。根据其抗原性的不同,单纯疱疹病毒被分为Ⅰ、Ⅱ型。成人单纯疱疹性脑炎多由HSV-Ⅰ感染所引起,HSV-Ⅱ感染可造成生殖系疾病和新生儿脑炎。原发性或隐匿性HSV-Ⅰ感染均可造成HSE,但以隐匿感染后再激活多见,即当隐匿感染后,病毒在三叉神经节潜伏下来,当机体的免疫功能下降,非特殊性刺激触发病毒使之活化,再活化的病毒沿三叉神经中枢支逆行向内到达邻近的脑基底部的脑膜,造成的脑炎也多局限于颞叶和额叶的眶部。仅25%的病例是由原发感染所造成,病毒经嗅球和嗅束首先感染额叶眶部,而后再播散累及颞叶。HSV-Ⅰ的病毒蛋白基因ICP34.5在HSE中的作用日益受到重视,研究发现病毒基因ICP34.5产物能使机体宿主抗病毒的内源性干扰素系统失效而发挥致病作用。此外,HSV-Ⅰ诱导的神经细胞凋亡及其介导的氧化损伤也在发病中起重要作用。

【诊断】

1. 临床表现

口唇或生殖道疱疹史,或本次发病有皮

肤黏膜疱疹；发热明显，精神异常，意识障碍及早期出现的局灶性神经系统损害体征；脑电图以颞额区损害为主的脑弥漫性异常；头颅 CT 或 MRI 发现颞叶局灶性出血性脑软化灶；特异性抗病毒药物治疗有效可间接支持诊断。

(1)急性坏死性脑炎：主要见于成人。前驱期持续 1 天或数天，有头痛、头晕、肌痛、恶心、呕吐，以及咽喉痛、全身不适等症状。多数起病不久即有发热，体温达 38～40℃，少数病例于病程中发热。早期以精神症状突出，表现为精神混乱，接触不良，答非所问，言语不连贯，易激惹，定向和记忆障碍，幻听、幻嗅及谵妄等。中期出现癫痫发作，肌阵挛，颈强，偏瘫和昏迷等。部分病例早期即可有去大脑强直和去皮层状态。后期昏迷加深，脑疝形成。一般情况下，单纯疱疹性脑炎从起病到出现昏迷平均 6～7 天，从昏迷到死亡平均亦为 6～7 天。统计病程可从 5 天至 3.5 个月，未经治疗的病例，预后不良，死亡率高达 70%～75%。存活病例留有精神迟滞、失语、偏瘫等神经系统后遗症。

(2)急性脑脊髓炎：主要见于 1 岁以下婴儿，尤其是早产的新生儿期，一般都有广泛的内脏坏死，而脑炎症状并不突出。但是也有一些病例的病变主要限于中枢神经系统，为广泛性脑损害。70%的产妇并无生殖器疱疹，但大多数新生儿在围产期经由 HSV 感染的产道而感染，一部分于子宫内受到感染，也有个别患儿的感染来源于保育人员。子宫内 HSV 感染发病率不明。有资料认为生育期妇女中 10%～33%有 HSV 感染。

子宫内 HSV 感染可造成婴儿先天性畸形和弥漫性大脑损害，如精神迟滞，小头畸形，颅内钙化，小眼球，视网膜发育不全及脉络膜视网膜炎。HSV 感染造成的上述先天性畸形与弓形虫病以及风疹病毒和巨细胞病毒先天性感染的后遗症十分相似，因此称其为“Torch 综合征”。新生儿 HSV 感染，除个别病例外，均为 HSV-Ⅱ型感染。

2. 实验室检查

(1)临床征象符合脑炎表现。

(2)脑电图检查：常出现弥漫性高波幅慢波，以单侧或双侧颞额区异常为明显，甚至可出现颞区的尖波和棘波。

(3)影像学变化：CT 扫描可正常，也可见局部低密度区；MRI 有助于发现脑实质内长 T_1、长 T_2 信号的病灶。

(4)脑脊液中查不到细菌、真菌，常规及生化检查符合病毒性感染特点。如有大量红细胞则支持本病(需注意排除穿刺损伤)。

(5)双份血清、脑脊液标本特异性抗体(IgG)检测，恢复期标本 HSV-Ⅰ抗体有 4 倍或 4 倍以上升高或降低者，以及脑脊液标本中 HSV-Ⅰ的 IgM 抗体阳性者。

(6)脑组织活检标本发现病毒或细胞内、核内包涵体。

【鉴别诊断】

1. 流行性乙型脑炎

流行性乙型脑炎是由乙型脑炎病毒引起的以脑实质炎症为主要病变的急性传染病。由蚊虫传播，主要发生在夏、秋季，多限于 10 岁以下儿童，流行于亚洲东部的热带、亚热带、温带国家。临床上以高热、意识障碍、抽搐、病理反射及脑膜刺激征为特征。重症者伴呼吸衰竭，病死率高。血清和脑脊液中可检出乙脑抗体阳性。目前尚无特效抗病毒药，主要为对症支持治疗。

2. 带状疱疹病毒性脑炎

带状疱疹病毒性脑炎主要侵犯和潜伏在脊神经后根神经节的神经细胞或脑细胞的感觉神经节的神经细胞内，极少侵及中枢神经系统。临床表现为意识模糊、共济失调，局灶性脑损害的症状和体征。病变的程度轻，预后较好。病人多有胸腰部的带状疱疹的病史，CT无出血性坏死的表现，血清及脑脊液检出该病毒抗原、抗体和病毒核酸阳性，可资鉴别。

3. 急性播散性脑脊髓炎

急性播散性脑脊髓炎多在感染或接种疫苗后急性起病，可表现为脑实质、脑膜、脑干、小脑和脊髓等部的症状，重症病人也有意识障碍和精神症状，头或(和)MRI正常或散在脑白质脱髓鞘病变。

4. 恶性胶质瘤

额或颞叶的恶性胶质瘤可出现局部坏死性改变。应该注意与单纯疱疹病毒脑炎相鉴点在于脑恶性胶质瘤患者发病相对缓慢，脑脊液检查没有明显的炎症改变表现，检查提示局部占位效应非常明显。

5. 脑梗死

一侧大脑中动脉或前动脉闭塞可产生颞顶交界区的病变，临床表现为对侧肢体瘫痪、头痛，影像学可见该区域的软化。其鉴别在于脑梗死没有全身中毒的症状及炎性改变，且发病短期内达到高峰。

【治疗】

主要包括病因治疗，辅以免疫治疗和对症支持治疗。

1. 抗病毒治疗

(1)无环鸟苷：常用剂量为15～30mg/(kg·d)，静脉滴注。连用13～22天，少于10天时常有复发。

(2)更昔洛韦：抗HSV的疗效是阿昔洛韦的25～100倍，用量是5～10mg/(kg·d)。疗程为10～14天，静脉滴注。

2. 免疫治疗

(1)干扰素及其诱生剂：α干扰素治疗剂量为60×10^6IU/d。连续肌内注射30天。

(2)转移因子：治疗剂量为皮下注射，每次1支，每周1～2次。

(3)肾上腺皮质激素：对病情危重CT见出血性坏死灶，以及脑脊液白细胞和红细胞明显增多者可酌情使用。地塞米松10～15mg加糖盐水500ml，每日1次，10～14天；对临床病情较轻，MRI见脑室周围白质有散在分布的点状脱髓鞘病灶，提示存在病毒引起的变态反应性损害，主张大剂量激素冲击治疗，常获得满意疗效，甲泼尼龙800～1000mg加入500ml糖盐水中静脉滴注，每日1次，连用3～5天，随后改用泼尼松口服，每日80mg，清晨顿服，以后逐渐减量。

3. 全身支持治疗

全身支持治疗对危重病人及昏迷患者至关重要，注意维持营养及水电解质的平衡，保持呼吸道畅通。必要时可小量输血，或给予静脉高营养或复方氨基酸，或大剂量免疫球蛋白静脉滴注，预防褥疮和呼吸道感染等并发症。

4. 对症治疗

对高热的病人进行物理降温，以及抗惊厥镇静和脱水降颅压等，严重脑水肿的病人应早期大量及短程给予肾上腺皮质激素。恢复期可进行康复治疗。

(二)单纯疱疹病毒性角膜炎

【概述】

单纯疱疹病毒性角膜炎是一种严重的世界性常见致盲性角膜疾病，由于疱疹病毒的潜伏感染和复发可以导致一系列的眼部并发症，导致失明，其复发率和致盲率均较高。

【病因与发病机制】

HSV-Ⅰ的感染分3个阶段，即原发感染、潜伏感染和复发感染。基本发病机制是

HSV 原发性感染后，HSV 沿感染组织的感觉神经末梢经神经轴突进入感觉神经节的细胞体内，其染色体进入细胞核潜伏，病情静止，当机体抵抗力下降时，潜伏的病毒再活化，沿神经轴突逆行至感觉神经末梢，再扩散到眼表或角膜上皮细胞，导致复发感染。

1. 原发感染

HSV-Ⅰ原发感染仅见于对该病毒无免疫力的儿童。原发感染后，约 90％患者无临床症状，仅少数有典型的疱疹感染表现。HSV-Ⅰ初发感染较轻，多为角膜上皮型病变，其初次感染眼部多以角膜上皮浅层点状角膜炎为特征。角膜上皮炎是病毒毒力所致的原发感染，主要是由于侵入的 HSV-Ⅰ在角膜上皮细胞和上皮下的角膜基质中进行复制，使角膜上皮细胞坏死脱落形成点状混浊。

2. 潜伏感染

潜伏感染是 HSV-Ⅰ感染的重要特征。初次感染 HSV-Ⅰ后，潜伏病毒的复发机制目前仍不清楚，其能建立潜伏感染，可能归因于免疫逃避。因为病毒在细胞内静止，不发生增殖循环，不杀灭细胞，其潜伏期间表达部分蛋白如难以被 T 细胞识别，就会有效地保护病毒不受免疫系统的作用。

3. 复发感染

既往已有疱疹病毒感染，潜伏病毒可在一定条件下复发。广泛的刺激，如发热、情绪改变、月经期以及其他的各种感染性疾病都可能会引起疱疹病毒的复发。发作的严重程度及频率受到情绪、机体情况以及病毒的毒力、机体的免疫力等许多因素的影响。单纯疱疹病毒性角膜炎通常发生在病毒复发感染的病例中，其发病机制目前未完全明确。单疱性角膜炎的复发不仅与 HSV-Ⅰ的感染、潜伏及复制有关，同时也与全身的免疫系统、内分泌系统及身体的内环境有关。

【诊断】

单纯疱疹病毒性角膜炎多见于青壮年，多为单眼。角膜病变表现为多种形式，可为树枝状、地图状、盘状等。往往病程长，症状易反复，最终影响视功能及眼部外观。其诊断主要依靠临床表现，同时病毒学的依据对于明确诊断也很有帮助。

1. 原发感染

主要表现为全身发热和耳前淋巴结肿痛，眼部损害极为少见。

(1)疱疹性眼睑炎：眼睑皮疹的簇一周后小泡干涸，结痂脱落不留瘢痕。

(2)急性滤泡性结膜炎：结膜充血、肿胀，滤泡增生，甚至出现伪膜。

(3)点状或树枝状角膜炎：出现上述两种症状的患者大约有 2/3 的病例可出现点状角膜炎或树枝状角膜炎的改变。

2. 复发感染

HSV-Ⅰ感染眼部后可引起各种类型的角膜炎，如感染性上皮性角膜炎、神经性角膜炎、免疫性基质性角膜炎、坏死性基质性角膜炎以及内皮炎等。感染性上皮性角膜炎最常见，临床表现为角膜上皮的树枝状、地图状溃疡，病人常有畏光、疼痛、流泪等症状，角膜中心性溃疡的病人可能会出现视野缺损。

(1)树枝状角膜炎：本型是单纯疱疹病毒直接感染上皮细胞的结果。病毒侵入上皮细胞后，引起细胞增殖变性，随之坏死脱落形成上皮缺损，病损区边缘部的上皮细胞显示病毒增殖活跃(即上皮细胞内浸润)，因此病毒分离率可达 90％～100％。

树枝状角膜炎形态呈树枝状。病灶大小不一，可单枝也可多支，其末端或分枝处呈结节状膨大，病灶宽 1mm，中央微凹陷，边缘部呈灰白色增殖性隆起。裂隙灯后部映照法检查，该隆起缘是由细小的灰白色颗粒所组成。

病灶区荧光素染色阳性，并可由此逐渐弥散到周围上皮下。为树枝状角膜炎的初期或不典型改变，有小泡性角膜炎、点状角膜炎、星芒状角膜炎和卷丝状角膜炎等改变。

(2)地图状角膜溃疡：由树枝状角膜炎进一步扩大加深发展而来。溃疡边缘部的上皮细胞显示病毒增殖活跃，病毒分离阳性率仅次于树枝状角膜炎。

地图状角膜溃疡呈扩大的树枝或不规则的地图状形成，边缘不齐，成锯齿状，周围有明显的灰白色隆起边缘。溃疡底部的基质层混浊水肿，常合并有后弹力膜皱褶及前房闪光现象。

3. 实验室检查

(1)荧光抗体染色技术：取病变区的感染细胞或房水细胞，直接用荧光抗体染色检查，在被感染的细胞浆或细胞核内可以找到特异的颗粒荧光染色，能在1～2小时做出快速诊断。由于标记荧光抗体有型的特异性，故在荧光显微镜下还可区分出Ⅰ型或Ⅱ型病毒。

(2)细胞学检查：取角膜、结膜或眼睑水疱的刮取物做HE染色检查可发现有多核巨细胞，核内包涵体及风瘢样上皮细胞。此法仅能证实病毒感染，而不能区分是否HSV感染。

(3)免疫功能状态的检查：包括体液免疫血清(免疫球蛋白)和细胞免疫的检查。采用的方法有玫瑰花结试验、淋巴细胞转化试验和白细胞移动抑制试验。也有人利用非特异性抗原如植物血凝素(PHA)、纯化蛋白衍生物(PPD)、链激酶-链道酶(SK-SD)、念菌素、腮腺素等做皮内注射，观察其迟发性皮肤过敏反应。

【鉴别诊断】

1. 带状疱疹假树枝角膜炎

皮疹按神经分布，一般不超过正中线。带状疱疹假树枝病变黏附于角膜上皮层表面，其角膜病变轻微，略高起于角膜表面，轻、中度荧光素染色，而不像单纯疱疹病毒性角膜炎呈沟状凹陷，染色明显；其树枝状病变的末端不像树枝状角膜炎那样有球形膨大。

2. 带状疱疹盘状角膜基质炎

裂隙灯显微镜检查角膜后弹力膜皱褶，光切面浸润水肿增厚，混浊区角膜后壁常留有类脂质沉积物，经久不吸收，可能是角膜基质细胞的异常代谢产物，可与单纯疱疹病毒性角膜炎相鉴别。

【治疗】

1. 药物治疗

(1)抗病毒药物

①无环鸟苷：临床上使用途径主要有3种，静脉给药250mg，3次/d，但有报道发生严重的肾功能障碍者。口服时5次/d，病情稳定后改为维持量400mg，2次/d。局部使用时应用30g/L的ACV眼膏，5次/d点眼。但ACV很难在中性溶液内溶解，因此国际上至今还没有一种可以达到有效抗病毒浓度的ACV眼药物。

②溴乙烯尿苷：溴乙烯尿苷为胸腺嘧啶类的衍生物。0.5%溴乙烯尿苷眼水，点眼9次/d，每1小时一次，通过电子显微镜检查用药后兔角膜上皮，未发现病理改变，是一种极具潜力的治疗HSV-Ⅰ的药物。

③复方无环鸟苷：复方无环鸟苷含有环胞苷和无环鸟苷两类抗病毒药物。环胞苷是非选择性抗病毒药物，在体内代谢为阿糖胞苷，然后三磷酸化，抑制DNA聚合酶，阻碍DNA合成而发挥作用，但它对正常宿主细胞DNA的复制也有作用。无环鸟苷是选择性抗病毒药物，它对正常细胞DNA合成无影响，两类药物联用，降低了药物用量，提高了药物疗效，减少了对正常细胞DNA复制的

影响,提高了抗病毒能力,减少了副作用。

④干扰素:干扰素是一种糖蛋白,由病毒感染的细胞和致敏的淋巴细胞产生,具有广谱抗病毒活性、免疫调节活性及抑制细胞分裂抗肿瘤活性。

(2)微量皮质类固醇:皮质类固醇具有抗炎、抗免疫、抗毒素的作用,能抑制宿主的抗原抗体反应,抑制组胺和毒性溶解酶的释放,减轻角膜水肿和浸润。应注意联合有效的抗病毒药物进行,在炎症减轻情况下应及时逐渐减药,避免突然停药或长期用药,剂量过大可致病情反复、恶化,甚至角膜穿孔致盲。

2. 中药及中西医结合治疗

抗病毒中草药有板蓝根、大青叶、金银花、马钱子、薄荷、蒲公英、紫草和鱼腥草等。

3. 免疫疗法

免疫疗法分为两大类,即免疫增强疗法和免疫抑制疗法,应根据具体情况应用。免疫增强剂临床上常用左旋咪唑、干扰素;免疫抑制剂最主要是皮质类固醇。

4. 手术治疗

目前在稳定期进行手术成功率高,术后并发症少。

(三)Kaposi 水痘样疹(疱疹样湿疹)

【概述】

Kaposi 水痘样疹是一种在特应性皮炎或其他皮肤病基础上,感染了单纯疱疹病毒或牛痘病毒、柯萨奇 A16 病毒而发生的皮肤病。临床表现以皮损区突然发生脐窝状水疱,并伴以全身症状为特征,好发于儿童。

【病因与发病机制】

Kaposi 水痘样疹是在遗传过敏性皮炎或湿疹基础上感染单纯疱疹病毒(其中 HSV-Ⅰ型和 HSV-Ⅱ型均可引起本病)或牛痘病毒、柯萨奇 A16 病毒而发生的皮肤病,严重的脂溢性皮炎、疥疮、Darier 病、良性家族性天疱疮、天疱疮(落叶型或寻常型)、类天疱疮或烧伤也可出现这种情况。发病机制是接触后,病毒从皮损处直接侵入人体所致。传染源可来自单纯疱疹的病人或病毒携带者,通过病毒的直接接种引起原发感染;也可由于小儿其他部位有单纯疱疹病毒感染,如唇部单纯疱疹、疱疹性口炎等,因自身接种而引起湿疹部位的继发感染。水痘样疹发病率较低,多见于婴幼儿,这与婴幼儿机体免疫功能发育不成熟、免疫力低下有关。除湿疹外,接受免疫抑制剂、皮质类固醇全身或局部治疗、患湿疹同时感染 HIV 的儿童,也属本病的高危人群。

春季气候干燥,湿疹及特应性皮炎病情较重,因而春季此病发病率较高,发病季节以 3~5 月份为高峰。

【诊断】

1. 临床表现

根据患有湿疹的小儿突然在湿疹上面出现群集水疱,水疱中央有脐窝,伴有发热等全身症状,一般可做出诊断。

本病多见于 3 岁以内儿童,也可发生于成人。潜伏期 5~19 天,平均 10 天。起病急,先在原有湿疹部位突然发生多数较密集的水疱,约为绿豆至黄豆大,互不融合,其后变成脓疱,内容混浊或带黄色,中央可出现脐窝,也可先发生红色小丘疹,而后很快变成水疱、脓疱。脓疱增多后常密集或融合成片,但附近仍有散在性典型皮损。脓疱底面的皮肤显著红肿,并有渗出液,附近淋巴结肿大疼痛,有的皮损可为出血性。皮损多发于面部,肩部或臀部等原有皮肤病区,也可波及头皮、耳、颈、上肢及躯干上部,也有少数可发生于正常皮肤上，甚至为全身性，水疱发生的第2～3天，可出现高热、全身不适、恶心、呕吐、嗜睡等中毒症状，伴局部淋巴结肿大。在5～10天内，皮疹相继成批出现。经8～14天产生足够的抗体，体温逐渐下降至正常，脓疱渐渐干燥结痂、基底炎症减轻，2～3周后脱痂、炎症消失，遗留轻度色素沉着及浅表性瘢痕，全身症状亦随之消失，大多数患者可完全恢复正常。免疫功能低下的小儿可出现高热、倦怠、恶心、呕吐，极少数可并发脑炎、结膜炎、角膜炎、脊髓炎、中耳炎、肺炎、角膜溃疡或其他继发感染而引起严重后果。血常规变化常是白细胞减少，合并感染时略见增高。

2. 实验室检查

(1)细胞学检查：水疱底部刮取物作涂片，或以玻片在疱底部做印片，Wright 染色或 Giemsa 染色，显微镜下可见圆形的气球状细胞及多核巨细胞和核内嗜酸性包涵体，可初步判定为疱疹病毒感染。

(2)病毒抗原检测：从水疱处取标本，以单克隆抗体直接荧光法或酶联免疫吸附法检测 HSV 抗原，可判定 HSV-Ⅰ或 HSV-Ⅱ。

(3)病毒抗体检测：取血清检测 HSV 抗体，用间接免疫荧光法或酶联免疫吸附法，若恢复期抗体滴度呈4倍以上增长或特异性 IgM 阳性，可证实为 HSV 新近感染。

(4)病毒培养：从疱疹处取标本做病毒培养，可发现有 HSV 和细胞病变。

【鉴别诊断】

1. 水痘

全身症状一般较轻，其疱疹形态与 Kaposi 水痘样疹的疱疹相似，但多疏散分布而不是密集分布，好发于头部和躯干，呈向心性分布，常有丘疹同时存在；口腔黏膜亦可有疱疹发生，多见于硬腭和颊黏膜。

2. 脓疱疮

脓疱疮为金黄色葡萄球菌或溶血性链球菌感染，好发于小儿的口周和四肢暴露部位，初起为水痘或脓疱，疱壁薄而易破，疱破后露出糜烂面，脓液干涸结成蜜黄色厚痂；病损范围一般较局限。与 Kaposi 水痘样疹不同点是本病主要病损为蜜黄色痂，水疱存留时间短暂。

【治疗】

患单纯疱疹的父母、亲友，应避免与患湿疹的小儿亲昵。患单纯疱疹的医务工作者应避免处理患湿疹的小儿。

1. 内服药物

(1)抗疱疹病毒药：可选用以下药物中的一种。

①阿昔洛韦(无环鸟苷，丽珠克毒星)，口服吸收较差，生物利用度仅15%。7岁以上儿童服0.2g，每日5次。7岁以下儿童剂量减半。

②伐昔洛韦(万乃洛韦，明竹欣，明珠威)，为阿昔洛韦的L缬氨酸酯，其水溶性较阿昔洛韦提高150倍，吸收良好，进入人体后完全转化为阿昔洛韦。7岁以上儿童口服300mg，每日2次；7岁以下儿童剂量减半；或按5～10mg/(kg·d)，分2次口服。

③泛昔洛韦(法昔洛韦，明齐欣，丽珠风)，口服吸收良好，7岁以上儿童口服125mg，每日3次，7岁以下儿童剂量减半。

以上药物服5～7天。

(2)重症病例可静脉用药

①阿昔洛韦：5～10mg/kg 加于生理盐水内缓慢滴入，每8小时一次，连续给药7天；

②阿糖腺苷：10～15mg/(kg·d)用葡萄糖注射液稀释成0.1mg/ml 缓慢滴入，8小时滴完，每日1次，共5～7次；

③干扰素：肌内注射 100～300 万 U/d，可缩短病程；

④丙种球蛋白或胎盘球蛋白：每日或隔日用 1 次，每次 0.3～0.6g。适用于重症病例。

2. 局部用药

以消炎、收敛、防止继发细菌感染为原则。渗出明显时可用 3% 硼酸溶液或 0.1% 雷佛奴尔溶液湿敷。红肿减轻或消退后可用新霉素软膏、莫匹罗星软膏（百多邦）或喷昔洛韦软膏。

（四）暴发型单纯疱疹病毒肝炎

【概述】

暴发型单纯疱疹病毒肝炎多发生于免疫功能不全或严重营养不良的新生儿及儿童，通常是全身播散性、致命性单纯疱疹病毒感染的一部分，亦可以 HSV 肝炎为主要表现。成人 HSV 肝炎极罕见，常与免疫功能低下有关。

【病因与发病机制】

1. 病因

单纯疱疹病毒引起的暴发型肝炎主要发生于免疫受损的患者。有调查显示因各种原因引起的免疫力受损下降的患者约占 76.7%，而免疫力正常者仅 23.3%。

引起单纯疱疹病毒性暴发型肝炎患者免疫力受损常见的原因有以下几种。

（1）服用免疫抑制剂和类固醇类药物；

（2）怀孕，孕妇，特别是怀孕晚期，血液中 IgG 水平下降，对植物血凝素的反应下降和 T 淋巴细胞计数下降等引起免疫力下降；

（3）肿瘤；

（4）艾滋病；

（5）吸食麻醉剂；

（6）其他，如烧伤和胸腺发育不全等。

HSV-Ⅰ型和 HSV-Ⅱ型均可引起暴发型肝炎。

2. 发病机制

HSV 经黏膜皮肤破损处进入血液形成原发性病毒血症，进而在感染组织内大量繁殖，再经血流或神经通路播散，引起继发性病毒血症或局限性病变。HSV 引起暴发型肝炎的机理不完全清楚，可能机理有以下几种。

（1）由于免疫力下降使 HSV 在机体内潜伏并大量繁殖成为可能；

（2）感染初期，大量的 HSV 可以破坏机体的防御系统并使 HSV 在内脏扩散；

（3）由于巨噬细胞、细胞毒性 T 淋巴细胞和迟发型变态反应能力的下降引起黏膜疱疹性损害，从而引起 HSV 的扩散并最终导致暴发型肝炎的发生；

（4）由于另一种 HSV 株的再感染使潜伏的 HSV 被激活且毒力增加；

（5）可能有一些 HSV 株具有肝毒性。

【诊断】

1. 临床表现

本病多发生于免疫状态低下或经免疫抑制剂治疗的患者，也见于无任何原发疾病者。原发感染潜伏期 2～12 天，以 4 天为多见。

临床症状相对较重。起病急骤，病程进展十分迅速，如不能得到及时治疗，患者一般情况在数日内迅速恶化，并出现腹水和肝昏迷等，临床常发生暴发型肝坏死和肝功能衰竭而很快死亡，绝大多数病例于入院后数小时内死亡。临床早期表现常见为急性发热、恶心、呕吐、局限性黏膜皮肤破损、肝肿大、肝区疼痛及消化不良、乏力等。病程中黄疸轻微或无黄疸。皮肤黏膜破损表现为一簇或几簇小水疱和（或）少数散在的单个水疱，迅速破裂后形成中央浅凹的溃疡，覆盖黄白色膜样渗出物，周围绕以红晕，分布于口、咽、唇周、颈及生殖器等部位。后期表现有不同程度的出血、播散性血管内凝血（DIC）、肝肾功能衰竭等。

据统计，80%以上的患者有发热，体温常较高，可达 40℃以上，常呈弛张热；1/3 左右的患者有右上腹疼痛和腹部压痛，腹痛可较剧烈；20%左右的患者有恶心、呕吐或腹泻；约一半左右的患者有皮肤黏膜损害和肝肿大；另外，1/3 左右患者有 DIC 发生。

2. 诊断要点

遇下列情况应怀疑本病存在：

(1)前述疾病下突然伴发急性发热、血清转氨酶增高及白细胞减少者；

(2)急性肝炎伴前述皮肤黏膜损伤者；

(3)近期有与 HSV 接触过的肝炎患者；

(4)迅速进展的肝功能衰竭而黄疸较轻，临床不能解释者。确切诊断依赖于从肝组织内分离出 HSV，或电镜检查到肝组织内 HSV 病毒颗粒。

3. 实验室检查

(1)血清丙氨酸氨基转移酶、草氨酸氨基转移酶增高在 100～1000 倍以上，也有报道碱性磷酸酶显著增高者。血清胆红素轻至中度增高。血清白蛋白降低（广泛肝坏死致合成减少引起），但血清球蛋白增高可不明显。凝血系统改变包括严重血小板减少、凝血酶原及部分凝血激活酶时间明显延长及纤维蛋白降解产物增加，血白细胞常减少。有人报道发热、血清转氨酶增高及白细胞减少这三种表现几乎同时发生。

(2)在免疫学检测方面，有人将肝活检材料应用免疫过氧化物酶技术，证实在受损的肝细胞核、胞浆及细胞膜等处有 HSV 抗原，并经电镜技术证实有 HSV 颗粒存在。本技术提供了一个精确、相对快速的方法，还可发现一些轻型病例。

(3)血清特异性抗体由阴转阳或增高 4 倍以上者或特异性 IgM 抗体阳性者，对诊断有帮助。也可作血清分型。

【鉴别诊断】

本病主要与其他病原引起的肝衰竭相鉴别。酶胆分离（血清转氨酶中度增高而胆红素水平增高明显）有助于与其他型肝衰竭的诊断。

【治疗】

目前尚未建立起对暴发型单纯疱疹病毒肝炎稳定有效的治疗方法。对少部分暴发型单纯疱疹病毒肝炎进行了抗病毒治疗。曾经使用的抗病毒药物有无环鸟苷、阿糖腺苷和人白细胞干扰素。

由于暴发型单纯疱疹病毒肝炎病情发展极为迅速，预后差，所以，一旦患者出现高热、白细胞下降和转氨酶明显升高而怀疑为暴发型单纯疱疹病毒肝炎，或者肝穿刺病理检查怀疑暴发型单纯疱疹病毒肝炎时，可以不必等待病毒培养结果而早期使用无环鸟苷等进行抗病毒治疗。

第二节　带状疱疹并发症

一、带状疱疹

【概述】

带状疱疹是由疱疹病毒组中的水痘-带状疱疹病毒引起的急性疱疹性皮肤病。

【病因与发病机制】

本病为水痘-带状疱疹病毒感染。初次感染表现为"水痘"或"隐性感染",随后病毒进入皮肤的感觉神经末梢,潜伏于脊髓后根神经节的神经元中。当各种诱发因素作用时均使潜伏的病毒再次活动,生长繁殖,使受侵犯的神经节发生炎症或坏死,产生神经痛。病毒还可沿着周围神经纤维移行到皮肤上,产生带状疱疹特有的节段性水疱。

【临床表现】

起病前可发生前驱症状,如低热、乏力、食欲减退、全身不适或患部皮肤有灼烧感和神经痛等。患处先出现不规则红斑,继而成为密集成簇的丘疱疹,后迅速变成粟粒大至绿豆大的透明清澈小水疱。疱壁紧张,不易破裂。数日后水疱开始干涸、结痂,遗留色素沉着,一般不留瘢痕。带状疱疹多发生在身体的一侧,沿某一外周神经区域分布排列,一般不超过正中线,极个别患者可能发生在身体的两侧。皮疹有时可只疼痛而不出现水疱,也可不发生前驱症状而直接出现皮疹。

【诊断与鉴别诊断】

根据成簇性水疱,单侧发生,呈带状分布伴有明显神经痛的特点即可诊断。本病需与单纯疱疹、接触性皮炎鉴别。

1. 单纯疱疹

好发于皮肤黏膜交界处,分布无一定规律,水疱较小,壁薄易破,疼痛不著,易复发。

2. 接触性皮炎

有接触史,皮损限于接触部位,与神经分布无关,无神经痛。

3. 其他

本病在前驱期或无疹型带状疱疹中,神经痛显著者,需与冠心病、肋间神经痛、胸膜炎、急性阑尾炎等鉴别。

【治疗】

1. 抗病毒治疗

可选用阿昔洛韦、万乃洛韦、法昔洛韦、病毒唑、聚肌胞等。

2. 止痛剂

可选用吲哚美辛、卡马西平、百乐来、曲马多等。局部可外用扶他林乳膏等。

3. 其他

还可选用皮质类固醇、维生素、抗生素等。局部可进行光照、梅花针等治疗。

【预防】

加强体育锻炼,增强体质,预防病毒感染;积极治疗体质消耗性疾病,如恶性肿瘤、系统性红斑狼疮等;劳逸结合,严重者需卧床休息;宜清淡饮食,忌鱼腥、辛辣香燥之品。

二、常见并发症

(一)Ramsey-Hunt 综合征

【概述】

Ramsey-Hunt 综合征是指由水痘-带状疱疹病毒侵犯膝状神经节引起运动及感觉神经纤维功能障碍，典型表现为耳痛、外耳疱疹、同侧周围性面瘫三联征。

【病因与发病机制】

水痘-带状疱疹病毒为亲神经性病毒，主要侵犯和潜伏在脊神经后根、神经节的神经细胞或脑神经的感觉神经节的神经细胞内。膝状神经节位于面神经外膝处，由假单极神经元的胞体组成，属于感觉性神经节。病毒可从全身皮肤、毛囊、皮脂腺，尤其是上呼吸道、眼、耳黏膜中进入神经节中潜伏，潜伏期一般为7～12天。当某些因素使机体抵抗力下降时，潜伏在神经节中的病毒被激活而重新复制，沿着神经轴突到达神经所支配的区域，并在该处黏膜细胞内或局部淋巴组织中继续大量繁殖，可引起多发性颅神经病损，局灶性病变可以使细胞肿胀、萎缩、聚集，最后出现多个细胞融合脱落。

聚合酶链反应（PCR）已经证明，在 Ramsay-Hunt 综合征患者中，VZV 基因 DNA 不仅存在于皮肤疱疹中，而且存在于面神经鞘、膝状神经节、三叉神经节、前庭神经节、螺旋神经节、镫骨肌，甚至中耳黏膜或脑脊液中，感觉神经受累症状较运动神经更常见，颅神经皆可受累而出现相应的症状。当 VZV 侵入到膝状神经节，面神经主干发生炎症，周围组织水肿。因骨性面神经管仅能容纳面神经通过，面神经一旦发生炎性水肿，必然导致面神经及血管受压，局部缺血缺氧而出现面瘫。病理可见，面神经的神经外膜和神经纤维内小血管内，有散在的淋巴细胞浸润，以及密集或散在小出血。因面神经与听神经都在狭窄的内耳道内相邻，同为一神经鞘所覆盖，均由迷路动脉和小脑前下动脉供血，故面瘫常并发听觉、平衡觉障碍。由于舌咽、迷走和面神经在发育上来自于同一腮弓，均可能受到膝状神经节病损的影响。

【诊断】

1. 临床表现

根据周围性面瘫、耳部疱疹和耳痛三联征，和(或)耳蜗前庭及其他颅神经症状体征，不难做出诊断。其中疱疹是主要的诊断依据，血清 VZV 抗体阳性可协助诊断。

(1)耳痛：耳痛常为 Ramsey-Hunt 综合征的首发症状。多数为患侧耳痛，在耳痛发生1～5天后出现面瘫症状和耳部疱疹，也可能耳痛和面瘫或耳部疱疹同时发生。耳痛较剧烈，有些患者夜间疼痛难寐，甚至需应用镇痛药或镇静剂方能入睡。部分患者受带状疱疹病毒侵犯，仅耳后出现剧烈痛而无疱疹。神经痛是带状疱疹特征之一，在60岁以上老年患者表现最重，且有33%的老年患者出现疱疹后神经痛。

(2)耳部疱疹：多数在耳痛以后出现。部分患者疱疹在面瘫发生之前，也可同时发生，或者是在面瘫发生2～4天后出现。疱疹多发生于耳甲腔和外耳道口，也可在外耳道深部出现疱疹，部分患者鼓膜表面形成大疱，少数患者在同侧软腭也出现疱疹。有时可侵犯头皮、面部、颈部、口咽黏膜和鼓膜，受累部位通常出现剧烈的疼痛。疱疹数天后常破溃、渗出，1周左右结痂；破溃的疱疹也可能继发感染，局部有脓性分泌物。

(3)面瘫：出现同侧周围性面瘫，于耳痛

当日或1～5天后发生，也可在出现面瘫前有同侧面部的抽搐感。部分病例有味觉减退(鼓索支受累)和腺体分泌障碍。

(4)伴发症状：伴有其他颅神经症状，可伴有听力下降，伴眩晕，也可能同时伴有头痛、听力下降、耳鸣、眩晕和视力下降。少数病人可出现颈抵抗、锥体束征及脑脊液和电生理的改变。

2. 实验室检查

血液中可见淋巴细胞增多；脑脊液亦可见淋巴细胞增多，蛋白轻度至中度升高；疱疹液中可分离出疱疹病毒。患者在发病初期病毒糖蛋白与核壳蛋白可诱导机体产生带状疱疹病毒抗体VZV-Ig，其中主要是IgG和IgM抗体，对病毒起中和作用。用间接荧光免疫法测定疱疹病毒IgM特异性抗体，可发现血清和CSF中存在这种抗体。聚合酶链反应检测显示疱疹病毒感染的患者单核细胞中水痘-带状疱疹病毒抗体滴度水平升高及DNA阳性反应，早期检测具有较高的敏感性和特异性。

3. 影像学检查

MRI可有桥脑面神经核、内听道和迷路内的面神经、前庭神经、耳蜗神经、迷路膜、膝状神经节有不同程度信号增加。

【鉴别诊断】

Bell麻痹无疱疹、前庭及耳蜗症状，在排除了引起周围性面瘫的其他疾病如中耳炎、外伤、听神经瘤、腮腺疾病之后，才能确立Bell麻痹的诊断。如果患者症状不典型，如当时没有疱疹，或疱疹不在耳周而在其他部位(如鼓膜、扁桃体、软腭等)出现，或首先出现其他颅神经损害的症状，则给诊断造成困难，容易造成误诊，如误诊为三叉神经痛、面神经炎、神经性耳鸣等。有研究者发现，半数患者不出现疱疹或延期出现，而仅出现疱疹前神经痛(皮肤疼痛、感觉迟钝)临床症状，故提出将皮肤神经痛作为主要的诊断依据可以提高诊断的敏感性，减少误诊率。

【治疗】

目前尚无特效的方法治疗Ramsey-Hunt综合征，常用的药物治疗方法为抗病毒、抗炎、扩血管、改善微循环以及对症治疗，也可辅于针灸、康复与理疗等。

1. 药物治疗

(1)阿昔洛韦：属抗疱疹病毒剂，阿昔洛韦抑制病毒DNA复制，减少新损害形成，减少神经损伤，故早期应用阿昔洛韦对改善患者预后有重要意义。常规用量是5～10mg/kg溶于50g/L葡萄糖注射液内静脉滴注，每8小时1次，共7～10天。但长时间应用该药易引起疱疹病毒耐药性，并可出现肝肾功能损害等副作用。故阿昔洛韦疗程不应超过2周。

(2)皮质类固醇激素：具有抗炎作用，可以稳定溶酶体膜，增加肥大细胞颗粒的稳定性，抑制致炎物质的释放，从而减轻血管舒张，降低毛细血管通透性，减少炎性浸润性组织反应。故早期应用激素可减轻水肿和脱髓鞘，防止出现轴索变性，利于改善症状，促进面瘫恢复，并可以防止或减轻后遗连带运动等作用。激素可能导致血糖升高、血压升高、白细胞增高等，但可以通过药物予以控制，停药后可恢复。常用泼尼松片，剂量为30mg/d，晨起顿服，共7天，7天后逐渐减量。

(3)神经营养药物：如B族维生素，如维生素B_1、维生素B_{12}等，可以促进神经髓鞘恢复。KINISHI等认为，早期联用阿昔洛韦和泼尼松可显著减轻面神经变性，增强神经兴奋性，恢复听力。于出现疱疹72小时内及时联合应用抗病毒药物、激素和止痛药，有利于预防带状疱疹后遗神经痛及脑神经功能障碍。

(4)抗生素:患者耳部疱疹破溃后易继发细菌感染,加重耳痛等症状,所以适当应用抗生素是必要的,本组患者住院后均应用抗生素,对预防和控制细菌感染、减轻症状、促进患者恢复能起到良好作用。

2. 对症治疗

如非甾体类解热镇痛药、抗眩晕药等。

3. 康复与理疗

患侧面肌活动开始恢复时应尽早进行功能锻炼,并辅以面部肌肉按摩。局部微波理疗可增强局部血液循环;增强局部松解粘连的作用;可使表情肌发生节律性收缩,提高病肌的肌力,防止肌肉萎缩。早期应用微波照射治疗可显著减轻面神经变性,增强神经兴奋性,并有利于听力的恢复。恢复期可行针灸治疗。

(二)带状疱疹后神经痛

【概述】

带状疱疹后神经痛是带状疱疹病程中,严重的炎症使末梢或中枢神经出现严重变性,引起的神经源性疼痛,尤好发于老年及免疫力低下的患者。带状疱疹后神经痛的发病与皮疹的严重程度关系密切。

【病因与发病机制】

带状疱疹后神经痛的发生率随年龄增加而增加。而机体细胞免疫功能下降是导致其发生率随年龄增加而增长的主要原因,特别是肿瘤患者及免疫缺陷者,以及心理压力大的患者。

带状疱疹急性期的疼痛和带状疱疹后神经痛都是神经性的疼痛。它是周围神经损伤的结果,与中枢神经系统信号处理的变化有关。带状疱疹病毒感染后引起周围神经的改变。而带状疱疹后神经痛发生有如下学说:

(1)Fabian 通过尸检证明带状疱疹后神经痛的发生与病变神经元的脱髓鞘过程和恢复过程有关,Nordenbos 等通过病理学发现带状疱疹后神经痛的神经纤维与正常神经纤维有很大差别。Cater 认为带状疱疹后神经痛的发生主要是局部炎症反应而不是神经轴突的破坏,这个炎症反应涉及到快钠通道 mRNA 的调节,引起异常放电而产生疼痛。

(2)Fields 根据临床表现将带状疱疹后神经痛分为触觉异常性疼痛和自发性疼痛,目前学术界对于触觉异常性疼痛有两种假说:①感觉传入神经纤维传导阻滞导致中枢神经系统重塑和异常放电。②感觉传入小纤维的活性增高,异常放电及其所引起的中枢过度兴奋。

(3)有资料表明,带状疱疹后神经痛亚型可以通过中枢神经损害、传入神经阻滞、感觉缺如等划分。Rowbotham 等将带状疱疹后神经痛划分为 3 个亚型:①轻度机械刺激则可引起伤害性感受器易激惹状态伴有正常温度觉或温度觉过敏;②中枢神经损伤伴对机械刺激,温度觉迟钝;③传入神经阻滞伴进行性疼痛。

【诊断】

根据带状疱疹发病后时间,对带状疱疹后神经痛的定义是从皮损愈合时起,疼痛残留 1 年后的疼痛状态。带状疱疹后伴有皮肤节段变化的疼痛,对发病时期不作规定。在临床上,带状疱疹消退以后半年或更长时间仍持续神经痛者并非少见。大部分带状疱疹后神经痛患者主诉几种不同类型的疼痛和感觉异常:带状疱疹后神经痛以刺痛、跳痛、烧灼痛等最多见,搏动痛、针刺、压榨、勒紧、钝痛等一些近乎不快感的疼痛和触电、撕裂样疼痛较多、对重复刺激逐渐增强的疼痛,每个病例多三种疼痛混杂于一起。各个病例的疼痛性质也不固定，随时间经过而变化。另外还可能出现感觉过敏以及难以忍受的瘙痒。以往的文献中很少提到带状疱疹后瘙痒，但它是一些患者惟一的临床表现，可单独发生，也可与带状疱疹后神经痛合并发生。

9%～13%的带状疱疹患者发生带状疱疹后神经痛，其危险性随年龄增大而增加，在超过50岁的患者中，这一点尤为明显，而且年龄越大，疼痛越难消除。一篇论文报告62%的50岁以上的带状疱疹患者发生带状疱疹后神经痛，其中20%疼痛持续时间超过6个月。女性发生带状疱疹后神经痛的机会多于男性。带状疱疹后神经痛的发生率在眼部带状疱疹患者中增高。虽然成人中人类免疫缺陷病毒(HIV)感染者发生带状疱疹的比例较高，但其带状疱疹后神经痛的发生率没有增高。如果患者在带状疱疹急性期发生严重的皮疹和疼痛，皮疹出现前有前驱性疼痛，那么其发生带状疱疹后神经痛的危险性增加。

【鉴别诊断】

根据带状疱疹后神经痛的定义可与其他神经痛鉴别。带状疱疹后伴有皮肤节段变化的疼痛，对发病时期不作规定。根据带状疱疹发病后时间，对带状疱疹后神经痛的定义是从皮损愈合时起，疼痛残留1年后的疼痛状态。

【治疗】

1. 药物治疗

(1)抗抑郁药：近年来三环类抗抑郁药，已作为治疗带状疱疹后神经痛的一线药。阿米替林的疗效较好，但副作用大，有镇静、抗胆碱能作用，可致体位性低血压；地昔帕明副作用小于阿米替林，但疗效略差；去甲替林与阿米替林等效，但副作用小，具有很好的耐受性，因此可以作为三环类抗抑郁药治疗带状疱疹后神经痛的首选。

(2)抗惊厥药：卡马西平和苯妥英钠是治疗神经痛的传统药物，但副作用大，不宜用于老年人和身体虚弱的人，近年来加巴喷丁作为γ氨基丁酸(GABA)类似物，能减少谷氨酸能神经的传导，与电压依赖性钙离子通道结合，阻止钙离子内流。加巴喷丁作用于突触后背角神经元的电压依赖性钙离子通道，阻止N-甲基-D-门冬氨酸(NMDA)受体激活，抑制了伤害性感受器的反应性。其疗效确切，副作用小，故应用前景较好。

(3)镇痛药：多用阿片类止痛剂，曲马多是一种弱的阿片类α-受体激动剂和单胺类[去甲肾上腺素和5-羟色胺(5-HT)]重吸收抑制剂，可减轻带状疱疹后神经痛的疼痛。

(4)糖皮质激素：早期小剂量应用糖皮质激素可减少带状疱疹后神经痛的发生，并能抑制病毒抗体的产生，减轻神经组织炎性损伤，稳定神经细胞膜蛋白，阻止炎症物质对神经节和神经纤维的毒性和破坏作用，但不影响其抗病毒免疫球蛋白IgG的形成。对较长时间神经痛疗效欠佳，糖皮质激素禁忌证、副作用较多，人们对它的评价没有得到统一。

(5)局部麻醉药：通过单一的麻醉药皮下浸润可获得50%～90%疼痛缓解，缓解时间持续数小时至数周。5%利多卡因凝胶封包或不封闭应用对减轻疼痛均有明显的效果，而且副作用较小。

(6)辣椒素制剂：辣椒素是从刺激性的红辣椒中提取的，被用于疼痛、瘙痒以及炎症的局部治疗。它的作用是通过感受伤害的周围神经C纤维的选择性兴奋然后脱敏介导的，这导致P物质的释放和消耗，而P物质被认为是C纤维中与疼痛刺激相关的主要递质。

2. 局部神经阻滞

及早应用效果好，可治疗带状疱疹疼痛并预防带状疱疹后神经痛的发生。常用的方法有星状神经节阻滞、硬膜外阻滞、椎旁神经根阻滞、肋间神经阻滞、三叉神经阻滞等。

3. 物理治疗

①微波治疗；②激光治疗；③梅花针治疗。

对于带状疱疹后神经痛的治疗，总的认为发病后越早治疗效果越好，一旦发展成难治性将很难治愈。所以急性期治疗带状疱疹神经痛对于带状疱疹后神经痛的发生发展尤为重要。

（三）带状疱疹病毒性角膜炎

【概述】

带状疱疹病毒性角膜炎为水痘-带状疱疹病毒侵犯三叉神经眼支所致浅层树枝状或基质性角膜炎，伴有剧烈神经痛，分布区域皮肤上有串珠状疱疹。本病常并发于眼睑带状疱疹，同时伴有较重的葡萄膜炎，引起前房积血或积脓，基质层浑浊区内常有类固醇沉积物，虹膜可有萎缩。

【病因与发病机制】

机体感染水痘-带状疱疹病毒(VZV)后，病毒潜伏于1个或多个脊神经节的神经细胞内或脑感觉神经节的细胞内。当机体免疫力下降时，病毒再次活化，沿感觉神经纤维下行至皮肤在某一感觉神经与眼的区域增殖，发生带状疱疹，以三叉神经第1支分布区域最多见。

本病是由水痘-带状疱疹病毒复发感染所致，病毒潜伏于三叉神经节中，当机体细胞免疫功能下降或在其他外界刺激诱导下，病毒即被激活繁殖而发病。有免疫缺陷的病人，例如艾滋病患者、细胞移植患者，以及有癌症病史、近期手术史、外伤史患者也容易使潜伏在机体内的VZV复发感染。

目前认为带状疱疹病毒性角膜炎是由某一种因素或共同作用的结果：①病毒对角膜的直接侵犯。②宿主对完整病毒或病毒抗原在角膜内发生炎性反应。③机体对改变了的自身组织发生自体免疫反应。④由于角膜知觉减退，眼睑异常及角膜表面泪液膜改变发生继发性改变。

【诊断】

1. 临床表现

带状疱疹的前驱症状包括全身不适、发热、寒战及沿神经皮肤分布区疼痛，皮肤发生线状排列的小水疱；伴发神经痛，从麻刺感到极度持续疼痛。皮疹延续数月，神经痛可延续数年。带状疱疹与单纯疱疹不同，可以侵犯真皮，水疱治愈后残留永久性瘢痕。

眼带状疱疹中大约有60%可引起角膜病变，带状疱疹病毒对三叉神经第一支极易侵犯，角膜炎的发生多在皮疹出现以后发生，尤其是鼻尖或鼻翼出现带状疱疹，为鼻睫状支神经受侵犯的征兆，随后必发生角膜炎与虹膜炎。其角膜炎的表现多种多样，主要有以下几种类型：

(1)表层粗点状角膜炎：是带状疱疹性角膜炎的最早期表现，在皮疹出现后数天内发生。角膜表面呈现粗大的、略高出角膜表面的混浊点，多发生于角膜周边部，表面常附有黏性分泌物，对荧光素呈现不规则着色，虎红染色更为明显，脱落后不形成溃疡。这些不规则的混浊点是混浊的上皮细胞聚集而成，可能是病毒侵犯的结果，也可能是病毒在上皮细胞内繁殖的结果。有的病例可在其细胞核内查到病毒包涵体。

(2)上皮下浸润及钱币状角膜炎：表层点

状角膜炎可在几天之内自行消退，有的很快互相结合形成上皮下浸润，并进一步形成钱币状角膜炎。后者被认为是带状疱疹性角膜炎的典型病变。

(3)假树枝状角膜炎：伴随于眼带状疱疹出现的树枝状角膜炎，因其形态和单纯疱疹病毒性树枝状角膜炎极为相似。其主要区别是其角膜病变轻微，略高起于角膜表面，轻、中度荧光素染色，而不像单纯疱疹病毒性角膜炎呈沟状凹陷，染色明显；其树枝状病变的末端不像单纯疱疹病毒性角膜炎那样有球形膨大，故称为假树枝状角膜炎而加以区别。

(4)黏斑性角膜炎：是一种慢性角膜炎的特殊类型，大约5%的带状疱疹患者会出现此种角膜病变。其发病时间差异很大，从出疹后7天至3年均可出现，但多数在2～7个月出现。其典型改变为角膜表面由微隆起的黏液物质构成的斑点状病灶，有时可出现线状或树枝状病变，边缘清楚，通常是多发性的，可出现于角膜表面的任何部位，其大小和形状每天都可改变。乙酰半胱氨酸可将其溶解，荧光素呈中等着色，虎红染色鲜艳。

(5)神经麻痹性角膜炎：在剧烈的三叉神经痛的同时，角膜感觉全部消失，病愈后可延续数月至1年之久，甚至长期不恢复。长期感觉障碍大约有9%的患者可引起神经营养性角膜炎的发生。严重者可导致角膜溃疡、继发细菌感染，出现角膜脓肿或前房积脓。

(6)盘状角膜基质炎：数月后上皮下浸润可向基质深部发展，形成富于新生血管的角膜基质炎或盘状角膜基质炎。裂隙灯显微镜检查角膜后弹力膜皱褶，光切面浸润水肿增厚，混浊区角膜后壁常留有类脂质沉积物，经久不吸收，可能是角膜基质细胞的异常代谢产物，此点可与单纯疱疹病毒及牛痘病毒所引起的盘状角膜基质炎相鉴别。有时还可出现角膜葡萄膜炎或角膜内皮炎(用镜面反射法检查，可以发现角膜内皮有滴状角膜)的改变。

2. 实验室检查

(1)上皮刮片：急性期进行结膜及角膜上皮刮片查巨噬细胞及核内嗜酸性包涵体，但不能和HSV相区别。

(2)病毒分离：必要时从结膜囊内和取皮肤水疱内液体作病毒分离。兔角膜接种不致病，此点可与HSV相鉴别。

(3)血清中和抗体的测定：病后4天可测出，2周达高峰，1年后降至不能检出的水平。

(4)荧光素标记抗体染色技术：取病变角膜上皮刮片，直接用荧光素标记抗体染色检查，可证明被感染的细胞内有病毒感染。由于标记荧光素标记抗体有特异性，故可与HSV相区别。

(5)补体结合试验：水痘患者血清抗VZV抗体滴度升高，在其恢复期逐渐下降，至6～12个月，降到仅能检出的水平。用补体结合试验查到高滴度VZV抗体，抗HSV抗体则为阴性，因此可判断为VZV感染所致。

【鉴别诊断】

单纯疱疹性角膜炎

见“单纯疱疹性角膜炎”鉴别诊断。

【治疗】

1. 表层点状角膜炎和树枝状角膜炎

抗病毒药物阿昔洛韦(无环鸟苷、ACV、0.1%眼药水和3%眼膏)、丙氧鸟苷(更昔洛韦、GCV、0.1%～3%眼药水)频繁滴眼，但疗效尚不能肯定。对伴有较重结膜炎的患者，可并用糖皮质激素滴眼。此外，还应滴抗菌药眼膏，以防混合感染。

2. 盘状角膜基质炎

主要应用糖皮质激素(0.1%地塞米松

等)滴眼,或结膜下注射。滴眼以能控制症状的最低浓度、最少滴眼次数为原则。

3. 角膜葡萄膜炎或虹膜睫状体炎

除阿托品散瞳及糖皮质激素外,还应口服吲哚美辛等非甾体激素消炎药,长期局部和全身应用糖皮质激素,可抑制免疫反应,促使病情恶化或病毒扩散,故必须慎用。

4. 神经麻痹性角膜溃疡

停止使用抗病毒药物和糖皮质激素眼液,各种抗菌药眼液中因含有防腐剂也应禁止使用。局部滴用不含防腐剂的人工泪液或上皮生长因子(EGF、bFGF)等,纱布绷带包扎、配戴软性角膜接触镜或暂时睑缘缝合均有一定效果。

5. 黏斑性角膜炎

局部应用糖皮质激素药物可控制其进一步引起虹膜炎及角膜基质炎,同时应用胶原酶抑制剂滴眼(10%乙酰半胱氨酸)可融解黏斑,必要时局部滴用人工泪或行睑缘临时缝合术。

第三节 水痘并发症

一、水 痘

【概述】

水痘是由水痘-带状疱疹病毒所引起的具有传染性的皮肤病,主要见于儿童。

【病因与发病机制】

本病是由感染水痘-带状疱疹病毒引起。病毒存在于患者的呼吸道、血液和皮损中,传染性强,通过飞沫或直接接触传染。患病后可终生免疫,但病毒可长期潜伏于脊髓后神经节内,当机体抵抗力下降时,引起再次感染,发为带状疱疹。

【临床表现】

感染后常有2～3周潜伏期。起病较急,常有发热、头痛、咽痛、全身不适等前驱症状。1～2天后开始出现皮疹,初起是点状红斑或红色小丘疹,一天后变成直径为2～5mm的小水疱,水疱内容物清澈,周围绕以红晕,壁薄易破,数日后干燥结痂逐渐脱落。新的水疱在发病3～5天内分批出现,此时早期的水疱内容物变混浊,逐渐形成结痂,因此在病程内常可见新水疱和陈旧皮损同时存在。水痘病程一般为2～3周,可以自愈。

【诊断】

根据好发于儿童,有前驱症状,同时存在丘疹、水疱、结痂,多见于躯干和头面部,可累及黏膜等临床特点,可做出诊断。

【鉴别诊断】

需与丘疹样荨麻疹、脓疱疮、多形性红斑相鉴别。

1. 丘疹样荨麻疹

皮疹为风团样丘疹或丘疱疹为主,剧痒,无全身症状,不侵犯黏膜,可反复发作。

2. 脓疱疮

皮损为脓疱,一般不痒,非分批出现。多发于头面及四肢暴露部位。疱液细菌培养阳性。

3. 多形性红斑

多发于四肢、手足,有典型的虹膜样红斑,全身症状不明显。

【治疗】

1. 抗病毒治疗

可选用阿昔洛韦、病毒唑、抗病毒冲剂等。

2. 对症治疗

如皮肤瘙痒严重可选用抗组胺药；如有明显继发感染可加用抗生素；局部可用炉甘石洗剂等止痒干燥。

【预防】

注意隔离患者，未患病儿童应避免接触水痘患者及其用品；尽量避免搔抓患处，防止继发感染，衣物被褥应保持清洁；发病期间忌食辛辣、虾、蟹等食品。

二、常见并发症

(一)水痘性肺炎

【概述】

水痘性肺炎是水痘的严重并发症之一，临床上少见，但可引起急性呼吸衰竭和肺水肿而导致死亡。

【病因与发病机制】

水痘是由水痘-带状疱疹病毒引起的全身皮肤皮疹的急性传染病。水痘病毒属疱疹病毒，为双链DNA病毒，直径150～200nm。水痘病毒产生的肺炎称水痘性肺炎。

水痘多发生于幼儿，常流行于托儿所、幼儿园等儿童聚集的团体中，6个月以内婴儿自母体获得抗体，故而极少发病。水痘性肺炎多发生于成年人中。冬、春为好发季节。水痘病毒传染性强，病人为惟一传染源，出疹前1～2天至皮疹结痂为止均有传染性。水痘并发肺炎的发生率为4%，正常儿童水痘并发肺炎的发生率低，而成人则较为常见，发生率为10%～34%。若患者原有严重基础疾病，或器官移植后，以及大量使用糖皮质激素、广谱抗生素治疗等导致免疫功能低下时，引起肺炎的机会则更多，老年患者由于严重肺炎常可产生呼吸衰竭，甚至导致死亡，严重感染的妊娠妇女病死率可高达45%。

病毒经呼吸道侵入人体后在鼻咽部黏膜生长繁殖，侵入血流，可能在单核巨噬细胞中复制，进而产生病毒血症和全身病变。病毒主要侵犯皮肤，在躯干、四肢先后分批出现典型皮疹，在同部位出现斑疹、丘疹、水痘和结痂，皮疹发展甚快，短者仅数小时即可转变为水疱。重症感染累及肺或其他器官如脑、肝、肾、消化道，偶可产生心肌炎或关节炎。水痘性肺炎的病理表现和其他病毒性肺炎相仿，主要引起广泛性间质性肺炎，病变可累及咽喉部、气管、支气管黏膜和肺实质。细支气管周围和肺间质有以单核细胞为主的炎症浸润。肺充血、肿胀，在脱落的肺间质细胞内常能见到核内包涵体，肺泡内充满纤维蛋白，有时有透明膜形成，肺泡内常有灶性坏死实变区和血管损伤性出血，胸膜受累产生结节状物，类似水痘皮疹，并产生胸腔积液，以双侧为多见。肺和胸膜结节坏死灶随病变的吸收愈合而逐渐钙化。

【诊断】

1. 临床表现

并发水痘病毒性肺炎者其皮疹多较一般病例广泛且严重，密集融合的疱疹甚至遍及面部、手掌及足底，口腔及咽部黏膜亦常被累及，个别皮疹呈出血性。

水痘性肺炎由水痘病毒引起，多发生于成年人。冬、春为好发季节。肺炎症状多发生于出疹后2～6天，亦可出现于出疹前或出疹后10天。少数患者症状轻微，可于数天后恢复，大部分除典型皮肤表现外，常有高热，可达40℃，咳嗽、血痰或咯血和胸痛，咳嗽可呈干咳，或有大量痰液，约1/3病例可有咯血，严重时出现气急、进行性呼吸困难。继发细菌感染时咳脓性痰，约40%患者由于低氧血症出现发绀。严重时病情迅速恶化，肺内病变扩散产生严重动静脉分流而引起呼吸衰竭。胸部X线征象呈两肺弥漫性结节浸润或网织状阴影，病灶可融合呈广泛浸润影，常分布于肺门或肺底部。可出现两侧胸腔积液征象。病变较轻者多于1～2周内吸收，亦有延长至数月始吸收者，最后可能遗留散在的钙化灶。体检时胸部体征少，听诊时两肺呼吸音正常或变粗糙，亦可闻及不同范围及性质的哮鸣音、干性或湿性啰音；在肺部浸润严重的病例，特别在肺底部，叩诊可呈浊音且呼吸音减低。极少发现肺实变体征，常与胸部X线征象所示肺部病变不相称。水痘肺炎根据接触史、典型的水痘皮疹经过和临床表现，以及肺部X线呈肺炎表现可做出临床诊断。取新鲜疱疹内液体做电镜检查，见疱疹病毒颗粒。或取疱疹内液体接种人胚羊膜组织作病毒分离可确诊。亦可采用补体结合试验，间接荧光抗体测定检测特异性抗体以助诊断。

此外，本病亦可同时伴发精神障碍、结合膜炎、虹膜炎、脑炎、肾炎、睾丸炎、肝炎、华弗综合征、心包炎、休克及心力衰竭等。原发性水痘肺炎的临床症状一般随皮疹的结痂而消失，病程自1～14天不等，大多数病程在一周内转佳。

2. 实验室检查

(1)白细胞计数正常或轻度升高，分类计数常在正常范围。尿常规及血清化学检查一般亦无异常。鼻、咽分泌物及痰液培养多为正常菌群，即使个别病例获得流感嗜血杆菌或溶血性链球菌等，亦可凭借其他资料将这些细菌的病原作用排除。血培养均为阴性。脑脊液检查除非在伴发脑炎者结果正常。血氧饱和度常因呼吸困难而降低。

(2)X线检查：所有原发性水痘肺炎在急性期的胸部X线表现基本一致，仅只在程度上的不同而已。有人指出其特征为两肺广泛分布的小结节状浸润，大小不等，一般较粟粒性结核之结节为大，趋向于融合，特别在肺底部更甚；肺门淋巴结轻度肿大，附近之纹理增粗且模糊；肋膈角可变钝，但不常伴有胸膜渗出；病程早期可出现暂时性心脏扩大。同时另有人认为本病的X线表现比较特殊，在支气管血管纹理显著增加的基础上，两肺广泛分布结节状阴影，结节大小不一，多数与周围肺组织有明显的分界，此种浸润病变可此起彼伏地迅速变化，少数情况下在肺底部的结节融合而致肺实变；一般肺部病变与皮肤的损害程度成正比。

【鉴别诊断】

原发性水痘肺炎需与继发性细菌感染所引起的支气管肺炎相鉴别。

细菌性肺炎除常发生在水痘病程的晚期，白细胞总数增高，以中性粒细胞为主且有核左移现象，痰及血培养病原菌多阳性以外，正确的诊断需依赖X线检查，在细菌性肺炎往往发现斑片状或小叶性浸润，而在原发性水痘肺炎则为广泛的粟粒状浸润；病理方面细菌性肺炎可见局部化脓灶，肺泡内主要为中性粒细胞且常见致病菌，但无上述之核内包涵体，有人对原发性水痘性肺炎患者的痰液沉渣进行了涂片镜检，结果在基细胞和圆柱细胞内发现典型核内包涵体。笔者指出此种检查对鉴别本病与其他原因所致的肺炎为一简单而可靠的方法。

【治疗】

目前对水痘性肺炎的治疗仅限于积极的对症处理和支持疗法，阿昔洛韦(无环鸟苷)治疗有一定效果，其为一种抗 DNA 病毒药物，用量为 10mg/kg，每 8 小时一次，静脉注射，5 天为一疗程，多数病人于用药 24～48 小时后退热，症状改善。糖皮质激素一般忌用，因其他原因应用激素者，如病情许可，尽量减至生理量，必要时考虑停用，一般病例无需应用激素或抗生素便可顺利恢复。有学者将应用抗菌药物的病人与未用者进行比较，结果临床及 X 线结果并无差别，倘使肺炎性质不明或为预防及控制继发感染时，抗菌药物之使用仍属必要。肺部严重感染特别是低氧血症并发呼吸衰竭时，除氧疗外，可做气管插管或气管切开，并加用机械呼吸治疗。氧气吸入在解除呼吸困难及发绀方面有重要作用。对出现心力衰竭者应及时给予洋地黄制剂。若病情较重且伴有呕吐者需适当补予液体和电解质治疗。

水痘性肺炎的预防宜采取严格的隔离措施，隔离患者至疱疹结痂。与水痘患者有接触儿童肌内注射丙种球蛋白或带状疱疹免疫球蛋白，可减轻症状，有一定预防作用。国外主张对易感的免疫低下接触者给予阿昔洛韦静脉注射或应用水痘病毒减毒疫苗，有预防作用。

(二)Reye 综合征(内脏脂肪变性)

【概述】

Reye 综合征是以急性脑水肿合并弥漫性内脏脂肪变性为特征的一种不明原因的疾病，是儿科的一种危重疾患，可累及全身各个脏器。

【病因与发病机制】

关于 Reye 综合征的病因一直是个谜，曾经提出的有遗传因素、环境因素(如黄曲霉毒素和杀虫剂及有关化学制剂)、水杨酸类药物和其他药物以及前驱病毒感染等。

国外证实本病的发生与 B 型流感病毒和水痘等病毒的感染有关。通常继某种病毒感染(如流感或水痘)之后发生，一般称这类病毒感染为前驱疾病或前驱感染。Reye 综合征的主要临床表现为持续呕吐、中枢神经系统功能障碍、血清转氨酶升高、凝血酶原时间延长和血氨升高等，病理检查发现非炎症性脑组织水肿和肝脂肪变。

人们从临床上和组织学上注意到水杨酸中毒与 Reye 综合征有许多相似之处，继而通过临床观察发现 Reye 综合征的病例在前驱疾病期间多有水杨酸药物服用史。如果水杨酸药物(阿司匹林)是引起 Reye 综合征的一种病因，则若儿童在患水痘或流感时减少应用阿司匹林，Reye 综合征的发生率就应相应降低。美国科学家进行了研究并确证，结果显示在前驱疾病期间及 Reye 综合征发生前服用水杨酸药物(几乎全部是阿司匹林)与发生 Reye 综合征密切相关。

关于水杨酸药物引起 Reye 综合征的发病机制，以及为什么该病主要继流感和水痘之后发生而很少继发于其他感染，这些问题都还有待进一步研究。

【诊断】

1. 临床表现

临床小儿非特异性上感、流感、胃肠症状，发疹性热病后几天，突然出现反复呕吐、意识障碍时就要考虑到本病的可能性。临床根据有惊厥、昏迷、脑膜刺激征阳性，脑脊液压力增高，其余阴性。同时无局限性或单侧神经定位体征（但合并海马钩回痛除外），可确定脑病的诊断。此时应特别注意观察和检查肝脏情况，如肝大（可大至肋下 6～10cm）质硬，且有肝功能损害，就可成立临床诊断。需注意有时肝脏虽不大，但有明显肝功能损害，如不检查肝功能，可能忽略本病。

（1）前驱期：有上呼吸道或胃肠道感染症状，或为水痘等发疹性热病。常在前驱病毒感染后出现急性颅内压增高、意识障碍和惊厥等脑病症状。常伴有严重脑水肿，并出现肝功能异常和代谢紊乱。多数病例因严重颅内压增高引起惊厥、抽搐而窒息死亡。本症一般先以全身不适开始，多表现为感染、咳嗽、鼻塞、咽炎、中耳炎等，一些病例有麻疹样皮疹，继之体温升高，典型病程出现于 1～3 天后，常在临床似已好转而随后急性恶化。

（2）早期脑病期

Ⅰ期：突然出现频繁呕吐和发热，随即有头痛、意识模糊、嗜睡。但强刺激能短期弄醒，定向力差，记忆力丧失，瞳孔正常（早期）。

Ⅱ期：出现谵妄、木僵、昏睡或浅昏迷，对疼痛刺激不能弄醒。但有回避动作，间或呈双臂屈曲、下肢伸直的去皮质状态，前囟突出，瞳孔忽大忽小或扩大，对光反射存在。呼吸深长或过度换气，心动过速，腱反射亢进，病理反射阳性，常有间歇性惊厥。肝脏稍大，质地增加。

（3）晚期脑病期

Ⅰ期：呕吐停止，完全昏迷，明显角弓反张，病理反射恒定阳性。瞳孔明显扩大，对光反射减弱，凝视麻痹，或有Ⅲ、Ⅳ颅神经麻痹。呼吸深快，出现周期性呼吸不整，心动过速或过缓，频繁全身性或局限性癫痫发作。肝脏轻、中度肿大，质中等坚韧。

Ⅱ期：深昏迷，除Ⅰ期所述大脑功能严重损害外，还出现脑干功能丧失征象。如去大脑强直（四肢均强直），最后全身肌肉松弛，各种深浅反射消失，瞳孔极度扩大、固定。频繁呼吸暂停或不整，心音低钝，心律失常，循环衰竭，血压下降而死亡，或呼吸骤停死亡。早期、晚期脑病期可合称昏迷期，下分Ⅰ、Ⅱ、Ⅲ、Ⅳ期，前驱期为 0 期。

（4）恢复期：轻、中型于 1 月内渐愈。肝功能常完全恢复正常，大多不超过 1 个月。重型常遗留智能障碍、失语、吞咽困难、瘫痪等神经系统后遗症。昏迷时呼吸加深，可导致呼吸性碱中毒。临死前则可由于呼吸抑制而出现呼吸性酸中毒，从昏迷到死亡，可历时 12 小时至 5.5 天不等。

2. 实验室检查

（1）脑脊液：无感染征象，压力高，白细胞正常，蛋白正常，糖可下降。氨和谷酰胺常增高。

（2）肝功能：GOT 活性升高、LDH 也升高，凝血酶原时间延长。转氨酶升高程度与是否存活无关。存活病例转氨酶最初呈高度病理值，而于急性好转后至第 8 天可完全恢复正常。血氨值很高，在呕吐开始后 50～60 小时可达峰值。GOT 升高有时很早，还可在血氨升高之前。存活病例血氨平均值约为 96.3μmol/L，（1.64mg/L），而死亡病例则达 401.1μmol/L（6.83mg/L）。可见，血氨水平与存活机率有关。血清电解质多属正常，但亦有报告低血钠同时伴有高血钾者。

（3）酶测定：线粒体酶活性均有下降，包括丙酮酸脱氢酶、丙酮酸羧基酶、琥珀酸脱氢酶、细胞色素氧化酶等。

【鉴别诊断】

根据本病脑病、肝病同时存在或脑病在前，肝病在后的特点，可排除病毒性脑炎脑膜炎，经过部分治疗的细菌性脑膜炎，中毒性菌痢、中毒性脑病以及暴发型肝炎，肝昏迷，后者为典型肝性脑病，其肝病在前，脑病在后，黄疸重，经常遗留肝功能损害，可资鉴别。

尿素循环中先天性酶缺陷，如常染色体显性遗传的CPS和性联遗传的OTC缺陷，可致高氨血症等类似生化和临床表现，但常于生后不久即发病，不及时治疗易惊厥昏迷致死。病毒等感染因素能促使病儿反复发作。而本病罕见复发，文献中仅报告过几例。系统性肉毒碱缺陷所致高脂酸血症也可有类似神经系统表现，但罕见。总之，先天性酶缺陷病的程度均较重且持久，经常反复发作而早死。

【治疗】

由于无特效疗法，病死率高(40%)，后遗症多。治疗以全身支持对症疗法为主，重点是抢救脑水肿、脑疝，肝衰竭治疗也不容忽视。具体治疗方案应按病型和分期有阶段性地进行。

1. 静脉输液

纠正水、电解质和酸碱平衡失调，补充和维持血容量。每日输液总量约为1200～1600ml/m²，含钠液占1/4～1/6，葡萄糖液输入过多可加重脑水肿。由于输高渗脱水剂脱水，如不适量补充钠盐，可致脑性低钠综合征。

2. 止痉和降低颅压

惊厥特别是持续状态应及时控制。但镇静剂的剂量也不宜过大，以免呼吸抑制，常采用静脉反复联用地西泮(或硝基安定或氯硝基安定)和氯丙嗪、苯巴比妥钠等。地西泮作用强，但短效，需与其他药物配合以延长疗效。为减轻脑水肿，防治脑疝，抢救中枢性呼吸衰竭，应重用20%甘露醇，使血液渗透压维持在320毫渗透分子，有呼衰征象时更应立即静注。同时头部枕冰或戴冰帽和静滴地塞米松(2～6mg/d，3～4次)亦有减轻脑水肿的作用。乙酰唑胺有减少脑脊液生成的作用。能量合剂(ATP，辅酶A，细胞色素C)的确实疗效待定。可选用左旋多巴，其在神经细胞内可转化为多巴胺和去甲肾上腺素促进神经传递。

3. 降低血氨

采用新霉素鼻饲和弱酸性透析液结肠透析，可减少肠道内氨的生成和吸收。静滴谷氨酸可促使合成谷氨酸胺而解除氨毒。输入尿素循环中间产物如OTC的产物，精、鸟氨酸或OTC的产物瓜氨酸，可增加尿素合成，降低血氨，但也有人认为OTC，CPS缺陷时，输入这些氨基酸并不一定能降低血氨，合成的尿素还能转变成氨。睾丸酮类蛋白合成激素可减少氨基酸产氨的来源。γ-氨酪酸(1～4g/d)或乙酰谷氨酞胺(0.1～0.25g/d)静滴亦有降低氨毒的作用。

4. 恢复期治疗

为促使大脑功能恢复，可考虑使用克脑迷(AET，1g/d，静滴)，樟柳碱(AT，1～3mg/次肌注或口服，日2次)，氯酯醒(0.1～0.26g/d，静滴或口服)，或谷氨酸(0.25～0.5g/d，口服)。可针灸(包括头针)、按摩、理疗如脑超声波治疗(频率8000kHz，声强1.25瓦/cm²，每日20分钟，10日为一疗程)。

第四节　手足口病并发症

一、手足口病

【概述】

手足口病是指由病毒引起的，一种以手、足及口腔出现水疱为特征且有传染性、季节性的皮肤病。

【病因与发病机制】

本病由肠道病毒引起，主要通过呼吸道经飞沫直接传播。病毒播种到口腔黏膜、手、足的皮肤，而出现皮损。病毒感染第7天血清抗体升高，病毒从血液中消失而进入到其他组织。

【临床表现】

本症多发生于学龄前儿童，尤其1～2岁婴幼儿最多，但成人亦可发生。多在夏、秋季流行，潜伏期4～7天。全身症状轻微，发疹前有低热，头痛，食欲不振等症状，主要表现为疼痛性口腔炎，即在口腔的硬腭、颊部、齿龈及舌部出现疼痛性小水疱，很快破溃形成溃疡，四周绕以红晕。此外，在手、足可发生米粒至豌豆大小的水疱，半球状或椭圆形，疱壁薄，内容澄清，呈珠白色。主要发生在指(趾)的背面或者侧缘，但亦有发生于掌跖及指的掌侧，且与指(趾)皮纹的走向一致。水疱数目不多，但亦可有50个以上，偶可在膝前、臀部，甚至全身发生广泛性丘疹或水疱。整个病程约1周，很少复发。

【诊断与鉴别诊断】

根据皮损发生部位、皮疹特点、发病年龄、有传染性、流行性，结合疱液或咽拭子可分离到病毒，可做出诊断。

需要与口蹄疫、疱疹性咽颊炎、水痘、汗疱疹、多形性红斑相鉴别。

1. 口蹄疫

一般发生于畜牧区，成人牧民多见，四季均有。口腔黏膜疹易融合成较大溃疡，手背及指、趾间有疹子，有痒痛感。

2. 疱疹性咽颊炎

病变在口腔后部，如扁桃体、软腭、腭垂等，手、足皮肤无水疱。

3. 水痘

多发生于躯干、面部，皮疹分批出现，可同时见到红斑、水疱、结痂多种损害。

4. 汗疱疹

多发于成年人，掌跖多汗，易反复发作，自觉瘙痒。口腔黏膜无损害。

5. 多形性红斑

有特异性虹膜样红斑，水疱较大。疱液中不能分离到肠病毒。

【治疗】

对症治疗，可用抗病毒药物如病毒唑、抗病毒冲剂等。口腔损害者可用生理盐水或口泰漱口；影响进食者，可饭前用1%利多卡因、盐酸达克罗宁等外用缓解疼痛；皮损局部外用炉甘石洗剂；继发感染较严重，可用抗生素。

【预防】

患者应注意隔离；注意休息，多饮水，忌辛辣、刺激性食物。

二、常见并发症

（一）病毒性心肌炎

【概述】

病毒性心肌炎是指嗜心性病毒感染引起的，以心肌非特异性间质性炎症为主要病变的心肌炎。

【病因与发病机制】

1. 病因

几乎每一组病毒都可引起特异性的嗜心性病毒疾病，但很多呈亚临床型，目前已证实能引起心肌炎的病毒包括以下几种。

（1）小核糖核酸病毒：肠道病毒如柯萨奇、埃可（ECHO）、脊髓灰质炎病毒、鼻病毒等；

（2）虫媒病毒：如黄热病毒、登革热病毒、白蛉热病毒、流行性出血热病毒等；

（3）肝炎病毒：包括甲型、乙型、丙型和丁型肝炎病毒；

（4）狂犬病病毒；

（5）流感病毒；

（6）副黏病毒：如流行性腮腺炎病毒、麻疹、呼吸合胞病毒等；

（7）风疹病毒；

（8）天花病毒；

（9）疱疹病毒：如单纯疱疹、水痘-带状疱疹、巨细胞病毒等；

（10）腺病毒；

（11）呼吸道肠道病毒；

（12）脑心肌炎病毒；

（13）淋巴细胞脉络丛脑膜炎病毒等。

2. 发病机制

目前认为其发病过程包括两个阶段。

第一阶段：是病毒经血流直接侵犯心肌，病毒本身所致溶细胞作用，亦称为病毒复制期，是发病早期病毒在心肌细胞内主动复制并直接作用心肌，引起心肌损伤和功能障碍。因人的心肌细胞膜上存在柯萨奇病毒 B、A 型的受体，又能翻译该类病毒信息，因此该类病毒可在心肌细胞内增殖、复制，导致心肌损伤。此外，病毒也可能在局部产生毒素，导致心肌纤维溶解、坏死、水肿及炎性细胞浸润。因此，多数学者认为，急性暴发性病毒性心肌炎和病毒感染后 1～2 周内猝死者，病毒直接侵犯心肌，引起心肌损害可能是主要的发病机制。其依据为从尸检发现病毒存在于心肌中，以心肌分离所得病毒接种动物可引起发病，血清中同型病毒的中和抗体滴定度增高。此外，通过心肌（心内膜）活检，经电子显微镜和荧光免疫法已证实病毒性心肌炎患者心肌中有病毒存在。

第二阶段：主要为免疫变态反应期，对于大多数病毒性心肌炎，尤其是慢性心肌炎，目前认为主要通过免疫变态反应而致病。本期内病毒可能已不存在，但仍有持续性心肌损害，表明免疫反应在发病中起重要作用。有学者指出，在流感急性期很少有心脏并发症，临床上明显的流感心肌炎多在恢复期出现，即在原发感染完全恢复后发生，流感严重程度与其引起的心脏病变不平行，流感后心肌炎的发生率相当于 A 型溶血性链球菌感染后风湿热的发生率。也有学者对该病患者做心内膜心肌活检，在电镜下发现有病损心肌细胞与巨噬细胞，淋巴细胞相集聚，有抑制性 T 细胞增加，表明细胞免疫在本病发生发展过程中起重要作用。

在病毒性心肌炎发病过程中，某些诱因如细菌感染、营养不良、剧烈运动、过度疲劳、妊娠和缺氧等，都可以使机体抵抗力下降而使病毒易感而致病。

【诊断】

1. 临床表现

病毒性心肌炎的表现取决于病变的广泛程度和严重性，症状的轻重变异很大，多数病例呈亚临床型，可以完全没有症状，因此殊难诊断，轻者症状轻微，重者可并发严重心律失常、心力衰竭、心源性休克，甚至猝死。本病一般有下述特征：

(1)发病年龄以儿童和青少年多见，且年龄越小，往往病情越重，男性多于女性。

(2)半数患者病前1～3周内有上呼吸道或消化道感染史，即"上感综合征"。

(3)心脏受累表现常有心悸、气促、心前区不适或隐痛等。

(4)部分病例表现不典型，如以突然出现剧烈胸痛为主诉，而全身症状或其他症状轻微，甚至误诊为急性心肌梗死，多见于病毒性心肌炎累及心包和(或)胸膜者；以近期内发生急性或严重心功能不全就诊；表现为原因不明的心律失常；以肌痛、发热、关节痛、少尿、昏厥等全身症状为主，而心脏本身症状不明显，偶尔以肺或全身动脉栓塞为主要表现。对于这些不典型病例只有提高警惕，通过有关检查才能确诊。此外，当病毒同时侵犯其他脏器时，亦可产生相应的临床征象，如肝炎、肺炎、脑膜炎和小儿麻痹症等，此时很可能掩盖心肌受损的症状，应予注意。

(5)体检有心界扩大，多数表现为心动过速，且常与体温升高不相称；当合并房室传导阻滞时，也可表现为心动过缓。心律失常多见，尤以过早搏动常见，第一心音低钝，心尖区出现收缩期吹风样杂音，系心肌炎致心脏扩大，产生相对性二尖瓣关闭不全的结果，较重病例可出现奔马律、交替脉及心功能不全的征象。个别患者可出现红色小点状皮疹。

在考虑病毒性心肌炎诊断时，应除外甲状腺功能亢进症及影响心肌的其他疾患如风湿性心肌炎、中毒性心肌炎、冠心病、风湿性疾病和代谢性疾病等。

2. 实验室检查

(1)血细胞可轻度增高，但左移不明显。1/3～1/2病例血沉轻至中度增快。

(2)急性期或慢性心肌炎活动期可有血清谷草转氨酶(AST，GOT)、乳酸脱氢酶(LDH)、肌酸磷酸激酶(CPK)及其同工酶(CPK-MB)增高。此外，血浆肌红蛋白、心肌肌凝蛋白轻链亦可增高，表明心肌坏死，其增高程度常与病变严重性呈正相关。

(3)病毒性心肌炎白细胞免疫测定，常发现外周血中自然杀伤(NK)细胞活力降低，α干扰素效价低下，而γ干扰素效价增高。E花环及淋巴细胞转化率降低，血中总T细胞(OKT_3)、T辅助细胞(OKT_4)及抑制T细胞(OKT_8)低于正常，而OKT_4/OKT_8比率不变。补体C_3及CH_{50}降低，抗核因子、抗心肌抗体、类风湿因子抗补体抗体阳性率高于正常人。

(4)病毒中和抗体测定：取急性期病初血清与相距3～4周后第2次血清，测定病毒中和抗体效价，若第2次血清效价比第1次高4倍或1次大于1∶640，则可作为阳性标准，若1次血清达1∶320作为可疑阳性。

(5)血凝抑制试验：在流感流行时，为了明确流感病毒与心肌炎的关系，可用血凝抑制试验检测患者急性期及恢复期双份血清流感病毒的抗体效价，若恢复期血清较早期抗体效价大于4倍，或一次大于1∶640为阳性。此外，尚有人用酶标记免疫吸附试验(ELISA)法检测特异性IgM及IgG，也可能有所帮助。

【鉴别诊断】

1. 风湿性心肌炎

有典型风湿热表现者，则两者鉴别不难，一般可从几点作鉴别：风湿性心肌炎常有扁桃体炎或咽峡炎等链球菌感染史，抗"O"增高，血沉降多明显增快，C反应蛋白(CRP)阳性，心电图改变以P-R间期延长较常见，咽拭物培养常有链球菌生长，且多有大关节炎。鉴于风湿性心肌炎常有心内膜炎，因此二尖瓣反流性收缩期杂音多较明显，且可因瓣膜水肿、炎症出现舒张期杂音(Carey Coombs杂音)，若心脏扩大不明显，而杂音较响亮，则风湿性可能性更大。相反，病毒性心肌炎多无舒张期杂音，抗"O"不增高，心电图以ST-T改变及室性早搏多见，血沉正常或轻度增高，但血清酶学多有改变，咽拭物、粪、血中可能分离出病毒，或恢复期血清病毒中和抗体效价比病初增高4倍以上具有诊断价值。若临床上仍难以鉴别，则可先用阿司匹林治疗，若属风湿性心肌炎常能奏效，而病毒性心肌炎无效。

2. 心包积液

病毒性心肌炎有时亦可累及心包，甚至心包积液，称病毒性心肌心包炎，此时应与其他原因所致心包炎作鉴别。风湿性心包炎常是风湿性全心炎的一部分，常有风湿热的其他表现，两者鉴别多无困难。化脓性心包炎常有化脓性感染灶，全身中毒症状重，血培养或心包液培养易获阳性，抗生素治疗有效。结核性心包炎多有结核病史和结核中毒症状，较少累及心肌，也很少引起心律失常，心包液糖含量低，有时可呈血性，抗结核治疗有效，若治疗不当可演变为缩窄性心包炎，而病毒性心肌心包炎一般积液量不多，很少发生心包填塞征象，心包液细菌培养阴性，仅少数有可能形成缩窄性心包炎。

3. 原发性心肌病

可有家族史，病程长，进展缓慢，扩张型心肌病心脏常明显扩大，可有动脉栓塞现象，病毒分离阴性，血清病毒中和抗体效价无短期内增高，心电图常有各种心律失常，较病毒性心肌炎严重，可出现病理性Q波等。但晚近有更多资料表明，部分病毒性心肌炎可演变为临床扩张型心肌病，某些所谓原发性心肌病可能是慢性病毒性心肌炎或心肌炎的晚期表现，以致两者难以鉴别。

【治疗】

本病虽无特效疗法，但多数病人经过一段时间休息及对症治疗后能自行痊愈。

1. 充分休息、防止过劳

本病一经确诊，应立即卧床休息，休息的目的是减轻心脏负担，防止心脏扩大，如果心脏已扩大，经严格卧床休息一段较长时间后，大多数能回缩，早期不重视卧床休息，可能导致心脏进行性扩大和带来后遗症，反而得不偿失。过劳一方面增加心脏负荷，另方面可诱发心力衰竭和心律失常，甚至猝死。卧床休息应延长到症状消失，心电图恢复正常，一般需3个月左右，心脏已扩大或曾经出现过心功能不全者应延长至半年，直至心脏不再缩小，心功能不全症状消失后，在密切观察下逐渐增加活动量，恢复期仍应适当限制活动3～6个月。

2. 药物治疗

(1)酌情应用改善心肌细胞营养与代谢药物：该类药物包括维生素C、维生素B、辅酶A 50～100U或肌苷200～400mg，每日肌注或静注1～2次；细胞色素C 15～30mg，每日静注1～2次，该药应先皮试，无过敏者才能注射。三磷酸腺苷(ATP)或三磷酸胞苷(CTP)20～40mg肌注，每日1～2次，前者尚有口服或静脉制剂，剂量相同。对于重症病毒性心肌炎，特别是并发心力衰竭或心源性休克者，可应用1,6-二磷酸果糖(FDP)5g静滴，每日1～2次，可能有效。一般情况下，上述药物视病情可适当搭配或联合应用2～3种即可，10～14日为一疗程。此外，极化液(GIK)疗法(氯化钾1～1.5g、普通胰岛素8～12U加入10%葡萄糖液500ml内静滴，每日1次)尤其适用于频发室性早搏者，晚近提出在极化液基础上再加入25%硫酸镁5～10ml，对快速性心律失常疗效更佳，7～14日为一疗程。大剂量维生素C，每日静滴5～15g，丹参酮注射液40～80mg分2次加于50%葡萄糖液20ml内静注或稀释后静滴，连用2周也有一定疗效。

(2)肾上腺皮质激素：一般认为，肾上腺皮质激素(简称激素)对急性病毒感染应属禁忌，因为激素可抑制干扰素的合成，促进病毒繁殖和炎症扩散，但临床上也有应用激素治疗有效的病例报告。目前多数学者主张病毒性心肌炎急性期，尤其是最初2周内，病情并非危急者不用激素。但短期内心脏急剧增大、高热不退、急性心力衰竭、休克或高度房室传导阻滞者，可试用地塞米松10～30mg/d，分次静注，连用3～7天，待病情改善后改口服，并迅速减量至停，一般疗程不宜超过2周。若用药1周仍无效，则停用。激素对重症病毒性心肌炎有效，其可能原因是抑制抗原抗体作用，减少过敏反应，有利于心肌炎症、水肿消退，消除过度强烈的免疫反应和减轻毒素作用有关。激素虽有可能使病程迁延，却能使患者度过危险，起到挽救生命的作用。对于慢性迁延不愈的病毒性心肌炎，自身免疫反应可能是发病的主要环节，可考虑用泼尼松5～10mg，每日3～4次，待病情改善后减量维持，维持量需用6个月至1年，以免因早期撤药而复发。必要时可联用免疫抑制剂，如硫唑嘌呤100mg/d。

(3)抗生素：抗生素虽无杀灭病毒作用，多主张使用广谱抗生素，防止继发性细菌感染，后者常是诱发病毒感染的条件，尤其是流感、柯萨奇及腮腺炎病毒的感染。

(4)抗病毒药物：目前各种抗病毒药物的疗效均不够满意，该类药物能否进入心肌细胞杀灭病毒尚有疑问，何况病毒性心肌炎主要与免疫变态反应有关。一般而言，若属流感病毒所致心肌炎者可试用吗啉胍100～200mg，每日3次；金刚胺100mg，每日2次。疱疹病毒性心肌炎可试用阿糖胞苷和三氮唑核苷，前者剂量为50～100mg/d静滴，连用1周；后者为100mg，每日3次，根据病情连用数日至1周，必要时亦可静滴，剂量为300mg/d。

(5)调节细胞免疫功能药物，常用药物包括以下几种：

①人白细胞干扰素：1.5万～2.5万U，每日肌注1次，7～10日为一疗程，间隔2～3日，视病情可再用1～2个疗程；

②应用基因工程制成的干扰素：100万U，每日肌注1次，2周为一疗程；

③聚肌胞：每次1～2mg，每2～3日肌注1次，1～2个月为一疗程；

④聚腺尿苷酸：每次1.2mg，每2～3日1次肌注，2～3个月为一疗程；

⑤简化胸腺素：10mg，每日肌注1次，共3个月，以后改为10mg，隔日肌注1次，共6个月；

⑥免疫核糖核酸：3mg，每2周皮下或肌注1次，共3个月，以后每月肌注3mg，连续6～12个月；

⑦转移因子：1mg加注射用水2ml，于上臂内侧或两侧腋下皮下，或臀部肌注，每周1～2次；

⑧黄芪制剂：有抗病毒及调节免疫功能，

对干扰素系统有激活作用，在淋巴细胞中可诱生γ干扰素，还能改善内皮细胞生长及正性肌力作用。可口服、肌注或静脉内给药。口服用量为黄芪口服液(每支含生黄芪15g)1次，每日2次。黄芪注射液(每支含生黄芪4g/2ml)2支，每日肌注1～2次；静滴为5%葡萄糖液500ml内加黄芪注射液4～5支，每日1次，3周为一疗程。

3. 纠正心律失常

基本上按一般心律失常处理，对于室早、快速型房颤可用胺碘酮200mg。每日3次，1～2周后或有效后改为每日100～200mg维持。此外，普罗帕酮(心律平)150mg，每日3～4次，维持量为150mg，每日1～2次也很有效。阵发性室性心动过速、室扑或室颤，应尽早采用直流电击复律，亦可迅速静注利多卡因50～100mg，必要时隔5～10分钟后再注，有效后静滴维持24～72小时。心动过缓可用阿托品或山莨菪碱(654-2)治疗，必要时加用激素。对于莫氏Ⅱ型和完全性房室传导阻滞，尤其有脑供血不足表现或有阿-斯综合征发作者，应及时安置人工心脏起搏器。

4. 心衰和休克的防治

重症病毒性心肌炎可并发心衰或休克。有心衰者应给予低盐饮食，供氧也十分重要。视病情选用静注或口服洋地黄类制剂，心肌炎病人对洋地黄敏感，耐受性低，用量应为常规负荷量的1/2～2/3。必要时并用利尿剂，但应注意水电解质平衡，严重心衰或休克可并用酚妥拉明、多巴胺或硝普钠等血管活性药物。对于顽固性心衰也可应用非洋地黄类正性肌力药物，如多巴酚丁胺、多培沙明、氨利酮、米利酮等。

(二)肠道病毒性脑炎

【概述】

肠道病毒性脑炎的病原体肠道病毒大量存在于患者咽喉和粪便中，排病毒时间为1～28天，传播途径主要为食物，但飞沫、苍蝇等也可传播脑部疾病，以脑膜炎性改变多见。主要通过患者和健康带病毒者传播，引起的脑部表现复杂多样，同一型病毒可导致不同部位病变的临床综合征，同一临床综合征，可由不同型病毒引起。在感染早期，血液、CSF、心包渗出液等均可有病毒存在，儿童带病毒率比成人高，发病率也高。

【病因与发病机制】

肠道病毒为小核糖酸(RNA)病毒科肠道病毒属，肠道病毒群病毒存在于人及牛、猪、鼠等许多动物体内，共72个血清型。人被感染肠道病毒后，先在肠道细胞内及咽喉黏膜、扁桃体等处繁殖，进入血液引起病毒血症，可出现低热，而后病毒由原发部位自局部淋巴结或血管内传播，部分患者感染终止，成为不显性感染，一部分患者进一步通过血液进入脑部，心脏、肌肉、肝脾、胰腺、呼吸道及皮肤黏膜等继续繁殖，病毒侵袭不同器官出现不同症状。病理变化视所侵犯器官而不同，脑部病变以脑膜炎性改变为多见，脑炎、脊髓炎患者可有灶性细胞浸润及神经胶质增生与神经细胞的退变。

研究证实：①引起麻痹的有30个血清型；②引起脑膜脑炎的有54个血清型，最常见为ECHO病毒1～9、11～23、25、30、31型(其中第2、9型可引起致命性脑炎)；柯萨奇病毒A7、9、16型，B1～5型；及肠道病毒71型；③引起脊髓灰质炎样麻痹最常见的有ECHO病毒2、4、5、6、7、9、11、12、13、20、30

型;柯萨奇病毒 A7、9、16 型,B1～5 型;④引起共济失调有 4 个血清型,例如 ECHO 病毒 9 型可引起儿童急性小脑共济失调,2 型可引起听力障碍,前庭功能失调,间歇性面肌痉挛;⑤引起多发性神经根炎有 ECHO 病毒 6、22 型;⑥引起流行性肌痛有柯萨奇病毒 A、B 组及 ECHO 病毒 6、9 型,ECHO9 型还引起肌炎;⑦ECHO 许多型均可引起心肌炎和心包炎;ECHO4、7、9、19、20～25 型可引起呼吸道感染,婴儿腹泻;⑧柯萨奇 B 组可导致各种先天性病变;A 组和 B 组可引起疱疹性咽峡炎,A 组 9 型,B 组 2～5 型引起心肌、心包炎等。

【诊断】

1. 临床表现

肠道病毒感染病情轻重不等,大多是隐性感染,少数可引起脑部疾病、胃肠道疾病、心脏疾病、呼吸道疾病、流行性肌痛、黏膜疹和皮疹、肝炎等多种疾病。

肠道病毒感染导致脑部疾病的临床表现如下。

(1)脑炎表现与乙脑相类似,有发热、意识障碍、精神异常、抽搐及局灶症状如偏瘫、共济失调、眼震等,重症患者可有死亡或遗有后遗症。

(2)脊髓灰质炎肠道病毒可引起类似脊髓灰质炎病毒所致的脊髓灰质炎。一般比脊髓灰质炎病毒引起的轻,起病有发热和肌痛,伴上呼吸道感染症状,如头痛、颈背部疼痛,轻者 1～2 天,重者 10 多天,大多数热退后不再进展而停止。少数患者可出现面部和肢体无力或瘫痪,或仅累及上肢或一组肌肉。一般很快恢复,很少有后遗症,但偶有严重患者可有后遗症,甚至引起死亡。柯萨奇病毒 B4 型可引起横贯性脊髓炎,表现运动与感觉障碍等。

(3)脑膜炎

①起病:不论何种病毒,通常急性或亚急性起病,主要临床征象是剧烈头痛、发热、恶心、呕吐和颈项强直,并伴有倦怠、咽痛、头昏、畏光、肌痛、项背部疼痛、感觉过敏、腹痛、寒战等。年龄越大,症状越重,体温很少超过 40℃。除有脑膜刺激征外,多无其他阳性体征。

②病毒感染的特征:患者可有某种病毒感染的特征性表现,如:肠道病毒所致,多发于夏季和早秋;柯萨奇病毒可同时引起疱疹性咽炎,斑丘样皮疹,流行性肌痛(胸壁痛),心包炎,心肌炎,偶尔引起睾丸炎等;ECHO 病毒可伴发皮疹,心包炎,心肌炎,呼吸道感染,婴儿腹泻等;腮腺炎病毒可在脑膜炎先或后可有腮腺炎和睾丸炎,多见于秋、冬季节。但有的特征不明显,仅于起病前表现为类似感冒症状或消化道症状或起病前无任何不适。

③病程:一般 3～14 天,预后好,无后遗症;偶有迁延数月,反复发作或出现脑实质损害症状,或有后遗症,甚至死亡。

2. 实验室检查

(1)血常规:白细胞数正常或稍高。

(2)CSF:白细胞一般在(0.1～0.2)×10^9/L,脑膜受侵害时细胞数明显增加,偶可达 1.0×10^9/L 以上,初起时中性粒细胞可占多数,后以单核为主,蛋白略高,糖与氧化物正常。

(3)血清免疫学检查:采取早期及恢复期双份血清和 CSF 测定特异性抗体,一般用中和试验,血凝抑制试验,补体结合试验等,测定结果增高 4 倍或以上者有临床意义,以中和试验最可靠。早期可用酶联免疫吸附试验和放射免疫测定特异性 IgM,作为近期感染证据。

(4)病毒分离:从患者体液、活检组织、粪便、咽液中分离病毒，当后者分离出病毒时，需排除健康人带病毒者。

【鉴别诊断】

1. 乙型脑炎

肠道病毒性脑炎的临床表现与乙脑极为相似。但此病发热程度与神经系症状不一致，热程常超过2周，除儿童发病后可迅速达高峰外，一般病情逐渐加重，高峰期较乙脑迟出现（乙脑高峰期于病后7～10天），白细胞多属正常，仅1%～3%有白细胞增多与核左移。病者的伴随症状对提示诊断有帮助。但确诊有赖于病原学与血清学检查。

2. 结核性脑膜炎

病者大都有肺、骨、胸膜或淋巴结结核病史。常缓慢起病（若并发于急性血行播散型结核则发病急骤），最常见的首发症状是发热与头痛，但由于典型脑膜刺激征在病后1～2周才出现，故早期易误诊为感冒或肠伤寒。颈肌强硬是最早出现的脑膜刺激征，对早期诊断有帮助，此时脑脊液一般已有改变。脑脊液压力增高，外观透明、无色或呈毛玻璃样微浊，静置后有薄膜形成，细胞数50～500个/mm^3，以淋巴细胞占优势（早期可以分叶核中性粒细胞稍占优势），糖与氯化物含量均减少。脑脊液色氨酸与利文生试验阳性对诊断有一定帮助。确诊须依靠从脑脊液检出结核杆菌（涂片、培养、动物接种），但薄膜涂片发现病原菌的阳性率可达37.9%～64.4%，有早期诊断价值。

3. 化脓性脑膜炎

化脓性脑膜炎的脑脊液特征是压力增高，外观微浊，呈毛玻璃样乃至奶糕样，细胞数多于1000个/mm^3，分类以中性分叶核粒细胞占优势，球蛋白显著增多，糖、氯化物明显减少，可借涂片检查或培养发现病原菌。此外，血培养也可阳性。肠道病毒脑炎早期，脑脊液细胞总数可明显增高，且以多核白细胞为主，但其糖量一般正常，脑脊液IgM，乳酸脱氢酶及其同工酶（LDH_4、LDH_5）不增高可助鉴别。

4. 隐球菌性脑膜炎

较快出现全身症状，脑脊液糖与氯化物均减少，细胞数显著增多（300个/mm^3以内），符合炎症性改变，不利于脑肿瘤的诊断。确诊关键在于临床医生与检验人员对此病的警惕性，从脑脊液中发现新生隐球菌是最可靠的诊断依据。涂片法简捷易行，最具早期诊断价值。取新鲜脑脊液一滴或取2～3ml离心沉淀后，以沉渣加墨汁一滴涂成均匀薄片在镜下观察，可发现此菌呈圆形或卵圆形，体积较淋巴细胞大，有单一发芽现象，菌体周围有宽广的荚膜。脑脊液培养也可检出病原体，但脑脊液墨汁涂片阳性率高于培养。此病起病较慢，头痛是首发症状，呈渐进性加剧伴恶心、呕吐及脑膜刺激征，全身感染症状轻微，有低热或无热，眼底病变相当多见。

【治疗】

肠道病毒所致脑部病变，至今无特效治疗方法。

1. 支持疗法

卧床休息，保持呼吸道通畅，必要时吸氧，吸痰，注意保暖，供给一定的水分、营养及电解质。

2. 对症治疗

（1）退热、止痉：高热可以引起惊厥，可以用物理降温或中、西药物退热。苯巴比妥或地西泮可预防或控制惊厥。

（2）减轻脑水肿：20%甘露醇每次0.25～0.5g/kg静脉推注，或甘油每次1g/kg加等量生理盐水口服或鼻饲。每6～8小时可重复一次。

（3）其他系统受累时，如心肌炎、肺炎等

应及时处理。

3. 抗病毒治疗

(1)可选用三氮唑核苷每日10mg/kg，肌注或静脉滴入，疗程7～10天。

(2)核糖核酸和脱氧核糖核酸酶，可以干扰病毒的复制。该药可以通过血脑屏障。剂量0～1岁为3mg/次，2～3岁为5～8mg/次；4～6岁为10～14mg/次，7～10岁为15～18mg/kg；11～15岁为20mg/次；1次/(4～6)h，肌注，共14天，使用前应做皮试。

(3)丙种球蛋白，每次400mg/kg静脉滴入，连续5天。

(4)其他如转移因子、干扰素可以提高机体对病毒的抵抗能力，均可应用。

第五节 麻疹并发症

一、麻　疹

【概述】

麻疹是一种由麻疹病毒引起的急性呼吸道传染病，多在婴幼儿中流行。主要经飞沫传播，病后可获得持久免疫力。

【病因与发病机制】

本病是感染含RNA的副黏病毒而引起。病毒存在于患者的眼、口、鼻黏膜的上皮细胞中，经过直接接触其黏膜分泌物或咳嗽喷嚏时飞沫传播。

【临床表现】

通常有6～18天的潜伏期，典型麻疹可分为三期。

1. 前驱期

一般为3～4天，有发热、全身不适、头痛、食欲不振、喷嚏、流鼻涕、流泪、咳嗽、畏光、眼结膜充血等。在第2～3天可于颊黏膜及唇内侧发现直径为0.5～1mm，数目不等的小白点，周围绕以红晕，称麻疹黏膜斑，2～3天即消失。

2. 出疹期

起病3～4天后开始出疹，从耳后发际开始，渐及前额、面、颈、躯干、四肢，以自上而下顺序蔓延，最后达手掌与足底。皮疹为淡红色斑丘疹，大小不等，形态不规则，可互相融合成片，疹间皮肤正常。出疹时发热更高，全身症状加重，皮疹于3～5天出齐。

3. 恢复期

皮疹出齐后，按出疹顺序自上而下逐渐消退，症状减轻，体温下降，食欲好转。一般在热退后2～3天皮疹消退，遗留浅褐色色素沉着斑及少量细小脱屑，经1～2周完全消失。

【诊断与鉴别诊断】

有麻疹病人接触史，根据临床症状，可做出诊断。其中口腔黏膜出现麻疹黏膜斑为最可靠的依据。应与风疹、猩红热、婴儿玫瑰疹和麻疹样药疹进行鉴别。

1. 风疹

发热及上呼吸道症状轻，24小时左右开始出现皮疹。皮疹消退快，先见于面部，无麻疹黏膜斑，耳后及枕骨下淋巴结肿大。查血常规时淋巴细胞相对增高。

2. 猩红热

无麻疹黏膜斑。前驱期1～2天，皮疹间

无正常皮肤。有杨梅舌等猩红热特有的体征,皮肤皱褶处帕氏征阳性。查血白细胞总数增高。

3. 婴儿玫瑰疹

突然高热,热退后疹出。1天内皮疹出齐,1～2天消退。无色素沉着及脱屑,无麻疹黏膜斑。

4. 麻疹样药疹

有服药史,无前驱症状,无麻疹黏膜斑,出疹快,皮疹呈对称分布。

【治疗】

1. 一般治疗

卧床休息,给予容易消化的食物,保持皮肤、黏膜清洁。

2. 对症治疗

高热时可用小量退热剂;烦躁可适当给予苯巴比妥等镇静剂;剧咳时用镇咳祛痰剂;继发细菌感染可给抗生素。麻疹患儿对维生素A需要量大,在维生素A缺乏区的麻疹患儿应补充维生素A。

【预防】

麻疹患儿要隔离,其用品应消毒,防止继续传染;发病期间应卧床休息,吃易消化食物;未患过麻疹的儿童要接种麻疹病毒疫苗。

二、常见并发症

(一)麻疹肺炎

【概述】

麻疹病毒性肺炎为麻疹最常见的并发症之一,以婴幼儿及免疫低下者为多,多发生于疾病的早期。

【病因与发病机制】

麻疹肺炎的病原,可能为病毒(麻疹病毒、腺病毒)亦可能为细菌(如金黄色葡萄球菌、肺炎双球菌,链球菌、流行性感冒杆菌等)或为混合感染所致。

病毒可经飞沫吸入,或通过污染的食具或玩具以及与病人的直接接触感染,亦可以通过输血、器官移植途径、母婴间的垂直传播等感染。但麻疹性肺炎通常是上呼吸道病毒感染向下蔓延累及肺实质的结果。病毒感染累及下呼吸道,引起气道上皮的广泛破坏,纤毛功能损害,黏膜坏死、溃疡形成,黏液增加,细支气管阻塞,并进而累及肺实质。单纯性病毒性肺炎常呈细支气管及周围炎和肺间质性炎症,肺泡间隔有大单核细胞的浸润,肺泡水肿、透明膜形成,导致呼吸膜增厚,弥散距离增大。肺泡细胞和吞噬细胞内可见病毒包涵体,肺泡腔内尚可见散在的多核巨细胞。炎症介质释放,作用于细支气管平滑肌,导致平滑肌痉挛,支气管反应性增高。肺炎病灶可为局灶性或弥散性,甚至实变。病变吸收后可遗留肺纤维化。麻疹性肺炎的发生除与病毒本身的毒力、感染量及感染途径有关外,宿主的年龄、呼吸道局部及全身的免疫功能也是重要的影响因素。婴幼儿、老人、免疫力低下者的麻疹肺炎常较重,甚至死亡。

【诊断】

1. 临床表现

麻疹病毒性肺炎为麻疹最常见的并发症,以婴幼儿及免疫低下者为多,多发生于疾病的早期。常先有特征性的皮疹,口腔黏膜Koplik斑和全身性的特征性皮疹是麻疹的典型表现。并发肺炎时麻疹患儿呼吸道症状明显加重,常高热持续不退,咳嗽加剧,呼吸急促、鼻翼煽动、发绀。肺部能闻及干湿啰音。大多随麻疹热退、皮疹隐退而肺炎亦逐渐消散。但营养不良、体弱免疫力低下者发生巨细胞肺炎，病情常迁延不愈。

麻疹肺炎可因肺循环压力增高，招致心力衰竭，同时由于幼儿大脑皮质的血管运动结节中枢的不稳定，易发生末梢周围循环障碍。其临床表现为面色苍白、口唇青紫、四肢厥冷、肝肿大、下肢浮肿等。

2. 实验室检查

(1)胸部X线检查：麻疹病毒性肺炎表现为弥漫性细支气管和肺间质炎症改变，肺纹理增深，并呈网状结节阴影或小片浸润阴影。非典型麻疹巨细胞肺炎的肺实变范围呈节段性，偶见大叶性。肺部结节直径可达6cm，常伴肺门淋巴结肿大和胸腔积液。肺部炎症和胸液多于短期内吸收，肺结节或块状病灶则吸收缓慢，甚至1～2年后始吸收。根据特征性的口腔黏膜斑和皮疹，结合流行病学和病人2～3周内有麻疹接触史及胸部X线的肺炎表现可做出诊断。

(2)鼻咽部分泌物、痰涂片：作瑞氏法染色光镜下观察到多核巨细胞，或检测出麻疹病毒荧光抗原，或组织培养中分离到麻疹病毒可确定早期诊断。于急性期和恢复期作血凝抑制、酶联免疫吸附试验检测麻疹IgG、麻疹补体结合试验检测，特异性抗体有4倍以上增高，有助于诊断，抗体捕获酶联免疫吸附试验检测麻疹IgM，敏感性特异性均较高，有早期诊断价值。

【鉴别诊断】

1. 真菌性肺炎

临床真菌性肺炎多见于长期应用广谱高效抗生素或糖皮质激素，以及有尿毒症透析、糖尿病、恶性肿瘤化疗等免疫低下者。临床上真菌性肺炎者咳痰多为白色黏液性，可有血丝或坏死组织，痰难以咳出。下呼吸道分泌物或防污染支气管肺泡灌洗液沉渣湿片检查可见生殖形态真菌，培养可发现真菌生长。经纤支镜肺活检发现肺组织中真菌结构。抗真菌治疗有效，据此可与病毒性肺炎鉴别。

2. 细菌性肺炎

普通细菌性肺炎以成人多见，通常咳痰为黄脓性或脓血性，体检病灶部位有湿性啰音，外周血白细胞及嗜中性粒细胞增多，CRP阳性，敏感抗生素治疗病灶很快吸收，而病毒性肺炎多见于小儿，其咳嗽常为阵发性干咳，痰量少，且多为白黏性，轻症体检常无湿啰音，外周血白细胞不高，CRP阴性，抗生素治疗无效，故两者鉴别较易。但细菌性肺炎发生于免疫受损者，可无明显白细胞增多，抗生素疗效亦相对较差，临床上与病毒性肺炎难以鉴别。另外，病毒性肺炎常可合并细菌感染，此时两者区分较难。临床上，若出现体温正常后再度发热，咳嗽加重痰色转黄；肺部体征增加，呼吸困难加重；白细胞及中性粒细胞增加；白细胞AKP积分大于200；CRP浓度升高；胸片出现新的病灶；痰连续2次以上分离出高浓度的致病菌情况需考虑继发细菌感染。

3. 非典型肺炎

临床上通常把支原体、衣原体、军团菌等病原体引起的肺炎称之为非典型肺炎。其临床表现与病毒性肺炎相似。支原体肺炎X线胸片肺内病灶常呈游走性，儿童可见肺门淋巴结肿大，红细胞冷凝集试验阳性，血清MG链球菌凝集试验阳性，咽拭子、下呼吸道分泌物、支气管肺泡灌洗液培养、单克隆抗体免疫印迹法作肺炎支原体抗原测定、核酸杂交技术和PCR技术检测特异性核酸可明确诊断。军团菌肺炎起病急骤，常累及多器官，造成功能损害，胸片主要为斑片或大片渗出性病灶，痰军团菌培养、血清学特异性抗体检测、尿可溶性抗原、呼吸道分泌物直接免疫荧光染色检查可做出诊断。另外，非典型肺炎对大环内酯类抗生素有效，有助于鉴别诊断。

4. 急性肺水肿

临床常见者为心源性肺水肿。病人多有心血管疾病史或大量快速输液等诱因，临床上无发热，体检有心功能不全的体征，X线上可见以肺门为中心的蝶形密度增高模糊影，两下肺肋膈角区可见Ker-ley B线，经强心、利尿、扩血管治疗有效，可资鉴别。

【治疗】

1. 一般护理

病儿应予隔离，尽可能将重症与轻症、恢复期与新入院的患儿分开，以减少交叉感染。患儿的痰盒、鼻管、氧气罩、食具等用后应消毒。医务人员与家属看望病儿时应戴口罩，接触后应洗手。

2. 对症疗法

(1)高热及惊厥的处理：对于无明显周围循环的患者，可用氯硫二苯胺退热，每次剂量按每千克体重1～4mg计算，肌内或静脉注射；或溶于10%葡萄糖液内静脉滴注。

(2)呼吸困难与缺氧的处理：氧气吸入，应早期使用，除缓解气喘外，可促进皮疹透发，使并发症轻微。一般以间断大量吸氧较持续吸氧为佳。

(3)咳嗽及喉炎的处理：根据咳嗽性质选用祛痰剂或止咳剂。痰液黏稠不易咳出时，可用棕色合剂、咳嗽合剂等。剧烈干咳可用杜佛氏散、吗啡糖浆等镇咳剂。对于喉炎，一般可用安息香酸酊蒸气吸入，每日3次，或行青霉素副肾素混合液喷雾疗法(青霉素10～20万单位、0.1%副肾素0.5～1.0ml，有时亦可加入链霉素0.1～0.2g)，每次时间10～20分钟。

(4)脱水酸中毒处理：应立即给以液体疗法，一般病例按每千克体重30～50ml计算；脱水严重者按60～100ml计算。酸中毒患者应以5%葡萄糖生理盐水加重碳酸钠或乳酸钠静脉滴注；如能根据二氧化碳精合力的测定数值来验正，更为准确。如因腹泻引起脱水酸中毒，则生理盐水、5%葡萄糖液、1.87%乳酸钠的混合液按4∶3∶2比例补液，必要时可补充钾量。

3. 病原治疗

一般先以青霉素或青霉素＋链霉素治疗，若二三天不见效，则考虑改用适当的广谱抗生素，如氯霉素、金霉素、土霉素、新霉素、红霉素等。有的可于患者咽喉拭子培养中找到金黄色葡萄球菌，此种细菌对青霉素发生很大耐药性，而应用氯霉素、金霉素、红霉素疗效较佳，必要时行静脉滴注。抗生素及化学制剂的应用必须足量，病情好转及热退后二三天即可延长用药间隔时间，减少药量；热退后3～7天，一般情况良好时，可考虑停药。

4. 心血管机能不全的处理

一般病例口服洋地黄即可，其总量按每千克体重30～40mg，于24～48小时内达到洋地黄化。首次应服总量1/2，其余分4次服完，每4小时一次，以后给以总量的1/10为维持量。较严重患者先肌内注射洋地黄毒素0.05～0.1mg，同时口服洋地黄每4～6小时一次。病情垂危者应立即静脉注射毒毛旋花甙K，每次每千克体重0.005～0.01mg，溶于10%～25%葡萄糖液中缓慢注入(8～10分钟注完)，或行静脉滴注。此药作用最快，一般于注射后15～30分钟内，心机能不全症状好转，心跳有力、发绀改善、呼吸困难减轻，必要时4小时后可重复。

(二)麻疹病毒脑炎

【概述】

麻疹病毒脑炎(麻疹脑炎)是麻疹病毒直接侵犯脑组织或神经组织变态反应所致的脑组织炎症,发病率占0.1%～0.2%,多见于婴幼儿,病死率较高,后遗症也较多,病情轻重与麻疹轻重无关,临床表现和脑脊液变化与其他病毒性脑炎相似,治疗大致相同。

【病因与发病机制】

麻疹病毒仅发生在人类,病毒通过鼻咽部分泌物直接或经由空气传播。病毒感染的人可以传播疾病,传染期为出现皮肤损害前5日到出现皮肤损害后5日。麻疹病毒是高度接触传染性病毒,易感的家庭成员中,由于接触所致的病毒继发性侵犯的发生率超过90%,无症状性原发性感染罕见。

病毒一旦进入呼吸道上皮细胞即开始复制。这个过程造成易感细胞损害或破坏,并且启动细胞融合并形成合胞体,细胞骨架蛋白破裂,染色体瓦解,并且出现核内或胞浆内包涵体。初期的复制经由病毒血症(以淋巴细胞最为可能)播散到其他组织,包括淋巴样组织、骨髓、肝脏和其他内脏、眼球和皮肤。在前驱期可以检测到病毒血症,而病毒尿症在出疹后可持续4日。病毒也可以在胸腺Hassall细胞小体、毛细血管内皮细胞、肝脏内皮细胞中复制。一般认为病程早期并发脑炎可能为病毒直接侵犯中枢神经系统所致;若发生于恢复期,称为感染后脑脊髓炎,可能与免疫反应有关。

麻疹后脑炎病人的脑脊髓中可溶性CD_8水平升高,但是检测不到病毒。发病机制可能与脑内CD_8^+的细胞毒T细胞浸润有关,这种细胞与靶细胞(髓鞘生成细胞和病毒感染细胞)发生相互作用。

【诊断】

1. 临床表现

麻疹脑炎发病率约为1‰～2‰,多在出疹后2～5天再次发热,外周血白细胞增多;出现意识改变、惊厥、突然昏迷等症状。脑脊液改变为轻度单核细胞及蛋白增多,糖正常。

麻疹脑炎的临床特征一般取决于病毒的侵入部位。神经系统体征和症状通常在出疹后4～6天内出现,已下降的体温可再次升高,出现意识障碍,如嗜睡、木僵,甚至昏迷。以癫痫发作起病者亦能见到,并常伴意识丧失。此外,常有头昏,呕吐,瞳孔变化,肌肉颤搐和颈强等表现。

大多数患儿3～4天后病情好转,但病情严重者可有呼吸紊乱,视乳头水肿和各种局限性体征,如偏瘫、失语和共济失调等。

脑膜亦可受累,造成颈强和Kerning征和Brudzinski征阳性。某些病例出现脊髓受累,表现为横贯性或弥漫性脊髓炎,其临床特征可以极似脊髓前角灰质炎。

大多数病例腰穿脑脊液压力正常,白细胞中等增多,以淋巴细胞居多,蛋白含量增高,糖含量一般亦有升高(71～125mg/dl)。血清学试验可以利用恢复期IgG等抗体升高和出现IgM抗体来诊断本病,常用方法有酶联免疫吸附法(ELISA)和血凝抑制法等。

麻疹脑炎的死亡率为10%,重症病例可在数日至数周内死亡,轻症可在数日或数周内恢复。大多数病例留有后遗症,以共济失调(30%)、人格变化(17%)、精神迟滞(12%)、癫痫(5%)多见,以及痉挛性截瘫、偏瘫和各种运动障碍等。

一般根据病史、临床表现及脑脊液改变,即可诊断。

2. 实验室检查

麻疹的前驱期周围血常规中白细胞减少，而白细胞增多时则提示重叠感染或存在其他并发症。淋巴细胞严重减少（少于2000/ml）时常预示预后不良。在前驱期和出疹早期，可以在痰、鼻分泌物和尿液标本染色中发现多核巨细胞。并且把相同的标本接种在适当的细胞培养中可能分离出麻疹病毒。在受染的呼吸道和泌尿道上皮细胞中通过荧光抗体染色可能检测到麻疹病毒抗原。补体结合试验、免疫酶试验、免疫荧光试验和血凝抑制试验可以从血清学上确诊麻疹病毒感染。脑炎病人脑脊液的蛋白含量可以升高至480～2400mg/L，淋巴细胞计数可达5～99/ml，也有高达1000/ml的报告。

【鉴别诊断】

1. 结核性脑膜炎

麻疹后易发生结核性脑膜炎，常为亚急性起病，精神不振、发热、意识障碍与惊厥等，胸部X线摄片多显现结核病变，脑脊液细胞数增多，蛋白质增高，糖与氯化物减少，检菌阳性，故与麻疹脑炎不难鉴别。

2. 其他病毒脑炎

无麻疹脑炎的皮疹与临床特征，脑脊液正常，病毒分离阳性，血清学检查可助诊断。

【治疗】

目前对麻疹脑炎尚无特效的治疗方法，主要是综合对症治疗与支持疗法。

1. 一般治疗

加强护理，密切观察病情，防止出现高热及形成颅内高压危象——脑疝。保证供给足够热量及营养。保持呼吸道通畅。

2. 止惊

可选用巴比妥类药物，不仅可止惊，而且还有明显的抑制过氧化作用，消除自由基，减轻脑水肿。但生效慢，肌注后20～60分钟才能达到脑内药物水平，可用作维持治疗，巩固治疗，其剂量为8～10mg/(kg·次)，肌注。一般首选地西泮（安定）0.1～0.3mg/(kg·次)，1次量最大不超过10mg。直接静推。显效快，1～3分钟内即可发挥作用，但作用时间短，必要时30分钟后复用1次。地西泮有抑制呼吸、心跳和降低血压之弊，特别对曾用过巴比妥类药者，更应注意。对难以控制的惊厥，需结合降低颅内压方可奏效。

3. 降低颅内压

常选用20%甘露醇1～2g/(kg·次)，静脉注射，每4～6小时1次。

4. 中药

以清热解毒、芳香化浊药物为主。

5. 其他

降温。应用脑代谢改善剂，包括三磷酸腺苷、胞二磷胆碱、细胞色素C等。

（三）急性支气管炎

【概述】

急性支气管炎是由感染、物理、化学刺激或过敏等因素引起的支气管黏膜的急性炎症。可以由病毒、细菌直接感染，也可因急性上呼吸道感染向下蔓延引起本病。

【病因与发病机制】

急性支气管炎的发生与患者全身或局部免疫防御功能减退有关。如麻疹或百日咳易并发急性支气管炎，儿童反复发生急性支气管炎可能是丙种球蛋白降低的结果，受凉淋雨或过度疲劳降低全身或局部抵抗力以及年老体弱者或儿童易患本病。急性支气管炎常由于上呼吸道感染引起，可能系上呼吸道感染削弱了局部防御机制所致。

急性支气管炎的外因是感染、理化因素

和过敏原。

1. 感染

可以由病毒或细菌直接感染，也可以由上呼吸道感染的病毒或细菌向下蔓延而来。细菌感染常在病毒感染基础上发生，近年来支原体或衣原体感染也趋增多。

2. 理化因素

冷空气、刺激性气体或烟雾、职业性粉尘或有害气体均是本病原因。

3. 过敏源

各种过敏源如花粉、有机粉尘、真菌孢子的吸入，又如寄生虫在肺部移行，细菌蛋白质等均可引起本病。

【诊断】

1. 临床表现

主要根据病史和症状。患者咳嗽、咳痰或伴喘息、除外出现类似症状的其他疾患即可诊断支气管炎。

(1)急性支气管炎：主要症状是咳嗽、咳痰和气喘，起病较急，病程较短，常先有急性上呼吸道感染症状。

(2)咳嗽、咳痰：当炎症累及气管、支气管黏膜，则出现咳嗽、咳痰。寒冷季节或季节转换时容易发病，痰一般为白色黏液或浆液性，合并感染时可黏液脓性或黄脓痰，或痰中带血。咳嗽、咳痰早晨起床时剧烈，因为夜间睡眠中迷走神经兴奋，分泌物增多，痰液潴留。晨起因体位变动，痰液流动，引起咳嗽反射，故咳出较多痰液。

(3)喘息：由于支气管黏膜水肿和支气管痉挛以及痰液潴留干结，使管腔狭窄所致。

(4)可无任何体征：一般在两肺可闻及散在干湿啰音，以肺底部为多。咳嗽后可减少或消失，啰音部位不固定。也可闻及哮鸣音，合并肺气肿者可有肺气肿体征。全身症状一般较轻，体温 38℃左右，多在 3～5 天内降至正常。咳嗽和咳痰 2～3 周才消失。

2. 实验室检查

(1)X 线胸片：胸片可无异常，也可表现为肺纹理增多、增粗、紊乱、模糊，以中下肺野为著。

(2)功能：肺功能可以正常。当小气道受累时，常规肺功能指标无异常发现，但小气道功能测定可异常，如闭合气量增加、最大用力呼气中末段流速降低和频率依赖性肺顺应性减低等。进一步发展则出现典型阻塞性通气障碍，如最大通气量和最大呼气中期流速降低，尤其是第一秒用力呼气量/用力肺活量(FEV/FVC)减低。

(3)其他：急性支气管炎或慢支急性发作时周围白细胞总数和中性粒细胞可以增高，痰培养可发现致病菌。

【鉴别诊断】

1. 上呼吸道感染

上呼吸道感染大都由病毒引起，眼、鼻和咽部症状比较明显，如鼻塞、流涕、打喷嚏、咽干、咽痒、流泪等。也可以有咳嗽、咳少量白痰、体检鼻黏膜充血、水肿、有分泌物，咽部轻度充血。肺部无干、湿啰音。

2. 流行性感冒

流行性感冒有流行病史、集体发病史和患者接触史。起病较急，全身症状较重，呼吸道症状并不严重。可表现为畏寒、高热、头痛、乏力、全身酸痛等。待全身症状逐渐好转，出现鼻塞、流涕、咽痛、干咳等症状。体检：急性面容，眼球结膜和咽充血，肺部无干、湿啰音。血清学诊断或病毒分离鉴定有助于确诊，也为流行病学提供资料。

3. 肺炎和肺脓肿

肺炎和肺脓肿起病较急，突发高热，咳嗽、咳痰。肺脓肿可咳出大量脓痰或脓血痰。体检有肺实变体征，也可闻及湿啰音。周围血常规白血细胞计数增高。最有鉴别诊断意义的是胸片，能显示肺实变炎性阴影。肺脓肿可见大片炎性阴影背景上空腔性病变，并有液平。

【治疗】

1. 控制感染

抗生素的选择首先经验性用药，即根据流行病学资料分析最可能的病原体及其耐药性选择相应的药物。抗生素的选择还应当根据药物的抗菌谱、体内吸收分布情况、毒副作用以及患者肝肾功能等综合考虑。待痰细菌培养和耐药性检测结果报告以后再作相应调整。轻症一般可口服，较重症者可静脉用药。

2. 止咳祛痰

止咳祛痰药可减轻咳嗽症状，降低痰液黏度，促进纤毛运动等。忌用镇咳药如吗啡，以免影响气道分泌物的排出，使病情恶化。

3. 平喘药

支气管扩张剂可松弛支气管平滑肌，扩张支气管，减轻喘息症状和呼吸劳累。常用的支气管扩张剂有 β_2 受体兴奋剂、抗胆碱药和甲基黄嘌呤等。一般可口服或用定量压力气雾剂，较重的患者可用射流雾化吸入。重症患者则经静脉给药。上述几种支气管扩张剂联合用药可增强支气管扩张作用，又可避免应用单药剂量过大所致毒副反应。应用控释或缓释制剂可减少用药次数，使病人用药依从性提高。此外血药浓度稳定，作用时间延长，疗效和安全性均较好。

4. 其他

并发呼吸衰竭患者应酌情氧疗和机械通气，后者首先考虑无创性连接。

（四）亚急性硬化性全脑炎

【概述】

亚急性硬化性全脑炎（SSPE）是麻疹病毒引起的一种亚急性或慢性中枢神经系统疾病，过去称为亚急性包涵体性脑炎或 Dawson 脑炎。

【病因与发病机制】

SSPE 的发病机制尚不完全清楚。目前认为麻疹病毒基质（M）蛋白的缺失及功能缺陷可能导致病毒持续感染。麻疹病毒包膜蛋白由血凝素（H）、融合（F）和 M 蛋白组成，M 蛋白可与跨膜的 H 和 F 蛋白的胞质内部分相互作用，稳定和组织膜的环境条件有利于病毒芽生。SSPE 病人血清和脑脊液（CSF）中缺乏抗 M 抗体，可能是脑中 M 蛋白合成减少的缘故。进一步研究发现，SSPE 病毒基因组内有大量突变，其中胞苷取代尿苷、鸟苷取代腺苷的偏倚性置换主要发生于 M 基因中。M 蛋白减少或突变可导致病毒潜伏和长期存在，因为病毒不得不通过细胞间接触传播，而不呈现于细胞表面或胞外，因此可逃避免疫监视。Patterson 等用 SSPE 病毒 Biken 株的 M 基因替换麻疹病毒 M 基因后，接种转基因小鼠，尽管发现 M 基因中有偏倚性超突变，但该病毒仍有传染性，导致延长的进行性感染。

病毒其他包膜蛋白的变异也可能与持续感染及 SSPE 有关。如发现 SSPE 病毒的 H 蛋白对胞内的转移及引起细胞融合功能低下，而 F 蛋白的胞内部分变异也很常见，这些变异不影响细胞融合，但可干扰病毒芽生。也有人认为，F 蛋白功能区的改变在 SSPE 中起关键作用。

此外，宿主免疫反应异常和对胞内麻疹病毒蛋白表达的免疫调节也可能是 SSPE 的发病机理之一。研究显示，SSPE 病人的白细胞介素（IL）-1β 和可溶性细胞内黏附分子增多。在麻疹病毒感染早期，体内母体抗体水平可能不足以起保护作用，但仍可调节病毒，由感染诱导的抗体应答也可调节病毒减少影响抗原表达，从而使病毒逃逸免疫识别功能，急性感染转为长期慢性感染。这可以解释为何体内尚有母体抗体的幼儿感染麻疹病毒后发生SSPE的危险性增加。最近有研究提示，细胞凋亡也是SSPE病人CNS中少突胶质细胞和神经元死亡的机理之一。

【诊断】

1972年Jabbour提出6条诊断标准：①典型的临床病程；②特殊的脑电图改变；③CSF中γ球蛋白增高或呈麻痹痴呆型胶金曲线；④血清或CSF出现高水平麻疹抗体；⑤脑组织活检或尸检发现全脑炎的病理改变；⑥脑组织分离出麻疹样病毒。符合其中4条即可确诊。

1. 临床表现

SSPE的临床过程分为四期。

Ⅰ期：主要表现为智力减退和行为改变。病人出现记忆力下降，注意力不集中，对周围事物漠不关心和嗜睡等。这期病人因起病和进展隐匿而易被忽略或常常被误诊为精神障碍。此期可持续数周至6个月。

Ⅱ期：病人出现运动障碍和抽搐。特征是节律性肌阵挛，间隔时间为5～15秒，始于头部，然后发展到躯干和四肢。这些症状在病人睡眠时消失，也不影响意识。还可见全身性强直阵挛性癫痫发作。此外，病人自发运动和语言减少，但理解力不受影响。此期约半数病人出现视神经萎缩、视神经乳头水肿或脉络膜视网膜炎等。眼科症状常常与神经系统症状同时出现，但有时可早于神经系统症状出现。此期可持续1个月～1年。

Ⅲ期：病人大脑皮质功能进一步丧失，出现高热，吞咽困难，流涎，手足徐动舞蹈症，去皮质或去大脑姿势，意识障碍直至昏迷。此期持续3～18个月。

Ⅳ期(终末期)：大脑皮质功能几乎完全丧失，自主/下丘脑功能障碍。病人缄默，四肢瘫痪，呈植物人状态，最后因循环衰竭或继发感染而死亡。此期持续1～6年。据统计，80％病例呈典型亚急性起病，病程1～3年。快速(数月)或爆发性(少于3个月)病程以及缓慢病程(7～10年)各占10％。有病情缓解的报告，但最终仍死于该病，存活期长短取决于发病年龄大小，年幼病人存活时间似比年长病人长。

2. 实验室检查

(1)脑电图检查：显示周期性复合波。通常基础节律慢而不很规则，有双侧对称性高伏慢波的周期性暴发，并可伴有棘波。在低波幅背景中，每隔4～8秒出现2～5Hz高幅(200～600μV)慢波和尖慢波，持续0.5～2秒，双侧大致对称。尽管睡眠时不发生肌阵挛，但脑电图仍显示有这种阵发性电波发放。脑电图改变在第Ⅱ期最明显，第Ⅲ期减少，第Ⅳ期消失。

(2)CSF：蛋白质含量正常或略有增高，主要是γ球蛋白增多，超过总蛋白含量的20％，电泳可见寡克隆IgG带。而CSF中白蛋白水平未增加，表明IgG是在CSF中局部合成，而非通过血脑屏障而来。SSPE病人CSF中大多数IgG是针对麻疹病毒的。寡克隆带可被麻疹病毒吸附。此外，血清中也存在高水平麻疹抗体，血抑抗体滴度≥1∶256，CSF中抗体滴度≥1∶4，可考虑诊断为SSPE。

(3)CT、MRI：在疾病早期CT和磁共振成像(MRI)可能无法检出异常，但随着疾病的进展，两者均可反映脑组织病理学改变：脑萎缩和灰白质损害。MRI检测白质和基底神经节损害的效果优于CT。在自旋-自转弛豫时间(T_2)加权成像时，这些损害部位显示高信号改变，表示脱髓鞘和神经胶质增生。

但 CT 和 MRI 检查结果均非 SSPE 特异性。

（4）脑组织活检：可用于对不确定病例的诊断。疾病早期，肉眼观察脑组织正常，但在后期，可见脑萎缩和脱髓鞘。光学显微镜下可见灰白质炎症损害，包括脱髓鞘、神经元和神经胶质细胞核内和胞浆内包涵体、炎性细胞和神经胶质增生。电镜观察包涵体内含有麻疹病毒核壳。

【鉴别诊断】

1. 散发性病毒性脑炎

以青壮年为主，发病前有“感冒”病史。临床上以精神症状最为突出，发热不高或无热，每易误诊为精神病。神经体征主要为大脑弥漫性损害，脑脊液仅约半数有轻度改变（细胞数与蛋白含量轻度增高）。脑电图检查绝大多数不正常，治疗后随着病情好转脑电图亦随之回复正常。而亚急性硬化性全脑炎多见于少年儿童，中期发热明显，晚期可有高热。脑脊液改变主要是丙种球蛋白增多，呈麻痹型胶金曲线。血清和脑脊液麻疹抗体滴度升高，脑电图有特征性改变。

2. 单纯疱疹病毒脑炎（急性包涵体脑炎）

脑功能障碍和局灶性体征出现之前先有 1 至数天前驱症状，如发热、头痛、全身不适及上感表现。脑电图明显异常，在弥漫性活动背景上有优势病变侧，尤以颞叶慢波灶为明显。从脑脊液分离病原体或在脑活检标本中找到病原体可确诊。

【治疗】

SSPE 无特殊治疗。类固醇、金刚烷胺、转移因子、5-溴-2-脱氧尿苷、外周血淋巴细胞输注和胸腺切除术等治疗均未成功。但一些研究表明，用异丙肌苷和鞘内或脑室内注射 α 干扰素（IFN-α）治疗取得一定效果。异丙肌苷是抗病毒和免疫调节剂，它能提高 CD_4^+ 淋巴细胞数，增强自然杀伤细胞功能，加强干扰素作用，提高 IL-1 和 IL-2 产量。研究表明，用该药治疗病人能稳定病情，延长生存期，并且有可能改善病情。此外，该药对进展缓慢的病人有益。

鞘内注射 IFN-α 可直接作用于感染细胞，抑制病毒复制，并增强自然杀伤细胞功能。Hara 等发现，大多数 SSPE 病人体内不产生麻疹病毒特异性 IFN-γ，体内 IFN-γ 产生同疾病进展成反比关系，从而提出 IFN 可能在 SSPE 中起抗病毒作用。To-moda 等鞘内或脑室内注射 IFN-α 后，病人病情得到改善，但停药后又复发。Anlar 等采用脑室内注射 IFN-α 和口服异丙肌苷联合治疗 SSPE 病人，并进行长期随访，发现接受 IFN 治疗者生存率高于未接受 IFN 者，但治疗后大多数病人复发。故指出，治疗后的缓解是暂时的，可能需要长期大量用药，但是长期反复治疗可诱发脑病和上、下运动神经元毒性。

有人用三氮唑核苷联合 IFN-α 治疗 SSPE 使病人病情得到改善，并认为早期进行联合治疗应视为对干扰素治疗无效者的一种可能的治疗方法。对症和支持治疗对于 SSPE 十分重要。抗惊厥药有助于控制肌阵挛，保持气道通畅、加强营养、预防和治疗继发感染等。

第六节　风疹并发症

一、风　疹

【概述】

风疹是一种由风疹病毒感染所致的一种较轻的急性传染病。可以自愈，患病后可获终生免疫。

【病因与发病机制】

本病病原体为风疹病毒。病毒主要存在于病人的口、鼻、眼分泌物中，主要通过飞沫传播，进入人体后，开始在上呼吸道及颈淋巴结处生长繁殖，以后通过血液而播散到身体其他部位。整个发病过程均有传染性。

【临床表现】

约14～21天的潜伏期，成人可有轻微的发热、食欲不振等前驱症状。前驱期后1～2天出现皮疹，皮疹为粉红色斑或斑丘疹，皮疹逐渐增多，可融合成片，一般无自觉症状，也可有轻度痒感。初起于面部、颈后，继之躯干、四肢也相继出现。在出疹后1～4天皮疹开始消退，从面部逐渐到躯干、四肢。消退后一般无色素沉着，无鳞屑。少数患者可能在消退后有细小的糠状脱屑。

【诊断与鉴别诊断】

根据有风疹病人接触史，临床表现，结合组织培养分离出病毒等结果，可做出诊断。应与麻疹、猩红热、婴儿玫瑰疹鉴别。

1. 麻疹

有麻疹病人接触史，前驱症状卡他现象明显，精神不振。有麻疹黏膜斑，出疹时间长，全身症状明显。

2. 猩红热

前驱期1～2天，皮疹间无正常皮肤。有杨梅舌等猩红热特有的体征，皮肤皱褶处帕氏征阳性。无麻疹黏膜斑，查血白细胞总数增高，咽拭分泌物培养可分离出β溶血性链球菌。

3. 婴儿玫瑰疹

突然高热，婴儿精神状态良好，热退后疹出，口腔黏膜不发疹，皮疹出现顺序为从颈部开始然后躯干、四肢最后到面部。

【治疗和预防】

患者自出疹后应隔离5天。风疹患者一般症状轻微，不需要特殊治疗。症状较显著时可卧床休息，多饮水，给予易消化的食物。勿受风寒，避免并发症，忌食辛辣刺激的食物。对症处理给予退热、止咳剂等，局部可外用炉甘石或黄连扑粉。

二、常见并发症

（一）先天性风疹综合征

【概述】

先天性风疹综合征系母亲孕期感染风疹病毒，病毒通过胎盘感染胚胎而致先天性缺陷，包括先天性心脏畸形、白内障、耳聋、发育障碍等。

【病因与发病机制】

风疹病毒主要通过呼吸道侵入人体，潜伏期2～3周，风疹病毒在上呼吸道黏膜细胞或淋巴结内繁殖，经颈淋巴结入血流产生病毒血症，于是出现上呼吸道感染的先驱症状。感染后第16～18天，皮疹首见于面部，继而漫延全身，约持续1～3天，随即血中可测到抗体。妊娠妇女又是风疹的易感人群，发病率为正常人群的5倍。风疹病毒造成特殊畸胎的原理仍未完全知晓。许多研究表明，孕妇感染风疹病毒产生病毒血症后，以血源性传播侵入胎盘，进而感染胎儿。从胚胎组织病理学和胎儿尸体解剖研究揭示，胎盘绒毛膜绒毛有广泛的炎性改变，其上皮、血管内壁和许多器官的组织均有损伤。有资料认为，风疹病毒对胎儿细胞有丝分裂起抑制和溶解作用。前者可使细胞减少而影响胎儿组织分化；后者能破坏细胞，使之发生炎性改变和坏死。两种作用的结果导致婴儿先天性风疹综合征，尤其在胎儿器官形成时期更为严重。

【诊断】

1. 临床表现

先天感染风疹后可以发生流产、死产、有畸形的活产或完全正常的新生儿，也可为隐性感染。胎儿几乎所有的器官都可能发生暂时的、进行性或永久的病变。

(1)出生时的表现：活产的患婴可表现一些急性病变，如新生儿血小板减少性紫癜，出生时即有紫红色大小不一的散在的斑点，且常伴有其他暂时性的病变和长骨的骺部钙化不良、肝脾肿大、肝炎、溶血性贫血和前囟饱满，或脑脊液的细胞增多。这些情况为先天感染的严重表现。出生时的其他表现还有低体重、先天性心脏病、白内障、耳聋以及小头畸形等，预后恶劣。有人随访若干患者1年，病死率高达35%。在新生儿时期亦可出现风疹病毒性肝炎及间质性肺炎。

(2)心脏的畸形：心血管方面的畸形最常见者为动脉导管未闭，有人甚至在导管的管壁组织中分离出风疹病毒。肺动脉狭窄或其分支的狭窄亦较多见，其他尚可有房间隔缺损、室间隔缺损、主动脉弓异常以及更为复杂的畸形。大多数患婴出生时心血管方面的症状并不严重；但亦有于生后第1个月内即有心力衰竭者，其预后不良。

(3)耳聋：失聪可轻可重，一侧或两侧。其病变存在于内耳的柯替(Corti)耳蜗。但亦有中耳发生病变者。失聪亦可为先天风疹的惟一表现，尤多见于怀孕8周以后感染者。

(4)眼部缺陷：最为特征性的眼部病变是梨状核性的白内障，大多数为双侧，亦可单侧，常伴有小眼球。出生时白内障可能很小或看不到。除白内障外，先天性风疹亦可产生青光眼，与遗传性的婴儿青光眼很难鉴别。先天性风疹综合征的青光眼表现为角膜增大和混浊，前房增深，眼压增高。正常的新生儿亦可有一过性的角膜混浊，能自发消失，与风疹无关。先天性风疹的青光眼必须施行手术，而一过性的角膜混浊不需处理。在视网膜上最常见散在的黑色素斑块大小不一，此种色素对视力大多无碍，但其存在对先天性风疹综合征的诊断有帮助。

(5)发育障碍及神经方面的畸形：胎内感染风疹对中枢神经亦能致病。患婴尸检时证实风疹病毒对神经组织毒力很强，造成程度不同的发育缺陷。脑脊液中常有改变如细胞数增多、蛋白质浓度增高，甚至1岁时仍可从脑脊液分离出病毒。

智力、行为和运动方面的发育障碍亦为先天性风疹的一大特点。此种早期发育障碍系由于风疹脑炎所致，可能造成永久性的智力迟钝。

一般说来，先天性心脏畸形、白内障及青光眼往往由于孕期最初2～3月内的病毒感染，而失聪及中枢神经的病变往往由于孕期较晚受感染。新生儿亦可用一过性的先天性风疹综合征表现，往往为妊娠早期感染所传递，但偶由于妊娠晚期感染，母亲与胎儿同时发病。

2. 实验室检查

(1)病毒分离：先天性风疹患婴出生后可有慢性感染持续带病毒若干个月，成为接触者的传染源。由患儿的咽分泌物、尿、脑脊液及其他器官可以分离到风疹病毒，病变严重者较易分离；而后天感染风疹者，排出病毒很少超过2～3周。先天性风疹病毒分离的阳性率随月龄的增加而降低，至1岁时往往不能再分离到病毒。除非患婴有先天性免疫缺陷不能产生抗体，很少能自血液中分离出病毒。

(2)血清学检查：当孕妇有风疹接触史或临床上有疑似风疹的症状时，应测定血清风疹抗体。如果特异性抗风疹IgM阳性，说明近期曾有过风疹的初次感染，尤在妊娠早期，应考虑做人工流产。先天性风疹综合征患儿出生时，血清风疹抗体的效价与其母相当，这种抗体大多为由母体胎传的IgG，自生后2～3月起消减；而胎儿出生时其自身产生的抗风疹IgM至生后3～4月达高峰值，1岁左右消失；患婴自身产生的抗风疹IgM出生1月内开始，至1岁达高峰值，可持续数年。因此，如从新生患婴血清测出风疹特异性IgM，或生后并未感染风疹，而5～6个月后血清风疹IgM抗体还大量存在，均可证明该婴是先天性风疹综合征患儿。如前所述，生后感染风疹者，其血清的血凝抑制抗体可持续终生；但先天性风疹病综合征患儿约20%于5岁时就不再能测到该抗体。一般易感儿注射风疹疫苗后95%皆有抗体产生的效应，而抗体已阴转的先天性风疹患儿经注射风疹疫苗后很少发生效应。故如3岁以上小儿注射风疹疫苗后，不能测得血凝抑制抗体的产生，在除外免疫缺陷病及其他原因后，加以母孕期感染风疹史及患儿其他临床表现，可有助于肯定先天性风疹综合征的诊断。

3. 诊断要点

有下列4条中的1条或数条者即可诊断为先天性风疹综合征。

(1)从咽部、尿、脑脊液、白内障晶体或其他组织中分离出风疹病毒；

(2)婴儿早期如脑脊液或血清中存在特异性风疹IgM抗体；

(3)当被动获得的母体抗体已不复存在时(8～12个月)，在一连串血清标本中仍持续出现相当水平的风疹抗体；

(4)经病毒分离或血清学证实妊娠期母体已受风疹感染。

【鉴别诊断】

1. 先天性梅毒

通过血清学手段可做出鉴别。

2. 弓形虫病

可取患者血液、骨髓或脑脊液、胸腹水、痰液、支气管肺泡灌洗液、眼房水、羊水等作涂片，或淋巴结等活组织切片，做瑞氏或姬氏染色镜检可找到滋养体或包囊。亦可做直接免疫荧光法检查组织内弓形虫。

3. 巨细胞包涵体病

可在免疫功能低下的患者尿液，其他体液或组织中分离得到。

【治疗】

主要是对症治疗。

可采用听力、视力等多种训练，药物与教育相结合的综合性措施，以最大限度地降低风疹感染所造成的困难程度及死亡率。近年对病毒感染正在试用一类新的能提高宿主体液免疫功能及细胞免疫功能的药物，如泰洛龙（Tilorone）能诱生干扰素，促进巨噬细胞功能及 IgG、IgM 的产生。转移因子（TF）可使正常淋巴细胞致敏，转化为免疫淋巴细胞，以纠正细胞免疫缺陷。

【预防】

为防止先天性风疹综合征患儿的出生，主要应对育龄妇女和孕妇感染风疹病毒进行防治。

（1）由于风疹病毒在人群中是主要通过空气飞沫传播，传染源为病人，出疹前 5 日到出疹后 2 日均有传染性。因此孕妇在怀孕早期应远离传染源，避免孕期感染。

（2）若在怀孕期间接触传染源，应及时做出诊断及处理。若在早期怀孕经确认为风疹病毒感染，建议终止妊娠。若在 4 个月以后感染的建议做产前诊断，可防止先天性风疹综合征患儿的出生。

（3）对风疹病毒抗体阴性的妇女应考虑接种疫苗，但必须未怀孕，且接种后的 3 个月内不能怀孕以防止风疹病毒传播给胎儿。

（4）对已出生的先天性风疹综合征患儿应及早进行隔离治疗，避免风疹病毒在人群中传播，已怀孕的医护人员也应尽量避免接触传染源。

（二）风疹脑炎

【概述】

风疹脑炎为一罕见的严重的风疹并发症，发病率为 1/(5000～6000) 人，以学龄儿童多见。皮疹出现后到并发中枢神经症状的急性过程很少发生。经呼吸道传播，临床症状有突然头痛、发热、呕吐、抽搐、眼球震颤、偏瘫等。起病急，在数日内可完全恢复，少数也可在数日内死亡。

【病因与发病机制】

1. 病毒学

风疹病毒由 Paskman 和 Welles 等于 1962 年用不同方法分离出。风疹病毒属黏病毒，含核糖核酸。呈球形或卵圆形，怕热，对甲醛、乙醚敏感。目前只发现一个血清型，可直接接种于 GLRK、BHK、SIRK 等细胞。以细胞病变效应（CPE）作为判定有无病毒增殖的指标。

2. 流行病学

风疹流行于冬、春季，其流行高峰为 3、4、5 三个月，夏末秋初则降至低点。风疹多为散发性，从不像麻疹那样广泛流行，但亦可发生大流行。1964—1965 年风疹曾席卷欧、亚、非、美四大洲等 40 多个国家和地区。国内亦有风疹流行及风疹脑炎的报道，风疹的流行周期约为 5～7 年。风疹的发病年龄大多数为 5～9 岁和 10～14 岁的儿童，他们是风疹病毒的主要传播者，性别无显著异常。风疹是借飞沫经呼吸道播散的，暴露人群如为易感者即可造成流行。感染风疹病毒17～24 天血清中即可出现抗体，抗体的人数百分比随年龄迅速增长，至成人约 81%～93%具有抗体。根据统计，在许多国家中约 20%的育龄妇女体内缺乏抗体，仍然存在风疹流行的危险。

关于胎儿风疹感染的发病机制，尚未完全清楚。有人认为胎儿可因胎盘感染而受累，病毒在胎儿组织中增殖，抑制细胞的有丝分裂，诱发染色体畸形，溶解细胞，影响器官的分化与发育。有人从先天性风疹脑炎患儿的脑组织中分离出病毒，进一步证实病毒可在儿童的脑组织中持续存在一相当长时期，且与神经系统缺陷明显有关。病毒之所以能够在儿童体内持续存在可能是由于干扰素的产生缺陷或细胞免疫缺陷所致。

【诊断】

根据风疹流行病史、接触史、中枢神经系统症状出现前一周内有风疹病史,枕下及耳后淋巴结肿大,始自面部分布的皮疹,血清及脑脊液免疫学检验等,不难确诊。

1. 临床表现

风疹脑炎的临床表现是多种多样的,病程多变,可大致归纳为获得性及先天性两大类。

(1)获得性风疹脑炎:有风疹后脑炎,风疹后脑脊髓膜炎、急性风疹脑炎或脑病等。其特点是病程短,常可自限,痊愈较完全。少数暴发病例可于1～2天内死亡。脑炎症状多发生于风疹皮疹消退之后,间隔期为1～6天,平均3.9天。少数病例可与皮疹同时出现。发病急,高热、头痛。项硬及嗜睡,继则出现惊厥,偏瘫,昏迷。另一些病例发作较慢,表现为头痛、眩晕、呕吐、易激惹或进行性嗜睡。有脑干、脊髓损害时可出现间歇性昏迷,复视、眼震、瞳孔散大、颅神经麻痹、截瘫、神经根性痛、括约肌障碍、感觉丧失、深反射亢进或浅失。脑脊液压力常较高,中度淋巴细胞增多,蛋白轻度升高,氯化物常偏低,糖正常,脑脊液也可为正常。

(2)先天性风疹脑炎:新生儿出生前受到风疹病毒感染出现多种先天性缺陷称为先天性风疹综合征,包括先天性白内障,心脏畸形,头小畸形,耳聋、视网膜病、青光眼、长骨畸形、血小板减少、肝脾肿大,肺炎、出生体重低下,慢性进行性脑炎等。这些症状不一定在出生后即出现,往往延续至数周,数月以至数年后才发生。患儿于生后1～12个月甚至30个月内可继续从咽部或尿中排泄病毒,对未免疫的孕妇有一定威胁,应予隔离。

2. 实验室检查

(1)脑电图:无特征性改变,一般呈广泛节律失调及慢波活动。可出现广泛不对称或局限性高电压慢波,一过性高电压尖波,双额区发作性1.5～2波/s慢波等。在少数病人中可出现与肌阵挛密切相关的广泛性周期性低电压多棘综合波。

(2)血清学:感染风疹病毒17～24天后即出现血清抗体。感染病毒后,IgM抗体出现较快,消失也快,约在血液中存在6～8周;IgG抗体出现较迟,持续时间也长,1年内开始下降,甚至可持续终身。母体的IgG抗体能通过胎盘传递给胎儿,从而可保护婴儿生后3～6个月内免受病毒感染。检查风疹抗体的技术有中和抗体、补体结合,血凝抑制抗体及荧光抗体等试验。现在多采用血凝抑制抗体(HI)试验及补体结合(CF)试验。最早出现的HI抗体为IgM,在恢复期血清中出现IgM表示为近期感染,此种抗体再感染时不出现。而CF抗体则与IgG的浓度密切相关,出现较迟,有助于鉴别原发或是再感染。

【鉴别诊断】

需要与其他病毒性脑炎相鉴别。

病者的伴随症状对提示诊断有帮助,但确诊有赖于病原学与血清学检查。脑脊液可正常或呈病毒感染所见。如能查明脑炎的发病日期,往往对诊断有助。

脑炎发生的日期大致如下:

(1)麻疹:病期第6～12天,多于体温下降、皮疹开始退色之时。

(2)风疹:皮疹出现后第3～6天。

(3)天花:皮疹出现后第1～28天(常在第2周内)。

(4)水痘:病期第6～12天。

(5)带状疱疹:多发生于皮损之后,但个

别亦可发生于皮损之前 3 周，或与皮损同时出现。

(6)其他急性病毒感染：多发生于感染过后 1～2 周。

【治疗】

主要是对症治疗。

对获得性风疹脑炎可予降颅压及控制惊厥发作，试用免疫球蛋白，激素的抗炎作用可减缓病儿的运动障碍程度，对严重的惊厥似亦有改善。Naveh(1975)曾用激素治疗 1 例风疹脑炎病儿，症状有改善，因过早停药症状复发，继续用药后痊愈，应早期应用足量的激素。

【预防】

对先天性风疹患者可采用听力、视力等多种训练，药物与教育相结合的综合性措施，以最大限度地降低风疹感染所造成的困难程度及死亡率。

近年对病毒感染正在试用一类新的能提高宿主体液免疫功能及细胞免疫功能的药物，如泰洛龙(Tilorone)能诱生干扰素，促进巨噬细胞功能及 IgG、IgM 的产生。转移因子(TF)可使正常淋巴细胞致敏，转化为免疫淋巴细胞，以纠正细胞免疫缺陷。干扰素诱生剂如聚肌胞甙酸(Poly I:C)等，可以抑制病毒的生长和排出。

第二章

球菌性皮肤病

第一节　脓疱疮并发症

一、脓疱疮

【概述】

脓疱疮俗称“黄水疮”,是一种由化脓性球菌引起的传染性皮肤病。具有接触传染和自体接种感染的特性,易在儿童中流行。

【病因与发病机制】

本病由感染球菌引起,大多数为金黄色葡萄球菌,少数为溶血性链球菌或白色葡萄球菌,易感染化脓,形成大流行。

【临床表现】

1. 寻常性脓疱疮

初起皮肤患处先起红斑,继之成粟米样水疱,逐渐增大,疱液初呈透明,很快转为脓疱,基底红晕,脓疱破溃后,其渗液干燥结成蜜黄色痂。自觉瘙痒,常因搔抓使分泌物带至其他部位皮肤,而又出现新脓疱。旧痂一般 7～10 天自然脱落,不留瘢痕。好发于颜面、口周、鼻周、耳郭及四肢。

2. 大疱性脓疱疮

常为金黄色葡萄球菌所致。初起为散在水疱,迅速增大至蚕豆或更大脓疱。疱液渐由清澈变为混浊,脓汁沉着于疱底部,呈半月型积脓现象,是本型的特点之一。脓疱破溃或干燥后形成黄色脓痂,痂下脓汁流出形成新的水疱。好发于面部、四肢、躯干,偶见于掌跖或黏膜部位。

【诊断与鉴别诊断】

根据好发人群、好发部位、皮损特点,结合培养有葡萄球菌、链球菌生长,可做出诊断。但应与水痘和丘疹性荨麻疹相鉴别。

1. 水痘

先有发热等全身症状，皮疹向心性分布，红斑如云片。以绿豆到黄豆大小水疱为主，同时可见到斑疹、丘疹、水疱和结痂各个时期皮疹。口腔黏膜亦常累及。

2. 丘疹性荨麻疹

无传染性，损害为红色梭型风团样丘疹，中心可有小水疱，剧痒，一般无脓疱及脓痂等。

【治疗】

局部用消毒针刺破疱壁，用棉球吸净疱液，尽量避免疱液沾到正常皮肤上，如渗出过多可作湿敷。分泌物减少后可外用莫匹罗星（百多邦），1%甲紫溶液或硫磺炉甘石洗剂等。若皮损广泛或全身症状明显可给予抗生素治疗，如青霉素等。

【预防】

开展卫生宣传，注意个人卫生，保持皮肤清洁；患者要适当隔离，其用品应进行消毒；患病后要积极治疗，不要搔抓，以防病情加重。

二、常见并发症

（一）葡萄球菌肺炎

【概述】

葡萄球菌肺炎是由葡萄球菌（主要为金黄色葡萄球菌）所引起的急性肺部化脓性感染，常伴有免疫受损。

【病因与发病机制】

原发性葡萄球菌肺炎少见。葡萄球菌感染常继发于免疫功能受损的病人，如糖尿病、肝病、营养不良、酒精中毒、吸毒者以及原患有支气管、肺疾病者。亦常继发于呼吸道病毒感染，如麻疹、流行性感冒等。葡萄球菌常寄生于正常人的鼻腔和皮肤等处，在寄居部位营养共生生活。在人体防御免疫健全的情况下不足为害，但当局部或全身性抵抗力下降时，会导致金葡菌感染。其途径有二：①吸入性患者吸入含有大量的定植于鼻咽部或气道的葡萄球菌，使细菌在肺部繁殖，产生化脓性病变。②血源性是由细菌栓子经血循环至肺而引起，继发于葡萄球菌菌血症或败血症皮肤感染灶（疖、痈等）的葡萄球菌可经血流而产生血源性肺炎。

原发性葡萄球菌肺炎的病变呈大叶或多发性肺段分布，炎性病变有坏死和脓肿形成，炎症可穿过叶间胸膜侵犯邻叶，或穿破胸膜形成脓胸或脓气胸。细支气管的炎性狭窄，由于活瓣作用形成肺气囊，可迅速出现或消失。血源性肺炎常继发于金葡菌败血症，败血性栓子在肺内形成多数肺小动脉栓塞以及多发性炎症进而发展为多发性脓肿。侵及胸膜引起脓胸及脓气胸。

【诊断】

1. 临床表现

葡萄球菌肺炎的临床表现轻重不一。大多起病急骤，突然发冷、发热甚至寒战，全身衰竭症状，以及胸痛、咳嗽、咯黏液脓性痰或脓血痰，有脓肿形成时咳大量脓痰。金葡菌肺炎易累及胸膜引起胸膜炎或脓胸、脓气胸。超声检查发现积液及许多纤维分隔，使液体不易抽净。近年来由于抗生素广泛应用，肺脓肿和脓胸有减少趋势。继发于慢阻肺患者亦可能仅有低热或甚至不发热，而以呼吸衰竭为突出表现。血源性肺炎为金葡菌败血症的一部分，起病急骤，寒战高热，中毒症状严重，而咳嗽、咳痰症状相对较轻，但由于肺内常为双侧多发性炎性渗出病变，故常有呼吸急促、青紫和心动过速。容易并发呼吸衰竭和休克作为败血症的一部分常有迁徙性脓肿发生，可有软组织、关节等处深部脓肿，早期表现不典型容易疏漏。

2. 实验室检查

(1)X线征象：原发性肺炎可有肺叶或多发性肺段炎性变化，血源性肺炎则呈两肺广泛斑片影，常形成多发性小脓肿(＜2cm)和散在的实变病灶。原发性肺炎和血源性肺炎均可出现空洞或蜂窝状透亮区，炎症阴影周围出现气囊影迅速增大或消失，常见胸腔积液或液气胸。肺浸润、肺脓肿、肺气囊和脓胸、脓气胸是金葡菌肺炎的四大X线征象。病变表现为易变、多变、快变，一天之内肺浸润范围、肺气囊数目和肺脓肿的出现均可有相当变化。

(2)血白细胞明显增高。中性粒细胞内可见中毒颗粒及核左移现象。涂片可见大量中性粒细胞及成堆革兰阳性球菌，但由于20%健康者鼻咽部带菌，因此需结合临床征象判断。若吞噬细胞内发现革兰阳性球菌有助于确诊。痰细菌定量培养或经纤维支气管镜防污染刷定量培养，胸水或肺活检培养阳性均有助于确诊。

有条件的还需作β内酰胺酶测定及MRSA菌株判定。NCCLS推荐用苯唑西林药敏纸片(1μg/片)，用含4%～5%NaCl的培养基，经35℃48小时培养，抑菌环不超过10mm为耐药，10～14mm为中介，超过14mm为敏感。也可用琼脂稀释法测定MIC值，不超过4mg/L为耐药，筛选率可达98%～100%。药敏试验中某些头孢菌素对MR-SA敏感，但临床往往无效，所以不宜选用。胞壁酸抗体测定(teichoic acid antibody，TA-AB)有助于确定金葡萄菌感染及指导治疗。当深部感染不易取得标本培养时，TA-AB滴定度升高提示病原菌是金黄色葡萄球菌，伴有心内膜炎或败血症时TA-AB迅速升高，在治疗中TA-AB持续不降表明局部或迁徙病灶持续存在，治疗中TA-AB下降表示治疗有效。

【鉴别诊断】

1. 支原体与衣原体肺炎

症状通常较轻，阵发性刺激性咳嗽，咳少量黏痰或黏液脓性痰，胸部一般无明显异常体征，部分有干性或湿性啰音。血WBC基本正常。肺部病变表现多样化，X线呈现早期间质性肺炎改变，显示纹理增加及网织状阴影，后发展为斑点片状或均匀的模糊阴影，近肺门较深，下叶较多。细菌培养阴性也是重要提示。

2. 肺结核

结核的病程较长，即使急性起病者，此前常有一段时间的盗汗、乏力等低度毒性症状病史。急性结核性肺炎X线亦有肺实变，但痰中容易找到结核菌，X线显示病变多在肺尖或锁骨上下，密度不均，病久不消散，且可形成空洞和肺内散播。抗菌治疗随访是一项临床常用的鉴别方法。

【治疗】

金葡菌的抗菌治疗原则是根据葡萄球菌对各类抗菌药物的敏感性及感染的严重程度选用不同的抗菌药物。对于不产酶的葡萄球菌感染，以青霉素为首选，但目前临床分离的葡萄球菌80%～90%菌株产β内酰胺酶，故目前青霉素已不作为经验治疗药物。MSSA(对甲氧西林敏感菌株)感染选用耐酶半合成青霉素如苯唑西林、氯唑西林或头孢唑林、头孢呋肟等，也可选用亚胺配能。MRSA(甲氧西林耐药菌株)常呈多重耐药性，对绝大多数β内酰胺类抗生素耐药，并可能对氨基甙、大环内酯类、四环素类、氯霉素等也耐药。目前万古霉素是治疗 MRSA 感染疗效肯定的杀菌剂，迄今尚未发现耐药菌株。但由于万古霉素是大分子结构，不易达到供血差的部位，因此在肺组织坏死性炎症的部位，血浓度可能不足。也可根据药敏情况并用氨基甙、利福平、磷霉素、氟喹诺酮类药物。

据报道单用万古霉素对肺炎的有效率为66.7%。壁霉素(Teicoplanin)是一种新的糖肽类抗生素，体外抗菌活性比万古霉素更强，对葡萄球菌、链球菌、肠球菌及艰难梭状杆菌的活性比万古霉素强 2～4 倍。它的半衰期长，可每天给药一次，静脉注射或肌内注射均可，是治疗 MRSA 感染的重要抗生素。金葡菌感染的抗生素治疗不像肺炎链球菌肺炎用药后体温迅速下降，而往往持续数天才逐渐下降。抗生素治疗要持续至体温正常、X 线炎症消散后继续用药 14～16 天方可停药。TA-AB 滴度下降是治疗有效的指标。同时要积极处理脓胸及其他深部迁徙病灶，如胸腔抽脓、肋间闭式引流、脓肿切开引流等。

(二)金黄色葡萄球菌烫伤样皮肤综合征

【概述】

金葡菌性烫伤样皮肤综合征(简称SSSS)是一种以全身泛发性红斑、松弛性大疱及大片表皮剥脱为特征的急性皮肤病，主要见于婴幼儿。

【病因与发病机制】

本病的致病菌是凝固酶阳性的第Ⅱ噬菌体组金黄色葡萄球菌，尤其是 71 型，此种菌可产生一种可溶性毒素——表皮松解毒素，即剥脱毒素，造成皮肤损伤。现又发现了Ⅰ组或Ⅲ组某些葡萄球菌也可产生表皮松解毒素。患者往往先有脓疱疮或皮肤葡萄球菌的感染。

葡萄球菌入侵途径主要为受损伤的皮肤黏膜，也可因进食含肠毒素的食物，或吸入染菌尘埃而致病。发病与否取决于葡萄球菌的侵袭性(主要是各种霉素和酶)与机体免疫防御之间的关系。宿主对金黄色葡萄球菌的防御机制主要是非特异性的。少量细菌越出寄居范围侵入深部组织，中性粒细胞、巨噬细胞和血清因子可迅速将病原及炎症局限化。导致局部化脓和脓肿形成。金葡菌感染的常见诱因有以下几种：

①皮肤损伤：如各种伤口、烧伤、褥疮及皮肤病等；

②呼吸道损伤：如麻疹、流感、肺部术后、气管插管及气管切开等；

③白细胞缺陷：如中性粒细胞减少、糖尿病所致的白细胞缺陷等；

④其他因素：如免疫缺陷、药物治疗、放射治疗及各种诊断治疗操作所致的损伤等。

【诊断】

1. 临床表现

金黄色葡萄球菌烫伤样皮肤综合征主要发生于新生儿和婴儿，发病突然；发热，哭闹不安，全身红斑，其上发生松弛性大瘢、口腔糜烂，在外观正常的皮肤上稍用力摩擦后表皮即大片状剥脱，总的景象酷似烫伤。

本病多发生于 1～5 周岁的婴儿，偶可见于成人。常是突然发病，先在口周或眼睑四周发生红斑，然后皮损迅速蔓延到躯干及四肢近端，甚至泛发到全身。在红斑基础上可发生松弛性大疱。皮损处有明显的触痛。1～2 天内，在口周及眼睑四周发生渗出结痂，并有大片表皮剥脱，在口周留有放射状皲裂，此种现象有特殊性诊断意义。面、躯干、四肢的表皮浅层起皱，稍用力摩擦，表皮即大片剥脱，露出鲜红水肿性糜烂面，即尼氏征阳性，状似烫伤。在糜烂处的边缘表皮松弛卷起，以后皮损颜色由鲜红逐渐转变为紫红色及暗红色，开始出现糠状脱屑，多数病人有唇炎、口腔炎及结膜炎。一般都有发热、厌食、呕吐、腹泻等全身症状，其并发症可有败血症、蜂窝织炎、肺炎等。经过7～14天可以痊愈，但病情重者，可导致死亡。

葡萄球菌猩红热属于本症的轻型。起病急，有短期发热；咽充血、扁桃体肿大、口周苍白圈及 Pastia 线分别占 30%左右。皮疹为猩红热样，可伴丘疹、斑疹及水肿等，多为全身分布，少数以病灶中心向外扩展，恢复期一般无脱屑。

2. 实验室检查

(1)血常规：白细胞数和中性粒细胞显著增高，可有核左移。

(2)对局限脓性分泌物可作直接涂片镜检，根据细菌形态、排列和染色性质做出初步诊断。

【鉴别诊断】

1. 新生儿脓疱疮

皮疹以脓疱为主，无表皮棘层松解现象，尼氏征阴性。

2. 脱屑性红皮症

多发生于出生后2～4个月的婴儿，皮疹常开始于头皮和躯干，呈脂溢性皮炎样表现，进而全身皮肤发红，伴有细小灰白色鳞屑。

3. 非金葡菌型中毒性表皮松解症

金葡菌型与非金葡菌型中毒性表皮松解症在治疗上有所不同，预后亦有较大的差异，因此，两型的区别非常重要，应高度重视。非金葡菌型主要发生于成人，大多数是药物过敏引起，黏膜损害明显，皮损有轻度的触痛，组织病理表现为表皮全层坏死，表皮下水疱，该病死亡率高，约为25%～30%。

4. 猩红热

葡萄球菌猩红热主要应与猩红热鉴别。猩红热可常见软腭黏膜疹、草莓舌及淋巴结肿大，皮疹多见潮红充血疹加鸡皮疹。病前未伴体表化脓性感染。感染部位分泌物培养可提供有力的鉴别依据。

【治疗】

治疗须选择有效或高效抗生素及时应用，护理也极为重要，二者不可缺一。

1. 全身治疗

应及早使用有效的抗生素，最好选用头孢菌素类抗生素。并注意水电解质平衡和补充营养；给予中等量的皮质类固醇激素，因为激素有抗表皮松解毒素的作用，能减轻及终止表皮松解的继续发生。

2. 局部治疗

局部应使用无刺激性并有收敛、消炎和杀菌作用的药物，如百多邦乳膏，每日1～2次外用。若患儿全身皮肤潮红，松弛性大疱伴渗出，选用0.1%雷凡奴尔或3%硼酸溶液湿敷，待渗出停止，皮肤干燥时，选用抗生素软膏外涂。红斑处的皮损，则外扑消毒滑石粉以干燥、消炎。当患儿全身皮肤损害大片脱落时，新生的嫩皮逐渐生长，此时不可强行撕下表皮，让其自行脱落，以防止出血及感染。

3. 护理

(1)黏膜护理

①口腔黏膜广泛糜烂时，要做好口腔卫生，用棉签蘸生理盐水清洗后，用1%甲紫液涂擦口腔，每日3～4次，一般在喂奶30～60分钟后应用，以免引起呕吐。口唇干燥时，可涂擦消毒的石蜡油。

②眼部应采用0.25%氯霉素眼药水与抗生素眼膏交替点眼，以保持眼部清洁，防止感染。

③阴囊、外阴部每次便后要清洗干净，以免局部刺激和感染。糜烂面处清洗后，可用甲紫液或薄涂抗生素软膏后再扑上消毒滑石粉保持清洁和干燥。

(2)一般护理

①母乳不足的患儿应增加代乳品，保持餐具清洁。

②患儿尽量安排在小病房或单间，减少探视人员，每天定时用紫外线照射消毒房间，以避免交叉感染。

③定时测体温。发热患儿每小时测体温1次，必要时随时测体温。如体温上升，提示病情有变化，应及时采取相应措施。

④静脉补液要尽量避开皮肤损害处。如必须在皮肤损害处，要找准血管力争做到一针见血，尽量避免损害皮肤。

⑤每天要换清洁消毒的床单，每次便后要换清洁消毒的尿布，并保持干燥、平整、柔软。

(三)化脓性关节炎

【概述】

化脓性关节炎是指化脓性细菌引起的关节内感染，是一种对关节危害较严重的疾患，多见于儿童，青少年次之，成人少见。

【病因与发病机制】

致病菌主要为金黄色葡萄球菌，约占80%左右。其他有大肠杆菌、肺炎球菌、铜绿假单胞菌等。婴幼儿化脓性关节炎常为溶血性链球菌。

可因手术感染、外伤感染、关节火器伤所致；关节注射类固醇药物、无菌要求不严格也易发生感染。最常见的是细菌从身体其他部位的化脓性病灶经血循环播散至关节，如葡萄球菌菌血症或败血症皮肤感染灶(疖、痈等)。关节邻近的化脓性骨髓炎也可直接蔓延引起关节炎，常见的有股骨上端，髋骨、肱骨上、下端或尺骨上端骨髓炎并发化脓性关节炎，细菌也可由关节开放性损伤直接进入关节腔。除此之外，各种关节手术、关节穿刺、关节镜检查引起的继发性感染，是值得注意的医源性原因。除细菌毒力外，机体抵抗力的低下是导致关节感染的又一重要因素，如疲劳过度、大病初愈、长期或大量使用肾上腺皮质激素后、糖尿病、酒精中毒、低γ-球蛋白血症、营养不良等，使在一般情况下不易致病的细菌可乘虚而入引起发病。

【诊断】

1. 临床表现

全身表现包括寒战、高热、全身不适等菌血症表现，起病急骤，白细胞增高，血培养可为阳性；局部表现包括受累关节红肿、热、压痛，关节屈曲畸形位。久之，关节挛缩，甚至脱位或半脱位。X线摄片及CT扫描表现为早期见关节肿胀、积液、关节间隙增宽；以后，关节间隙变窄，软骨下骨质疏松；晚期有增生和硬化，关节间隙消失，关节呈纤维性或骨性融合，有时尚可见骨骺滑脱或病理性关节脱位。急性化脓性关节炎临床症状依不同病理阶段而有所不同。

(1)浆液性渗出期者：关节中度肿胀、疼痛，关节正常外形消失，局部皮温稍高、压痛、有波动感。关节因肌肉痉挛不能完全伸直，呈微屈曲状。活动关节时，可伴有明显疼痛，体温升高，白细胞增加，并有轻度核左移现象。

(2)浆液纤维蛋白性渗出期者：一切症状与体征均较浆液期者加剧。

(3)脓性渗出期者：全身呈明显毒血症反应，高热、恶心、食欲不振，体温可达39℃以上。白细胞计数增高达$(10\sim20)\times10^9$/L，中性白细胞在0.8～0.9，多形核白细胞明显增多，血沉可达50～100mm/h。关节疼痛剧烈、拒动，较表浅关节如肘、膝、踝等局部有明显红、肿、热及压痛，可有波动感。为使关节内压力降低及减轻疼痛，关节常呈半屈曲位，关节活动因疼痛受限。

2. 实验室检查

(1)关节穿刺作滑液检查：正常关节滑液为草黄色、清晰透明，并有一定黏度；化脓性关节炎时，抽出液为灰色、灰绿色、浑浊，失掉正常黏度。

(2)白细胞总数：可高达100×10^9/L以上、中性多核白细胞高至90%。

(3)测血糖和关节滑液含糖差异：滑液含糖量明显降低，两者相差可达2.24mmol/L以上。

(4)黏液蛋白醋酸沉淀试验：正常时，滑液中出现坚固的黏蛋白凝块，周围的溶液澄清；化脓性关节炎时，沉淀物疏松如絮状，凝块极易破碎，周围溶液浑浊。

以上检查均有助于化脓性关节炎的诊断，特别是当革兰染色和涂片直接找到细菌，诊断即可明确。

【鉴别诊断】

1. 关节结核

起病缓慢，白细胞稍高，有低热、盗汗等症状，全身中毒症状较轻。但在发病较急的结核性关节炎与发病缓慢的化脓性关节炎易相混淆，关节液检查或滑膜活检有助于区别。

2. 类风湿关节炎

常见为多发的手足小关节受累，关节肿胀、不红。患病时间长者有关节畸形和功能障碍。血清及关节液类风湿因子试验可为阳性；关节液细菌检查阴性。

3. 急性风湿性关节炎

通常为多关节游走性肿痛，抗"O"实验常阳性，关节肿胀消退后，无任何后遗症。关节液检查细菌阴性，抗风湿药物有明显效果。

4. 小儿髋关节一过性滑膜炎

全身情况好，白细胞及血沉正常。发病后2～3周可逐渐痊愈。

5. 关节内血肿

轻度外伤引起的关节内血肿或外伤性滑膜炎，关节肿胀、疼痛，可发生诊断上的混淆，但仔细追问病史和关节穿刺检查可作出鉴别。

6. 急性血源性骨髓炎

全身症状相同，病变位于干骺端，局部肿胀、压痛，而关节活动影响不大，但两者可相互侵犯，或同时并存。

【治疗】

早期诊断、及时治疗是治疗急性化脓性关节炎的关键。对可疑病例及时进行关节穿刺，以明确诊断。对化脓性关节炎的治疗应包括以下几个方面。

1. 改善全身状况

病人卧床休息，补充足够的液体，注意水、电解质平衡，防止酸中毒；给予足够的营养，如高蛋白质、多维生素饮食；必要时，少量多次输以新鲜血，以减少全身中毒症状，改善全身状况，提高机体抵抗力。此外，注意退热、止痛，对小儿，适当给予镇静药物；对少数危重病例，可适当给予肾上腺皮质激素。如发现有原发病灶，应同时及时处理。

2. 患肢牵引或制动

患肢给予石膏托或支具固定，或行皮肤牵引制动，不仅有利于局部炎症的控制、便于护理，且可解除患肢肌肉痉挛，减轻疼痛，减少对关节软骨压力，防止发生畸形及晚期脱位或非功能位强直。

3. 抗生素治疗

抗生素的应用是治疗化脓性关节炎的重

要手段。应根据病原菌给予足量、敏感、有效的抗生素。若未找到病原菌，应立即选用广谱新型抗生素，如头孢菌素等。不可为了等待细菌培养及药物敏感试验结果而延误用药，或使用药“逐步升级”，以免失去有效抗生素治疗的最佳时机。

4. 外科治疗

在上述治疗的同时，根据病变轻重、发展阶段及时选择外科处理。常用的外科治疗方法有关节穿刺吸引及注入抗生素疗法、关节镜灌洗疗法、闭合式持续冲洗吸引疗法及关节切开引流术。可防止关节进一步破坏，抢救关节功能，减少并发症。

第二节　毛囊炎并发症

一、毛囊炎

【概述】

毛囊炎是一种由金黄色葡萄球菌侵犯毛囊引起的急性、亚急性或慢性化脓性、非化脓性炎症。多发生于头皮、面部、颈部、背部等处。

【病因与发病机制】

本病由金黄色葡萄球菌侵入毛囊所致，主要发生于免疫低下或糖尿病患者。在机体抵抗力降低的情况下表皮葡萄球菌、假单孢菌属、类大肠埃希菌亦可致病。非化脓者主要与职业，湿热环境或某些治疗因素有关。

【临床表现】

开始为有痒感的炎性小丘疹，周围有明显红晕，迅速变为丘脓疱疹、小脓疱，分批出现，毛囊口有白色脓头，中心有毛发贯穿，脓疱如粟粒大小，互不融合，疱壁薄，破溃后有少量脓性分泌物，数日后干燥结痂而愈，愈后不留瘢痕。自觉痒感或轻微刺痛，头部毛囊炎会刺激发根引起剧烈疼痛。少数病人有多发倾向。深毛囊炎通常在下肢对称发生，愈后留下永久性脱毛，原处不再发生毛囊炎。

【诊断与鉴别诊断】

根据好发部位，皮损为毛囊一致的炎性丘疹，结合脓液涂片镜检或细菌培养，可作出诊断。

本症应与痤疮鉴别。痤疮位于面部较多，除丘疹、脓疱外，有粉刺、囊肿、结节、瘢痕等损害，毛囊炎一般炎症反应较重，皮损周围有红晕。

【治疗】

1. 全身治疗

可选用抗生素，根据病情可选服螺旋霉素、阿奇霉素、先锋霉素等；反复发作者可注射丙种球蛋白，自家菌苗或多价葡萄球菌菌苗等。

2. 局部治疗

外用药如硫磺炉甘石洗剂、百多邦、新霉素软膏等；局部消毒剂如硼酸水、过氧化氢等；另可选用物理疗法，如紫外线照射等。

【治疗和预防】

注意个人卫生，保持皮肤清洁干燥，不宜随意挤压或搔抓患处；增强身体抵抗力；饮食宜清淡，忌食辛辣、鱼腥等。

二、常见并发症

见下一节“疖”。

第三节 疖并发症

一、疖

【概述】

疖是指一种由化脓菌引起的单个毛囊及毛囊周围的急性感染，多发及反复发作者称为疖病。

【病因与发病机制】

致病菌多是金黄色葡萄球菌和表皮葡萄球菌，可发生在具有毛囊的身体的任何部位。皮肤损伤、糜烂等有利于细菌的侵入与繁殖，湿热、搔抓、皮脂溢出等可为其诱因。此外，贫血、营养不良、慢性肾炎、糖尿病、免疫力低下及长期使用皮质类固醇者，易发本病。

【临床表现】

初起为红色毛囊性丘疹，中心有毳毛穿出，逐渐增大而形成红色结节，表面发亮紧张，自觉疼痛，压痛明显。2～3 天后，结节化脓坏死而形成脓疡，中心有坏死的脓栓破溃后，排出脓液、脓栓和坏死组织，肿胀减退，结节变软，扪之有波动感，在 1～2 周内结痂而愈。患者可有发热、头痛、不适等全身症状，附近淋巴结肿大。皮损单个或多个发生，好发于面、颈、臂、腕、臀和外生殖器区域。

【诊断与鉴别诊断】

根据毛囊性结节，化脓，坏死形成脓栓及局部疼痛等症状，可做出诊断。应与汗腺炎和痈鉴别。

1. 汗腺炎

浸润比较局限，周围炎症比较轻，不形成脓栓，仅发生于腋窝、肛门周围、外阴及乳晕等大汗腺分布区。

2. 痈

患部浸润明显，表面有多个脓头，形成蜂窝状，疼痛剧烈，全身症状明显。

【治疗】

1. 抗生素治疗

可选用青霉素类，红霉素类，利福霉素类等。

2. 病因治疗

首先寻找病因，如因贫血、免疫功能低下等，给予相应治疗。

3. 局部治疗

早期可外用鱼石脂软膏、金黄散等；如已形成脓栓可夹出脓栓后外用利福平、复方新霉素等；若脓肿有波动感可切开排脓。

【预防】

注意个人卫生；暑湿季节注意防暑降温，保持皮肤清洁；发病后不宜随意挤压、搔抓，应及时就医；反复发作者应检查有无其他全身性疾病。

二、常见并发症

(一)海绵窦血栓性静脉炎

【概述】

海绵窦血栓性静脉炎是一种严重的化脓性静脉炎,大多数是因为面部、口腔、鼻腔(鼻窦)和眼眶等处的化脓性感染扩散所致。本病来势凶猛,常可留有后遗症或危及生命。

【病因与发病机制】

海绵窦是一个由许多纤维素小梁穿插的、大的未破的静脉管道,或是一个小静脉丛的看法有着长期的争论,窦的内部解剖是多样性的。海绵窦的输入静脉引流颜面前部,口腔,扁桃体,咽部,鼻腔,眼眶,副鼻窦,中耳,乳突,大脑皮质和垂体。其输出血流最终引流到颈内静脉。这些静脉衔接没有瓣膜,因而感染容易扩散或是血栓通过静脉网。

本病形成最常见的原因是面部尤其是鼻区疖肿和副鼻窦感染。耳、牙源性感染,麦粒肿,扁桃体炎,面部丹毒和外伤的发病率较低。也有报道继发于择期的鼻成形术,上颌骨手术,中耳的横纹肌肉瘤和"感染的疱疹"之后。疖肿病例约接近有 25%的病人有挤压史,抓伤史,曾拔除疖肿上的毛或是疖肿已切开。一旦原发感染引起局部血栓性静脉炎,则可通过静脉管蔓延,或脓毒性栓子沉积在窦内而扩散,而窦内的小梁网或许促成了这种过程。细菌产生血栓的性质同样在一定程度上加速了这种疾病过程。诊断时使用血管造影剂,也可以促进血栓的形成。其最常见的病因是金黄色葡萄球菌。有报道称,92%的病例对青霉素不敏感。其他细菌包括白色葡萄球菌,肺炎链球菌,酿脓链球菌,变形杆菌,假单胞菌属,棒状杆菌属,烟曲霉,毛霉菌病和厌氧菌。在幼儿,以流感嗜血杆菌,肺炎球菌和其他链球菌属为主。

【诊断】

1. 临床表现

此症有急性、慢性两种,其区别是根据血栓性静脉炎过程是通过前输入静脉还是通过后输出静脉扩散到海绵窦。通过输入静脉扩散一般是从面部通过眼静脉,突然发生本病典型的暴发。相反,当血栓性静脉炎通过输出静脉到达海绵窦,典型的是从中耳或乳突部位,则疾病表现为一个不典型的、很不明显的过程。也有报道,潜伏性的本病病例在尸检之前未能发现。潜伏期(从出现原发灶至发生海绵窦受累征象的间隔期),为 1～27 天,平均 5～6 天。血栓性静脉炎在海绵窦内,依其解剖学部位不同而产生静脉阻塞、邻近的神经受侵犯、全身性脓毒血症和脑膜炎表现。

(1)静脉阻塞:首先是眼睑和球结膜水肿,继之出现眼球突出,鼻梁水肿,继发于眼眶充血的眼肌麻痹,面静脉扩张和可能有血栓形成,乳突表面水肿,脑水肿,还可发生咽部和扁桃体水肿。眼球屈光质变模糊。眶顶受到侵犯可以出现球后压力增加的视网膜体征和视力改变。当疾病是通过前径路、不是通过后径路到达海绵窦时,眼球突出很明显。

(2)睑下垂和眼外肌轻瘫或麻痹:表示动眼、滑车和外展神经的炎症,因此,眼肌麻痹可以是颅神经受损害和(或)眼眶压力的增加。如副交感神经的控制丧失,瞳孔一般是固定和散大,但如颈内动脉交感神经丛受破坏,则瞳孔变小和固定。三叉神经的眼支和上颌支感觉异常能加剧球后疼痛和头痛。开始角膜可以过敏,但以后角膜反射消失。罕有发生牙关紧闭者，推测此乃由于三叉神经的下颌支受到刺激而致。三叉神经分布区可出现疱疹。

(3)血管腔内感染：可引起全身性典型的毒血症体征，如寒战，波峰热，多汗，脉搏细速，恶心，呕吐，精神错乱，谵妄和昏迷。血栓性静脉炎可通过逆行方式扩散到其他静脉窦，大脑静脉和脑膜而引起脑膜炎。脓毒性栓子能引起肺、脑、眼眶等脏器脓肿或梗塞。

如果血栓性静脉炎通过腔间窦蔓延，可产生双侧体征中毒表现加重，如不治疗，将在4～20天内死亡，死于急性脓毒病例比毒性小的慢性病例更常见。虽然死亡率已有所减少，但发病率仍很高。据报约有8%的病例至少一侧残留视觉缺失，另7%的病例有长期的部分视力损害。

有50%的幸存者残留颅神经损害，外展和动眼神经最常见，滑车神经和三叉神经的上两分支也可有永久性损害。颈内动脉闭塞可引起轻偏瘫。其他一长期后遗症有面颊部肤色改变，面静脉扩张，个性改变，足下垂和脓毒性栓子的并发症。罕见慢性进程的脓毒性海绵窦血栓形成，这是由于通过输出血管蔓延到海绵窦的结果。这些病例的眼睑水肿不常发生；如果出现，则是在后期或周期性的。复视也呈一过性，双侧眼眶损害不常见。以其缺乏临床体征，致使本病诊断十分困难，但其预后是比较好的。

2. 实验室检查

(1)血液：多核白细胞显著增加并很快发生贫血。血培养金黄色葡萄球菌一般阳性，但阴性也不排除诊断。

(2)脑脊液：压力增高，蛋白增加，多核白细胞增多。革兰染色和脑脊液培养一般阴性。

(3)眼眶静脉造影：能提供海绵窦是否通畅的资料。颈动脉造影能证明颈内动脉窦内段的狭窄或继发于动脉炎的动脉缺损。静脉相可发现颅底正常静脉引流逆转，海绵窦充盈不良。但血管造影有可能加速血栓的形成。

(4)CT检查：能证实海绵窦充盈缺损并与颅神经鉴别。在小儿如海绵窦仅单侧增强，应认为异常。

(5)胸部X线片：可发现脓毒性栓子的证据。

【鉴别诊断】

眶内蜂窝织炎或眶内脓肿可引起发热，眼球突出，球结膜水肿，眼睑水肿，眼外运动减少或疼痛。但与本病相反，眶内蜂窝织炎或眶内脓肿仅有单侧眼损害，中毒症状较轻，颅神经无麻痹和感觉异常，典型的是很局限的眼眶炎症和少数的静脉阻塞体征。

【治疗】

本病罕见，因而需根据各个病例的具体情况，选择适当治疗方法。重要的是在早期积极进行抗生素治疗。

1. 抗生素

在得到培养和药敏试验之前，应联合应用抗革兰阳性与阴性和厌氧菌的有效抗生素，包括使用青霉素和(或)耐青霉素酶的青霉素治疗葡萄球菌感染。

2. 抗凝剂

对于使用抗凝剂仍有争论，支持者认为，抗凝剂可防止静脉窦进一步血栓形成，防止脓毒性栓子的播散和以后的粟粒性脓肿，使抗生素能到达已形成的血栓之中，并可使血栓再通和溶解血凝块，尤其要早期使用抗凝剂。所用的药物包括肝素、香豆定、右旋醣酐、链球菌激酶-链球菌脱氧核糖核酸酶、纤维蛋白溶酶、乙酸水杨酸。反对使用抗凝剂者认为，血块可帮助局限感染，抗凝剂可使大脑的出血性损害恶化。

3. 辅助治疗

辅助治疗包括皮质类固醇、手术、低温和眼睛保护。在重症或对抗生素缺乏反应的病例，特别推荐使用皮质类固醇。皮质类固醇可减少肾上腺功能不全和虚脱的发生率，减轻眼眶充血。对海绵窦本身作手术一般无治疗价值。然而原发损害应引流，有指征时应清除感染灶。海绵窦也可作引流。低温可以控制发热，减轻脑水肿，降低细菌的孵化温度和繁殖率，减轻脓毒性休克的并发症。急性期过后数周内不会有明显的改善，在局部和全身性体征减退后，治疗应继续2～4周。治疗停止后2～6周每易复发和(或)有栓子脓肿出现，需再行积极治疗。

应强调预防，劝病人勿挤压引流到海绵窦区域内的脓肿。大的脓肿应使用抗生素。

(二)脑脓肿

【概述】

脑脓肿是细菌、真菌或寄生虫等病原体侵入脑实质引起的化脓性炎症，继而形成脓肿。脑实质内形成脓腔，临床上表现为颅内压增高症状、局部定位体征和感染性症状。

【病因与发病机制】

脑脓肿的病源细菌种类繁多，且常见混合性细菌感染。一般以链球菌为多，其次是葡萄球菌，其他如肺炎链球菌、变形杆菌、绿脓杆菌和大肠杆菌等均可见。外伤性脑脓肿以葡萄球菌和链球菌多见。但细菌检查前，如长时间应用大量抗生素者，也可检不出细菌或细菌培养阴性。

脑部感染到脓肿形成一般可分为：①脑炎期；②化脓期；③包膜形成期。脓肿包膜可在10～14天初步形成，2～3周比较坚固。脑脓肿约80%为单发，少数呈多房性，其成因可能是当脓肿长到一定大时，在包膜的薄弱处向外突破，形成另一个相互通连的小囊腔；也可以是在脓肿的初期存在多灶性坏死，逐渐融合成互相贯通的脓腔所致。多发性脑脓肿以血源性脑脓肿多见。一般多发性脑脓肿常偏小，最小者直径小于0.5cm。当脑脓肿逐渐增大，临床诊断或处理延迟，突然发生脑疝或脓肿穿破脑室，可引起化脓性脑室炎和脑膜炎。

【诊断】

1. 临床表现

(1)全身感染症状：多见于脑脓肿的急性期，感染源局部和脑病灶部脑和脑膜炎性反应较明显，患者全身疲乏、无力，体温升高、脉快、头痛、恶心和呕吐。一旦脑脓肿穿破脑室，患者突然出现寒战、体温骤升、头痛加重、恶心、呕吐、颈项僵硬直及Kering征阳性等脑膜刺激症状，意识丧失，生命处于垂危状态。

(2)颅高压症状：表现头痛、恶心和呕吐，眼底检查显示视神经盘水肿。见于脓肿体积较大，周围水肿明显。一部分多发性脑脓肿和小脑脓肿常在早期即出现颅高压症状。但一些较小包膜形成良好的单发脓肿，或脑内多发的微小脓肿(小于0.5cm)，多无颅高压表现。

(3)脑病灶症状：颞叶脓肿患者，可表现出对侧中枢性面瘫。脓肿累及视放射纤维可出现对侧半视野受损的同向偏盲，优势半球病变可出现命名性失语。位于或邻近中央前回区的脓肿，出现偏瘫、单瘫、Jackson癫痫，累及语言运动区时出现运动性失语。小脑脓肿常出现眼球震颤、肌张力减低和共济失调。额叶脓肿可出现淡漠、欣快等精神异常。丘脑脓肿影响内囊，可出现对侧偏瘫、偏侧感觉障碍和同向偏盲的“三偏”症状等。

(4)脑疝症状:多见于脑脓肿诊断和治疗延迟者。幕上的脓肿易引起小脑幕切迹疝,患者突然意识丧失,一侧瞳孔散大、对光反射消失,对侧偏瘫。小脑脓肿易引起枕骨大孔疝,患者突然呼吸停止、昏迷,往往抢救不及。

(5)预后:随着抗生素的应用,脑脓肿逐渐局限,包膜形成完整,感染可逐渐减轻或消失。有时在抗生素治疗过程中脓肿缩小,症状也有缓解,然而脓肿仍然存在,进而又逐渐增大,未能及时发现,即可产生脑疝危象,或脓肿破溃。

2. 实验室检查

(1)血常规检查:白细胞总数和中性粒细胞百分率均增高。

(2)X线检查

①病因部位X线检查:当脑CT诊为脑脓肿,而感染源的部位或性质不明确时,应进行心、肺、乳突和鼻窦等部位的X线检查,有助于寻找病因。

②颅骨X线平片:可以显示颅骨指压痕(脑回压迹)、蝶鞍床突骨质吸收、儿童患者的颅缝分离等颅高压的颅骨改变征象。也可见钙化松果体受幕上脓肿的挤压而向对侧移位。外伤性脑脓肿患者的颅骨可见洞形骨折,脑内可见多块碎骨片或大型弹片存留,及提示进一步做其他检查。

(3)CSF 对疑诊为脑脓肿的患者,尤其有明显颅高压者,禁做腰椎穿刺,防止诱发脑疝形成。如已行腰椎穿刺,且显示高颅压,仅取测管内的液体即可,切勿多放CSF。一般CSF内白细胞和蛋白量均可增加,但仍需行脑CT以便确诊。

(4)脑CT:作为首选检查,可以确定脓肿的部位、大小和数目。对脑脓肿显示为大小不等的圆形病灶,病灶的中间为低密度区,即腔内的浓液,周边为一环形较高密度,对比剂可增强,即为脓肿的包膜。脓肿的四周还可见低密度的水肿带,脑室系统也可受压移位和变形,一般确诊不难。但微小脓肿与脑囊尾蚴病、肉芽肿和小肿瘤常难以区别,必要时可进行立体定向活检。

(5)MRI检查:对脑脓肿的诊断不比脑CT优越。包膜形成的脑脓肿,T_1加权像脓肿的中心为无强化的低信号,周边为环形可强化的高信号;T_2加权像脓肿的中心为高信号,周边可为稍低、等或高信号,如为高信号则与周围水肿带连在一起,有时不易区别。

(6)钻孔穿刺检查:多用于小病灶,最好行立体定向穿刺,一旦吸出脓液,诊断即可确定。脓液应做细菌涂片,细菌培养和药物敏感试验。此外,在术中可根据不同细菌的脓液特点,初步分析细菌类型,作为术中用药的参考。一般而言,链球菌的脓液稀薄,呈黄白色;葡萄球菌的脓液黏稠,呈黄色;变形杆菌的脓液稀薄、灰白色,有臭味;绿脓杆菌的脓液呈绿色,有腥臭味;大肠杆菌的脓液呈灰色,有粪臭味等。

【鉴别诊断】

1. 化脓性迷路炎

中耳炎可导致迷路感染,患者眩晕严重,伴恶心、呕吐,头位变动时症状加重,以致静卧不敢动,眼球有快速幅度小的震颤,共济失调,无明显颅高压表现,也无脑病灶体征,药物治疗效果好。

2. 脑结核瘤

见于身体其他部位结核灶的栓子经血行入脑形成结核瘤。多位于大脑,也可见于小脑和脑干,单发或多发,CT扫描与脑脓肿颇为相似,为球形病灶,中心为低密度(即干酪样坏死),周边为高密度较厚而不规则的环形带(即肉芽组织层)。患者多有肺结核,体质衰弱,午后体温升高、盗汗,血沉增快,可以鉴别。

3. 真菌性肉芽肿

较常见的有:①隐球菌肉芽肿:常伴有肺部隐球菌感染,脑内肉芽肿较大,切除的标本呈珍珠透明状;②组织胞浆菌肉芽肿:荚膜性组织胞浆菌首先感染肺部,以后借血行转移到脑内,多为粟粒性肉芽肿,与多发性小脓肿注意区别;③曲菌肉芽肿:曲菌常先感染肺部、皮肤或鼻窦,然后侵入脑内,肉芽肿多较大。脑内大小不等球形病灶。CT 扫描显示为等或高密度,对比剂可以增强,可资鉴别。

4. 化脓性肉芽肿

见于颅脑火器伤,弹片和碎骨片在脑内存留,继发感染,脓液排出不畅,形成感染性肉芽肿。

5. 颅内肿瘤脑内囊性肿瘤

如囊肿性星形细胞瘤和各类肿瘤的囊性变,CT 扫描图像有时与脑脓肿的图像相似,但前者可见壁上附有瘤结节;后者可见大部分实体瘤组织中有囊腔;这些均与脑脓肿较规则的环形器壁不同,而且脑肿瘤缺乏感染源和感染过程,均有助于鉴别。

6. 脑囊尾蚴病

多发性脑囊尾蚴病患者皮下常找到多处可移动的小结节,大便中可有排出成虫脱落的节片史。单发的脑囊尾蚴病并不少见,常以癫病发作起病。微小的脑囊尾蚴疝与微小脑脓肿往往区别困难,但大病灶两者鉴别则比较容易。CT 扫描显示病灶中心低密度,周边为菲薄的环形等密度或高密度囊虫影,较脑脓肿的被膜薄得多。囊尾蚴灶附近有片状水肿区。

【治疗】

1. 治疗原则

应使用 CT 诊断和在治疗过程中监测脓肿的变化。对多发性小的脓肿或单发的小型脑肿,首先采用剂量大、时间长的药物治疗,争取治愈。对于较大的脑脓肿多主张手术,但首先要用损伤性小的钻颅穿刺或引流术。如无效在使用开颅术切除脓肿。

2. 药物治疗

主要用于多发性小脓肿或直径小于 2.5cm 的小脓肿,尤其是位于运动或语言区,以及脑深部的小脓肿。抗生素应用主张大剂量,时间长,一般用青霉素、氯霉素和第三代头孢菌素等,经静脉给药。近年来多应用三代头孢菌素,如头孢三嗪能较好地透过血脑屏障,每次 2g 溶于生理盐水 250～500ml,静滴,每日 2 次,治疗时间 3～4 周。治疗过程中,应 1～2 周复查脑 CT,直到脓肿消失。若脓肿仍不消失或又有增大,即应改用手术治疗。

3. 脓肿穿刺吸引或引流术

一般用于直径 2.5cm 以上的脓肿。钻颅应选择距离脓肿较近,而远离重要功能区的部位,穿刺吸出脓液后,即送做细菌涂片和培养,并用含抗生素的生理盐水反复冲洗脓腔,最后向脓肿腔内注入含 2 万 U 的青霉素溶液。注入量为吸出脓液量的 1/3,注入液体内也可含碘苯酯 1ml,以观察治疗后脓肿的变化,间隔 2～3 天可重复穿刺 1～2 次。此期间复查脑 CT,了解脓腔的变化。也可应用套管穿刺针穿刺脓肿,拔出针芯后置入硅胶管,引流和冲洗脓腔,直到脓肿消失。如上述方法不能治愈,则应改用脓肿切除术。

4. 脓肿切除术指征

(1)脓肿穿刺吸引或引流术不能治愈者。

(2)距运动和语言区较远、包膜形成良好,脓肿切除不致发生脑功能障碍者。

(3)多房性脓肿或脑内异物引起的脓肿,仅穿刺和引流容易复发者。

(4)某些特殊细菌如放线菌属的星形诺卡菌(Nocardial asteroides)引起的脓肿,行穿刺或引流术常常难以治愈者。

第四节 痈并发症

一、痈

【概述】

痈是一种由细菌引起的多个相邻的毛囊和皮脂腺或汗腺的急性化脓性感染，多为金黄色葡萄球菌引起。

【病因与发病机制】

本病由金黄色葡萄球菌使多个邻近的毛囊发生深部感染。其真皮周围结缔组织及皮下组织皆有明显的炎症反应。常发生于机体抵抗力低下者，如糖尿病、营养不良、肾炎、剥脱性皮炎、天疱疮及长期使用皮质类固醇者。

【临床表现】

初起为毛囊及周围炎症性硬块，红、肿、热、痛，表面紧张发亮，后逐渐扩大，可达直径10cm或更大。其上出现多个脓点，化腐成脓，脓液由多个毛囊口排出，形成蜂窝状脓头，其中有坏死组织及脓栓。最后脓栓与脓液一同排出。

有时坏死组织全部脱落，形成深在性溃疡，以后肉芽组织生长，结瘢而愈。除有局部剧痛外，病人多有明显的全身症状，如畏寒、发热、食欲不佳等。

【诊断与鉴别诊断】

根据皮损有明显的炎症浸润，有多个脓灶开口，自觉疼痛，全身症状明显，不难诊断。应与蜂窝织炎、脓癣、流行性腮腺炎鉴别。

1. 蜂窝织炎

局部呈弥漫性红肿，浸润，境界不清，表面无脓头。

2. 脓癣

发生于头发部，为毛囊性脓疱，可形成片状的痈状隆起，患处头发常易折断及拔出，且可找到真菌。

3. 流行性腮腺炎

发于两腮，或相继肿起，以耳垂为中心，色白肿胀，少痛，进食困难，不化脓。有传染性。

【治疗】

1. 全身治疗

抗生素治疗。根据细菌培养选用敏感抗生素，对于反复多发病人可联合应用利福平。

2. 局部治疗

早期与疖同。若病变范围大而炎症不断扩展者，需手术切开引流。

【预防】

注意个人卫生，保持皮肤清洁；加强体质锻炼；积极治疗糖尿病、肾病等全身性疾病。

二、常见并发症

(一)皮下急性蜂窝织炎

【概述】

急性蜂窝织炎是皮下、筋膜下或深部疏松结缔组织的一种急性弥漫性化脓性感染，致病菌为溶血性链球菌、金葡菌或厌氧菌。

【病因与发病机制】

本病病菌多为乙型溶血性链球菌，也有金黄色葡萄球菌、大肠杆菌或其他型链球菌等。是皮肤、黏膜受伤或有其他病变以后，皮下疏松结缔组织受病菌感染所致。其特点是病变不易局限，扩散迅速，与正常组织无明显界限。炎症可由皮肤或软组织损伤后感染引起，亦可由局部化脓性感染灶直接扩散，经淋巴、血流传播而发生。溶血性链球菌引起的急性蜂窝织炎，由于链激酶和透明质酸酶的作用，病变扩展迅速，有时能引起败血症。由葡萄球菌引起的蜂窝织炎，则比较容易局限为脓肿，脓液稠厚。由某些厌氧菌、化脓性链球菌或梭状芽孢杆菌分解结缔组织的酶的形成将有助于感染的播散，因为这些酶通常情况下将炎症区域分隔开来，在成人，蜂窝织炎最常见于肢体远端。老年人患蜂窝织炎如果出现皮肤损伤、血液循环不好、糖尿病、小腿慢性淋巴水肿、肥胖、小腿溃疡、明显的入侵入口(例如外科损伤，小腿溃疡，微擦伤，陈旧性湿疹以及静脉注药的部位等)则风险较大。

病理改变是急性化脓性炎症。特点是病变扩展较快，因为病菌有毒性强的溶血素、透明质酸酶、链激酶等，加之受侵组织的质地较疏松，分解结缔组织的酶的形成有助于感染的播散。病变近侧的淋巴结常受感染，且常有明显的毒血症，甚或菌血症。

【诊断】

1. 临床表现

由于病人的机体条件、受感染的原因和病菌的毒性不同，临床表现可有差异，临床上本病可分为以下类型。

(1)一般性皮下蜂窝织炎：病人先可有皮肤损伤，或有手、足等部位的化脓感染。发生本病时常有恶寒发热和全身不适；患处肿胀疼痛，表皮发红，指压后可稍褪色，红肿边缘界限不清楚。病变部位近侧的淋巴结常有肿痛，例如前臂蜂窝织炎时，腋窝淋巴结肿痛。病变加重扩大时，皮肤可起水疱，一部分变成褐色，破溃出脓；病人体温增高或过低，还可有意识失常等症状。

(2)新生儿皮下坏疽：新生儿的皮肤柔嫩，护理疏忽致皮肤沾污、擦伤等，金黄色葡萄球菌等侵入皮下组织就会造成本病。病儿发热、不进乳、不安或昏睡，全身情况不良。病变多在背部、臀部等经常受压处。初起时皮肤发红、质地稍变硬。继而病变范围扩大，中心部分色变暗变软，触之有浮动感，有的可起水疱；皮肤坏死时变成灰褐色或黑色，并可破溃。

(3)老年人皮下坏疽：病人以男性居多。常见病前曾洗澡，长时间浸泡于热水并擦身，然后随便裸体躺在池边或长凳上休息，事后发生本病。病菌多为葡萄球菌、链球菌等。病人寒战、发热、全身不适、乏力。背部或侧卧时肢体着床部分有大片皮肤红、肿、疼痛。继而皮肤变为暗灰色，知觉迟钝，触之有波动感，穿刺可吸出脓性物。全身症状加重，可有气急、心悸、头痛、烦躁、谵妄、昏睡等。

(4)颌下急性蜂窝织炎：感染可起源于口腔或面部。起源于口腔等多为小儿，因迅速波及咽喉而阻碍通气(类似急性咽峡炎)，甚为危急。病儿有高热，不能正常进食，呼吸急迫；颌下肿胀明显，表皮仅有轻度红、热，口底可见肿胀。起源于面部的颌下蜂窝织炎，局部表现红、肿、痛、热，常向下方蔓延，全身反应较重；感染累及颈阔肌内结缔组织后，也可阻碍通气和吞咽。

(5)产气性皮下蜂窝织炎：本病发生在皮肤受损伤后，病菌是厌氧菌，如肠球菌、兼性大肠杆菌、拟杆菌、兼性变形杆菌或产气荚膜杆菌。炎症主要在皮下结缔组织，未侵及肌肉层，不同于气性坏疽（产气荚膜梭菌肌炎为主）。初期表现类似一般蜂窝织炎；特点是扩展快且可触知皮下捻发音，破溃后可有臭味，全身状态较快恶化。

2. 实验室检查

血液中白细胞总数及嗜中性粒细胞计数增高，血沉增快。

【鉴别诊断】

1. 硬皮病

新生儿皮下坏疽有皮肤质地变硬时，应与硬皮病区别。后者皮肤不发红、体温不增高。

2. 急性咽峡炎

小儿颌下蜂窝织炎可引起呼吸急促和不能进食，应与急性咽峡炎区别。后者的颌下肿胀稍轻，而口咽内肿胀发红明显。

3. 气性坏疽

产气性皮下蜂窝织炎应与气性坏疽区别。后者发病前创伤较重（伤及肌肉），伤肢或身躯已难运动；发病后伤口常有某种腥味，脓液涂片检查可大致区分病菌形态，作细菌培养可确认菌种。

4. 丹毒

为境界清楚的炎症性红斑，病损较浅，浸润较轻，可形成水疱，但不化脓。

5. 接触性皮炎

有接触史，局部界限明显，有不同程度瘙痒，白细胞计数不高。

【治疗】

本病的治疗需注射抗菌药，应给予有效的抗生素。一般先用青霉素或苯唑西林（新青霉素Ⅱ），疑有肠道菌类感染时加用甲硝唑。值得注意的是，有少数患者培养的细菌产β-内酰胺酶。应用抗生素的原则是广谱、足量、联合，然后根据临床疗效或细菌培养及药物敏感试验结果调整药品。如病人能接受口服药剂，可同时用中药普济消毒饮等。

一般性蜂窝织炎的早期可用黄金散、玉露散等局部敷贴；但其病变进展时，或是上述其他类型皮下蜂窝织炎，都应及时切开引流，以缓解皮下炎症扩展和减少皮肤坏死。可作多个较小的切口，用药液湿纱条引流。同时要改善病人全身状态，例如，高热时行头颈部冷敷；不能正常进食时，输液维持体液平衡和营养；呼吸急促时给氧或辅助通气等。此外，对产气性皮下蜂窝织炎病人必须采取隔离治疗措施。

（二）脓毒血症

【概述】

脓毒血症是一种由感染引起的临床综合征。化脓性病原菌侵入血流并在其中大量的繁殖，并随血流向全身扩散，在组织器官引起新的多发性化脓性病灶。

【病因与发病机制】

正常情况下当微生物入侵人体，机体免疫防御系统会做出迅速而恰当的反应。然而，当免疫防御能力缺陷、反应过高或过低，都可以通过内源性致炎物质导致脓毒血症的发生和发展。早期起关键作用的是细胞因子，在内毒素刺激下，单核细胞产生炎症因子如肿瘤坏死因子 α（TNF-α）和白介素-1（IL-1），这些炎症因子能促进中性粒细胞与内皮细胞黏附，激活凝血系统，释放大量的炎性介质，包括其他细胞因子、白三烯及蛋白酶等，同时也产生抗炎性介质如 IL-6、IL-10 等。IL-1 和 TNF-α 二者有协同作用，具许多相同的生物学效应。对脓毒血症动物模型研究表明，抑制 IL-1 和 TNF-α 可以改善器官功能并能提高存活率。IL-8 能够趋化中性粒细胞，导致炎症迁延不愈。IL-6 和 IL-10 可能起负性调控作用，抑制 TNF-α 的产生，增强急性时相反应物质和免疫球蛋白的作用，抑制 T 淋巴细胞和巨噬细胞的功能。但在众多的临床研究中，仅一项研究提示 TNF-α 的浓度改变具生理学效应，可以影响免疫级联反应下游的细胞因子水平。

花生四烯酸代谢产物与脓毒血症的发生及发展有关，动物及临床试验已经观察到，环氧化酶抑制剂(布洛芬)通过抑制上述物质的产生可以降低体温、减慢心率、减少每分钟通气量和纠正乳酸中毒，但并不能降低死亡率。进一步证实血栓烷 A_2(收缩血管)、前列环素(扩张血管)和前列腺素 E_2 涉及发热、心动过速、呼吸急促、通气功能障碍、乳酸中毒等的发生。

【诊断】

1. 临床表现

脓毒血症是一种由感染引起的临床综合征，伴有体温高于或低于正常，白细胞增多或减少、心动过速、呼吸急促或每分钟通气量异常升高征象，如临床上出现其中两项或两项以上症状，即可诊断脓毒血症。

临床可分为四种不同程度：

(1)全身炎症反应综合征(SIRS)

①体温高于 38℃或低于 36℃；

②心动过速，心率大于 90 次/min；

③换气过度，呼吸大于 20 次/min；

④血液白细胞大于 12.0×10^9/L 或小于 4.0×10^9/L 或幼稚细胞大于 0.10。

(2)脓毒血症：全身炎症反应综合征伴明显的器官感染(器官细菌培养阳性)。据分析原发感染部位依次为肺部及胸膜腔(40%～50%)、腹腔及盆腔(15%)、尿路(10%)、皮肤软组织及副鼻窦等(5%～10%)，感染部位不肯定者(20%～30%)。病原菌检测对抗菌治疗至关重要，在抗菌药物应用前必须采集相应标本作细菌学检查。

(3)严重脓毒血症：脓毒血症伴有器官功能障碍、组织灌注不良或低血压、少尿或急性意识状态改变时则称为重症脓毒血症。器官衰竭是导致患者死亡的重要原因，且具有累积效应，临床上每增加一个器官衰竭，死亡率将增加 15%～20%。重症脓毒血症平均有两个器官衰竭，死亡率约 30%～40%。

①急性肺功能衰竭多见于发病早期，主要表现为换气过度、呼吸急促及低氧血症，约 80%以上的病例需采取通气支持约 7～10 天，多达半数病例可出现急性呼吸窘迫综合征(ARDS)。

②心血管衰竭的主要表现为休克、乳酸性酸中毒及组织损害。休克是由于代谢底物(尤其是氧)供给不足或利用不当所导致的乳酸酸中毒和组织损伤，临床上以收缩压低于 12.0kPa(90mmHg)，且对单纯补液无反应，需要应用血管活性药物治疗作为标准。中毒性休克的特点是低毛细血管楔压、低心脏指数、全身血管阻力正常或偏高，尤其是容量不足未得到纠正之前尤为明显。休克多见于病初，可很快缓解或致死性。低血压偶尔尚合并心脏指数[心输出量(L/min)/体表面积]减低，提示心肌收缩功能减弱。乳酸性酸中毒是全身或局部组织缺血的结果，从而导致组织损害。

③肾功能不全常见为低血压引起短暂的少尿，无尿则罕见，纠正血容量不足和低血压后可很快使尿量增多，发展为肾衰竭需作透析处理者仅占小于 5%的病例，最后也常可获得恢复。

④胃肠道功能失调多见于血清转氨酶及胆红素增高等肝功能异常，但明显的肝衰竭罕见，肝损害可发生于脓毒血症的任何病期并持续一段时间。

(4)脓毒性休克：指重症脓毒症病人在给予足量液体复苏后低血压仍然存在，同时伴有灌注不足或器官功能障碍。即使应用血管活性药物或正性肌力药物，低血压被缓解，低灌注或器官功能障碍仍持续存在。脓毒性休克时常可发生短暂(1～2天)的肠麻痹，于低血流灌注获得纠正后即可消失。凝血机制障碍的亚临床凝血病可发生于病后数小时至数日内，表现为凝血酶原或部分凝血活酶时间延长，血小板或纤维蛋白原中度减低，上述异常是源于凝血系统蛋白包括C蛋白、抗凝血酶Ⅲ、组织因子抑制剂和激肽系统蛋白缺乏所致。明显的血管内凝血则少见。中枢神经系统多见于功能性意识障碍等，引起中枢和局灶性病变少见，但一旦出现器质性神经损害往往影响远期预后。

2. 实验室检查

(1)病原菌检测对抗菌治疗至关重要，在抗菌药物应用前必须采集相应标本作细菌学检查。而血培养细菌阳性率一般只占30%左右。

(2)血液白细胞大于12.0×10^9/L或小于4.0×10^9/L或幼稚细胞大于0.10。

【鉴别诊断】

1. 流行性乙型脑炎

急性高热、意识障碍、轻度脑膜刺激征、脑脊液为非化脓性，其中白细胞轻度增高。

2. 流行性出血热

有地区性、季节性，先出现发热，但不太高，数日后退热，症状反加重，出现低血压-休克期，继而少尿期、多尿期。早期呈酒醉面貌，皮肤黏膜出血点，结膜水肿，蛋白尿，白细胞与中性粒细胞显著增高，可达(20～30)×10^9/L以上，甚至可呈类白血病反应。血培养无病原菌生长。

【治疗】

1. 早期达标治疗

有充足的证据显示感染性休克早期达标治疗较传统治疗方法可以明显提高患者的存活率。传统的治疗策略包括了控制中心静脉压于8～12mmHg、维持平均动脉压大于65mmHg和保持尿量大于0.5ml/(kg·h)。早期达标治疗不但包括了传统治疗的内容而且要保持中心静脉血氧饱和度大于70%及红细胞压积大于30%。

2. 感染的治疗

早期有效的抗生素治疗和原发病的控制是脓毒血症治疗的基础。应尽快从血液和其他部位的组织中获取适当的标本送检。静脉内广谱抗生素应该在感染确诊后1个小时内使用。最初抗生素应选用有针对性并能渗透到原发病灶中的药物。革兰阴性菌感染通常予以两种有效的不同类的抗生素(常用β-内环酰胺类和氨基糖苷类)，但几个临床试验都没能证明这种抗生素的选用方法优于单用三代头孢菌素。一旦明确了病原菌和药敏结果，就应相应的调整抗生素，这有助于合理使用抗生素并减少细菌耐药的发生。

3. 复苏与休克的控制

(1)气道的复苏：所有脓毒血症病人都应予以吸氧并进行持续的血氧饱和度监测。由于脑病和意识的降低可能使脓毒血症复杂化，必须保护气道行气管插管。脓毒血症是一种最常见的会引起ARDS的疾病，并且机械通气支持在严重脓毒血症和感染性休克病人的治疗中经常使用。

(2)循环的复苏

①血流动力学监测：精确的血流动力学监测很重要，可以利用各种技术来评估动脉压、心脏功能、心室负荷和终末器官的灌注情况。动脉插管可用于持续评估全身动脉压。

超声心动图用于评价容量状态和心脏功能，但它在感染性休克病人容量治疗上的价值还有争议。

②液体复苏：恢复和维持适当的血液动力学指标非常重要。快速、大量的静脉内液体输注对于感染性休克是最初常用的治疗，除非有临床或影像学证据提示该病人同时合并有充血性心力衰竭。

③血管活性药物治疗：如果足量的液体复苏不能恢复有效的血液动力学功能，那么就有必要使用血管活性药物、血管加压药物或影响心肌收缩力的药物。由于对心脏和外周血管的作用不同，多种血管收缩药物可供选择，如多巴胺、去甲肾上腺素、肾上腺素、苯肾上腺素等。专家建议使用去甲肾上腺素或多巴胺作为治疗的一线药物。在多个研究中观察到，使用去甲肾上腺素较之使用大剂量的多巴胺可以提高存活率（无论是否使用了肾上腺素）。

④抗利尿激素（AVP）的治疗：在治疗感染性休克病人时把 AVP 作为一种辅助用药正在引起人们的兴趣。AVP（被储藏在脑垂体）在休克发生后迅速耗尽并一直处于缺乏的状态。一项随机调查显示，在去甲肾上腺素基础上加用 AVP 可产生更高的平均动脉压、较低的心率、更高的心输出量和 48 小时后较好的胃肠黏膜灌注。如果使用足够大剂量的 AVP（平均值为 0.47U/min，范围为 0.06～1.8U/min）完全替代去甲肾上腺素在感染性休克中的作用，心脏输出会明显降低而且会引起胃黏膜缺血。最新的证据显示，治疗难治性休克时可考虑使用 AVP，但不能作为一线药物或全替代治疗，其使用剂量应限制在 0.01～0.04U/min。

4. 辅助治疗

结合临床可采用重组人类活化蛋白 C，强化的胰岛素治疗，皮质类固醇的应用等。

第五节　丹毒并发症

一、丹　毒

【概述】

丹毒是一种由溶血性链球菌感染所引起的皮肤或黏膜内的网状淋巴管的急、慢性炎症性皮肤病。

【病因与发病机制】

丹毒的病原菌多为 A 族 β-溶血性链球菌，通常由皮肤或黏膜的破损处而侵入，也可由血行感染，故鼻部炎症、抠鼻、掏耳、足癣等因素常成为丹毒的诱因，其他如营养不良、过分酗酒、丙种球蛋白缺陷及肾性水肿等皆可为丹毒的促发因素。

【临床表现】

本病起病急，常有头痛、寒战、高热、关节疼痛等全身症状。好发于下肢或面部，皮损开始为一片水肿性红斑，压之疼痛并褪色，但随即恢复鲜红。皮损边缘高起，当红斑逐渐向外蔓延时中央红色减退呈浅棕黄色。而边缘仍发红，一般不化脓。自觉有疼痛或灼烧感。全身症状和皮疹一般在 4～5 天达到高峰。皮疹消退时局部可遗留轻度色素沉着及脱屑。

【诊断与鉴别诊断】

根据起病急骤，皮损为边界清楚的水肿性红斑，以及发热、恶寒等全身症状，多不难做出诊断。应注意与接触性皮炎、类丹毒、蜂窝织炎鉴别。

1. 接触性皮炎

有接触刺激物或药物过敏史，皮损发生于接触部位，损害边界清楚，自觉瘙痒，全身症状轻微。

2. 类丹毒

常发生于手掌及手指，红斑颜色不如丹毒鲜红，而呈紫红色，全身症状轻，常有洗鱼、切肉及皮肤刺伤史。

3. 蜂窝织炎

红肿边界不清，热痛明显，中心部红肿尤甚，可化脓。

【治疗】

1. 抗生素类

青霉素为首选药物。对青霉素过敏者，可选用白霉素、红霉素或氯霉素。对慢性复发丹毒，可用麦迪霉素、螺旋霉素、阿奇霉素、头孢拉定等。

2. 皮质类固醇

可用于全身症状不严重而局部红肿明显，且用抗生素 7 天未见明显改善者，连用数日。

3. 其他治疗

对慢性复发者可用紫外线照射；如有疱疹应在消毒后抽出；局部可用 50%硫酸镁溶液湿敷。

【预防】

注意个人卫生与居室卫生；忌食辛辣、腥发、油腻之物，多吃蔬菜水果；及时治疗，特别是足癣和皮肤黏膜破损时，以免感染邪毒。

二、常见并发症

（一）急性链球菌感染后肾小球肾炎

【概述】

急性链球菌感染后肾小球肾炎（APS-GN）是指链球菌感染后免疫反应所引起的急性弥漫性肾小球炎性病变。

【病因与发病机制】

本病为 A 组 β-溶血性链球菌引起的感染后免疫反应。根据细菌壁的 M 蛋白的免疫性质，可将其分为若干型，其中第 2、49、55、57 型多经皮肤感染。上述型别链球菌中的“致肾炎菌株”具有共同的致肾炎抗原性。至于链球菌的哪一部分作为抗原，目前尚无定论。可能的抗原成分包括细胞壁所含 M-蛋白或 M-协同蛋白；细胞浆内被称作“肾炎菌株协同蛋白”的物质；一种带阳电荷的细胞外成分等。另外，有学者提出致肾炎菌株分泌一种酶能水解机体自身的 IgG，使其隐蔽的抗原决定簇暴露形成自身抗原。此类肾炎属于免疫复合物型肾炎。循环免疫复合物学说已被人们所熟知。近年又有原位免疫复合物学说，抗体与先行植入肾小球局部的抗原在植入处结合。免疫复合物一旦在肾小球沉积将激活补体，吸引循环中的炎症细胞，炎症细胞及肾小球细胞释放多种生物活性产物，引起免疫损伤和炎症。系膜细胞可清除已沉着的免疫复合物，中断上述免疫-炎症的恶性循环，使急性肾炎病变呈自限性。

【诊断】

1. 临床表现

短期内发生血尿、蛋白尿、少尿、水肿、高血压等典型病例可诊断为急性肾炎综合征。根据病前1～3周有链球菌前驱感染史；有关链球菌培养及血清ASO滴度升高；C_3浓度下降即可确诊为APSGN。对不典型者须经多次尿常规检查并结合血清补体的动态改变作出诊断。

本病常于前驱感染后1～3周起病，通常皮肤链球菌感染后潜伏期常为14～28天。

(1)一般病例：起病初可出现低热、头晕、恶心等症状，体检可在咽部、皮肤或淋巴结等处发现前驱感染的残迹。

①水肿、少尿：常为最早出现的症状，先眼睑水肿，后渐及全身，多为非凹陷性水肿。水肿时尿量减少，甚至无尿。

②血尿：起病时几乎都有血尿，多为镜下血尿，1/3～1/2患儿有肉眼血尿。酸性尿呈浓茶色或烟灰水样，中性或弱碱性尿者呈鲜红色或洗肉水样。

③高血压：1/3～2/3患儿于病初出现高血压，常为120～150/80～110mmHg。

(2)严重病例：部分患儿在起病2周内可出现下列严重症状，应提高警惕。

①严重循环充血：常出现在起病后第1周内。轻者仅有呼吸、心率增快，肝脏增大；重者出现端坐呼吸，颈静脉怒张，吐泡沫痰，肺底满布湿啰音。可有胸水、腹水。有些患儿可诉腹痛或胸闷不适。少数可突然发生，病情急剧恶化。

②高血压脑病：一般认为由于脑血管痉挛或高度充血扩张而致脑水肿，表现为剧烈头痛、恶心、呕吐、一过性失明甚至惊厥及昏迷。

③急性肾功能不全：严重少尿或无尿患儿可出现暂时性氮质血症、电解质紊乱及代谢性酸中毒。

(3)非典型病例

①亚临床表现的急性肾炎：患儿仅有少量蛋白尿和(或)镜下血尿，而临床无水肿、高血压及肉眼血尿。多根据前驱感染证据及C_3的动态变化诊断。

②肾外症状肾炎：患儿有高血压和(或)水肿，有时甚至出现高血压脑病或循环充血，但尿改变轻微，多呈一过性。

③具有肾病表现的急性肾炎：以急性肾炎起病，但水肿和蛋白尿突出，呈肾病综合征表现。

2. 实验室检查

(1)尿液检查：尿沉渣镜检均有红细胞增多，尿蛋白(+～++)，可见透明、颗粒或红细胞管型，少数病例尿中可有较多白细胞。

(2)血液检查：白细胞计数一般轻度升高或正常。常见轻度贫血，与血容量增加有关。血沉多数轻度增快。

(3)肾功能检查：内生肌酐清除率可降低，重者血浆尿素氮和肌酐升高。肾小管功能一般正常。

(4)病灶细菌培养及血清学检查：未应用抗生素之前，早期做病灶细菌培养，约1/4病例可获阳性结果。链球菌的菌体外抗原成分，能刺激机体产生相应抗体，可作为近期链球菌感染的证据。其中临床应用最广泛的为抗链球菌溶血素“O”(ASO)的检测。其阳性率为70%～80%。ASO滴度通常在感染后10～14天开始升高，3～5周达高峰，其后逐渐下降，6个月内恢复正常者约为50%，1年以内者约75%，少数需2年。ASO滴度与肾炎的严重程度及预后无关，早期使用青霉素治疗。一些经皮肤感染的链球菌株，因皮脂与溶血素相结合，而使ASO呈阴性反应。此外，也有一些致肾炎菌株不产生溶血素。

应进行不同抗体的综合测定，其中包括抗DNA酶B、抗链球菌激酶及抗透明质酸酶。

(5)血清补体测定：大部分患者起病后2周内血清总补体及C_3降低，多于6～8周恢复正常，如病程超过8周C_3仍低，应考虑是否为其他类型肾炎。

【鉴别诊断】

1. 热性蛋白尿

于高热时可出现一过性蛋白尿及镜下血尿，可能与肾血流量增加、肾小球通透性增加及肾小管上皮细胞混浊肿胀有关。这一尿改变发生于高热极期，随着热退，尿检查恢复正常，不伴水肿和高血压。

2. 其他病原感染后急性肾炎

金黄色葡萄球菌、肺炎球菌及各种病毒及支原体等均可引起肾小球肾炎，在临床上同样表现为急性肾炎综合征，可结合各病的特点相鉴别。

3. 某些原发性肾小球疾病

急性肾炎综合征还可见于膜增生性肾炎、IgA肾病等，但前者蛋白尿明显，血清补体持续低下，后者则反复发作肉眼血尿。必要时应做肾活检以明确诊断。

4. 全身系统性疾病肾脏受累

多种全身疾患累及肾脏时可呈急性肾炎综合征的表现，如系统性红斑狼疮、过敏性紫癜、溶血尿毒综合征、肺出血肾炎综合征等。应注意是否伴有其他系统受累的表现，亦有以肾脏病变单独起病者，要追踪观察病情变化。

5. 急进性肾炎

发病过程与本病相似，但患者呈进行性少尿，无尿及急骤发展的肾功能衰竭，预后恶劣。对急性肾炎少尿持续1周以上仍进行性加重或病程超过1个月不缓解者应高度警惕本病。

6. 泌尿系感染

急性肾炎时可有腰痛，少尿及尿中红细胞较多时亦可有排尿不适感，尿中白细胞亦可较多，可结合尿细菌学检查及临床有无高血压及水肿相鉴别。此外，偶尔需除外慢性肾炎的急性发作及遗传性肾炎。

【治疗】

本病为自限性疾病，目前尚乏直接针对肾小球免疫病理过程的特异性有效治疗。基本上是对症治疗，治疗环节为针对主要病理生理改变予以纠正。

1. 休息

起病2周内常需卧床休息，待水肿消退、血压降至正常、肉眼血尿消失，可下床轻微活动，血沉接近正常可恢复活动。

2. 饮食

有水肿及高血压的患儿应限制钠盐的摄入，食盐每日1～2g，有氮质血症时应限制蛋白入量，成人每日20g，每日0.5g/kg，并应选用优质蛋白，以减轻肾脏对排泄氮质的负担尚可保证一定的营养需要，还可促进非蛋白氮的利用，以减轻氮质血症；供给高糖饮食以满足机体热量需要；除非严重少尿或循环充血，一般不必严格限水。

3. 对症治疗

(1)利尿：一般口服双氢氯噻嗪，每日2～3mg/kg，分2～3次。当肾小球滤过率明显下降时效果不佳，此时常给予呋塞米肌内或静脉注射，每次1mg/kg。禁用保钾及渗透性利尿剂。

(2)降压：血压轻度升高者只需限制水、盐摄入及卧床休息；血压持续升高、舒张压高于90mmHg时应给予降压药：首选硝苯地平(心痛定)口服或舌下含服，每日0.25～0.5mg/kg，最大量不超过1mg/kg，分3～4次；还可肌注利血平，小儿首剂0.07mg/kg

(总量不超过 2mg)。1～2 次后改为口服,每日 0.02～0.03mg/kg,分 2～3 次;肼苯哒嗪,每次 0.1～0.15mg/kg 肌注;1～2mg/(kg·d),分 3 次口服。

4. 重症病例的治疗

(1)高血压脑病的治疗:应立即静脉点滴硝普钠,5～10mg 溶于 10%葡萄糖溶液中,开始按 1μg/(kg·min)速度滴注,调节速度,最多不超过 8μg/(kg·min)。还可选用二氮嗪,每次 3～5mg/kg,于 1 分钟内静脉推入。用药后血压迅速下降,可维持 4～12 小时。并辅以止痉、吸氧和脱水治疗。

(2)循环充血的治疗:静点硝普钠减轻心脏前后负荷。当考虑确实出现泵衰竭需使用洋地黄制剂时应注意毒性作用。经上述治疗仍不能控制病情时采用透析或滤过治疗。

(3)急性肾功能不全的处理:可静脉推注呋塞米,剂量可加至 3～5mg/(kg·次),重复 2～3 次多可利尿,若仍无效按急性肾衰处理。

5. 感染灶治疗

抗生素的作用至今仍未得到肯定。临床多沿用为了清除残存细菌而在疾病初期予青霉素治疗 7～10 天的原则。扁桃体切除术只用于病程迁延或病情反复而且扁桃体病灶明显者。

(二)细菌性心肌炎

【概述】

细菌性心肌炎是指由细菌引起的心肌炎性改变,其发病率低于病毒性心肌炎。其致病菌以葡萄球菌、链球菌和肺炎球菌为主。

【病因与发病机制】

发病机制主要是致病菌直接侵犯心肌及致病菌产生毒素对心肌毒害作用。按组织病理学可分为以心肌变性为主的实质性心肌炎和以间质损害占优势的间质性心肌炎,根据病变范围的大小,又分为弥漫性和局限性心肌炎,按病情又可分为急性和慢性两种。

【诊断】

1. 临床表现

心肌炎的临床表现常取决于病变的广泛程度,轻重病例表现差别极大,轻者可无症状,重者可猝死。

细菌性心肌炎的症状可能出现于原发病的症状期,亦可能出现于原发病的恢复期。如在原发病的症状期出现,其表现常被原发病所掩盖,绝大多数细菌性心肌炎患者在发病前有发热、全身酸痛、咽痛、腹泻等症状。心肌炎较轻者,症状不明显,有症状者多为胸闷、心前区隐痛、心悸、乏力、头晕、恶心等。部分患者以心律或脉律不齐作为首先引起注意的症状,少数病人有晕厥,重病患者可出现心衰和心源性休克。

细菌性心肌炎体征常有以下几种。

(1)心率改变:心率增快,常与体温升高不相称,也可以出现心动过缓。

(2)心律失常:可出现各种心律失常,以过早搏动和房室传导阻滞为最常见。

(3)心音改变:心尖部第一心音减弱,或有分裂。心音可呈胎心音,常出现舒张期奔马律。

(4)杂音:心尖部可闻及收缩期吹风样杂音,少数病人可出现相对二尖瓣狭窄所致的心尖部舒张期隆隆样杂音,杂音的响度一般不超过Ⅲ级,当心肌炎好转后逐渐消失。

(5)心脏增大:轻者心脏不增大,一般情况下心脏增大只是暂增大,病愈后心脏可恢复正常。

(6)心力衰竭:重症弥漫性心肌炎患者,可出现急性心力衰竭,严重病例可以血压下降出现心源性休克。

2. 实验室检查

(1)白细胞数可升高,血沉增快,心肌三酶(磷酸肌酸激酶、乳酸脱氢酶、谷草转氨酶)可有不同程度升高。

(2)心电图检查:可出现 T 波低平或倒置,ST 段可有轻度下移,还可出现各种心律失常及 QT 间期延长。

(3)X 线检查:可有心影扩大,心尖搏动减弱。

(4)病原学检查:有时可在血、痰及大便中培养出致病菌。

3. 诊断要点

本病的诊断是在细菌感染之中或之后,出现心脏病的症状和体征,心电图出现异常改变,化验检查中白细胞数增高,血沉增快,心肌三酶增高,同时还要除外其他病因所引起的心肌炎后,即可考虑为细菌性心肌炎。

【鉴别诊断】

原发性心肌病可有家族史,病程长,进展缓慢,扩张型心肌病变心脏常明显扩大,可有动脉栓塞现象,病原学检查阴性,心电图常有各种心律失常,较细菌性心肌炎严重,可出现病理性 Q 波等。

【治疗】

细菌性心肌炎的治疗主要有两个方面,一是积极治疗原发病,二是针对心脏病变采取相应的措施,治疗原发病主要是抗感染治疗,针对不同的致病菌选用不同的抗生素。对于心脏病变的处理,首先病人要充分休息,轻症者在退热、心率、心脏大小和功能恢复正常后,一般还需休息 3 个月,重症者应休息半年至 1 年,直至心脏完全恢复。其次是给予增进心肌营养、改善心肌代谢的药物,可以选用维生素 C、辅酶 A、肌苷,环化腺苷酸 1-α 二磷酸果糖等药物。其中维生素 C 用量要大,一般用量是 2～5g,最大用量可用至 10g。治疗中也要注意对症治疗问题,针对心功能不全,心律失常及其他一些症状给予相应治疗措施。

大多数急性心肌炎,经过适当治疗后能痊愈,不遗留任何症状和体征,极少数病人在急性期因严重心律失常、心衰和心源性休克而死亡。部分患者经过数月后病情趋于稳定。但心肌后遗的病变在临床上表现为心脏扩大、心律失常和心功能减退,转为慢性心肌炎。慢性者一部分由于病情逐渐加重也可在一二十年后死亡。

第六节 蜂窝织炎并发症

一、蜂窝织炎

【概述】

蜂窝织炎是一种广泛的皮肤和皮下组织或深层疏松结蒂组织的弥漫性、化脓性炎症。病变不易局限,常迅速扩散。

【病因与发病机制】

致病菌多由溶血性链球菌和金黄色葡萄球菌感染引起,少数可由流感杆菌、大肠杆菌、肺炎链球菌和厌氧菌等引起。本病常继发于外伤、溃疡、其他局限性化脓性感染,也可由细菌直接通过皮肤破损处侵入。

【临床表现】

好发于面部、四肢、外阴和肛周等部位，起病急。病变部位表浅者，局部有红、肿、热、痛。中间明显，边界不清。严重者其上可发生水疱、压痛。如病变部位疏松，则疼痛较轻，水肿明显。若病变部位组织致密，则疼痛严重而水肿较轻；病变部位深在者，局部红肿多不明显，常有水肿、发热和深压痛。严重者病变中心坏死，液化成脓，破溃而成脓疡，约2周左右结瘢而愈。亦有不破溃者，炎症自然吸收而消退。局部淋巴管或淋巴结可受累发炎，常伴发热恶寒，白细胞计数增高。

【诊断与鉴别诊断】

根据患者局部红、肿、热、痛、边界不清，中心可软化、化脓，破溃后流脓等特点，可做出诊断。

应注意与丹毒鉴别。丹毒患部鲜红成片，边缘清楚而稍高起，中心部位色泽较淡。自觉灼痛，一般不会化脓，多发生于头面及下肢，常有复发。

【治疗】

1. 全身治疗

早期应用高效、足量抗生素。可根据细菌培养选用敏感抗生素，常用青霉素类、红霉素类、利福霉素类等；加强支持疗法，补充足量维生素；酌情给予解热止痛药等。

2. 局部治疗

如脓肿形成则需切开引流；如组织肿胀严重，局部张力过高而影响血液循环，表面皮肤变为紫红色，则应及早切开，减低张力。

【预防】

注意清洁，保持个人卫生；积极治疗面部、口腔、四肢等原发病灶；忌烟酒及辛辣、发物刺激之品。

二、常见并发症

败血症

【概述】

败血症是指细菌侵入血循环，并在血流中生长繁殖，引起毒血症状的全身感染。若侵入血流的细菌被人体防御机能抑制而不引起明显毒血症状时，称菌血症。

【病因与发病机制】

常见的致病菌有革兰阳性菌、革兰阴性菌、厌氧菌及其他一些致病菌。由蜂窝织炎、疖、痈、毛囊炎等皮肤感染所并发的败血症多为革兰阳性菌引起。革兰阳性菌包括：①葡萄球菌：本菌包括金黄色葡萄球菌、表皮葡萄球菌及腐生葡萄球菌三种，其中金葡菌为败血症最常见的致病菌；②链球菌：按菌落溶血现象分为甲型溶血性链球菌、乙型溶血性链球菌及非溶血性链球菌三类；③肺炎球菌；④其他。

1. 病原菌与人体的相互作用

病原菌侵入血循环后能否引起败血症，取决于病原菌的致病力和人体防御功能两方面。

(1)病原菌的致病力：与入侵细菌的毒力和数量相关。毒力强的细菌如金葡菌，入血后极易形成败血症。毒力不强的条件致病菌，但如数量较大，入血也可引起败血症。

(2)人体的防御反应：包括非特异性免疫和特异性免疫，前者如皮肤黏膜的屏障、吞噬作用和溶菌酶、补体等体液作用；后者包括细胞免疫和体液免疫两方面的免疫作用。

一般情况下，如仅有少量致病菌入血，可

迅速被吞噬细胞清除或被特异性抗体及非特异性抗菌物质如补体、溶菌酶等杀灭而不致引起败血症。但在屏障严重受损、先天性免疫功能不足、婴幼儿或老年人、各种严重的慢性病和接受免疫抑制剂治疗者，抗感染免疫力降低，均易导致败血症。

2. 发病部位与过程

病原菌侵入人体后引起的发病部位与过程分为原发感染灶、败血症与迁徙性病灶。

(1)原发病灶：指病原菌在入侵处引起的局部炎症。皮肤化脓性感染，如疖、痈、毛囊炎或脓肿等，特别是在脓肿被挤压后，由于局部防御功能的破坏，致病菌易于侵入血循环而引起败血症。葡萄球菌败血症病人大多继发于皮肤的原发性感染。颜面部的感染，因局部血管及淋巴管较丰富，挤压后更易导致败血症。

(2)败血症：病原菌在血液中生长、繁殖，播散全身，细菌产生的外毒素、内毒素及其他分解产物引起的严重毒血症，表现为：①全身性发热反应，如高热、寒战；②全身组织或器官的中毒性炎变；③严重者发生感染性休克与弥散性血管内凝血。

(3)迁徙性病灶：指病原菌经血流播散到全身组织器官所引起的继发性局部感染，表现为化脓性炎症或脓肿。迁徙性病灶的多寡与病原菌种类有关，金葡菌易引起多发性化脓性炎症或脓肿。

【诊断】

1. 临床表现

潜伏期取决于原发感染灶发展成败血症的过程。败血症一般以急性起病、寒战高热、白细胞显著增加等严重毒血症症状为主要临床表现。

(1)原发感染灶：多数败血症病人都有轻重不等的原发感染灶，原发灶与病原菌存在于人体的部位有关。原发感染灶的特点为所在部位红、肿、热、痛和功能障碍，其毒素入血也可引起不同程度的毒血症表现，如发热、畏寒、身痛与乏力等。

(2)毒血症：表现为畏寒、寒战和高热，热型不定，但多为弛张热，伴头痛、呕吐、腹胀、呃逆、肝脾肿大、皮疹、呼吸和心率增快等。严重者可出现神志改变和感染性休克。中毒性肝病、心肌炎、脑病亦常见。少数病例可伴发弥散性血管内凝血。

(3)迁徙性病灶：随病原菌而不同，常见的迁徙性病灶有皮下及深部肌肉脓肿、肺炎、渗出性胸膜炎、肺脓肿、脓胸、感染性心内膜炎、化脓性心包炎、脑脓肿、骨髓炎等。

2. 实验室检查

(1)血常规：血细胞总数增多，一般在$(10\sim30)\times10^9/L$，中性粒细胞百分比增高，可出现明显核左移及细胞内中毒性颗粒，嗜酸粒细胞减少或消失。机体反应性较差者及少数革兰阴性杆菌败血症患者的白细胞总数可正常或偏低，但中性粒细胞数仍增多。

(2)病原学检查：以血培养最为重要，应在抗菌药物应用前及寒战、高热时进行、并宜多次反复送验、每次采血量新生儿和婴儿为5ml，年长儿和成人为10ml。有条件者宜同时作厌氧菌和真菌培养。已采用抗菌药物的病例宜于培养基中加入硫酸镁、β-内酰胺酶、对氨苯甲酸等某些抗菌药物，或用血块培养法以提高阳性率。骨髓培养的阳性率较血培养者为高。以脓液、脑脊液、胸腹水液、淤点挤压液等涂片检查和培养，亦有检出病原菌的机会。分离得病原菌后作药敏实验，以测定最低抑菌浓度(MIC)，供选用抗菌药物参考。必要时测量最低杀菌浓度(MBC)，血清杀菌实验也有重要参考意义。一般培养基上无细菌生长，疑有L-型细菌败血病时，应作高渗盐水培养。真菌生长缓慢，培养阳性率亦较低。乳胶凝集实验测定抗原或相应抗体(用于隐球菌病),以及病理组织检查等均有助于诊断。厌氧菌分离培养至少也需 1 周,不能及时为临床治疗提供细菌学依据。近年已开展气相色谱法、离子色谱法等快速诊断技术。色谱法也能在 1 小时内对标本做出有无厌氧菌的诊断,便于指导用药。免疫荧光法快速、敏感,且能特异地鉴定厌氧菌;其他尚有免疫酶标组化快速鉴定产气荚膜梭菌等,对早期诊断有良好效果。

(3)其他检查:鲎溶解物实验(LLT)可检测血清等标本中革兰阴性杆菌的内毒素,但不能鉴别为何种病原菌,对诊断革兰阴性败血症有一定帮助。病程中如出现心、肝、肾等脏器损害,或休克、DIC 等时,应作相应检查。化脓性关节炎在发病 2 周后 X 线检查才有所发现。

【鉴别诊断】

1. 疟疾

间日疟为规则的间日发作高热、寒战与大汗以及明显的间歇缓解期。恶性疟的发热寒战多不规则,但白细胞总数与中性粒细胞均不高,在血片或骨髓涂片中可查到疟原虫。

2. 急性肾盂肾炎

可有高热与寒战,但常有腰痛与肾叩击痛,尿中可查见白细胞与脓细胞。尿培养有病原菌生长,但血培养为阴性。

3. 化脓性胆管炎

虽有高热、寒战,但有胆绞痛史,黄疸与血清胆红素增高,胆管区有明显压痛与叩痛,血培养无病原菌生长。

4. 变应性亚败血症

其临床表现很像败血症,发热可持续数日之久,但全身中毒症状不太重,且可有缓解期。皮疹可反复短暂出现,多次血培养皆阴性。抗生素治疗无效,吲哚美辛类药物可有一定效果。肾上腺皮质激素有效。

5. 伤寒与副伤寒

起病较缓,发热多呈梯形上升,1 周后呈持续高热,可有玫瑰疹,听力减退,白细胞显著减低。丙型副伤寒可有迁徙性病灶。肥达反应阳性,血培养可有伤寒或副伤寒杆菌生长。

【治疗】

败血症的治疗首先是原发感染的治疗,并严密监测血液动力学的变化和呼吸功能,以保证各重要器官的灌流量和氧气的供应。

1. 病原治疗

要求病人在发病后 48 小时之内应用广谱抗生素,而后根据培养结果和药敏试验加以更改。应用抗生素时,多需联合用药。随着新的抗菌药物发展,单一应用抗生素如头孢菌素或喹诺酮类亦有效,但对于严重免疫缺陷病人仍提倡联合用药。

(1)病原菌已知败血症的抗生素选择:其要求是针对已知病原菌选用有效的抗生素,避免毒副作用。但一旦药敏试验报告,应根据其结果进行抗菌药物更改。如大肠杆菌将近 20%～30%菌株耐氨苄青霉素,而大多数对头孢菌素敏感。

(2)病原菌不明败血症的抗生素选择:当实验室不能提供败血症病因时,应根据病人的系统症状或伴发疾病对病原菌进行推测、判断。药物选择如下:①脑膜炎:氨苄西林或第三代头孢菌素头孢曲松;②腹泻:氨苄西林、复方新诺明或环丙沙星;③尿道感染:复方新诺明、头孢菌素或环丙沙星;④发热并心脏杂音:苯唑青霉素加阿米卡星或万古霉素加阿米卡星。

2. 支持疗法

败血症病人常常血液动力学不稳定,可发展成败血性休克,招致严重后果,故此类病人应置于加强病房治疗，予以监护。监护内容至少包括尿量、组织氧含量、血气分析、pH值，肺动脉楔压等。此外，水电解质平衡、血管活性药物应用确保肾灌流量，心脏机能维持等均属重要。

第三章

杆菌性皮肤病

第一节 麻风病并发症

一、麻风病

【概述】

麻风病也称汉森病，是由麻风分枝杆菌感染引起的一种慢性传染病。主要侵犯皮肤、黏膜及周围神经、淋巴结、骨骼，内脏器官也可受累。

【病因与发病机制】

麻风的病原菌为麻风杆菌，其学名为麻风分枝杆菌。麻风病至今公认的传染源是未经治疗过的麻风病患者，其中多菌型患者皮肤及黏膜处含有大量的麻风杆菌，是最重要的传染源。麻风患者在喷嚏或咳嗽时，麻风杆菌悬滴液可排放到空气中或被尘埃吸附，健康人吸入这种带菌的悬滴液或尘埃，通过上呼吸道黏膜进入人体，这是麻风杆菌进入人体的主要途径为直接传播。间接传播主要是健康人由于接触传染性麻风患者的衣物、生活用品或生产工具而致麻风杆菌传染的可能性从理论上说是存在的，在叮咬过多菌型患者的蚊子、臭虫等节肢动物的体内可查到抗酸杆菌，并经鼠足垫试验证实，这种菌是具有活力的麻风杆菌，因此以吮血昆虫为媒介传播麻风的可能性值得进一步研究。

麻风杆菌进入人体后是否发病以及发病后的表现，取决于被感染机体的免疫状态，主要与机体对麻风杆菌的细胞免疫力密切相关。绝大多数人对麻风杆菌具有特异性免疫力，在麻风杆菌侵入后能迅速建立有效的免疫反应，只有少部分人对麻风杆菌易感。麻风病传染必须有传染源、传染途径、易感人群三个基本环节。麻风病既不胎传，也不遗传。

【临床表现】

在麻风病的早期几乎没有或完全没有症状或体征，仅当适量的麻风杆菌被机体的免疫系统识别，或麻风杆菌大量繁殖时，才出现麻风病的症状和体征。自麻风杆菌进入人体至出现麻风的临床症状或体征的期间称为潜伏期。一般认为麻风病的潜伏期为2～5年，短者只有3个月，长者可在10年以上。在明显的麻风体征发生之前，部分患者可出现以非皮肤症状为特点的前驱症状，如鼻症状(鼻翘、鼻堵塞和鼻痂形成)、感觉异常、肌肉或关节酸痛、双侧神经痛等。

(1)少菌型麻风：皮肤通常表现为一块或数块浅色斑、淡红斑或红斑，边缘清楚。亦可为一块较大的斑块，边缘高起，中心部分显示"痊愈"。有的皮损由密集的小丘疹构成而呈苔藓样，形成环状或半环状。除面部外，其他部位的皮损有明显的感觉障碍。由于皮损的出汗功能障碍，皮损表面往往比周围正常皮肤干燥。皮损的附近有时可触及粗大的皮神经，亦可触及1或2条周围神经粗大，常见的是尺神经和腓总神经。如果临床上仅有神经受累而无特异性皮损或皮损史者，称为纯神经炎麻风病。一般认为少菌型麻风病情是稳定的，无黏膜、淋巴结、眼及内脏损害。该型病人抵抗力强，经治疗可在短期内治愈，有的亦可自愈。少菌型麻风病由于组织反应强烈，神经受累往往较重，常可发生相应部位的畸残，如爪形指、垂腕、垂足等。

(2)多菌型麻风病：皮损可为斑疹、丘疹、结节、斑块和弥漫性浸润等。皮损的颜色可呈淡红色、红色、棕褐色，有的表面光亮多汁。一般皮损较小，数目自几个到广泛对称分布。皮损的边缘有的部分清楚，有的不清楚。有的皮损可形成内缘清楚、外缘模糊的"免疫区"或"打洞区"。皮损可有明显的感觉障碍，但出现较迟。晚期病人的斑、斑块、结节和浸润遍及全身，面部深在性结节性浸润形成"狮面状"，可有鼻、唇肥厚和耳垂肥大。神经损害多发，质中或软，有的不对称，有的广泛而对称。眉毛可不对称脱落。黏膜、淋巴结、睾丸及内脏可明显受累。眼可发生结膜炎、角膜炎、虹膜睫状体炎，重者可失明。指、趾骨可吸收、短缩，肝、肾、脾也常受累。神经破坏较迟，有的较轻。如未早期发现和治疗，至中晚期可致难以恢复的畸残和毁形。

【诊断与鉴别诊断】

麻风病的诊断必须结合病史，临床表现，细胞检查及组织病理检查等方面的资料，周密地加以综合分析才能做出。确立麻风诊断的主要依据有以下几点：

(1)有皮损并伴有浅感觉障碍及闭汗，或仅有一麻木区；

(2)周围神经干或皮支神经粗大；

(3)皮损组织切片内查到麻风杆菌；

(4)病理组织中见到特异性病变。

以上4条中除第3条外，如只有一条存在，应慎重而不宜轻易下诊断，若有2条或2条以上者一般可确立诊断。此外，组胺试验，毛果云香碱出汗试验及立毛肌功能试验等对明确诊断也有一定参考价值。麻风菌素试验对诊断没有直接意义，但有助于分型和测定其免疫状态。

由于麻风病皮损形态多种多样，因此易与其他皮肤病相混淆，如脂溢性皮炎、体股癣、神经性皮炎、斑秃、多形红斑、结节性红斑等，但这些疾病多伴有不同程度的瘙痒、痛等症状，但麻风病皮疹常有不同程度的浅感觉障碍和无汗，以及周围神经干粗大等可资鉴别。早期瘤型皮损虽无明显浅感觉障碍，但细菌检查常为阳性。

缺乏皮损的麻风病患者应与某些神经科

疾病相鉴别，如脊髓空洞症，多发性神经炎，面神经麻痹，股外侧皮神经炎，进行性肌营养不良，肌萎缩性侧索硬化症等。

【治疗】

用两种或两种以上作用机制不同的有效杀菌性化学药物治疗称为联合化疗。在目前的联合化疗方案中，必须包括强力杀菌性药物利福平(RFP)。

1. WHO 标准联合化疗方案

(1)多菌型(成人)：利福平 600mg，每月1次，监服；氨苯砜 100mg/d，自服；氯法齐明300mg，每月1次监服，和 50mg/d 自服，疗程24个月。

(2)少菌型(成人)：利福平 600mg，每月1次，监服；氨苯砜 100mg/d，自服，疗程6个月。

2. WHO 推荐用于特殊情况的联合化疗方案

(1)由于变态反应或肝病不能服用利福平或对利福平耐药者：氯法齐明 50mg/d 加氧氟沙星 400mg/d、米诺环素 100mg/d、甲红霉素 500mg/d 中的两个药物治疗6个月，继之以氯法齐明 50mg/d 加米诺环素100mg/d 或氧氟沙星 400mg/d，至少再治疗18个月。

(2)因皮肤色素沉着而完全不能接受氯法齐明者：以氧氟沙星 400mg/d 或米诺环素100mg/d 代替 WHO 标准多菌型方案中的氯法齐明。鉴于氯法齐明对Ⅱ型麻风反应有预防和治疗作用，应尽量说服病人接受氯法齐明治疗。

3. 临床治愈标准

完成治疗的患者在监测期间活动性症状完全消失，且皮肤查菌阳性者待阴转后每3个月查菌1次，连续2次持续为阴性者，以及皮肤查菌阴性者在活动性症状完全消失后，皮肤查菌仍为阴性者为临床治愈。

【预防】

目前麻风病防治的主要策略是早期发现病人，并及时用联合化疗治疗病人，从而达到控制传染源，逐步减少麻风病的传染和发病，最终达到完全消灭麻风病的目标。在麻风病流行区有条件时可以对麻风菌素和结核菌素反应均为阴性的密切接触者，特别是儿童和青少年予以 BCG 接种，以降低麻风病的发病率。

二、常见并发症

(一)麻风反应

【概述】

麻风反应是指在麻风病的慢性过程中，由于机体免疫状态的改变而突然发生的症状活跃，出现急性或亚急性的病变。

【诊断与鉴别诊断】

1. 临床表现

麻风反应可分为Ⅰ型反应、Ⅱ型反应和混合型反应。

(1)Ⅰ型反应：属迟发型超敏反应，主要发生在免疫状态不稳定的界线类患者。临床表现为原有的皮损部分或全部迅速发生充血、水肿、高起、光亮伴触痛，外观类似丹毒。可出现新皮损。斑疹可变为斑块，边缘部分隆起、浸润，严重时可以破溃、坏死、形成溃疡。分型愈靠近光谱的中心部分，损害愈多，病变愈严重。常见一条或多条神经迅速肿胀，极度疼痛和触痛，未及时处理，可迅速发生爪形指、垂腕、垂足、面瘫或兔眼等。有的患者由于迷走神经和吞咽神经的分支所构成的咽丛受累，可使软腭肌和咽肌麻痹，出现吞咽困难、失声、进食呛咳或自鼻孔反流等症状；亦可发生呕吐等食管上段麻痹症状；这些均应予急症处理。经有效抗麻风药物治疗者，往往表现为“逆向”(升级)反应，表明抵抗力增强，皮损的边缘清楚，反应后向TT端转变，细胞倾向于上皮样细胞变化，防御细胞(淋巴细胞、巨噬细胞和上皮样细胞)增加，麻风杆菌减少或阴性。未治疗或治疗不规则者往往出现“降级”反应，表明抵抗力下降，皮损边缘不清楚，皮损的数目增多，面积扩大，出现新皮损，病情往往向瘤型端转变，细胞倾向于向组织细胞和泡沫细胞变化，防御细胞减少，麻风杆菌增加。可有全身症状，病程持续数月甚至1年才能消退。

(2)Ⅱ型反应：又称麻风结节性红斑(ENL)，系麻风杆菌抗原和相应抗体相结合的免疫复合物反应，主要发生在经抗麻风药物治疗过的BL和LL病例。于四肢、面部和躯干等外观正常的皮肤上出现白果至核桃大小之疼痛性红色结节，呈半球状，境界不清，有光泽和触痛，有的可破溃。结节初起为鲜红色，以后呈暗红色，消退后留有色素沉着。ENL往往持续数天消退，同时又陆续成批发生新的结节，此起彼伏，反复发作，如不及时治疗，久之可形成坚实的硬块。ENL患者常可发生神经炎，伴浅神经干粗大、疼痛和触痛。神经损害的发生不如Ⅰ型反应那么快，不及时治疗亦可发生永久性损伤。可有鼻黏膜症状和面、手、足水肿。此外Ⅱ型反应亦可表现为多形红斑、坏死性红斑、虹膜睫状体炎、睾丸炎、关节炎、胫前骨膜炎和淋巴结病变。尚可发生全身症状如发热、全身不适、乏力、头痛、四肢酸痛、血沉加速、蛋白尿、血尿甚至肾功能衰竭。ENL的组织学变化主要为急性变应性血管炎或增殖性血管炎改变。Ⅱ型反应的病程一般1～2周，治疗不适当亦可迁延数月甚至数年。

(3)混合型反应：主要见于BB和BL，兼有Ⅰ型和Ⅱ型麻风反应的临床、免疫学和组织病理学特点。病程介于这两型反应之间，预后取决于反应的性质。

2. 诊断要点

麻风反应诊断包括病史询问、临床检查、细菌和病理检查，以确定诊断、分型和治疗。

【治疗】

1. 处理原则

(1)尽可能查明引起反应的诱因，如精神创伤、并发感染、过度疲劳、接种疫苗、妊娠、分娩、手术、酗酒等，并适当处理。

(2)积极处理急性神经炎和虹膜睫状体炎，控制高热，防止肢体畸残、视力减退和失明，减轻机体的消耗和痛苦。

(3)发生反应时，在及时抗反应治疗的同时，应予麻风联合化疗。

(4)急剧发生的皮损破溃、神经损伤和眼损害，应作为急症处理。

(5)一旦发生喉头黏膜水肿引起的呼吸困难或食管上段麻痹患者，应及时报告专业单位或综合性医院紧急处理。

2. 一般处理

(1)解释病情，争取患者的配合。

(2)轻度反应可在门诊治疗，随访观察，重度反应需住院治疗。

(3)神经肿痛的患肢应予休息、保暖，必要时予夹板固定。

3. Ⅰ型反应的治疗

(1)轻度反应：躯干、四肢见轻度高起的水肿性红斑，但面部无反应性皮损，无面、手、足水肿，且亦无神经疼痛和触痛。氯喹125mg，2～3次/d，疗程2～3周；或阿司匹林600mg，每日3～6次；或对乙酰氨基酚1g，2～4次/d。此外，雷公藤甲素片，每次2

片,3 次/d;或雷公藤多甙片 20mg,3 次/d;亦可用于Ⅰ型反应的治疗。

(2)重度反应:皮损红肿明显,有时可破溃;有 1 条或多条神经肿大,疼痛或触痛剧烈;面部有反应性皮损;有眼的炎症;有新发生的感觉丧失或肌无力;有面、手、足水肿和全身症状。首选糖皮质激素治疗,泼尼松 40～60mg/d,待反应症状控制后逐渐减量。一般在持续治疗期间,每月将每日治疗剂量减少 5～10mg,直至 20～25mg/d 为维持量,维持治疗时间视反应程度和患者类型而定,一般为 4～6 个月,有时需延至 1 年或更长。

4. Ⅱ型反应的治疗

(1)轻度反应:仅有皮肤 ENL 而无结节破溃者,无神经、眼、睾丸、淋巴结、关节受累及急性发热者。沙利度胺,开始剂量为 400mg/d,待症状控制后逐渐减量至 25～50mg/d 维持。雷公藤甲素片,每次 2 片,3 次/d;或雷公藤多甙片 20mg,3 次/d。

(2)重度反应:除皮肤 ENL 外,可有急性发热、皮肤结节破溃、神经肿痛、虹膜睫状体炎、睾丸炎,淋巴结肿痛及关节受累。亦可表现皮肤多发性 ENL 反复发作。泼尼松开始剂量为 40～60mg/d,反应控制后逐渐减量。Ⅱ型反应往往持续数月甚至数年,因此患者长期用泼尼松治疗有对糖皮质激素逐渐依赖的危险。氯法齐明不仅有抗麻风菌作用,而且还有抗炎作用,对 ENL 治疗有效。长期依赖糖皮质激素的 ENL 患者可用氯法齐明 200～300mg,每日 1 次。氯法齐明治疗Ⅱ型反应的疗效缓慢,要在 2～4 周后才慢慢显示出来。因此此类病例在用氯法齐明治疗时,应继续糖皮质激素治疗,直至反应完全控制。一般在反应消失后 1 个月左右,即可缓慢地减少糖皮质激素的剂量。当糖皮质激素撤掉以后,病情稳定,即可开始缓慢地减少氯法齐明的剂量至 50～100mg/d 为维持量。WHO 建议开始时以氯法齐明 100mg,3 次/d,最多为 12 周;以后逐渐减量至 100mg 每日 2 次,共 12 周;然后为 100mg/d,共 12～24 周。

(二)氨苯砜综合征

【概述】

氨苯砜综合征是机体对氨苯砜致敏所引起的一种超敏反应,又称氨苯砜超敏综合征。

【诊断】

1. 临床表现

从氨苯砜治疗开始到出现超敏反应的时间为 5～6 周,已经致敏者可在再次服药后 6 小时内发生,也有在治疗 6 个月后发生。在初次用氨苯砜治疗 5～6 周以后,突然发生泛发性斑丘疹或剥夺性皮疹,伴发热,不适和无力。继之出现肝脏肿大,触痛,黄疸,全身淋巴结病变和单核细胞增多。皮损变化差异很大,包括红皮病,丘疹红斑性皮疹,多形红斑,剥脱性皮炎,中毒性表皮坏死和 Stevens-Johson 综合征。红皮病发病率占 22.2%～76.5%,由于潜伏期在 5～6 周,故又称为“5 周氨苯砜皮炎”。实验室检查发现,血液学有异常,如白细胞增多,嗜伊红细胞增多,单核细胞增多,可见少量异形单核细胞,以及肝功能异常。

2. 诊断要点

根据麻风病史,以及氨苯砜用药史等可以诊断。

【鉴别诊断】

(1)传染性单核细胞增多症:除发热,丘疹,肝脾肿大,全身淋巴肿大外,可见膜性扁桃体炎,腭部淤点。鼻咽拭子可培养出 EB 病毒。血中异形淋巴细胞大于 10%者,荧光抗体检查有时可见EB病毒的特殊抗体。

(2)病毒性肝炎。

(3)由于DDS的致敏个体在服用DDS的头24～48小时能发生光毒性和光变应性反应，因此早发性氨苯砜综合征应与之相鉴别。

【治疗】

临床诊断为氨苯砜综合征后，应立即停止所有治疗药物，包括DDS、RFP等。并应根据病情，激素一般开始足量应用，同时应注意用抗生素，抗过敏，保肝及支持疗法。病情控制后激素逐渐减量，小剂量皮质类固醇维持较长时间是必要的。

对于高铁血红蛋白血症，可采用吸氧、输液，必要时用亚甲蓝注射液。在治疗期间应加强对病人的监护，观察病情变化，防止内脏出血。皮损一般在1～2周左右消退，各种参数在1～2个月恢复，少数因肝功能衰竭而死亡。

(三)麻风性神经炎

【概述】

麻风性神经炎是麻风分枝杆菌引起的一种间质性周围神经病。在结核型麻风中常常可以见到。受累的周围神经主要表现为运动、感觉、自主神经功能障碍，以及反射改变。麻风性神经病很少引起死亡，但可导致肢体畸形或残废，使患者丧失劳动能力。

【病因与发病机制】

麻风分枝杆菌是麻风性神经炎的致病菌，菌体一般呈短小棒状或稍弯曲，长约0.2～0.6Pm，无鞭毛、芽孢或荚膜。经治疗后菌体可呈双球状、念珠状或颗粒状等。菌体经抗酸染色显红色，革兰染色阳性，有助于临床诊断。电镜下可见到麻风杆菌有弥漫性的外层、外壁物质、细胞壁、细胞浆、内浆膜系统、细胞浆匀质小体、多磷酸盐体、胞浆内空泡及细胞核。麻风杆菌在0℃可活3～4周，煮沸8分钟可灭活。麻风病人是本病的惟一传染源。瘤型及界线类麻风病人带菌较多，而结核样型麻风病人查菌常为阴性。麻风杆菌寄生于皮肤、黏膜、周围神经、淋巴结和网状内皮系统的器官中。麻风病人的鼻涕、破溃的皮肤结节及粪便都有大量的麻风杆菌。主要通过破损的皮肤黏膜侵入人体，但带菌的尘块或飞沫也可以入侵健康人群呼吸道导致感染。

麻风杆菌侵入人体后发病与否，以及发病后病理演变过程、临床表现等均取决于机体对麻风杆菌的免疫功能。对麻风杆菌具有强免疫力者，虽受本菌侵犯，但可不发病，或发病后能不治自愈；对麻风杆菌缺乏免疫力者，感染后可有各种类型的病理改变。麻风杆菌经破损的皮肤或鼻黏膜侵入血液循环，继而播散侵入神经内膜，雪旺细胞和内皮细胞，造成神经束间，束膜内神经内膜的炎性肉芽组织浸润，易侵犯浅表神经。结核样型病理特点是当神经周围有浸润时，神经髓鞘常被破坏，神经膜增生变厚。瘤型病理特点是神经鞘仅受压迫而不被破坏，神经膜不增生而变薄。界线类的神经小分支内有组织细胞和上皮样细胞浸润。未定类者的病理改变为神经束膜周围有袖口状浸润，神经束内细胞增多。麻风杆菌易损害皮肤附近的皮神经，常见者有尺、正中、耳大、腓总、眶上、面、桡及肠神经等。

【诊断】

1. 临床表现

麻风杆菌侵入人体后有一段相当长的潜伏期，最短3个月，最长可达10年之久，一般平均为 2～5 年。麻风患者的神经节，半月神经节细胞和运动性神经核会受到麻风杆菌侵犯，但中枢神经系统不会受到侵犯。由于神经受累可出现一系列功能障碍。

(1)运动障碍：是由于运动神经元受损引起的，常见于手、足和面部的神经。如尺神经受累时小指和无名指弯曲，小鱼际肌群及骨间肌萎缩，造成“爪形手”畸形。正中神经受累可使大鱼际肌瘫痪并萎缩，拇指旋后内收，掌面与手掌平行，形如“狼手”状。桡神经受累时拇指不能伸直及外展，形成垂腕和垂指形。腓总神经受累时表现为足下垂。面神经受累时产生面神经周围性瘫痪。

(2)感觉障碍：麻风杆菌侵入表皮和皮肤后，感觉纤维易受损害，而触觉神经相对保存或受累较轻，因而出现痛、温觉减退而触觉仍保持的感觉分离现象。感觉障碍表现为疼痛、感觉过敏、感觉异常、严重瘙痒，继之感觉消失。感觉障碍的部位可呈“手套-袜子”型或按节段分布。尺神经受累时手背、手掌尺侧感觉减退。正中神经受累时手掌桡侧感觉减迟。桡神经受累则手背拇指与第一、二骨间隙局部感觉减退。

(3)自主神经功能障碍：受损的周围神经支配的区域，轻则皮肤发红、发热、角化过度及脱皮。严重时皮肤发冷、干燥、毛发脱落，甚至发生营养性溃疡。男性阳痿、女性月经不调。

(4)反射障碍：由于受累区域的神经与肌肉间反射通路障碍，因此腿反射减弱或消失。但无病理反射。

(5)周围神经粗大：各种受累的周围神经均变得粗大，常见的肘部滑车神经管中的尺神经及颈部胸锁乳突肌后的颈神经浅支。

2. 诊断要点

根据麻风病史，及神经炎的临床表现，可以诊断。

【鉴别诊断】

要与其他神经炎相鉴别。

1. 多发性神经病

包括感染、代谢、中毒、血管病变等原因所致的多发性神经炎，本病浅神经不粗大。

2. 股外侧皮神经炎

本病仅有大腿外侧的局部片状皮肤的感觉障碍，时轻时重，或时愈时发。不出现皮疹，无肌肉萎缩及运动障碍，无反射改变，浅神经不粗大。

3. 进行性脊肌萎缩症

多在 30 岁左右起病，临床表现可有肌无力，肌萎缩，肌束颤动。但无周围神经粗大，无感觉障碍。

【治疗】

畸形和残疾是麻风神经炎的后果，因此对累及神经的麻风反应早期发现和恰当治疗。一经确诊就应隔离治疗。本病的治疗包括抗菌疗法、麻风反应的治疗及神经营养药物等治疗。

1. 抗菌疗法

应用具有对麻风杆菌杀菌和抑菌作用的药物。

2. 神经营养药物治疗

麻风性神经炎的治疗除了病因治疗外，还需给予神经营养药的治疗。

(1)维生素 B_1：在糖代谢中能发挥重要作用，能维持神经系统功能。口服，也可以肌内注射。不良反应较少，仅个别人注射偶发过敏反应。

(2)维生素 B_6：能促进氨基酸吸收和蛋白质合成，可以口服或静脉注射。

(3)维生素 B_{12}：参与糖与脂肪代谢，有维持周围神经正常代谢过程。

(4)症状较重者：可同时用 ATP、辅酶

A,以促进神经再生。

(5)加兰他敏:5～10mg 肌注,每日 1 次。

(6)神经生长因子:有促进损伤的神经元的再生和功能恢复,是目前疗效较好的神经营养药,每次 2～4ml 肌注,每天 1 次,7～14 天为一疗程。

3. 肾上腺皮质激素治疗

对早期患者有显著疗效。可选用地塞米松、泼尼松、氢化可的松等治疗,疗程约 1 个月,停药前逐渐减量;急性重症病者在开始的 10 日内静脉滴注效果会更好,因减量和停药后常导致复发,故除反应严重者外一般不用。

4. 对症治疗

麻风性神经炎引起的疼痛应给予止痛剂口服,可供选用的药物有阿司匹林、卡马西平、苯妥英钠及曲马多等。

5. 神经松解术

神经松解术对一些神经炎患者取得了较好效果,但价格昂贵。

【预防】

麻风性神经炎目前治疗效果不理想,应尽量做到早诊断,合理治疗。可给予预防性治疗。

第二节　皮肤结核并发症

一、皮肤结核

【概述】

皮肤结核是由结核杆菌所致的慢性皮肤病。常伴发内脏结核,病程缓慢,可迁延数年至数十年。多为青少年发病,营养不良、卫生条件较差者易于发病。皮肤结核可伴有体内其他器官结核,以肺结核为常见。

【病因与发病机制】

皮肤结核大多数病原菌为人型结核杆菌,少数为牛型杆菌引起。其感染途径主要有外源性和内源性两种,外源性主要是通过破损的皮肤或黏膜感染,内源性主要是通过器官或组织的结核病灶感染。

【临床表现】

1. 原发性皮肤结核综合征

本症又称结核性狼疮,主要见于从未感染过结核的儿童,结核菌多通过皮肤外伤而直接接种。接种部位初为丘疹,继而变为溃疡性结节,溃疡基底呈颗粒状,暗红色,易出血,边缘呈潜行性,无自觉症状。附近淋巴结肿大并可发生干酪样坏死而形成脓疡及瘘管。皮损好发于颜面及四肢。

2. 全身性粟粒性皮肤结核

本症是全身性粟粒性结核病在皮肤的表现,是少见而严重的结核感染,在机体抵抗力低下的情况下发病。皮肤突然出现淡红色或暗红色小丘疹、丘疱疹或小脓疱,广泛地分布于全身各处,随后可发生细小鳞屑,或结痂而消退,亦可破溃成为小溃疡。常有发热等全身症状。

3. 寻常性狼疮

在皮肤结核中最为常见,多侵犯青少年,系结核杆菌侵入皮肤而发病,特点为发生“狼疮结节”,皮肤毁坏性大,常形成溃疡。初起为红色小结节(狼疮结节),逐渐增多增大,融合成片,边界清楚,结节柔软,用玻片压视,呈淡黄色、褐黄色或苹果酱色结节。结节破溃形成浅表溃疡，溃疡边缘穿凿不整，表面有红褐色肉芽组织及少量稀薄脓液，可形成薄痂，愈后成为萎缩瘢痕，瘢痕上又可复发新的结节。病程中缺乏自觉症状，皮损常中央或一端结痂愈合，而其他部位又继续出现新的皮疹，使损害面积不断扩大。本病侵犯颜面及鼻唇黏膜时，因瘢痕收缩可形成眼睑外翻、削鼻、口角偏斜及小口等毁容面貌；四肢发病者可引起指节断缺，关节强直。常幼年发病，迁延可达数十年。长期患者可并发鳞状上皮癌。

4. 疣状皮肤结核

系结核杆菌经皮损处侵入直接感染而引起的皮肤结核。多单侧发于手背、前臂及臀部，偶见于肛周。初发为暗红色小结节，数目较少，结节逐渐增大，基底浸润明显，表面粗糙，形成疣状或乳头状斑块，被覆黏着性鳞屑及痂皮，乳头间排出脓液，可查见结核杆菌。皮损向四周扩展的同时，中央可形成萎缩性瘢痕。附近淋巴结肿大。手指发病者，关节活动受限，甚至形成畸形。病程迟缓，可达数十年不愈，自觉微痒。

5. 丘疹坏死性结核疹

本病又称为丘疹坏死性结核，有人认为系体内结核血行播散至皮肤而发疹。春、秋季多见，好侵犯青年人。患者常伴有其他器官结核，皮损为绿豆大的丘疹，中央坏死，附有黑色固着痂皮，去除痂皮则为火山口样小的溃疡面，无明显自觉症状。病程慢性。皮疹反复发生，常同时可见到丘疹、坏死、溃疡、色素沉着斑或瘢痕等不同时期的皮疹。皮疹好发于四被伸侧及躯干部，愈后留有点状凹陷性萎缩性瘢痕。

【诊断与鉴别诊断】

据据皮损的特点、病理组织检查、结核菌素实验等，诊断一般不难。但需要与下列诸病鉴别。

1. 寻常狼疮

皮肤结核应该与盘状红斑狼疮鉴别。盘状红斑狼疮为鲜红色红斑，其上附以黏着性鳞屑。鳞屑剥离后可见毛囊口扩大，并有角质栓塞；基本损害无结节，玻片压诊试验阴性。

2. 瘰疬性皮肤结核

皮肤结核应该与放线菌病鉴别。放线菌病瘘管中流出带有硫磺色颗粒的脓液，镜检可找到放线菌。

3. 疣状皮肤结核

皮肤结核应与疣状皮肤结核鉴别：①寻常疣：损害较小，干燥，无炎症反应；②慢性增殖性脓皮肤：化脓性炎症较显著，过度角比较小，结核菌素试验阴性；③孢子丝菌病：损害常排列成串，结节表现无疣状增生，有怀疑可进一步作培养，结核菌素试验及孢子丝菌试验等也有助于诊断；④着色霉菌病：损害炎症比较明显，活组织检查或脓液涂片可找到病原菌。

4. 口腔结核性溃疡

皮肤结核应与口腔溃疡或白塞综合征鉴别。皮肤结核伴有活动性内脏结核，溃疡很痛，可找到结核菌。

5. 硬红斑

皮肤结核应与结节性红斑鉴别。结节性红斑起病突然，皮损主要位于小腿伸面，为数目多而较小的浅在鲜红色结节；有明显疼痛和压痛。

6. 丘疹坏死性皮肤结核

皮肤结核应与结节环死性皮炎相鉴别。结节环死性皮炎损害呈多型性，除丘疹外尚有水疱、脓疱等，有时可有紫癜。

7. 面部播散性粟粒性狼疮

皮肤结核应与酒渣鼻相鉴别。皮肤结核无毛细血管扩张，有黄红色小结节，玻片压诊呈棕黄色,无化脓现象。

【治疗】

1. 治疗原则

结核病治疗的五项原则是"早期、联合、规律、适量、全程"。

(1)早期:是指结核病一旦诊断就应及时、早期给予抗结核药物的治疗。

(2)联合:是指结核病的治疗应采取几种抗结核药物的联合用药。

(3)规律:是指结核病的治疗要坚持规律用药。结核病的治疗一旦开始,就应严格按照规定的抗结核治疗方案,包括药品种类、剂量、服药方法、服药时间等有规律的服用,不能随意更改化疗方案或间断服药甚至中断治疗。

(4)适量:是指在制定个体的抗结核药物的化疗方案中,对每一个抗结核药物的剂量选择适当。

(5)全程:是指在制定了一个有效的抗结核病的化疗方案后,就应按照化疗方案连续不间断的治疗直至完成所规定的疗程。

2. 治疗方法

皮肤结核的治疗与其他脏器结核病的治疗相同,必要时还可以配合局部治疗、外科治疗和理疗等。

(1)全身抗结核药物治疗:参考"肺结核"章节。

(2)外用药物治疗:皮损早期可用链霉素 0.4～1.0g,异烟肼 100mg 加入麻药中局部注射,隔日 1 次。局部外用可以应用 1%利福平软膏、1%异烟麟软膏或 20%对氨基水杨酸软膏外用,涂在损害处。药物腐蚀对结核病变组织起破坏作用,逐渐加大浓度。显著增殖性损害,可涂硝酸银棒、高锰酸钾结晶、硝酸汞、三氯醋酸或乳酸等腐蚀药。

(3)外科手术:切除皮肤结核早期损害很小,可采用外科手术将损害完全切除。但切口一定要在损害外 0.5cm 正常皮肤处切开,深度切至肌膜。

(4)物理疗法:包括 X 线照射,紫外线照射治疗,电凝固法、冷冻疗法、激光疗法等可酌情选用,适用于病变面积小,范围局限的病灶。

二、常见并发症

肺结核

【概述】

结核病是由结核杆菌引起的慢性传染病,可累及全身多个器官,但以肺结核最为常见。本病病理特点是结核结节和干酪样坏死,易形成空洞。临床上多呈慢性过程,少数可急性发病。常有低热、乏力等全身症状和咳嗽、咯血等呼吸系统表现。

【病因与发病机制】

1. 病原学

结核杆菌属放线菌目,分枝杆菌科的分枝杆菌属,其中引起人类结核病的主要为人型结核菌,牛型感染少见。结核菌为需氧菌,不易染色,经品红加热染色后,即使用酸性酒精冲洗亦不能脱色,故称为抗酸杆菌;镜检呈细长、略弯的杆菌。对外界抵抗力较强,在阴湿处能生存 5 个月以上;但在阳光暴晒 2 小时,5%～12%甲酚皂(来苏儿)溶液接触 2～12 小时,70%酒精接触 2 分钟,或煮沸 1 分钟,即可被杀灭。最简便的灭菌方法是直接焚毁带有病菌的痰纸。结核菌生长缓慢,增殖一代需 15～20 小时,生长成可见的菌落一般需 4～6 周,至少亦需 3 周。

结核菌菌壁为含有高分子量的脂肪酸、

脂质、蛋白质及多糖类组成的复合成分，与其致病力、免疫反应有关。在人体内，脂质能引起单核细胞、上皮样细胞及淋巴细胞浸润而形成结核结节；蛋白质可引起过敏反应，中性粒细胞及单核细胞浸润；多糖类则参与某些免疫反应（如凝集反应）。结核菌分为人型、牛型及鼠型等种类。前两型为人类结核病的主要病原菌。人型菌可产生烟酸，而牛型菌的烟酸试验多呈阴性。饮用未经消毒的带有牛型结核菌的牛奶，可能引起肠道结核感染。

A 群：生长繁殖旺盛，存在于细胞外，致病力强，传染性大，多在疾病的早期活动性病灶内、空洞壁内或空洞内，易被抗结核药物所杀灭，尤以异烟肼效果最好，起主要杀菌作用，链霉素及利福平亦有效，但不及前者。

B 群：为细胞内菌，存在于巨噬细胞内，细菌得到酸性细胞质的保护能够生长，但繁殖缓慢，吡嗪酰胺在 pH＜5.5 时，杀菌效果较好。

C 群：为偶尔繁殖菌，存在于干酪坏死灶内，生长环境对细菌不利，结核菌常呈休眠状态，仅偶尔发生短暂的生长繁殖，仅对少数药物如利福平敏感。B 群与 C 群菌为顽固菌，常为日后复发的根源，仅暂时休眠，可能存活数月、数年。亦称“持续存活菌”。

D 群：为休眠菌，病灶中有少量结核菌完全处于休眠状态，无致病力及传染性，对人体无害。多数自然死亡或被吞噬杀灭，很少复发。上述按细菌生长繁殖分组对药物选择有一定指导意义。

在繁殖过程中，结核菌由于染色体基因突变而产生耐药性。耐药性是结核菌的重要生物学特性，关系到治疗的成败。天然耐药菌继续生长繁殖，最终菌群中以耐药菌为主（敏感菌被药物淘汰），抗结核药物即失效，此种因基因突变而出现的极少量天然耐药菌（自然变异），通常不致引起严重后果。另一种发生耐药性的机制是药物与结核菌接触后，有的细菌发生诱导变异，逐渐能适应在含药环境中继续生存（继发耐药）。在固体培养基中每毫升含异烟肼（INH）1μg，链霉素（SM）10μg 或利福平（RFP）50μg 能生长的结核菌分别称为各药的耐药菌。耐 INH 菌株对动物的致病力是显著减弱，耐 SM 菌的致病力一般不降低，耐 RFP 菌有不同程度降低，对 RFP 及 INH 同时耐药的结核菌，其致病力降低较单一耐 INH 者更显著。患者以往未用过某药，但其痰菌对该药耐药，称原始耐药菌感染。长期不合理用药，经淘汰或诱导机制出现耐药菌，称继发耐药。复治患者中很多为继发耐药病例。近年来对多种药物耐药结核菌日渐增多，成为临床上很难治愈的病例。任何药物联合错误、药物剂量不足、用药不规则、中断治疗或过早停药等，均可导致细菌耐药。发生耐药的后果必然是近期治疗失败或远期复发。因此避免与克服细菌耐药，是结核病化学治疗成功的关键。

临床上的阳性痰菌培养中约有 5% 为非结核分枝杆菌（除结核分枝杆菌与麻风分枝杆菌以外的分枝杆菌），亦是抗酸杆菌，广泛存在于自然界，当机体免疫受损时，可引起肺内及肺外感染，其临床表现酷似结核病，但多数对抗结核药耐药。此种非结核分枝杆菌的生物学特性与结核菌不尽相同，例如能在 28℃生长，菌落光滑，烟酸试验阴性，耐药接触试验阳性，对豚鼠无致病力等。

2. 感染途径

呼吸道感染是肺结核的主要感染途径，飞沫感染为最常见的方式。传染源主要是排菌的肺结核患者（尤其是痰涂片阳性、未经治疗者）的痰液。健康人吸入患者咳嗽、打喷嚏时喷出的飞沫而受感染。小于 10μg 的痰滴可进入肺泡腔，或因其重量轻而飘浮于空气中较长时间,在室内通风不良环境中的带菌飞沫,亦可被吸入引起感染。感染的次要途径是经消化道进入体内。少量、毒力弱的结核菌多能被人体免疫防御机制所杀灭。仅当受大量毒力强的结核菌侵袭而机体免疫力不足时,感染后才能发病。其他感染途径,如经皮肤、泌尿生殖系统等,均很少见。

3. 发病机制

(1)免疫与变态反应:人体对结核菌的自然免疫力(先天免疫力)是非特异性的。接种卡介菌或经过结核菌感染后所获得的免疫力(后天性免疫力)则具有特异性,能将入侵的结核菌杀死或严密包围,制止其扩散,使病灶愈合。获得性免疫显著强于自然免疫,但二者对防止结核病的保护作用是相对的。人体感染结核菌后,因具有免疫力而不发展成结核病。锻炼身体有助于增强免疫;反之,麻疹、糖尿病、矽肺、艾滋病及其他慢性疾病营养不良或使用糖皮质激素、免疫抑制剂等,减低人体免疫功能,容易受结核菌感染而发病,或使原先稳定的病灶重新活动。年龄可影响人对结核感染的自然抵抗力,老人与幼儿是易感者,与老年时细胞免疫低下及幼儿的细胞免疫系统尚不完善有关。

结核病的免疫主要是细胞免疫,表现为淋巴细胞的致敏与吞噬细胞功能的增强。入侵的结核菌被吞噬细胞吞噬后,经加工处理,将抗原信息传递给 T 淋巴细胞,使之致敏。当致敏的 T 淋巴细胞再次接触结核菌,可释出多种淋巴因子(包括趋化因子、巨噬细胞移动抑制因子、巨噬细胞激活因子等),使巨噬细胞聚集在细菌周围,吞噬并杀灭细菌,然后变成类上皮细胞及朗汉斯巨细胞,最终形成结核结节,使病变局限化。

(2)初感染与再感染:肺部首次(常为小儿)感染结核菌后(初感染),细菌被吞噬细胞携至肺门淋巴结(淋巴结肿大),并可全身播散(隐性菌血症),此时若机体免疫力低下,可能发展为原发性进行性结核病。但在成人(往往在儿童时期已受过轻度结核感染,或已接种卡介苗),机体已有一定的免疫力,此时的再感染,多不引起局部淋巴结肿大,亦不易发生全身播散,而在再感染局部发生剧烈组织反应,病灶多渗出性,甚至干酪样坏死、溶化而形成空洞。

(3)病理

①渗出为主的病变:表现为充血、水肿与白细胞浸润。早期渗出性病变中有嗜中性粒细胞,以后逐渐被单核细胞(吞噬细胞)所代替。在大单核细胞内可见到吞入的结核菌。渗出性病变通常出现在结核炎症的早期或病灶恶化时,亦可见于浆膜结核。当病情好转时,渗出性病变可完全消散吸收。

②增生为主的病变:开始时可有一短暂的渗出阶段。当大单核细胞吞噬并消化了结核菌后,菌的磷脂成分使大单核细胞形态变大而扁平,类似上皮细胞,称"类上皮细胞"。类上皮细胞聚集成团,中央可出现朗汉斯巨细胞。后者可将结核菌抗原的信息传递给淋巴细胞,在其外围常有较多的淋巴细胞,形成典型的结核结节,为结核病的特征性病变,"结核"也因此得名。

③变质为主的病变(干酪样坏死):常发生在渗出或增生性病变的基础上。若机体抵抗力降低、菌量过多、变态反应强烈,渗出性病变中结核菌战胜巨噬细胞后不断繁殖,使细胞混浊肿胀后,发生脂肪变性,溶解碎裂,直至细胞坏死。炎症细胞死后释放蛋白溶解酶,使组织溶解坏死,形成凝固性坏死。因含多量脂质使病灶在肉眼观察下呈黄灰色,质松而脆,状似干酪,故名干酪样坏死。镜检可见一片凝固的、染成伊红色的、无结核的坏死组织。

【诊断】

1. 临床表现

(1)原发型肺结核：当人体抵抗力降低时，吸入的结核菌在肺部形成渗出性病灶，部位多在上叶底部、中叶或下叶上部(肺通气较大部位)，引起淋巴结炎及淋巴管炎，原发病灶及淋巴结均可发生干酪样坏死。肺部的原发病灶、淋巴管炎及局部淋巴结炎，统称原发综合征。原发型肺结核多发生于儿童，亦可见于边远山区、农村初次进入城市的成人。多数患者可以毫无症状，或仅有轻微类似感冒的症状，如低热、轻咳、食欲减退、体重减轻等，历时数周即好转。X线可见肺部原发灶、淋巴管及肺部淋巴结肿大。若肺内原发病灶靠近胸膜，当人体处于过敏状态时可引起胸膜炎。肺部原发病灶通常吸收较快，一般不留痕迹或仅成为细小钙化灶，肺门淋巴结炎偶可经久不愈，且蔓延至邻近的纵隔淋巴结。肿大的肺门淋巴结若压迫支气管，可导致肺不张、远端肺部炎症或继发性支气管扩张。肺门或纵隔淋巴结结核较原发综合征更为常见。

(2)血行播散型肺结核：本型是各型肺结核中较严重者。多由原发型肺结核发展而来，但在成人大多由肺外结核病灶(如泌尿生殖器官的干酪样病灶)破溃至血管所引起。急性粟粒型肺结核是急性全身血行播散型结核病的一部分，起病急，有全身毒血症状，常伴有结核性脑膜炎，X线显示双肺在浓密的网状阴影上，满布境界清晰的粟粒状阴影，直径约2mm，大小及密度均大体相等。病初胸片可能无明显粟粒状影，或仅有弥漫性网状改变易误诊为伤寒、败血症等其他发热性疾病。若人体抵抗力较强，少量结核菌分批经血循环进入肺部，其血行播散灶常大小不均匀、新旧不等，在双肺上中部呈对称性分布，称为亚急性或慢性血播散型肺结核。其病情发展缓慢，通常无显著中毒症状，患者可无自觉症状，偶于X线检查时才被发现。此时病灶多较稳定或已硬结愈合。

(3)浸润型肺结核：是肺结核中最常见的一种类型，其症状、体征及X线表现可因病变的性质、范围、发展阶段的不同而有很大差异。原发感染经血行播散(隐性菌血症)而潜伏在肺内的结核菌多数逐渐死亡，仅当人体免疫力降低时，潜伏在病灶内的结核菌始有机会繁殖，形成以渗出与细胞浸润为主、伴有程度不同的干酪样病灶，称为浸润型肺结核(内原性感染)。原发病灶亦可能直接进展成浸润型肺结核。原发感染经血行播散(隐性菌血症)而潜伏在肺内的结核菌多数逐渐死亡，仅当人体免疫力降低时，潜伏在病灶内的结核菌始有机会繁殖，形成以渗出与细胞浸润为主、伴有程度不同的干酪样病灶。浸润型肺结核多为成年患者，起病缓慢，早期及病灶较小者，往往无明显症状及体征。常由健康检查或因其他原因作胸部X线检查而发现。临床症状视其病灶范围及人体反应性而定。病灶部位在锁骨上下，X线显示为片状、絮状阴影，边缘模糊。当人体处于过敏状态，且有大量结核菌进入肺部时，病灶干酪样坏死、液化，进而形成空洞及病灶的支气管播散。浸润型肺结核伴大片干酪样坏死灶时，常呈急性进展，出现严重毒性症状，临床上称为干酪样(或结核性)肺炎。干酪样坏死灶部分消散后，周围形成纤维包膜；或空洞的引流支气管阻塞，空洞内干酪物难以排出，凝成球形病灶，称"结核球"。

(4)慢性纤维空洞型肺结核：肺结核未及时发现或治疗不当，空洞长期不愈，空洞壁增厚，病灶出现广泛纤维化；随机体免疫力的高低波动，病灶吸收、修复与恶化、进展交替发生，成为慢性纤维空洞型肺结核。病灶常有反复支气管播散，病程迁延，症状时有起伏，痰中带有结核菌，为结核病的重要传染源。X线显示一侧或两侧单个或多个厚壁空洞，多伴有支气管播散病灶及明显的胸膜增厚。因肺组织纤维收缩，肺门被牵拉向上，肺纹呈垂柳状阴影，纵隔牵向病侧。邻近或对侧肺组织常有代偿性肺气肿，常并发慢性支气管炎、支气管扩张、继发感染或慢性肺源性心脏病。肺组织广泛破坏，纤维组织增生，进一步导致肺叶或全肺收缩（“毁损肺”）。此类改变均可视为继发性肺结核的后遗表现。

(5)干酪性肺炎（结核性大叶性肺炎）：多见于身体虚弱感染结核菌量大者，多由支气管淋巴结干酪坏死穿破支气管向肺叶播散所致，或由浸润性肺结核迅速恶化而来。右上叶较多，初为大片渗出性病变、迅速干酪坏死、溶解形成无壁空洞，病人中毒症状大都严重，迅速衰竭，右上叶可有实变体征。X线胸片可见右上叶浓厚密度不均匀的阴影，在十数日或数周内迅速溶解，形成蚕蚀空洞，可有支气管播散影。

(6)结核性胸膜炎：是由结核杆菌感染而引起的胸膜炎症。临床上常分为干性胸膜炎、渗出性胸膜炎、结核性脓胸（少见）三种类型。起病可急可缓，多较急骤。全身中毒症状有中、高度发热、盗汗、乏力、全身不适等。局部症状可有胸痛、干咳，大量胸腔积液时可有气急、胸闷、端坐呼吸及发绀。干性胸膜炎患侧呼吸运动受限，局部有压痛，可触及胸膜摩擦感，听诊有胸膜摩擦音。渗出性胸膜炎胸腔积液较多时，患侧胸廓饱满，肋间隙增宽，呼吸动度、语颤减弱，气管和心脏向健侧移位，液平面以下扣诊浊音，呼吸音减弱或消失，液平面上方可有支气管肺泡呼吸音，偶有小水泡音。右侧胸腔积液时肝浊音界消失。如有胸膜粘连肥厚局部胸廓下陷，呼吸运动受限叩诊浊音，呼吸音减弱。

2. 实验室检查

(1)结核菌检查：是确诊肺结核最特异性的方法，痰中找到结核菌是确诊肺结核的主要依据。涂片抗酸染色镜检快速简便，在我国非典型分枝杆菌尚属少见，故抗酸杆菌阳性，肺结核诊断基本即可成立。

(2)影像学检查：胸部X线检查可以发现肺内病变的部位、范围、有无空洞或空洞大小、洞壁厚薄等。X线对各类结核病变的透过度不同，通过X线检查大致能估计结核病灶的病理性质，并能早期发现肺结核，以及判断病情发展及治疗效果，有助于决定治疗方案。

肺结核的常见X线表现包括纤维钙化的硬结病灶，表现为密度较高、边缘清晰的斑点、条索或结节；浸润性病灶，表现为密度较淡，边缘模糊的云雾状阴影；干酪样病灶，表现为密度较高、浓淡不一，有环形边界透光区的空洞等。肺结核病灶通常在肺上部、单侧或双侧，存在时间较长，且有多种不同性质的病灶混合存在及肺内播散迹象。

胸部CT检查对于发现微小或隐蔽性病变，了解病变范围及肺病变鉴别等方面均有帮助。

(3)结核菌素（简称结素）试验：结核菌素试验仍是结核病综合诊断中常用手段之一，有助于判断有无结核菌感染。若呈强阳性反应，常表示为活动性结核病。结核菌素试验阳性反应仅表示曾有结核感染，并不一定现有患病。

(4)其他检查：急性粟粒型肺结核时白细胞总数减低或出现类白血病反应。血沉增快常见于活动性肺结核，但并无特异性诊断价值。酶联免疫吸附试验（ELISA法）检出患者血清中特异性抗体，可能对肺外结核的诊断提供参考。纤支镜检查对于发现支气管内膜结核、了解有无肿瘤、吸取分泌物、解除阻塞或作病原菌及脱落细胞检查，以及取活组织作病理学检查等，均有重要诊断价值。浅表淋巴结活检，有助于结核的鉴别诊断。

【鉴别诊断】

结合其临床症状、体征，实验室检查，不难诊断。

1. 肺癌

中央型肺癌常有痰中带血，肺门附近有阴影，与肺门淋巴结结核相似。周围型肺癌可呈球状、分叶状块影，需与结核球鉴别，结合痰结核菌、脱落细胞检查及通过纤支镜检查及活检等，常能及时鉴别。肺癌与肺结核的并存，亦需注意发现。

2. 肺炎

病情进展较快的浸润型肺结核，扩大到整个肺叶，形成干酪样肺炎，易被误诊为肺炎球菌肺炎。

3. 肺脓肿

肺脓肿空洞多见于肺下叶，脓肿周围的炎症浸润较严重，空洞内常有液平面。肺结核空洞则多发生在肺上叶，空洞壁较薄，洞内很少有液平面。结核菌培养可以鉴别。

4. 支气管扩张

有慢性咳嗽、咯痰及反复咯血史，需与慢性纤维空洞型肺结核鉴别。但支气管扩张的痰结核菌阴性，X 线胸片多无异常发现或仅见局部肺纹理增粗或卷发状阴影，CT 有助确诊。

5. 慢性支气管炎

老年慢性支气管炎症状酷似慢性纤维空洞型肺结核，且近年来老年人肺结核的发病率有所增高，需认真鉴别两者，及时 X 线检查有助确诊。

【治疗】

抗结核化学药物治疗对控制结核病起决定性作用，合理化疗可使病灶内细菌消灭，最终达到痊愈。休息与营养疗法仅起辅助作用。

1. 抗结核化学药物治疗（简称化疗）

（1）化疗原则：合理化疗是指对活动性结核病坚持早期、联用、适量、规律和全程使用敏感药物的原则。所谓早期主要指早期治疗患者，一旦发现和确诊后立即给药治疗；联合是指根据病情及抗结核药的作用特点，联合两种以上药物，以增强与确保疗效；适量是指根据不同病情及不同个体规定不同给药剂量；规律即使患者必须严格按照化疗方案规定的用药方法，有规律地坚持治疗，不可随意更改方案或无故随意停药，亦不可随意间断用药；全程乃指患者必须按照方案所定的疗程坚持治满疗程，短程化疗通常为 6～9 个月。一般而言，初治患者按照上述原则规范治疗，疗效高达 98%，复发率低于 2%。活动性肺结核是化疗的适应证。对硬结已久的病灶则不需化疗。至于部分硬结、痰菌阴性者，可观察一阶段，若 X 线病灶无活动表现、痰菌仍阴性、又无明显结核毒性症状，亦不必化疗。

（2）化疗方法

①“标准”化疗与短程化疗：过去常规采用 12～18 个月疗法，称“标准”化疗。自利福平问世后，与其他药物联用，发现 6～9 个月疗法（短程化疗）与标准化疗效果相同，故目前广泛采用短程化疗，但该方案中要求必须包括两种杀菌药物，异烟肼及利福平，具有较强杀菌（对 A 菌群）及灭菌（对 B、C 菌群）效果。

②间歇用药、两阶段用药：实验表明，结核菌与药物接触数小时后，常延缓数天生长。因此，有规律地每周用药 3 次（间歇用药），能达到与每天用药同样的效果。在开始化疗的 1～3 个月内，每天用药（强化阶段），以后每

周3次间歇用药(巩固阶段),其效果与每日用药基本相同,有利于监督用药,保证完成全程化疗。使用每周3次用药的间歇疗法时,仍应联合用药,每次异烟肼、利福平、乙胺丁醇等剂量可适当加大;但链霉素、对氨基水杨酸钠、异烟肼等不良反应较多,每次用药剂量不宜增加。

③督导用药:抗结核用药至少半年,偶需长达一年半,患者常难以坚持。医护人员按时督促用药,加强访视,取得患者合作尤为必要。

(3)抗结核药物:理想的抗结核药物具有杀菌、灭菌或较强的抑菌作用,毒性低,不良反应减少,价廉、使用方便,药源充足;经口服或注射后药物能在血液中达到有效浓度,并能渗入吞噬细胞、腹膜腔或脑脊液内,疗效迅速而持久。

①异烟肼(H):具有杀菌力强、可以口服、不良反应少、价廉等优点。其作用主要是抑制结核菌脱氧核糖核酸(DNA)的合成,并阻碍细菌细胞壁的合成。口服后,吸收快,渗入组织,通过血脑屏障,杀灭细胞内外的代谢活跃或静止的结核菌。胸水、干酪样病灶及脑脊液中的药物浓度亦相当高。常用剂量为成人每日300mg(或每日4～8mg/kg),一次口服;小儿每日5～10mg/kg(每日不超过300mg)。本药常规剂量很少发生不良反应,偶见周围神经炎、中枢神经系统中毒(兴奋或抑制)、肝脏损害(血清丙氨酸氨基转移酶升高)等。单用异烟肼3个月,痰菌耐药率可达70%。

②利福平(R):为利福霉素的半合成衍生物,是广谱抗生素。利福平对细胞内、外代谢旺盛及偶尔繁殖的结核菌(A、B、C菌群)均有作用,常与异烟肼联合应用。成人每日1次,空腹口服450～600mg。本药不良反应轻微,除消化道不适、流感综合征外,偶有短暂性肝功能损害。

③链霉素(S):为广谱氨基糖苷类抗生素,对结核菌有杀菌作用,能干扰结核菌的酶活性,阻碍蛋白合成。对细胞内的结核菌作用较少。成人每日肌内注射1g(50岁以上或肾功能减退者可用0.5～0.75g)。间歇疗法为每周2次,每次肌内注射1g。妊娠妇女慎用。链霉素的主要不良反应为第8对颅神经损害,表现为眩晕、耳鸣、耳聋,严重者应及时停药,肾功能严重减损者不宜使用。

④吡嗪酰胺(Z):能杀灭吞噬细胞内,酸性环境中的结核菌。每日1.5g,分3次口服,偶见高尿酸血症、关节痛、胃肠不适及肝损害等不良反应。

⑤乙胺丁醇(E):对结核菌有抑菌作用,与其他抗结核药物联用时,可延缓细菌对其他药物产生耐药性。25mg/kg,每日1次口服,8周后改为15mg/kg,不良反应甚少为其优点,偶有胃肠不适。剂量过大时可引起球后视神经炎、视力减退、视野缩小、中心盲日点等,一旦停药多能恢复。

⑥对氨基水杨酸钠(P):为抑菌药,与链霉素、异烟肼或其他抗结核药联用,可延缓对其他药物发生耐药性。成人每日8～12g,分2～3次口服。不良反应有食欲减退、恶心、呕吐、腹泻等。本药饭后服用可减轻胃肠道反应,亦可每日12g加于5%～10%葡萄糖液500ml中避光静脉滴注,1个月后仍改为口服。

(4)化疗方案:视病情轻重、有无痰菌和细菌耐药情况,以及经济状况、药源供应等,选择化疗方案。无论选择何种,必须符合前述化疗原则方能奏效。

①初治方案:初治涂阳病例,不论其培养是否为阳性,均可用以异烟肼(H)、利福平(R)及吡嗪酰胺(Z)组合为基础的6个月短程化疗方案。痰菌常很快转阴,疗程短,便于

随访管理。

Ⅰ. 前 2 个月强化期用链霉素(或乙胺丁醇)、异烟肼、利福平及吡嗪酰胺,每日 1 次;后 4 个月继续用异烟肼及利福平,每日 1 次,以 2S(E)HRZ/4HR 表示。

Ⅱ. 亦可在巩固期隔日用药(即每周用药 3 次)以 $2S(E)HRZ/4H_3R_3$(右下角数字为每周用药次数)。

Ⅲ. 亦可全程间歇用药,以 $2S_3(E_3)H_3R_3Z_3/4H_3R_3$ 表示。

Ⅳ. 强化期用异烟肼、链霉素及对氨基水杨酸钠(或乙胺丁醇),巩固期用 2 种药 10 个月,以 2HSP(E)/10HP(E)表示。

Ⅴ. 强化期 1 个月用异烟肼、链霉素,巩固期 11 个月每周用药 2 次,以 $1HS/11H_2S_2$ 表示。

以上Ⅰ、Ⅱ、Ⅲ为短程化疗方案,Ⅳ、Ⅴ为"标准方案"。若条件许可,尽量使用短程化疗方案。

初治涂阴培阴患者,可用化疗方案:Ⅰ. $2SHRZ/2H_2R_2$;Ⅱ. $3H_2R_2Z_2/2H_2R_2$(全程隔日应用);Ⅲ. 1SH/11HP(或 E)。

②复治方案:初治化疗不合理,结核菌产生继发耐药,痰菌持续阳性,病变迁延反复。临床上多根据患者以往用药情况,选择过去未用过的或很少用过的,或曾规则联合使用过药物(可能其致病菌仍对之敏感),另订方案,联合两种或两种以上敏感药物。

复治病例,一般可用以下方案:

Ⅰ. 2S(E)HRZ/4HR,督促化疗,保证规律用药。6 个月疗程结束时,若痰菌仍未转阴,巩固期可延长 2 个月。如延长治疗仍痰菌持续阳性,可采用Ⅱ、Ⅲ复治方案。

Ⅱ. 初治规则治疗失败的患者,可用 $2S_3H_3Z_3E_3/6H_3R_3E_3$。

Ⅲ. 慢性排菌者可用敏感的一线药与二线药联用,如卡那毒素(K)、丙硫异烟胺(1321Th)、卷曲霉素(Cp),应严密观察药物不良反应,疗程以 6～12 个月为宜。氟喹诺酮类有中等度抗结核作用,对常用药物已产生耐药的病例,可将其加入联用方案。若痰菌阴转,或出现严重不良反应,均为停药指征。

2. 对症治疗

(1)毒性症状:结核病的毒性症状在有效抗结核治疗 1 周内多可消失,通常不必特殊处理。干酪样肺炎、急性粟粒性肺结核、结核性脑膜炎有高热等严重结核毒性症状,或结核性胸膜炎伴大量胸腔积液者,均应卧床休息及尽早使用抗结核药物。亦可在使用有效抗结核药物的同时,加用糖皮质激素以减轻炎症及过敏反应,促进渗液吸收,减少纤维组织形成及胸膜粘连。待毒性症状减轻后,剂量递减,至 6～8 周停药。糖皮质激素对已形成的胸膜增厚及粘连并无作用。因此,应在有效的抗结核治疗基础上慎用。

(2)咯血:若仅痰中带血或小量咯血,以对症治疗为主,包括休息、止咳、镇静、常用药物有喷托维林、土根散、吗啡、卡巴克络(安络血)等。年老体衰、肺功能不全者,慎用强镇咳药,以免因抑制咳嗽反累及呼吸中枢,使血块不能排出而引起窒息。

中等或大量咯血时应严格卧床休息,胸部放置冰袋,并配血备用。垂体后叶素 10U 加于 20～30ml 生理盐水或葡萄糖液中,缓慢静脉注入(15～20 分钟),然后以 10～40U 于 5%葡萄糖液 500ml 中静脉点滴维持治疗。若咯血量过多,可酌情适量输血。大咯血不止者,可经纤支镜发现出血部位,用去甲肾上腺素 2～4mg＋4℃生理盐水 10～20ml 局部滴入。或用支气管镜放置 Fogarty 气囊导管(外径 1mm,充气 0.5～5.0ml)堵塞出血部位止血。

咯血窒息是咯血坏死的主要原因，需严加防范，并积极准备抢救。

3. 手术治疗

外科手术已较少应用于肺结核治疗。手术治疗禁忌证有支气管黏膜活动性结核病变，而又不在切除范围之内者，全身情况差或有明显心、肺、肝、肾功能不全者。

【预防】

控制传染源、切断传染途径及增强免疫力等，是控制结核病流行的基本原则。

1. 防治系统

建立与健全各级防痨组织是防治工作的关键。

2. 发现患者

治愈排菌患者，有助于控制传染源及改善疫情。无症状患者，须主动寻找。确诊病例应及时合理化疗或介绍至结核病防治机构接受督导化疗，定期随访，直至痊愈。

3. 管理患者

对肺结核患者进行登记，加强管理。

4. 治疗场所

合理的抗结核药物治疗不仅可治愈结核病，且使痰菌阳转阴，消除传染源。

5. 卡介苗接种

卡介苗(BCG)是活的无毒力牛型结核菌疫苗，接种后可使人体产生对结核菌的获得性免疫力。其接种对象是未受感染的新生儿、儿童及青少年。

第四章

真菌性皮肤病

第一节 头癣并发症

一、头 癣

【概述】

头癣是指真菌感染头皮毛发所引起的疾病,包括黄癣、黑癣、白癣和脓癣。建国以后,此病已得到有效控制,已基本消灭。但目前由于饲养宠物,以及免疫抑制剂的使用,头癣的发病率有所上升。

【病因与发病机制】

黄癣主要是许兰黄癣菌引起,白癣主要由小孢子菌如铁锈色小孢子菌、犬小孢子菌等引起,黑点癣主要由毛发癣菌属如紫色毛癣菌,断发毛癣菌引起。

头癣多在儿童期发病,常在幼儿园、学校之间传播,理发工具如剃刀、梳子、毛巾等是主要的传染媒介,此外患癣病的猫、狗等宠物也是传染源。

感染病源菌后,真菌孢子在表皮角质层内繁殖,逐渐在毛囊口形成大量菌丝,菌丝伸入毛囊,继而侵入毛根,深达毛球,以后在发内或发周繁殖,形成紧密的孢子或分节菌丝,引起头发病变或头皮炎症而产生症状。当头发向外生长时,病发可逐渐移出毛囊,由于真菌破坏了毛干,致使毛发失去光泽而折断。

【临床表现】

1. 黄癣

多在儿童期发病,先是毛根部皮肤发红,继之发出一个小脓疱,后变成黄痂。随着皮疹扩大而黄痂相互融合,变厚,中央凹陷,有毛发穿过,边缘稍高如碟状,强行清除黄痂,其下为鲜红湿润糜烂面或溃疡,其痂中有许多真菌,如不及时治疗可破坏毛囊,最后形成萎缩性瘢痕，遗留永久性秃发。在真菌感染同时，常继发有细菌感染。损害处有鼠臭味，自觉剧痒。

2. 白癣

初起为局限性白色鳞屑性斑片，其上头发变灰暗，如不治疗则逐渐扩大，其周围出现卫星样小鳞屑斑片。病发根部有白色套样菌鞘，病发常于距头皮 0.5cm 左右处折断。

3. 黑点癣

头皮上出现小点状炎症很轻的鳞屑性斑片，间或呈黑色小点，有时亦可表现为带白色套状鳞屑的高位断发。慢性病程。

4. 脓癣

皮损部位的头发和毛囊常可因化脓呈一片或数片红肿状隆起，用力挤压，可出现少量浆液或半透明的脓液。

【诊断与鉴别诊断】

根据接触史，临床表现及真菌学检查较易诊断。

【治疗】

1. 拔发治疗

对损害面积在五分硬币大小以内，不超过 3 块者，可用平头镊子拔发，然后局部涂 2%碘酊，1 次/d。

2. 口服抗真菌药治疗

可以选择灰黄霉素、伊曲康唑、酮康唑、特比萘芬等抗真菌药口服治疗。局部配合用 5%硫磺软膏、2%碘酊，1%酮康唑或益康唑霜，每 1～2 周剪头发 1 次。

3. 口服抗生素治疗

对于如脓癣，可能并发感染者，可以选择口服抗生素治疗。炎症反应剧烈，可考虑使用糖皮质激素。

4. 外用药治疗

可以在内服药基础上配合以 5%硫磺软膏、2%碘酊，1%酮康唑或益康唑霜外用。

【预防】

对患者污染的衣、帽、枕、被等采取烫、洗、熏等措施，污染理发工具应进行消毒。同时要注意宣传教育，提高警惕，早期发现，及时治疗。

二、常见并发症

（一）毛囊炎、疖与痈

参见相关章节。

（二）局部瘢痕性脱发

【概述】

头癣特别是黄癣，由于破坏较深，局部毛囊被破坏从而并发局部瘢痕性脱发。瘢痕性脱发是指头皮局部毛囊受到破坏导致的瘢痕形成永久性脱发，除了新生物和瘢痕疙瘩外，患处往往形成萎缩性瘢痕，毛囊口消失，有时还可以见到毛细血管扩张、色素沉着。

【病因与发病机制】

任何导致毛囊不可逆破坏的疾病都能引起瘢痕性脱发，通常可分为以下几大类。

1. 感染性皮肤病

(1)细菌感染：疖或痈是最常见的毛囊葡萄球菌感染，好发于颈后，瘢痕的形成导致广泛性脱发。坏死性痤疮也可引起瘢痕性脱发。狼疮样皮肤结核引起的脱发，80%的病例局限于头、颈，也可出现在头皮，开始为红色、浅褐色的肉芽肿引起压力性脱发，之后愈合产生瘢痕，形成永久性脱发。麻风病常不侵犯头皮，但有报道瘤型麻风累及骨骼、头颅和皮肤组织时出现瘢痕性脱发。三期梅毒常累及头皮，形成树胶肿，中心坏死，向周围扩展，形成多环性瘢痕。

(2)真菌感染：如脓癣、黑癣、黄癣，易导致瘢痕性脱发。

(3)原虫感染：原虫引起的瘢痕性脱发常见于热带疾病，其中皮肤利什曼病最多见。

(4)病毒感染：水痘可侵犯头皮，小水疱愈合后，不留瘢痕，但是重叠感染或搔抓，可形成瘢痕和瘢痕疙瘩，留下脱发。三叉神经的带状疱疹可累及头皮，特别是坏死型，表明患者有严重的基础病，在头皮的皮疹可致瘢痕性脱发。单纯疱疹愈合后罕有瘢痕，但是，发生在特异性体质患者身上的疱疹性湿疹，小水疱可变成小脓疱，最后变成出血性坏死，留下多发性群集的瘢痕，最后导致瘢痕性脱发。

2. 新生物

许多良性和恶性肿瘤可引起脱发，但无瘢痕。老年人出现发硬的斑块时，应考虑到肿瘤，必须做活检确诊。年龄较轻者要鉴别局限性硬皮病和硬皮病样基底细胞癌，在盘状红斑狼疮的慢性瘢痕上可发生鳞状细胞癌。

3. 发育缺损和遗传性疾病

如皮肤发育不全、表皮痣、色素失禁症、汗管角化症、大疱表皮松解症等。

4. 特异性皮肤病

萎缩性扁平苔藓、慢性盘状红斑狼疮、移植物抗宿主病、线状硬皮病、脂质渐进性坏死、结节病、良性黏膜性类天疱疮和毛囊性黏蛋白沉着症、假性斑秃等都可以引起瘢痕性脱发。

5. 外伤

如果有明确的刀砍、烧伤或暴力牵扯，从而引起的脱发，不难诊断。但是，在某些条件下，外伤是不容易被察觉的，如头皮的某一部位经常性局限性受压，或者受到重复强烈的摩擦，可导致头发稀疏、失去光泽，并产生片状脱发。

【治疗】

本症目前无确切有效的治疗方法。在瘢痕性脱发的诊断和治疗中应积极寻找发病原因，对仍在进展的疾病进行针对性的治疗。如果有美容要求，可在基础疾病控制后，根据脱发的部位和范围大小，佩戴假发或选择恰当的手术治疗。

1. 手术治疗

(1)直接切除缝合：对于面积较小、狭长的瘢痕性秃发，可采用局部切除、头皮直接拉拢缝合。年轻人的头皮较薄，伸展性也好，即使瘢痕稍大，有时也能在切除后直接进行缝合，如果不能一次全部切除瘢前，可采取分期多次手术切除缝合。

(2)头皮扩张器法：为了增加有头发头皮的供皮面积，部分秃发患者可应用皮肤组织扩张器扩张有毛发头皮，以获得“额外”的头皮来修复。

(3)头皮皮瓣转移修复：范围较大的瘢痕性秃发，可根据瘢痕面积及有毛部位的具体情况，设计邻近局部头皮瓣，以推进、旋转方式覆盖瘢痕秃发区。

2. 局封治疗

对于基础疾病控制后的瘢痕疙瘩可以局部注射皮质类固醇激素以控制瘢痕使之变平坦，并对毛囊未破坏部分的毛发生长有一定促进作用。

第二节 体癣并发症

一、体 癣

【概述】

体癣是指发生于平滑皮肤(除手足癣、花斑癣、叠瓦癣外)的浅部真菌病。本病在我国主要由红色毛癣菌引起,其次为毛癣菌属、小孢子菌属和表皮癣菌属。

【临床表现】

病变皮肤轻度炎症,发生单个或多个红色针头大小的丘疹或水疱,而后融合,呈边界清楚的斑片,表面细薄鳞屑,皮疹逐渐向外扩展,中央退行,边缘有多数丘疹或小水疱排列成一狭窄圈。有时因中央再感染而呈现同心圆形环状损害。皮损大小不定,一般直径0.5～5cm。可单发,也可数片互相融合。损害多发生于潮湿多汗、易受摩擦的部位,如腰围、腋窝等处,亦可发生于躯干和四肢,发生于面部者较少,且表现常不典型,损害为圆形或卵圆形。损害冬轻夏重。日久皮损可变暗红,其上有细薄鳞屑,局部可有色素沉着。

患者常有瘙痒,由于搔抓,局部皮肤呈苔藓样变化。由于病原菌的不同,其临床表现有所差异,红色毛癣菌引起者,病程较慢,皮损多见于面部、躯干和四肢,皮损广,类似播散性神经皮炎表现。石膏样毛癣菌常在股部、腋窝及乳房下等潮湿部位,环状皮损,周边有丘疹和水疱,中央呈正常皮肤,愈后留有色素沉着。小孢子菌引起者损害广泛,数目多,炎症明显,周边有水疱、脓疱、鳞屑及结痂。

【诊断与鉴别诊断】

本病诊断较易,根据临床表现及真菌直接镜检和培养易确诊。但应与玫瑰糠疹、钱币状湿疹、神经性皮炎等鉴别。

【治疗】

体癣治疗应以局部治疗为主。

对皮疹广泛严重者,可考虑全身治疗,应用灰黄霉素,或酮康唑,伊曲康唑等。

局部治疗可选用复方水杨酸酊,复方土槿皮酊,20%羊蹄根醋浸液,3%过氧乙酸溶液,复方雷琐辛擦剂等外用。

【预防】

对浴室、游泳池等加强卫生管理,公共用具应定期清洗和消毒。浴盆、毛巾等尽量做到专人专用;及早发现,彻底治疗,患者用过的被单、床单和内衣,采用日晒或煮沸消毒。

二、常见并发症

(一)股癣

见本章第三节。

(二)手癣

见本章第四节。

(三)甲真菌病

见本章第五节。

第三节　股癣并发症

一、股　癣

【概述】

凡由致病性真菌侵犯腹股沟内侧所致环状或半环状皮损者统称为股癣。实际是体癣在阴股部位的特殊型。其病原菌与体癣相同。国内资料表明，红色毛癣菌占 65.7%，石膏样毛癣菌占 16.8%，絮状表皮癣菌占 6.8%。

【临床表现】

病变主要发生在股上部内侧及腹股沟皱褶部，单侧或两侧先后发病，且可向上或向后蔓延至会阴、肛周及臀部。单独发生在臀部者称臀癣。损害呈片状红斑，表面有鳞屑，自觉痒。如不治疗，损害向周围蔓延扩大，边缘清楚，其上有丘疹、水疱及结痂，中央自愈皮损呈淡棕色或暗红色，表面覆有细小鳞屑，由于中央消退而呈环状或半环状，边缘为活动性皮疹。在阴囊皱襞处，表现为鳞屑性斑片。冬轻夏重。慢性病程，日久皮损可呈苔藓化改变。

【诊断与鉴别诊断】

根据临床特点及真菌学检查不难做出诊断。

本病应与红癣、湿疹鉴别，前者由微细棒状杆菌引起，损害好发于腹股沟皱襞及腋窝，为浅褐色或红褐色斑片，上覆糠秕样鳞屑，皮疹不隆起，无中央消退边缘活动特点，鳞屑镜检无真菌孢子及菌丝，可见短小的皱状细丝或断成细小的杆菌样体。

【治疗】

同体癣。

【预防】

除同体癣外，应保持内裤合适，勿过紧。注意保持会阴部干燥。

二、常见并发症

（一）阴囊湿疹及女阴湿疹

【概述】

由于阴部易受摩擦、药物、分泌物等刺激影响，常常并发阴囊湿疹或女阴湿疹。阴囊湿疹和女阴湿疹是湿疹中常见的类型，分为急性和慢性两种。

【诊断】

急性阴部湿疹常表现为阴囊或女阴表皮可见针头大小的，成群的丘疹和水疱，边缘呈弥漫性。继续发展时，水疱有时融合形成较大的疱，疱破裂后形成糜烂面，有渗液，浆液干燥后形成痂，阴部红肿，有继发感染时则有脓液流出，之后炎症逐渐减轻，红肿渐消，分泌物减少，丘疹和疱疹不再发生，糜烂愈合。但有部分病人由于搔抓皮肤显著浸润变厚，形成或多或少的苔藓样变，则急性湿疹已向慢性湿疹转化。

慢性阴部湿疹根据临床表现分为干燥型和潮湿型两种。潮湿型整个阴囊肿胀突出，有轻度糜烂、渗液、结痂和显著浸润、肥厚，皱纹深阔，稍发亮，色素加深，阴囊比正常显著增大，由于严重瘙痒，间有累累抓痕。另一种为干燥型，水肿变厚不如前者突出，有薄痂和鳞屑，呈灰色，由于浸润变厚，间有裂隙，可有不规则的色素消失。

【鉴别诊断】

根据其病史，皮损形态和病程，可以诊断。且当与股癣及神经性皮炎相鉴别。

股癣可有癣的特征性皮损，且可以做真菌镜检或培养以鉴别。而阴部神经性皮炎没有反复发作的渗出史，皮损一般没有水疱、渗出等形态，结合病史可以鉴别。

【治疗】

其治疗基本同湿疹，但应注意慎用皮质激素类药物，并发细菌感染时应加用抗生素类药物。

【预防】

避免各种外界刺激，如热水烫洗，大力搔抓，应用或滥用刺激性药物或不当治疗药物。避免进食易致敏和有刺激性的食物，如鱼、虾、酒等。

(二)外阴神经性皮炎

【概述】

外阴神经性皮炎主要发生在男性阴囊和女性外阴，是一种以外阴皮肤阵发瘙痒和苔藓化为特征的皮肤病。

【诊断】

外阴神经性皮炎发病初期为间歇性局部瘙痒，随病情发展而逐渐加重。由于搔抓，会导致外阴皮肤迅速苔藓化，呈圆形或多角形，有光泽的扁平丘疹，呈淡红色、黄褐色或与皮肤颜色一致，表面有鳞屑、抓痕及结痂。外阴病损处与皮肤界限不清，病程过长者，外阴皮肤明显肥厚，皮疹更加明显，常反复发作。

【鉴别诊断】

根据其病因、病史及皮损情况可以诊断，注意要与外阴慢性湿疹相鉴别。

【治疗】

其基本治疗同神经性皮炎，但应注意慎用皮质激素类药物，切应和并发的真菌性皮肤病一同治疗。

【预防】

避免滥用刺激性药物或不当治疗药物。避免进食易致敏和有刺激性的食物，如鱼、虾、酒等。

(三)体癣

见本章第二节。

第四节 手足癣并发症

一、手足癣

【概述】

手足癣是致病性皮肤癣菌在手足部位引起的皮肤病。根据其发病部位又可区分为足癣及手癣。足癣的患病率远较手癣为高,在我国南方尤为常见。在有些经常穿着胶鞋的工种中,患病率可高达 80%以上,调查表明,煤矿工人足癣患病率高达 50%～60%左右,并常由足癣感染到手部而引起手癣。

【病因与发病机制】

在我国引起手足癣的真菌常见的有红色毛癣菌,须癣毛癣菌,絮状表皮癣菌等,少见的有断发毛癣菌,犬小孢子菌等。近几年由念珠菌感受染者也偶见。

【临床表现】

1. 足癣

损害常自第 3～4 趾缝间开始,临床表现分五型。

(1)水疱型:常在足跖和足缘发生群集或分散小水疱,疱壁厚,干燥后形成环状鳞屑,有的水疱亦可融合成大疱。自觉症状瘙痒,由于搔抓有时继发细菌感染,局部表现红肿、糜烂、脓性分泌物,伴发淋巴结炎和淋巴管炎。

(2)丘疹鳞屑型:此型较少见,开始多在第 3～4 趾间轻度炎症及脱屑,逐渐向足跖、足缘及足跟蔓延。活动性病变发生红斑及丘疹,甚至群集性小水疱。

(3)浸渍糜烂型:于趾间,尤其第 3～4 趾间,皮肤浸渍发白。由于走动不断摩擦,致使表皮剥脱,呈现潮红糜烂面,伴少量渗液。

(4)角化过度型:足、足缘或足跟皮肤粗糙,角化增厚,冬天易皲裂。

(5)体癣型:由足癣向足背发展而来,表现为半环状或多轮状损害,自觉瘙痒。

2. 手癣

多自手部某一部位开始,尤其拇指或食指的侧面、屈面和掌心,然后逐渐扩展。其分型同足癣。但由于手掌暴露在外,故很少看到指间浸渍糜烂。但白色念珠菌引起者,指间可见浸渍糜烂。丘疹鳞屑型常有小水疱发生,而且有环状鳞屑。水疱型瘙痒显著,如发生在掌心和手指近端,易继发感染。角化过度型掌指部明显角化,常有皲裂。

【诊断与鉴别诊断】

根据其临床表现及真菌镜检,不难诊断,但应注意与手足部湿疹、汗疱疹等相鉴别。

【治疗】

1. 全身治疗

对重症足癣可考虑全身应用抗真菌药物,如灰黄霉素、伊曲康唑、特比萘芬及氟康唑等。一般 3～5 周后瘙痒、红斑消退,6～8 周后脱屑及角化过度消失。

2. 局部治疗

(1)急性期足癣:渗液显著者先用 3%硼酸液湿敷,待渗液停止后,局部涂复方雷琐辛溶液。待炎症减轻后,改用复方水杨酸酊或复方土槿皮酊。

(2)角化过度型足癣:选用复方水杨酸软

膏涂局部，或中药浸泡。1%特比萘芬霜外用也有效。

(3)鳞屑型及水疱型：局部外用复方水杨酸酊、复方土槿皮酊、1%益康唑霜、复方酮康唑霜或1%吡硫霉净酊(或霜)。

(4)足癣并发细菌感染：可用1∶5000高锰酸钾液泡洗、伴有发热和淋巴结肿大者，可全身应用抗生素。

【预防】

保持局部干燥和清洁，勤换鞋袜。加强公共卫生设备的管理，如浴室及游泳池。用具要严格消毒。发现手足癣及时治疗，有其他部位真菌病时应同时治疗。

二、常见并发症

(一)丹毒

【概述】

丹毒系由溶血性链球菌感染引起的皮肤及皮下组织内淋巴管及其周围软组织的急性炎症。其特点是起病突然，畏寒发热，局部皮肤出现境界明显的鲜红色水肿性斑片，一般不化脓。患部皮肤发红成片、色如涂丹，故中医学也称为“丹毒”。依其发病部位的不同，而有许多名称。发于头面部者，称“抱头火丹”；发于躯干部者，称“内发丹毒”；发于下肢者，称“流火”；新生儿丹毒则称“赤游丹”。

【病因与发病机制】

1. 病因

病原菌是A族乙型溶血性链球菌，又名丹毒链球菌。多由皮肤或黏膜破伤而侵入引起。多数病例先有损伤或不易发现的细微皮肤破损，细菌藉此侵入皮肤引起真皮组织发炎，或通过血行感染。也可通过污染的敷料、器械和用具等间接接触感染。足癣及下肢皮肤外伤可诱发小腿丹毒；鼻腔、咽、耳等处损伤可诱发面部丹毒。营养不良、酗酒或糖尿病患者、肾炎等易促发本病。

2. 组织病理

病变主要在真皮。真皮高度水肿、血管及淋巴管扩张，真皮内有以中性粒细胞为主的炎细胞浸润，且多见于扩张的淋巴管内，组织间隙或淋巴腔内有链球菌存在。病变严重者，表皮内可发生水肿，甚至形成大疱。

【诊断】

1. 临床表现

起病急剧，发病初起，先有周身不适，发热，恶寒，头痛，恶心，呕吐等前驱全身中毒症状。继而在患处出现境界清楚的鲜红色水肿性斑片，表面紧张发亮，压之褪色，放手后立即恢复，有灼热感，称为红斑性丹毒。损害迅速向四周蔓延，成为大片鲜红或紫红色斑片，皮损中心可有大、小水疱，疼痛及压痛明显，附近淋巴结肿大。有时皮损一面发展，一面消退，在红斑向四周扩散的同时，中央处可由鲜红转暗红或棕黄色。病情轻者，数天后发生脱屑，逐渐痊愈。重者或婴儿及年老体弱者可继发肾炎及败血症。本病可发生于任何部位，尤以颜面和小腿多见。发于颜面者，若为鼻和耳部破损引起者，可先由一侧鼻部或耳部附近开始向面颊部蔓延，并可迅速波及另一侧，若扩展至头部及下颌，则整个面部及头皮呈高度红肿，严重者可并发海绵窦炎与栓塞。

本病由于其在临床上表现不同，因而有各种名称。如在红斑肿胀处发生水疱者，称为水疱性丹毒；形成脓疱者，称为脓疱性丹毒；患部皮肤迅速变紫黑而发生坏疽的，称为坏疽性丹毒；在原发部位反复发生的，称为复发性丹毒。长期反复发作,可引起淋巴管闭塞而形成慢性淋巴水肿,发生于小腿的称象皮腿。

2. 实验室检查

血常规可见白细胞总数及中性粒细胞常增高。

3. 诊断要点

根据起病急剧,境界清楚的水肿性红斑,局部灼热疼痛,结合好发部位及发热、恶寒等全身症状,不难诊断。

【鉴别诊断】

1. 接触性皮炎

有刺激物或致敏物接触史,皮损为密集成片的红斑、丘疹及水疱,自觉瘙痒而无疼痛及发热等全身症状。

2. 蜂窝织炎

蜂窝织炎为境界不清的深在性浸润性红斑,边缘则炎症逐渐减轻,可化脓破溃。

【治疗】

治疗原则为选用足量敏感抗生素。

1. 全身治疗

以青霉素为首选,可酌情选用头孢唑啉、头孢拉定、头孢派酮等,对青霉素及头孢类过敏者,可选用红霉素、四环素、林可霉素或磺胺类药物,用药一般持续 10～14 天。重症者应加强支持疗法。

2. 局部治疗

用 0.1%雷夫奴尔、或 50%硫酸镁湿敷,如有水疱,应抽出疱液,再用上述药液湿敷,待炎症减轻后,可外敷 15%～20%硫磺鱼石脂软膏。

【预防与调护】

(1)若有皮肤黏膜破损,应及时治疗,以免感染。

(2)卧床休息。发于下肢者,应抬高患肢 30°～40°;患面部丹毒者应寻找鼻腔、口腔及耳部等处有无病灶,并给予相应处理;患有足癣者应积极治疗,以防下肢丹毒复发。

(二)化脓性甲沟炎

【概述】

甲沟炎是指甲周围皮肤皱襞的一种炎症。

【病因与发病机制】

急性甲沟炎多由葡萄球菌感染,且常继发于局疗外伤、撕裂、咬伤之后,但亦有无明显局部外伤史者。慢性甲沟炎多由于经常受到潮湿浸渍,如厨师,鱼商,洗衣工人等,致使皱襞浸软,使之易与甲廓分离,而遭到化脓球菌、绿脓杆菌、念球杆菌及普通变形杆菌等感染。

【诊断】

1. 急性甲沟炎

初起甲沟轻度红肿,疼痛及压痛,有的可自行消退,有的化脓,且可演变为甲周围炎或甲下脓肿,疼痛加剧,甲下见有黄色脓液积聚,甲与基底部分离。

2. 慢性甲沟炎

慢性,拖延旬日,甲沟轻度红肿,疼痛,甲小皮剥脱,少量脓液由甲沟流出,甲的边缘和甲沟处变黑,且可逐渐产生结节状或蕈状突起的炎性肉芽组织,不时分泌出脓液,易擦伤出血,部分甲受损,甲变形缩小,甲上有纵脊或横沟,甲下有脓液潜行,严重时,甲可以完全松动,脱落。

【治疗】

1. 急性甲沟炎

早期尚有脓液形成时，以三角巾高托患肢，可外用杀霉菌剂及杀菌剂如制霉菌素软膏与新霉素软膏交替使用。若有脓液积聚时，可沿甲做一纵形切开，排出脓液，若甲下已有脓肿，则可将指甲切除，全身可使用广谱抗生素。

2. 慢性甲沟炎

早期可按急性甲沟炎处理，当有过多的炎症肉芽组织时，可手术切除甲缘过多的肉芽组织，在手术过程中应避免损伤甲床。

（三）甲真菌病

甲真菌病见本章第五节。

第五节　甲真菌病并发症

一、甲真菌病

【概述】

甲真菌病俗称“灰指甲”，主要由毛癣菌属和絮状表皮癣菌引起，由白色念珠菌引起者，称念珠菌性甲病。甲癣多由手足癣而来，但亦可单独发生。

【诊断】

1. 甲下型

病变自甲板前端或两侧开始，初起甲板出现小片状浑浊，逐渐累及整个甲板。变色的甲板逐渐增厚变脆，甲板与甲床松脱，中间蛀空，颜色呈棕色或污褐色，有时甲板折断而呈现潜隐性或残余裂沟。红色毛癣菌引起者，甲板增厚明显，且累及甲的数目较多。石膏样毛癣菌引起者，常使甲板萎缩，表面呈粉末状或云母状碎屑。絮状表皮癣菌引起者与红色毛癣菌引起者表现相似。

2. 浅表型

浅表型称真菌性白甲，初起甲板表面发生一小片的混浊，单发或多发，病变多局限于甲面的一片或两侧的一角，由于甲板脆弱易被刮除，镜检和培养容易发现真菌。白念珠菌引起者，多伴有甲沟炎存在。

【鉴别诊断】

根据临床表现，结合真菌学检查，一般诊断较易。应注意与银屑病和连续性肢端皮炎引起的甲病及先天性厚甲等鉴别。

【治疗】

甲真菌病治疗十分顽固，由于甲板比较致密，药物不易渗入，故医生和患者应树立长期治疗思想。

1. 单个甲真菌病

可在局麻下拔除病甲，术后可选择口服灰黄霉素、酮康唑、特比萘芬、伊曲康唑等。同时，局部涂2%碘酊。

2. 溶甲疗法

溶甲疗法是用20%～40%尿素软膏贴敷在病甲上或包敷病甲，当甲软后，去除病甲，再局部用复方水杨酸软膏、10%益康唑或复方酮康唑霜。

3. 其他

为提高疗效，用药前先用热水浸泡病甲，再用锉刀锉薄病甲，然后外涂抗真菌药物，常用有甲癣药水，50%酚甘油、30%水杨酸液等。上述药物有一定的刺激性，治疗时要注意保护好甲周皮肤。

二、常见并发症

（一）手足癣

见本章第四节。

（二）甲沟炎与甲缘炎

见本章第四节。

第六节 念珠菌病并发症

一、念珠菌病

【概述】

念珠菌病是由念珠菌属引起的一种急性，亚急性或慢性真菌病。可侵犯皮肤和黏膜，亦可累及内脏。

【病因与发病机制】

本病是由念珠菌属的白色念珠菌、热带念珠菌、星形念珠菌及高氏念珠菌等引起，其中主要是白色念珠菌所致。侵犯皮肤、黏膜和内脏，表现为急性、亚急性和慢性炎症。

念珠菌为条件致病菌，病原菌侵入机体后能否致病，与念珠菌的毒力、数量、入侵途径以及机体本身抵抗力有密切关系，当患者细胞免疫功能缺陷，或长期使用抗生素、糖皮质激素和免疫抑制剂，或严重烧伤和肿瘤患者，均易患念珠菌病。

【临床表现】

念珠菌病在临床上有黏膜、皮肤及系统性表现。黏膜病变以口腔念珠菌病“鹅口疮”为白色念珠菌感染最常见表现，在舌、软颚等处覆盖奶油色或灰白色膜，揭去后可留下红色渗出性基底；阴道念珠菌感染者，在阴道黏膜上有黄色奶油样排泄物和成片灰白色伪膜，甚者可有脓疱、剥蚀或溃疡；念珠菌性阴茎包皮炎较少见，在阴茎龟头及冠状沟处发生浅红色糜烂或薄壁脓疱。

念珠菌感染还可在腹股沟、乳房下、臀裂等处，发生红斑、糜烂、渗液，红斑周围有卫星状水疱、脓疱。亦可表现为尿布皮炎、慢性甲沟炎或念珠菌性肉芽肿。念珠菌系统感染表现为尿路感染、心内膜炎、脑膜炎及败血症等。

【诊断与鉴别诊断】

根据临床特点，真菌直接镜检及培养，组织病理变化，诊断不难。应与维生素 B 族缺乏及阴道滴虫等鉴别。

【治疗】

念珠菌病的治疗包括全身与局部抗真菌治疗，前者用于系统性感染，后者以局部感染为主。

1. 全身治疗

可选择两性霉素 B、克霉唑、酮康唑、氟胞嘧啶、大蒜注射液、氟康唑、庐山霉素、制霉菌素等。

2. 局部治疗

局部病变(包括皮肤和黏膜)可用1%甲紫溶液外涂,或涂制霉菌素液;口腔和咽部念珠菌感染可用0.25%两性霉素B液雾化吸入。阴道念珠菌病用制霉菌素阴道栓剂。1%特比萘芬外用对皮肤黏膜念珠菌病效果也很好。

【预防】

(1)设法除去一切与本病发生有关因素,如尽量避免长期应用抗生素、糖皮质激素和免疫抑制剂等。

(2)对长期使用糖皮质激素、抗生素及免疫抑制剂者,应经常检查黏膜、皮肤有无念珠菌感染,并定期检查粪、尿及痰。

(3)对有免疫功能缺陷者可不定期使用细胞免疫增强剂,如转移因子皮下注射,或胸腺肽肌注。

(4)对必须长期应用抗生素、糖皮质激素和免疫抑制剂者,可间歇给予制霉菌素或伊曲康唑、氟康唑等做预防性治疗。

二、常见并发症

(一)肺念珠菌病

【概述】

肺念珠菌病主要由白色念珠菌引起,该菌存在于正常人的口腔、上呼吸道、阴道、肠黏膜上,一般不致病,原发性念珠菌肺炎少见,大多数在体弱、营养不良、抵抗力下降、长期应用广谱抗生素及免疫抑制剂的情况下,该菌在原有慢性支气管-肺部疾病的基础上继续感染,血源性念珠菌播散病例、肺部受累者相当多见,急性白血病、肾移植后、重度烧伤、系统性红斑狼疮、糖尿病等常合并肺念珠菌病感染,本病比较常见,无性别和年龄差异。

【诊断】

1. 临床表现

肺念珠菌病一般分为两型,实际上是病情发展的两个阶段。

(1)支气管炎型:症状轻微,咳嗽、咯白黏痰或少量黏性脓液痰,一般无发热。全身情况一般良好,除偶闻啰音外,可无特殊症状。

(2)肺炎型:症状较多,有的类似肺炎,有的似肺结核,也有似败血症的症状,少数有渗出性胸膜炎,可见高热、畏寒、咳嗽、憋气、咯血、乏力、胸痛。典型者咯出白色粥样痰,也可呈乳酪块状,并可呈酵母臭味或口腔及痰中有甜酒样芳香味是其特征性表现。

2. 实验室检查

(1)约有20%的健康人痰中可查到白色念珠菌。检查前可先用3%过氧化氢含漱数次,并弃去第一、二口痰,痰直接涂片可见到椭圆形的直径2～4μm的酵母样孢子,常成群存在,有时可见细长的假菌丝和附于菌丝紧囊上的芽生孢子。

(2)痰培养连续3次获得阳性结果或培养生长稠密,或经动物接种证明有致病力。

(3)通过纤维支气管镜采集的非污染标本,查出念珠菌具有较大诊断价值。

(4)有血源播散时可从血液、尿液、脑脊液等标本中培养出念珠菌。

3. X线检查

支气管炎型时可仅为两肺中下野纹理加重。肺炎型时可见中下肺野斑点状小片阴影,或大片实变样改变,有时呈叶段性改变,有时可见结节状阴影,从肺门向四周部扩展,少有粟粒样改变,病变有时呈游走性,此起彼伏,偶遇胸腔积液,肺门淋巴结肿大及空洞形成，病程较长者有条索状阴影。

4. 诊断要点

(1)患有慢性病者在长期应用抗生素、激素等药物治疗过程中，突然发现鹅口疮、口腔黏膜有乳白色薄膜和斑点同时，出现支气管炎或肺炎、肺结核、败血症样症状，应考虑肺念珠菌病的诊断。

(2)X线表现：病灶多在中下肺野，病变呈游走性。

(3)痰培养：念珠菌阳性连续3次或生长稠密，或对接种动物有致病力。

【鉴别诊断】

1. 肺结核

肺念珠菌病有时类似肺结核，但本症典型者咯白色粥样痰，也可呈乳酪块状，并可呈酵母臭味或口腔及痰中有甜酒样芳香味的特征性表现。

2. 支气管炎

单纯支气管炎患者多有物理、化学、过敏等诱发因素而发病，多咯白色黏液样痰。X线以两肺纹理粗乱为主。

【治疗】

1. 轻症

消除诱因，治疗原发病，增强病人免疫能力。

2. 重症

及时应用抗真菌药物，如氟胞嘧啶、克霉唑、酮康唑、0.15%大蒜素注射液等。

(二)念珠菌性心内膜炎

【概述】

念珠菌性心内膜炎是由念珠菌感染引起的心内膜炎，是真菌性心内膜炎中最常见的一种。

【病因与发病机制】

真菌性心内膜炎约占感染性心内膜炎的2%～4%，真菌性心内膜炎最常见的病原菌为念珠菌、其次为曲霉菌。长期使用抗生素者中以白色念珠菌和光滑酵母菌多见，而免疫功能力低下者可罹患播散性真菌感染，其常见病原菌有念珠菌、曲霉菌及镰孢菌，克柔氏念珠菌，其他诸如组织胞浆菌、隐球菌及芽生菌等亦有报道。

【诊断】

1. 临床表现

真菌性心内膜炎的临床表现和细菌性心内膜炎相似，缺乏特征性的表现，极易误诊。真菌性心内膜炎多见于中年人，男性多于女性，发热是最常见的临床表现，见于88%～98%的患者，其他如心脏杂音的改变、脾大、Osler结节、Roth斑等不如细菌性心内膜炎多见，真菌性心内膜炎中动脉栓塞较常见，曲霉菌性心内膜炎中栓塞的发病率为83%，念珠菌心内膜炎为33%～75%，栓塞多出现在大动脉，如脑、肠系膜、肾、脾、冠状动脉、眼和四肢，有些患者是以栓塞为首发临床表现的。此外，真菌性心内膜炎患者的头痛、大汗的现象较突出。另外，某些真菌可在心肌及肾脏形成转移性脓肿等。

2. 实验室检查

(1)血培养：真菌性心内膜炎的诊断相当困难。曲霉菌、组织胞浆菌、青霉菌、弯孢菌、毛霉菌等血培养的结果常为阴性的，如果临床上疑为感染性心内膜炎，但连续血培养阴性，要考虑到真菌性心内膜炎的可能性。但念珠菌性心内膜炎患者其血培养的阳性率可为83%～95%，其他隐球菌、球孢子菌、红酵母菌，酿酒酵母菌血培养的阳性率也较高。

(2)免疫学方法：应用免疫学方法测定检

测血清或体液中真菌的循环抗原对某些深部真菌病的早期诊断具有重要价值。念珠菌感染患者的肝、脾组织的活检标本中抗原检出率高于血清。另外，测定(1-3)-β-D葡萄糖(念珠菌胞壁的一个成分)的血中的浓度，可作为念珠菌早期的诊断指标，其浓度与症状的消长成正比。

(3)组织学检查和真菌培养：栓塞部位动脉栓子的组织学检查和真菌培养是诊断真菌性心内膜炎的重要方法。如动脉栓子的培养有真菌生长，则可诊断为真菌性心内膜炎。组织胞浆菌感染的患者从其口咽病灶可找到病原菌，静脉药瘾者的肺部病变，以及对免疫功能低下患者的肝、脾和骨髓组织的培养对病原学诊断均有重要提示作用。

(4)超声心动图：约有80%的病灶在胸超声心动图(TTE)上可以显示，TTE可见到的病灶较大，多分布散于左心，可附着于瓣膜上、心肌壁上，由起搏器引发的及静脉药瘾者的病灶多出现在右心。经食道超声(TEE)更能提高诊断率。

【鉴别诊断】

应与其他原因引起的心内膜炎相鉴别。

【治疗】

目前对真菌性心内膜炎的治疗尚无最佳方案，但普遍认为药物加手术治疗可改善预后。鉴于真菌性心内膜炎的难治性及其高复发率，一般做如下处理：

(1)一经诊断，立即给予人体所能耐受的最大剂量的两性霉素B或其脂质体。

(2)药物加手术联合治疗可最大限度地切除坏死组织，并使用生物瓣替换受累瓣膜。

(3)终生抗真菌治疗。

【预防】

原有心脏瓣膜受损，或免疫功能低下的高危患者，出现不明原因的发热，且抗生素治疗无效的患者，多次血培养阴性，并有大动脉或脏器栓塞的现象，应高度怀疑为真菌性心内膜炎，超声心动图尤其是经食道超声可发现赘生物，往往能提供有价值的诊断信息，一经诊断，立即联合应用药物和手术治疗，或可挽救患者生命，经治疗临床症状消失的患者，要密切随诊，一般随诊2年以上。

第七节　隐球菌病并发症

一、隐球菌病

【概述】

隐球菌病是由隐球菌引起的一种深部真菌病，主要侵犯中枢神经系统、肺部、皮肤和骨骼，亦可血行播散至全身各脏器。侵犯肺部时，常为一过性，症状轻微，不易发现，侵犯中枢神经系统时，可表现为急性、亚急性或慢性过程，病死率高。

【病因与发病机制】

球菌属有17种和9个变种，已知引起人类疾病者，主要由新型隐球菌及其变种所致。本菌存在于土壤、植物、水果、牛奶、动物等处，特别是在鸽粪中多见，可由呼吸道感染。

【临床表现】

1. 中枢神经系统隐球菌病

本病约占隐球菌病的80%，常见的有脑膜炎型、脑膜脑炎型、肉芽肿型及囊肿型。约2/3的患者开始有上呼吸道感染症状，继而出现剧烈头痛。头痛可从双侧颞部开始，再波及前额和枕部，亦可表现为偏侧头痛。多伴有发热、呕吐、大汗，严重者可有谵妄、癫痫大发作、昏迷等，可出现脑膜刺激征，如颈项僵硬、巴宾斯基征阳性，不过出现于较晚期。

2. 皮肤黏膜隐球菌病

人类隐球菌病10%～15%有皮肤损害，多出现在四肢或胸背部，亦可出现在面颈部，表现为丘疹、水疱、脓疱、传染性软疣样丘疹、痤疮样脓疱、皮下组织肿块、浸润性结节、脓肿、结痂、蜂窝织炎、水痘样皮疹、疖肿样损害、紫斑、疣状增殖及溃疡等。

3. 肺隐球菌病

肺部是隐球菌主要的侵入途径，初发常有上呼吸道感染的症状，进而表现为支气管炎或肺炎，出现咳嗽、胸痛、咯出胶冻样痰、黄色稠厚痰或血丝痰、咯血，镜检时痰中可有大量隐球菌。常伴有低热、乏力、体重下降，严重病例可有高热、呼吸困难。体征为支气管炎或肺实变表现，X线照片病变多在肺的中下野，表现为孤立致密的浓厚阴影，肺门广泛阴影或粟粒性结核样变化。

4. 骨隐球菌病

骨损害约占隐球菌病的10%，全身骨骼皆可受侵，但以颅骨、脊椎骨为多见，关节损害少见。X线表现为数厘米大小的囊肿或界限清楚的骨质破坏。

5. 隐球菌败血症

隐球菌侵入血流，引起寒战、发热、谵语、昏迷等败血症表现，血行播散引起的全身性器官感染，病情凶险，常在短期内死亡。

【诊断与鉴别诊断】

本症诊断需根据临床表现及相关实验室检查。

实验室检查有决定性意义。取脑脊液、痰、尿、脓液或其他标本于玻片上加一滴细腻的墨汁，用盖玻片一角搅拌混匀，然后盖下，在显微镜下，可见圆形的厚壁孢子，内有大小不等的反光颗粒，外有一厚膜，有时可见出芽孢子，此时应做真菌培养鉴定，有条件时可做乳胶凝集试验。或用ELISA酶联免疫吸附测定、ABS-ELISA、免疫放射测定等快速诊断方法。

中枢神经系统隐球菌病应与结核性脑膜炎、颅内占位性病变、蛛网膜炎及其他颅内炎症性疾患相鉴别。

【治疗】

1. 抗真菌药物

全身治疗可采用联合用药疗法：①两性霉素B＋氟胞嘧啶；②氟康唑＋氟胞嘧啶；③伊曲康唑＋氟胞嘧啶；④两性霉素B＋大蒜素；⑤咪康唑＋氟胞嘧啶。

2. 降低颅内压

当中枢神经系统隐球菌病出现颅内高压症状时，可用25%山梨醇或20%甘露醇快速静脉滴注。

3. 纠正电解质紊乱

应用两性霉素B及脱水剂治疗时，容易造成低钾血症，应每天静脉补钾或口服补钾，具体剂量视病情而定。

4. 支持疗法

必要时输入全血或血液，注意热量及维生素补给，可同时应用中医中药进行调理。

5. 手术

对局限性皮肤隐球菌病，骨隐球菌病及

脑部隐球菌肉芽肿等，可考虑手术切除。

【预防】

由于隐球菌病常继发于肿瘤、慢性消耗性疾病及器官移植的患者，因此，对这些患者可给予口服氟康唑，两性霉素B喷雾吸入。饲养的家鸽应妥善管理，防止鸽粪污染空气；忌吃腐烂变质的梨、桃等水果。

二、常见并发症

隐球菌性脑膜炎

【概述】

隐球菌性脑膜炎是由新型隐球菌感染所引起的亚急性或慢性脑膜炎。

【病因与发病机制】

新型隐球菌在自然界分布广泛，大多从呼吸道吸入，形成肺部病源，经血流播散于全身各器官，30%～50%的该病患者有较严重的全身性疾病。

【诊断】

1. 临床表现

亚急性起病，病初可表现为轻度间歇性头痛，此后头痛逐渐呈爆裂样剧痛，常伴有恶心、喷射状呕吐。多数病人有发热、精神异常，病程长者有明显消瘦、虚弱等，少数病人有抽搐。1/3病人有意识障碍，表现为嗜睡、谵妄、昏迷等。大多数病人脑膜刺激征明显阳性，部分病人病理征阳性。常有多颅神经受损的表现，如视力减退、视物重影、眼球活动障碍等。部分病人有肢体瘫痪，少数患者有脑疝形成最后死亡。

2. 诊断要点

隐球菌性脑膜炎的诊断主要根据临床症状、体征、病理检查及实验室检查，而最后确诊有赖于各种标本直接镜检、培养或病理检查发现隐球菌。

【鉴别诊断】

隐球菌脑膜炎当与结核性脑膜炎相鉴别。此外，还应与化脓性脑膜炎、病毒性脑膜炎、脑脓肿、脑蛛网膜炎、脑血管疾病、格林巴利综合征等相鉴别。

【治疗】

1. 抗真菌治疗

同前。

2. 降颅压

对于出现的颅内高压症状，必须及时处理，否则可能发生脑疝引起死亡。可采用20%甘露醇250ml快速静脉滴注，必要时还可应用25%的白蛋白溶液加呋塞米(速尿)静脉注射，两者交替应用可加强降颅压效果。如使用脱水利尿剂治疗效果仍不理想，可采用腰椎穿刺法缓慢放出脑脊液以达到减压的目的。对顽固性颅内压增高而以上治疗无效者，可采用脑室引流方法减压。

3. 纠正电解质紊乱

在中枢神经系统隐球菌病患者的治疗过程中，由于大量使用脱水利尿剂以及两性霉素B与皮质激素等，容易造成低血钾及其他水电解质紊乱，应及时复查及时纠正。对低血钾症，一般在治疗过程中应每天静脉补钾4～8g，口服补钾3～6g，具体剂量视病情而定。

4. 支持疗法

对于意识清楚的患者应鼓励进食高蛋白高营养食物，增强抵抗力，同时可输入新鲜人血浆或全血，补充各种维生素。对有消瘦、纳呆、失眠等症状的患者,也可按中医扶正祛邪治疗法,应用中药治疗。此外,加强心理护理,增强患者战胜疾病的信心。

5. 手术治疗

对局限性的脑部隐球菌肉芽肿等可采用手术切除,术后根据情况使用全身抗真菌剂治疗,以达到根治目的。

第八节　着色芽生菌病并发症

一、着色芽生菌病

【概述】

着色真菌病又称着色芽生菌病,是一种外源性的暗色真菌感染。病程慢性难治,日久可致残或发生癌变。本病世界各地均有发生,目前,发病区域和发病率均有增加趋势。

【病因与发病机理】

常见的着色真菌病的病原菌为暗色孢科中3个属中的5种,即裴氏着色霉、紧密着色霉、卡氏枝孢霉、皮炎瓶霉和疣状瓶霉。这些菌均为自然界中的腐生菌,主要是经皮肤外伤感染,农民、泥瓦工、园林工人多见。

【临床表现】

男多于女,20～50岁多见。外伤感染后,多在2个月内发病。损害好发于四肢暴露部位。首先出现粉红色无痛性丘疹,逐渐扩大,融合成斑块、结节,表面呈疣状或菜花状,有污秽样或脓液覆盖及褐色结痂,边界清楚,周围可见暗红色或紫色浸润带,有臭味。可沿淋巴管扩散或自身接种,出现卫星样病灶或远距离多发病灶,类似淋巴管型孢子丝菌病。病程慢性,愈后可出现多处瘢痕,在瘢痕上再发新皮损,类似皮肤结核。病人一般情况尚好,少数患者皮损泛发,甚至血行播散。由于反复发生,长期不愈,可形成象皮肿、四肢畸形、致残,甚至癌变。

【诊断与鉴别诊断】

根据典型的临床表现,结合真菌学检查,取脓液、痂皮或病变处肉芽组织培养为致病性暗色真菌生长可以确诊。

本症应与皮肤结核、梅毒树胶肿、孢子丝菌病、皮肤肿瘤相鉴别。

【治疗】

1. 局部治疗

小面积损害者可用30%～50%冰醋酸溶液外涂疣状增生皮损,或用电灼、电凝固、激光治疗。对皮损面积较大者可采用手术切除并植皮。

2. 全身治疗

口服10%碘化钾溶液,伊曲康唑,氟康唑,氟胞嘧啶等。

【预防】

注意防止皮肤破损,皮肤受伤后应清洁包扎,不宜用土按压止血,一旦发病应及早治疗。

二、常见并发症

脑脓肿

【概述】

细菌、真菌或寄生虫等病原体侵入脑实质引起的化脓性炎症，继而形成脓肿。脑实质内形成脓腔，临床上表现为颅内压增高症状、局部定位体征和感染性症状。后两种病原体所致的脑脓肿极少见。可在任何年龄发生，以儿童和青壮年多见。发病率占神经外科住院病人2%左右，男女比例约2.5∶1。

【病因与发病机制】

脑脓肿绝大多数继发于体内某处的化脓性病灶。根据感染来源的不同，脑脓肿可分为五大类。

1. 耳源性脑脓肿

耳源性脑脓肿约占全部脑脓肿的半数，并以化脓性中耳炎和乳突炎并发胆脂瘤引起的最多见。中耳炎和乳突炎时，细菌侵蚀鼓室壁，造成化脓性骨髓炎，然后破坏鼓室盖、乳突小房顶或岩骨后方，炎症累及各层脑膜，细菌通过血管及其周围间隙进入脑组织。炎症向上发展即形成颞叶脑脓肿，向后发展即形成小脑脓肿。

2. 鼻源性脑脓肿

本症少见。额窦、上颌窦、筛窦的化脓感染引起的脑脓肿多发生在额叶底部和前部、蝶窦的炎症可引起垂体、颞叶或颅底的脓肿。

3. 血源性脑脓肿

本症约占1/4。身体某个部位发生化脓性感染后，感染灶内脓性栓子脱落，随血流迁栖到脑白质，形成脑脓肿。

4. 外伤性脑脓肿

开放性颅脑损伤，早期清创不彻底或延迟清创、细菌、骨碎片和异物进入脑内，形成脓肿。颅底开放性骨折和脑部手术后，也可偶发脓肿。

5. 隐源性脑脓肿

感染源多不明显或隐蔽。可能由于脑部感染较轻，身体抵抗力强，应用抗生素后感染暂时被控制。但往往脑实质内已潜有细菌，当抵抗力下降时，细菌又繁殖起来形成脓肿。

【诊断】

1. 临床表现

(1)急性感染及全身中毒症状：一般病人多有原发病灶感染史。经过长短不同的潜伏期即出现脑部症状及全身表现，一般发病急，出现发热、畏寒、头痛、恶心、呕吐、乏力、嗜睡或躁动、肌肉酸痛等，检查有颈部抵抗感，克氏征及布氏征阳性，周围血常规增高，这些症状可持续1～2周。隐源性脑脓肿可无全身中毒症状。

(2)颅内压增高症状：颅内压增高症状可在急性脑炎阶段出现。随着脓肿形成和逐渐增大，症状也进一步加重，头痛、呕吐、视盘水肿是其三大主征。头痛多在患侧，幕下脓肿则以枕部及额部疼痛为主，并牵涉至颈项痛。疼痛多为持续性，并有阵发性加重，往往早晨或用力时加重。呕吐可为喷射性，小脑脓肿头痛更明显，头痛加重时，呕吐也随之加重。检查眼底可有不同程度的视盘水肿，严重时可有视网膜出血及渗出。

(3)局灶定位征：根据脓肿病灶的部位、大小、性质不同可出现相应的神经定位体征。如累及主侧半球，可出现各种失语。如累及运动、感觉中枢及传导束，则产生对侧不同程度的中枢性偏瘫和偏侧感觉障碍，也可因运动区等受刺激而出现各种癫痫发作。影响视路可出现双眼不同程度的同向对侧偏盲。额叶受累常出现性格改变,情绪和记忆力等障碍。小脑脓肿常出现水平性眼球震颤、共济失调、强迫头位、Romberg 征阳性等局限性体征。脑干脓肿可出现各种脑神经损伤。罕见的垂体脓肿可出现垂体腺功能减退等改变。非主侧半球的颞叶和额叶,脓肿则定位征不明显。

(4)危象:当脓肿发展到一定程度,尤其颞叶、小脑脓肿容易发生脑疝。一旦出现脑疝,必须进行紧急处理,是神经外科常见的急症之一。另一危象即脓肿发生破溃,破溃的脓液可进入脑室或蛛网膜下腔,形成急性化脓性脑室炎和脑膜炎。患者可突发高热、昏迷、脑膜刺激症状或癫痫发作。

2. 诊断要点

根据病史、临床表现和必要的辅助检查,综合分析,一般可明确诊断。

【鉴别诊断】

1. 化脓性脑膜炎

有高热、脉快,脑膜刺激征明显,但无局限神经定位征,脑脊液白细胞和蛋白质增高,脑超声检查,脑血管造影和 CT 扫描均正常。

2. 硬膜外或硬膜下积脓

常与脑脓肿合并存在,很少独立发生。脑血管造影脑表面为一无血管区,CT 发现脑表面有半月形低密度影。

3. 血栓性窦感染

细菌栓子脱落,沿静脉窦扩散所致,表现为周期性脓毒败血症,不规则寒战,弛张热、脉快,末梢血粒细胞增加,但脑脊液无改变,可借助脑超声、脑血管造影和 CT 扫描鉴别。

4. 化脓性迷路炎

由化脓性中耳炎所致,症状类似小脑脓肿,但头痛较轻,呕吐,眩晕严重,眼震多呈自发水平和旋转混合型,共济失调为双侧性或不明显,无脑膜刺激征,无视乳头水肿,腰穿正常。

5. 脑肿瘤

发病缓慢,无感染病史,仅颅内压增高,脑脊液细胞正常,经颅平片、血管造影、CT 扫描不难鉴别。

【治疗】

应根据病理不同阶段,病情急缓,脓肿部位范围、机体抵抗力和机体反应好坏选择治疗方案。在急性脑炎期和化脓期,主要用抗生素治疗、脱水疗法、全身支持疗法和调整好水电解质平衡,促使炎症消退或局限。

脓肿包膜形成后应积极选择手术治疗,手术应尽早进行,避免发生脑疝。手术方法有脓肿穿刺引流术和脓肿切除术。

(1)脓肿穿刺引流术:其优点是简单,对组织创伤小,适合各种部位单发脓肿。约 1/3 病人可痊愈。

(2)脓肿摘除术:适用于脓肿包膜形成完整,身体耐受性好,脓肿位置不深且又不在功能区病人。

(3)立体定向抽脓术:适用于多发脑脓肿和脑干脓肿,可在立体定向下穿刺抽脓。

第九节　孢子丝菌病并发症

一、孢子丝菌病

【概述】

本病是由申克孢子丝菌引起的皮肤、皮下组织及其附近淋巴管的慢性感染，可引起化脓、溃烂及渗出。

【病因与发病机制】

潮湿环境和腐烂草木有利于本菌的生长，当皮肤破损使病菌侵入，即可造成感染，有人统计154例孢子丝菌病，其中77例有明显外伤史。

【临床表现】

1. 皮肤淋巴管型孢子丝菌病

本病亦称树胶肿型孢子丝菌病，约占各型病例的75%。由外伤处植入，约经5～180天，平均21天左右局部出现一小而硬可推动的无痛性皮下结节，呈红、紫或黑色，穿破皮肤后成为孢子丝菌下疳。有时初起即为溃疡，历数周至数月可愈合并在它处出现新的损害。当病程日久，尚可沿其引流的淋巴管出现许多类似皮下结节。典型病例常侵犯指或腕部，损害连成一串结节，直至臂部，有如“电话线”样。一般后起损害较少溃破，可持续数月、数年。

2. 固定型皮肤孢子丝菌病

在本病流行区，人们由于获得抵抗力，患本病后可不波及淋巴管而局限于一处，故名。常好发于面、颈、躯干，损害呈溃疡、肿胀状、疣状、痤疮样、浸润性、肉芽肿性或红斑样斑块，或呈鳞屑性斑片、丘疹、小结节，也常见卫星状损害。有些地区这型可占患者总数的40%～60%，一般约占20%～25%。在我国江苏北部，此型约占30%或更多。其临床表现多样，可呈结痂渗出性斑块、疣状皮肤结核样，或如丘疹坏死性结核疹、结痂性梅毒疹、着色真菌病及皮肤黑热病样。有时可自愈，也可持久不愈或愈后又在局部呈其他形态复发，此型一般不引起全身播散。

3. 皮肤黏膜孢子丝菌病

此型少见，偶可继发于全身播散。在口腔、咽喉部或鼻部损害初呈红斑、溃疡或化脓性损害，后来变成肉芽肿性、赘生性或乳头瘤样损害。常有疼痛，局部红肿，附近淋巴结肿且硬。黏膜孢子丝菌病有时可如阿夫他溃疡、口腔扁平苔藓或继发性皮肤黑热病，可愈合结瘢，但局部仍有菌存在。

4. 皮外及播散性孢子丝菌病

(1)骨、骨膜及滑膜孢子丝菌病：据报告，30例皮外型中80%是骨孢子丝菌病，且多有皮肤及皮下组织病变，也可波及骨膜及滑膜致残毁性关节炎。骨常波及指骨、趾骨、跖骨、尺骨、桡骨及股骨、肋骨等。关节孢子丝菌病可致肿痛及运动受限并常有关节腔积液，穿刺液可培养出孢子丝菌。一般来说在皮外型孢子丝菌病中的病菌较皮肤型为多。

(2)眼孢子丝菌病：已报告50余例，波及眼睑、泪囊、结膜者占2/3。70%无其他部位孢子丝菌病，故属原发感染，且很少有附近淋巴结病变。如48例中仅5例有淋巴结肿大。其损害呈溃疡或树胶肿性，病程与原发皮肤型相同。

(3)系统性孢子丝菌病：较少见，主要发

生在糖尿病、结节病及长期使用皮质类固醇患者中。此型较皮肤型含菌量更多，病理切片更易找到病菌。可由血源播散而波及皮肤、骨骼或肌肉，也可致肾炎、睾丸副睾炎、乳腺炎，偶可波及肝、脾、胰腺、甲状腺及心肌等，播散时常发生高热(39℃以上)、厌食、体重减轻及关节僵直等。

(4)孢子丝菌脑膜炎：极少见。可致眩晕、头痛、精神错乱、体重减轻等。脑脊液中蛋白可超过 400mg/100ml，细胞数达 200～400/ml，主要为淋巴细胞，培养可找到申克孢子丝菌。尸检可见大脑皮质散布许多肉芽肿性小脓疡。

(5)肺孢子丝菌病：由播散波及肺者极少见，迄今仅报告 30 例。主要由吸入孢子而发病，多见于酗酒者。分慢性空洞型和淋巴结病变型两型：

①慢性空洞型：病程如其他肺真菌病，起病为急性肺炎或支气管炎伴发热、咳嗽、乏力等，常误诊为结核，当变成慢性肺炎有结节性损害、薄壁空洞、纤维化及胸水时才被重视，发展严重时空洞增多致干酪样坏死而致死。

②淋巴结病变型：肺门淋巴结、气管支气管淋巴结可先被波及，有时可致支气管堵塞或自愈，常误诊为原发肺结核，1∶100 OT 试验阴性。有时病程可迅速发展。在 X 线检查时，第一型见急或慢性肺炎，其广布的粟粒性浸润可如肺结核，其局限病灶可如肿瘤，两者均可发展成空洞；第二型主要是纵隔变宽，可历时甚久，有时也可见散在阴影和肺不张，提示有淋巴结及肺实质的感染。

【诊断与鉴别诊断】

依据本病临床表现，结合真菌检查、真菌培养和组织病理检查，诊断一般不难。

本病应与疣状皮肤结核、着色真菌病、芽生菌病及炭疽病等鉴别。

【治疗】

全身治疗为主，局部治疗为辅。

1. 全身治疗

(1)碘化钾：迄今仍为治疗淋巴管型孢子丝菌病的首选药物，成人用量开始为 1～2g/d，逐渐增加剂量至 3～6g/d，分 3 次口服。完全治愈 1～2 个月。儿童用量 20～50mg/(kg · d)。该药不良反应最常见为“碘伤风”，表现眼睑肿胀、喷嚏、流泪、头痛、咽(喉)炎等类似感冒症状，但随着服药时间延长，上述症状逐渐减轻或消失。

(2)两性霉素 B：该药对皮肤淋巴管型、肺型及播散型孢子丝菌病均有较好疗效，其剂量及疗程可参考念珠菌病的治疗。

(3)灰黄霉素：部分病例有效，一般成人 0.8g/d，疗程 1～3 个月。用药前及治疗期间应定期检查肝功能。

(4)氟胞嘧啶：20～100mg/(kg · d)，分次口服，直至痊愈。

2. 局部治疗

2%碘化钾溶液或 10%碘化钾软膏外用，损害消退后，应持续使用 1 个月左右，以防复发；2%球红霉素二甲基亚砜液，局部外用；2%庐山霉素二甲基亚砜液，外用；局部液氮治疗，尤其适用于孤立小型损害者。

【预防】

注意保护皮肤，勿接触腐烂草木，勿刺伤皮肤。

二、常见并发症

肺炎孢子丝菌病

【概述】

肺孢子丝菌病是由申克孢子丝菌引起的

肺部慢性真菌病，是常见的深部真菌病之一。

【诊断】

1. 临床表现

(1)原发性肺孢子丝菌病有3种病变类型。

①支气管肺炎型：起病急，似急性细菌性肺炎。出现发热、咳嗽、咳痰、疲倦乏力、胸部不适、疼痛等。有时局部可闻及湿性啰音。

②慢性空洞型：多数由肺炎型病变迁延而致，肺内结节性病灶融合、软化、坏死，当坏死物破溃入支气管，局部即形成薄壁空洞。临床上病人主要为低热或中等度发热、咳嗽、咳痰、间歇性胸闷、呼吸困难、发绀或呼吸衰竭，甚至死亡。

③淋巴结肿大型：主要病变位于肺门或纵隔淋巴结，多数起病隐袭，于体检X线检查时偶然发现肺门或纵隔阴影增大。部分病例可因肿大的淋巴结压迫支气管，导致阻塞性肺病变，出现咳嗽、咳痰、不同程度的发热和胸闷、气急等。

(2)播散型孢子丝菌病：多见于糖尿病、艾滋病、长期应用肾上腺皮质激素和免疫抑制剂等免疫功能低下患者。除肺内病灶广泛严重外，常伴有皮肤、骨骼、肌肉以及肝、肾、脑等重要脏器的侵犯，表现为急性起病，高热、严重乏力、厌食、体重减轻、关节僵直、肌肉骨骼疼痛、黄疸、肾功能损害或全身衰竭。如不积极治疗多数于起病后短期内死亡。

2. 实验室检查

(1)病原学检查

①直接镜检：取痰液、脓液或活检组织直接涂片，作革兰染色或PAS染色，在多核细胞内或大单核细胞内或细胞周围，可见有革兰染色阳性、圆形或梭形，直径2～5μm小孢子。偶见菌丝及星形体。

②细菌培养。

③电镜检查：显示圆形或卵圆形小孢子和细长分隔菌丝孢子，电子密度高，呈辐射形状，中心暗，外套附于细胞壁外侧。菌体细胞壁为中等电子密度，胞质呈微细颗粒状，内有线粒体，内质网和空泡。

(2)免疫学检查

①皮肤试验：皮内注射0.1ml 1∶1000菌苗，24～48小时出现结节为阳性。

②血清学检查：血清沉淀素及凝集素阳性(滴度增高)，补体结合试验阳性。

(3)其他辅助检查

病变类型不同，胸部X线表现不一：①支气管肺炎型：斑片状、结节状阴影呈局灶性分布，亦可弥漫性浸润；②慢性空洞型：原有炎症性浸润阴影中出现透光区，即薄壁空洞形成；③淋巴结肿大型：主要为肺门和(或)纵隔阴影增大增浓，可单侧，亦可双侧。当伴有支气管阻塞性病变时，可出现局限性肺气肿，或局限性肺不张。

根据临床和X线表现，结合病原学检查结果，尤其是培养检查，诊断并不困难。如伴发有皮肤上成串分布的结节性溃疡样损害，更支持本病诊断。

【治疗】

同孢子丝菌病。

第五章

寄生虫及动物性皮肤病

第一节　毛滴虫病并发症

一、毛滴虫病

【概述】

阴道毛滴虫病是由鞭毛原虫——阴道毛滴虫引起的一种最常见的性传播疾病，主要侵犯女性阴道，也可因性交使男性泌尿道感染。成年妇女阴道滴虫感染率可高达95%。

【病因与发病机制】

阴道毛滴虫的致病力随虫株毒力及宿主生理状态而变化。正常情况下，健康妇女阴道的内环境因乳酸杆菌的作用而保持酸性(pH3.8～4.4)，可抑制虫体及细菌生长繁殖，称为阴道的自净作用。如果泌尿生殖系统功能失调，如妊娠或月经后，阴道pH值接近中性，有利于滴虫和细菌生长、繁殖。而滴虫寄生阴道时，消耗糖原，妨碍了乳酸杆菌的酵解作用，降低了乳酸浓度，从而使阴道的pH值变为中性或碱性，滴虫得以大量繁殖，促进继发性的细菌感染，加重炎症反应。

体外试验表明，阴道毛滴虫具有接触依赖性细胞病变效应。虫体对靶细胞的杀伤作用主要是直接接触方式而非吞噬方式。黏附于泌尿生殖道的上皮细胞是滴虫致病作用的关键。虫体表面至少有4种蛋白参与细胞的黏附过程。滴虫的吞噬作用也是其致病因素之一，实验证明，阴道毛滴虫具有吞噬乳酸杆菌和阴道上皮细胞的作用。此外，虫体的鞭毛还有分泌细胞分离因子，促进靶细胞解离。这种现象与临床观察到的阴道黏膜病变，上皮细胞脱落相仿。分离因子的生成量与感染严重程度相一致。因此，有学者认为分离因子可能是阴道毛滴虫的毒力标志。另有实验研究表明，滴虫性阴道炎的临床症状还与阴道内的雌激素浓度有关。雌激素浓度越高，症状越轻，反之亦然。

大多数虫株的致病力较低，许多妇女虽有阴道滴虫感染，但无临床症状或症状不明显；一些虫株则可引起明显的阴道炎，阴道壁可见黏膜充血、水肿，上皮细胞变性脱落，白细胞浸润等病变，轻者阴道黏膜无异常发现。患者最常见的主诉为阴部瘙痒或烧灼感，白带增多。阴道内镜检查可见分泌物增多，呈灰黄色，泡状，臭味，也有呈乳白色的液状分泌物，当伴有细菌感染时，白带呈脓液状或粉红状。当滴虫侵及尿道时，可有尿频、尿急和尿痛等症状。男性感染还可引起尿痛、夜尿、前列腺肿大及触痛和附睾炎等症状。有的学者认为阴道毛滴虫可吞噬精子，分泌物影响精子活力，导致男性不孕。

【临床表现】

女性阴道感染毛滴虫后，一般要经过4～28天的潜伏期，主要表现大量臭味脓性阴道分泌物，分泌物呈泡沫状，严重时白带可混有血液。多数病人有外阴瘙痒和灼热感、排尿困难、疼痛、尿频、尿急、甚至间歇血尿等。症状往往于月经前后、妊娠、疲劳或房事后加重。检查时可发现外阴发炎、糜烂、阴唇水肿、阴道及宫颈黏膜发红及尿道炎、偶见腹股沟擦烂等。严重病人阴道壁和子宫颈有出血点和糜烂、呈典型的“杨梅状”、宫颈可充血、水肿。

男性尿道也是感染滴虫的主要地方，无症状占50%～90%。引起尿道炎者表现为尿痛、尿频，50%～60%有尿道分泌物增加现象，呈脓性或黏液性分泌物，量很少，仅于晨间在尿道口处有一微滴，排尿后消失，分泌物常为间断性的，时有时无，因而极不引起病人的注意，得不到及时的治疗。

【诊断与鉴别诊断】

1. 实验室检查

取阴道后穹窿分泌物、尿液沉淀物或前列腺分泌物，直接涂片或涂片染色镜检，若检得滋养体即可确诊。可用培养法，将分泌物加入肝浸液培养基，37℃孵育48小时后镜检滋养体。也可用免疫学方法，如ELISA、直接荧光抗体试验(DFA)和乳胶凝集试验(LAT)进行诊断。此外，DNA探针也可用于滴虫感染的诊断。

2. 鉴别诊断

本病须与阴道的其他病原体感染，如念珠菌、淋球菌、阴道棒状杆菌等感染性阴道炎相鉴别。

(1)细菌性阴道病：阴道分泌物常伴鱼腥样气味且pH＞4.5，同滴虫病相似。但细菌性阴道病患者一般无外阴刺激症状，阴道不充血，分泌物为稀薄而均匀一致的灰白色，不呈黄绿色泡沫样，胺试验阳性，镜检线索细胞阳性。

(2)念珠菌性阴道炎：常有外阴痒和(或)刺激症状，检查可见外阴炎，阴道黏膜潮红，阴道分泌物呈奶酪样凝块或豆渣样，pH＜4.5，胺试验阴性，显微镜下可见假菌丝和芽生孢子。

【治疗】

1. 局部治疗

包括采用0.5%～1%乳酸或醋酸冲洗阴道，然后用甲硝唑阴道泡腾片(每片含200mg)或乙酰胂胺片[每片含乙酰胂胺(acetarsol)0.25g，硼酸0.03g]1片塞入阴道后穹隆，1次/d或隔天1次，7～10次为一疗程，连用2～3个疗程。亦可采用双唑泰栓(含甲硝唑200mg，醋酸氯已定8mg，克霉唑160mg)1个，每晚塞入后穹隆，7天为一疗程，连用1～2个疗程，总有效率可达96.24%。局部治疗可有效控制局部症状，但不能彻底杀灭虫体，停药后易复发。

2. 全身治疗

适用于所有阴道毛滴虫感染患者、男性泌尿生殖道滴虫感染及带虫者治疗。首选药物为甲硝唑。200～250mg/次，3次/d，连服7～10天为一疗程。或采用一次口服甲硝唑2g的大剂量疗法。治疗后检查阴性时还应继续治疗1～2个疗程。如果对一次服用2g失败者，可改用7～10天方案，或将7～10天方案剂量加大为400～500mg/次。如果先采用7～10天方案失败，仍可加大剂量继续治疗。甲硝唑因有潜在致突变性，故孕妇及哺乳期妇女禁用。其他尚有哌硝噻唑对毛滴虫也有抑制和杀灭作用，0.1g/次。3次/d，口服，7～10天为一疗程，肝功能异常者慎用，个别患者出现紫癜、白细胞与血小板下降等副作用。

【预防】

加强卫生宣教，开展普查普治工作，消灭传染源，严格管理制度，禁止患者进入游泳池，改进公共卫生设备，医疗单位做好消毒隔离，以防交叉感染。对于顽固的复发病例，宜进行男方的尿液或前列腺液的滴虫检查，以便同时进行治疗，控制复发。积极治疗患者及带虫者，对女工和集体生活的女学生定期普查，改善工厂、学校公共卫生设施。女用避孕套亦有良好的预防作用。

二、常见并发症

膀胱炎

【概述】

膀胱炎是泌尿系统最常见的疾病，尤以女性多见。本病在大多数病例不是作为一个独立的疾病出现，而是泌尿系统感染的一部分或是泌尿系统其他疾病的继发感染。膀胱的炎症可分为急性与慢性两种，两者又可互相转化，急性膀胱炎得不到彻底治疗可迁延成慢性，慢性膀胱炎在机体抵抗力降低或局部病变因素加重时，又可转化成急性发作。

【病因与发病机制】

1. 病因

正常膀胱对细菌有很强的抵抗力，细菌很难能通过尿路上皮侵入膀胱壁，尿道远段内的细菌一般也不能进入膀胱，即使进入膀胱，在正常情况下，也随着尿液的排泄而驱出体外，致使细菌在膀胱内不能停留、繁殖而引起感染。但在上尿路感染、下尿路梗阻、膀胱本身病变抵抗力降低时，正常的膀胱黏膜抗感染屏障容易遭到破坏，则膀胱又极易引起感染。

2. 诱发因素

所有可破坏膀胱黏膜正常抗菌能力、改变膀胱壁正常组织结构及适合于细菌滞留、生长和繁殖的一切因素均可诱发膀胱炎的发生。

感染途径有以下几种。

(1)上行性感染：细菌经尿道进入膀胱，这一感染途径最为常见。

(2)下行性感染：继发于肾脏的感染，细菌随尿液经输尿管进入膀胱。

(3)局部直接感染：膀胱造瘘后与外界皮肤直接相通，膀胱阴道瘘、膀胱直肠瘘时，细菌经瘘管直接侵入膀胱引起感染。

【诊断】

1. 临床表现

急性膀胱炎可突然发生或缓慢发生，排尿时尿道有烧灼痛、尿频，往往伴尿急，严重时类似尿失禁,尿频尿急常特别明显,每小时可达5～6次以上,每次尿量不多,甚至只有几滴,排尿终末可有下腹部疼痛。尿液混浊,有腐败臭味,有脓细胞,有时出现血尿,常在终末期明显。耻骨上膀胱区有轻度压痛。部分患者可见轻度腰痛。炎症病变局限于膀胱黏膜时,常无发热及血中白细胞增多,全身症状轻微或缺如,部分病人有疲乏之感。急性膀胱炎病程较短,如及时治疗,症状多在1周左右消失。

慢性膀胱炎膀胱刺激症状长期存在,且反复发作,但不如急性期严重,尿中有少量或中量脓细胞、红细胞。这些病人多有急性膀胱炎病史,且伴有结石、畸形或其他梗阻因素存在,故非单纯性膀胱炎,应做进一步检查,明确原因,系统治疗。

2. 实验室检查

尿液中白细胞增多,也可有红细胞。除尿细菌培养外,还应作菌落计数和药物敏感试验,典型病例常获得阳性结果。肾功能一般不受影响。在急性感染期禁忌做膀胱镜检查及尿道扩张。尿道有分泌物应做涂片细菌学检查。

【鉴别诊断】

急性肾盂肾炎需与急性膀胱炎区别,前者除有膀胱刺激症状外,还有寒战、高热和肾区叩痛。结核性膀胱炎发展缓慢,呈慢性膀胱炎症状,对药物治疗的反应不佳,尿液中可找到抗酸杆菌,尿路造影显示患侧肾有结核病变。

膀胱炎与间质性膀胱炎的区别,后者尿液清晰,极少脓细胞,无细菌,膀胱充盈时有剧痛,耻骨上膀胱区可触及饱满而有压痛的膀胱。嗜酸性膀胱炎的临床表现与一般膀胱炎相似,区别在于前者尿中有嗜酸粒细胞,并大量浸润膀胱黏膜。膀胱炎与腺性膀胱炎的鉴别诊断,主要依靠膀胱镜检查和活体组织检查。

【治疗】

对于非特异性膀胱炎的治疗,单纯依赖抗菌药物控制感染,往往达不到预期效果。对膀胱炎的病人不仅明确感染的存在,同时能找出引起感染的原因并及时给予必要的处理,以及提高病人的机体抵抗力,方可更有效地控制感染,防止反复发作。

1. 一般治疗

急性膀胱炎患者需适当休息,多饮水以增加尿量,注意营养,忌食刺激性食物,热水坐浴可减轻症状。膀胱刺激症状明显的病人给予解痉药物缓解症状。

2. 抗感染药物治疗

根据尿细菌培养、药物敏感试验结果选用有效的抗菌药物。治疗用药剂量要足、时间要长,一般要应用至症状消退、尿常规正常后再继续使用1～2周。治疗过程中要经常进行尿细菌培养及药物敏感试验,随时调整对细菌敏感的抗菌药物,以期早日彻底治好,以防复发。

3. 病因治疗

对有明显诱因的慢性膀胱炎,必须解除病因,否则,膀胱炎难以控制。

第二节 疥疮并发症

一、疥 疮

【概述】

疥疮是由疥螨寄生于人体表皮引起的一种接触性传染性皮肤病。通过握手、同卧等密切传播，易在集体和家庭中流行。

【病因与发病机制】

本病的发生是通过直接或间接接触疥疮患者而感染疥虫，也可由不同的动物疥螨引起。人的疥疮主要由人疥螨引起，因人与人直接或间接接触传染，如与疥疮患者共用衣被等。有性关系时，身体接触疥疮患者，较易引起疥疮，故可属于性传播疾病。动物的疥疮由不同的动物疥螨引起，如兔疥螨、羊疥螨、狗疥螨等，也可传染至人，但不能长久寄生于人体，故其症状较轻。

【临床表现】

疥虫常侵犯皮肤褶皱及薄嫩部位，故皮损好发于指缝、腕部屈侧、肘窝、腋窝、妇女乳房、脐周、腰部，下腹部、股内侧、外生殖器等部位，多对称发生。皮疹主要为丘疹、丘疱疹，可形成小水疱和少数隧道及结节疹。丘疹约小米粒大小，淡红色或正常肤色，可有炎性红晕。皮疹可疏散分布或密集成群。水疱约小米粒大小，多见于指缝、腕部等处。隧道为灰白色或浅黑色线纹，长约 3～15mm，弯曲微隆起，盲端可有丘疹和小水疱，为雌虫停留处。典型隧道不易见到，可能因清洗、搔抓、感染、湿疹化及苔藓样变而不典型。

【诊断与鉴别诊断】

根据传染接触史，常一家或在集体生活环境中数人同时或先后患病。根据皮肤皱褶及柔嫩之处有丘疹、水疱及隧道，夜间瘙痒加剧等，不难诊断。若能找出疥螨，则可确诊。

本病应与皮肤瘙痒症、痒疹、湿疹、虱病等病相鉴别。

【治疗】

(1)1%γ-666 霜剂有较强抗疥螨作用，全身搽药，搽药前不可洗澡，以免过度吸收。一般只搽 1 次，成人用量不超过 30g，12～24 小时后用温水洗澡，勿用热水以免减少药物吸收。

(2)热水肥皂洗澡后用 40%硫代硫酸钠溶液遍搽颈以下全身皮肤，随后立即用 2%盐酸溶液涂布全身。

【预防】

(1)加强卫生宣传及监督管理，对公共浴室、旅馆、车船上的衣被应定期严格消毒。

(2)注意个人卫生，勤洗澡，勤换衣服，被褥常洗晒。

(3)接触疥疮患者后，用肥皂水洗手。患者所用衣服、被褥、毛巾等均需煮沸消毒，或在阳光下充分暴晒，以便杀灭疥虫及虫卵。

(4)彻底消除传染源，注意消毒隔离。患者应分居，家中或集体中有相同病者宜同时治疗，以杜绝传染源。

二、常见并发症

疥疮并发症少，主要及时诊断，防止传染。

第三节 隐翅虫皮炎并发症

一、隐翅虫皮炎

【概述】

隐翅虫皮炎是由接触毒隐翅虫体液而引起的皮炎。其特点为在接触部位发生水肿、红斑、脓疱，伴灼热痒痛，在青壮年中较多见。

【病因与发病机制】

隐翅虫属昆虫纲，鞘翅目，有很多种，其中毒隐翅虫属可引起皮炎。虫体长0.6～0.8cm，头黑色，胸橘黄色，有一对膜翅，附尾刺2个。全身披有小毛，有足3对。此虫栖居于草木间或石下，昼伏夜出，有趋光性，夜间常围绕日光灯飞翔。若停于人体皮肤上被打破或压碎后，其体液及生殖器内含有的一种强酸性(pH1～2)毒素流出，触及皮肤，可于数小时到1～2日内引起皮炎。

【诊断】

1. 临床表现

本病好发于夏秋季节，尤以气候闷热时多见。以面部、颈部、四肢及躯干等暴露部位多见，也可累及外阴部。皮损往往突然发生，或在睡觉醒后发现，皮损为条状、片状水肿性红斑，长约2～5cm至10cm不等，其上有密集丘疹、水疱及小脓疱，附近淋巴结常肿大。损害若发于眼睑及阴囊部位则明显肿胀。愈后留有暂时性色素沉着。主要为局部瘙痒或灼痛，重者可出现剧痛。反应剧烈或范围较大者可伴发热等全身症状。

2. 诊断要点

根据发病季节、身体暴露部位出现的条状、片状水肿性红斑，自觉局部瘙痒或灼痛等特点，一般可做出诊断。

【鉴别诊断】

本病还须与带状疱疹、单纯疱疹、接触性皮炎、脓疱疮、湿疹、毛虫皮炎相鉴别。

【治疗】

本病主要是对症处理，已发生皮炎者应尽快用肥皂水清洗皮肤，外搽炉甘石洗剂，内服抗组胺药物等，有继发感染者用抗感染药物。

【预防】

(1)注意环境卫生，清除杂草，或喷洒杀虫药水。

(2)关好纱门纱窗，挂好蚊帐，以防隐翅虫皮炎发生。

(3)如遇隐翅虫落在皮肤上，轻轻拨去或吹去即可，尽可能不要在皮肤上拍打虫体。

二、常见并发症

继发细菌感染。

第四节 毛囊虫病并发症

一、毛囊虫病

【概述】

毛囊虫又称蠕形螨或毛囊螨，寄生于多种哺乳动物，包括人的毛囊和皮脂腺，是一种永久性的寄生螨。已知有 120 种，寄生在人体内的有毛囊蠕形螨和皮脂腺蠕形螨两种，这种人蠕形螨俗称毛囊虫。寄生在人体的皮脂腺和毛囊引起的慢性炎症称之毛囊虫病或脂螨病。

蠕形螨属于蛛形纲，真蜻目，蠕形螨科。生活史分卵、幼虫、稚虫(若虫)、成虫四期。

【病因与发病机制】

蠕形螨多寄生于皮脂腺发达的面部，尤其多见于鼻、颊、须等处，严重者可侵及眼睑、口周甚至全面部。少数可寄生于头皮、肩、胸、背、耳道、乳头或阴茎处。毛囊螨寄生在毛囊深部，一个毛囊内可生存数条螨，多时可达 200 多条。皮脂螨寄生于皮脂腺内，通常只有一条，部位较浅，两种螨均以上皮细胞、腺细胞和皮脂为营养。

【临床表现】

本病多发生于青年人的面部，初发时局部皮肤轻度潮红，以后红斑逐渐明显，持久不退。

【诊断与鉴别诊断】

根据临床表现即可诊断，但本病临床上需与寻常型痤疮、酒渣鼻样结核疹、脂溢性皮炎、口周皮炎相鉴别。

【治疗】

1. 内用药物

甲硝唑成人每次 0.2～0.4g，一天 3 次，连服 15 天为一疗程。间隔半月后再服第 2 个疗程。

2. 外用药物

(1)20％苯甲酸乳剂、洗剂或油膏，每日外涂 2 次。

(2)5％沉降硫磺洗剂或乳膏均可。

(3)甲硝唑冷霜。

【预防】

注意面部的清洁卫生，不要共用毛巾和脸盆。

二、常见并发症

酒渣鼻

【概述】

酒渣鼻又名玫瑰痤疮或酒糟鼻，是一种好发于面部中央的慢性炎症皮肤病。

【病因与发病机制】

目前，一般的医学书籍认为酒糟鼻的发病原因主要是螨虫感染，所以，又称酒糟鼻为螨虫性皮炎，所以，治疗酒糟鼻以单纯地杀灭螨虫为主，多外用硫磺软膏、甲硝唑软膏、口服甲硝唑、替硝唑等杀螨药。数年临床观察证实，此类疗法对酒糟鼻的疗效非常差。也从侧面说明了酒糟鼻的发病原因绝不仅仅是单纯的螨虫感染，也有可能是因为油性皮肤所引起。

【诊断】

本病多见于中年人，女性多于男性，但男性患者病情较重，皮损好发于面部中央，对称分布。常见于鼻部，两颊，眉间，颏部。

酒糟鼻的主要症状为鼻子潮红，表面油腻发亮，持续存在伴有瘙痒、灼热和疼痛感。早期鼻部出现红色的小丘疹、丘疱疹和脓疱，鼻部毛细血管充血严重，肉眼可见明显树枝状的毛细血管分支，最终鼻子上出现大小不等的结节和凹凸不平的增生，鼻子肥大不适，严重影响患者的美观。

酒糟鼻按其发展过程分为三期。

1. 红斑期

初起为暂时性红斑，尤其在进食刺激性食物后或情绪激动时红斑更为明显，日久红斑持续不退，毛细血管呈树枝状扩张。

2. 丘疹脓疱期

在红斑基础上，可出现丘疹或脓疱，皮损与毛囊不一致。

3. 鼻赘期

病期长者，鼻部可出现多个结节，互相融合，表面凹凸不平，鼻部肥大，毛孔明显扩大，毛细血管显著扩张，纵横交错，形成鼻赘。

【治疗】

(1)服用内服药物，如灭滴灵、四环素等，一般此类口服药物副作用大。

(2)电解治疗适用于小面积的毛细血管扩张，冷冻适用于增生期，但都容易留下瘢痕。

(3)手术治疗酒糟鼻，激光切割，风险较大。

第五节　皮肤丝虫病并发症

一、皮肤丝虫病

【概述】

丝虫病是由于丝虫寄生在人体淋巴系统而引起的一种慢性传染病。在我国多见于黄河以南各省。我国寄生于人体的丝虫主要有斑氏丝虫和马来丝虫，以斑氏丝虫为多见。通过蚊虫叮咬传播。

【病因与发病机制】

丝虫病是由于丝虫寄生在人体淋巴系统而引起的慢性传染病。人是成虫的终末宿主，蚊是幼虫的中间宿主。成虫为乳白色细长线状，雌雄异体，寄生在人体淋巴管内并不断产生微丝蚴，微丝蚴经淋巴管进入血流，夜间在人体周围血管中，白天聚集在肺毛细血管内。若被蚊虫叮咬，微丝蚴进入蚊胃，在蚊的胸腔内经 1～2 周发育成具有传染性的幼丝虫，移行至蚊吻的下唇处，蚊再叮咬时，幼丝虫随之侵入人体，进入淋巴系统发育为成虫。

【临床表现】

本病以男性青年为多见。感染后除出现典型丝虫病临床症状外，在皮肤上早期可见局部红肿及淋巴管炎和淋巴结炎，亦可呈丹毒样皮炎；晚期则根据淋巴系统阻塞部位不同，可见阴囊淋巴肿、大阴唇象皮肿、下肢淋巴水肿及象皮肿等；亦可在乳房的皮下组织或浅表乳腺组织内出现黄豆至鸡蛋大小、与皮肤粘连、移动性差的皮下结节。局部可有自发痛、压痛或瘙痒等感觉。有的可出现慢性荨麻疹，血液中嗜酸性粒细胞常增高。

【诊断与鉴别诊断】

根据流行病学及临床表现，晚 10 小时后末梢血厚片查到微丝蚴即可确诊。但急性期要排除微生物感染引起的淋巴结炎、淋巴管炎、丹毒等，慢性期要排除其他原因引起象皮肿表现。结节型皮肤丝虫病进行皮肤活检具有诊断价值。

【治疗】

1. 急性发作期

应卧床休息和抬高患肢，根据病情给予对症处理，亦可选用针刺或解热镇痛剂。

2. 慢性期

为对症处理象皮肿，必要时可进行手术治疗，亦可采用辐射热烘绑疗法。结节型无需治疗，必要时可行手术切除。

当周围血反复查丝虫阴性，又无丝虫病其他表现，仅限于皮肤损害者，可进行皮损切除术。当确诊为丝虫病者需进行系统性药物治疗，海群生（乙胺嗪）为治疗丝虫病最有效药物，它具有杀灭血中的微丝蚴及成虫的功能。儿童每次按 4～6mg/kg 计算，成人每次 200mg，3 次/d，饭后服，连服 1 周。有人采用与适量食盐同服可获更佳疗效。亦可用左旋咪唑、甲苯达唑及中草药进行驱虫治疗。

【预防】

防蚊、灭蚊是预防本病根本措施。在流行区应普查、普治，消灭传染源和传播媒介。

二、常见并发症

乳糜尿

【概述】

因乳糜液逆流进入尿中所致，外观呈不同程度的乳白色。作尿乳糜试验可阳性。如含有较多的血液则称为乳糜血尿。乳糜尿的特征是小便混浊如乳汁，或似泔水、豆浆，故名。乳糜尿发病年龄以 30～60 岁为最高。乳糜尿的发病原因，目前认为是胸导管阻塞，局部淋巴管炎症损害，致淋巴动力学的改变，淋巴液进入尿路，发生乳糜尿。另外有一部分患者与斑氏血丝虫病流行有关，由于丝虫进入淋巴管，造成淋巴管损害而成。乳糜尿的复发率较高，据有关报道一般在 20%～30%左右，其复发的原因为劳累过度、酗酒、进高脂肪餐、感冒发热、胎前产后等。经验证明，农村大忙季节（劳累）、季节前后（多脂餐）复发较多。

【病因与发病机制】

目前认为是胸导管阻塞，局部淋巴管炎症损害，致淋巴动力学的改变，淋巴液进入尿路，发生乳糜尿。另外有一部分患者与斑氏血丝虫病流行有关，由于丝虫进入淋巴管，造成淋巴管损害而成。

【诊断与鉴别诊断】

1. 临床表现

反复发作的乳白色尿、伴血尿，是在高脂肪餐或劳累后诱发或加重，有其他丝虫病症状。

2. 诊断检查

（1）详询有无丝虫病流行区居住史，或肿

瘤、结核、胸腹部外伤等病史，反复发作的乳白色尿、伴血尿，是否在高脂肪餐或劳累后诱发或加重，有无其他丝虫病症状，经过何种治疗，疗效如何。

(2)尿常规检查及乳糜试验，以区别磷酸盐尿及脓尿，乳糜试验阴性者可服脂肪餐作诱发试验。

(3)取血及尿检查微丝蚴。

(4)膀胱镜检查，观察输尿管口是否喷出乳糜尿，注意乳糜尿来自何侧。

(5)淋巴造影观察淋巴管与尿路的通道。

【治疗】

(1)若血液检查证明有丝虫病，应予药物治疗。

(2)发作期间应取头低脚高位卧床休息，并给予低脂肪、高蛋白、高维生素饮食。

(3)乳糜块引起尿道梗阻时，可经膀胱镜冲洗。

(4)1%～2%硝酸银溶液 5ml 灌洗肾盂，保留 2～3 分钟后再以生理盐水冲洗，间隔 1～2 周施行 1 次。

(5)中草药治疗常以荠菜为主，加用赤芍、萹蓄、黄精、萆薢、凤尾草、碧玉散，可泡饮或煎服。

(6)反复发作病情严重、且经上述治疗无效者，可施行手术治疗，包括肾蒂周围淋巴管剥脱结扎术、腰干淋巴管-精索内静脉(或卵巢静脉)吻合术。

第六节　桑毛虫皮炎并发症

一、桑毛虫皮炎

【概述】

桑毛虫是桑毒娥的幼虫，本病是由它的毒毛刺入而引起皮损和剧痒所致。毒毛刺入皮肤后即可将毒液注入而引起皮疹，本病发生还与干旱、大风、天气炎热等自然条件，以及人们穿短袖、短裤、衣着单薄，树下乘凉或室外活动有关。6～10 月份为好发季节。我国多见于江南蚕桑、果园地区。

【病因与发病机制】

桑毛虫又称桑毒蛾，属昆虫纲，鳞翅目，毒蛾科。其幼虫即桑毛虫，虫体被覆箭针形毒毛，毒毛中心为管状，内含碱性毒液，毒毛随风飘落于人体或污染衣物。毒毛刺入皮肤注入毒液后，因毒液对皮肤的原发性刺激作用而引起皮肤反应。桑毛虫不仅是接触虫体致病，接触受毒毛污染的衣物、草木等均可致病。

【临床表现】

皮肤接触毒毛后一般在 5～10 分钟内发病，少数在数小时甚至 10 小时以后才出现反应。首先感剧痒，继之出现绿豆至黄豆大小水肿性红斑、斑丘疹或风团，亦可见丘疱疹，形态不一，色淡红至鲜红。数目可数个、几十个、几百个不等。呈疏散分布，常以颈、肩、上胸、上背及上肢等暴露部位为多见。病程经 1～2 周后可自愈。

【诊断与鉴别诊断】

根据桑毛虫接触史，好发季节、流行地区及临床表现，一般诊断不难，如直接镜检中找到毒毛即可确诊。

临床上尚需与刺蛾或苔蛾幼虫皮炎相区别。

【治疗】

以尽早粘去毒毛、消炎、止痒、避免再接触和切忌热水烫洗为原则。

1. 粘毛疗法

为粘去皮损上的毒毛，可采用胶布、透明胶带、膏药、伤湿止痛膏或消炎镇痛膏等粘去皮损上的毒毛。反复多次进行粘贴的效果更佳。

2. 外搽消炎止痒药物

可选用复方炉甘石洗剂或氧化锌洗剂；当皮炎反应剧烈时可施行湿敷疗法。

3. 中草药

用鲜马齿苋捣烂后敷于患处，或用白芷煎汤外洗，可消炎止痒。

4. 内用药

凡疹痒剧烈或伴有全身反应者，应给予抗组织药物内用。必要时可口服泼尼松。

【预防】

以灭虫和个人防护为主，及早消灭越冬和早春桑毛虫。采取摘除虫卵块、农药喷洒、黑光灯诱杀桑毒蛾等方法，可达到控制桑毛虫的繁殖。亦可利用喷洒桑毛虫核型多角体病毒，达到生物防治作用，其灭虫率高达90%以上，且不污染环境，也不危害家蚕。保护桑毛虫的天敌寄生蜂、寄生蝇，可以消灭桑毛虫。

在有桑毛虫的环境工作时，应穿戴较厚的防护衣帽、口罩。不在有桑毛虫的树林下及下风口乘凉或晒衣、被、尿布等。在流行区，如遇大风时，应关闭门窗，防止毒毛入户。

二、常见并发症

结膜炎

【概述】

结膜炎是由细菌或病毒感染所引起的传染性眼病。每当夏秋来临，便是本病的流行季节。特别是一些沿海城市，由于天气湿热，利于细菌繁殖，很多人会患急性结膜炎。它起病急骤，来势凶猛，无论男女老少，一旦被感染上，几个小时内就可发病。可在一定范围内暴发流行，影响人们的健康。

【病因与发病机制】

因感染、过敏、外伤引起的眼结膜充血，渗出、乳头肥大和滤泡形成等改变。其原因可分为外源性和内源性。

1. 外源性

由于结膜外露，易受外界各种微生物、风尘、理化毒物等的刺激而产生炎症。

2. 内源性

致病菌通过血行或淋巴使结膜感染，或对全身他处感染物发生过敏反应。炎症也可由邻近组织直接蔓延而来。结膜炎根据其病因分为细菌性、病毒性、衣原体性、霉菌性、变态反应性等。

【诊断与鉴别诊断】

临床表现为突发结膜充血，烧灼感、痒、分泌物多，一般视力不受影响，检查发现眼睑红肿，睑结膜充血、乳头滤泡增生，球结膜周边性充血，有时水肿及结膜下出血，结膜囊内有分泌物，要确定病源需做分泌物涂片进行细菌和细胞学检查。

1. 慢性结膜炎

慢性结膜炎是一种眼的慢性炎症,过敏和环境因素是主要病因,病程可达数周或数月,治疗措施包括减轻症状和避开可能引起的因素两个方面。

(1)过敏:花草、花粉、灰尘、霉菌和动物等是眼部过敏的常见原因,可引起眼红、眼痒、肿胀等不适,多为双眼发作。治疗过敏性慢性结膜炎的最佳方法是避开致敏的物质和环境。冷敷及滴用眼药水能减轻肿胀,退红、止痒。

(2)环境因素:空气污染、烟雾、角膜接触镜配置不当,刺激性气体、化学药品等均可引起结膜炎症,可累及单眼或双眼。因不良环境因素引起的结膜炎的最佳治疗方法是改善工作和生活环境。若有眼干涩感,可用人工泪液湿润眼球,清洁结膜囊。还可滴用其他的眼药水以消肿、止痒。

2. 急性结膜炎

急性结膜炎多因细菌、病毒引起,发病较急,病程短,患了急性结膜炎,应勤洗眼、洗手,也可滴眼药水,或冷敷。

(1)病毒感染:普通感冒,流感或其他病毒感染均可引起急性结膜炎,症状有流泪,眼痒、眼红、烧灼感等,甚眼睑肿胀,常称为“红眼病”。

(2)细菌感染:细菌性结膜炎通常为单眼,流泪,分泌物较稠,如未能及时治疗,可引起严重的并发症。

此外须特别提醒的是,结膜炎虽不是什么大毛病,但结膜炎并不是“眼部充血”的惟一原因。眼部充血除了结膜炎外,也要考虑是眼部其他疾病,如角膜溃疡、虹膜炎、青光眼。

【治疗】

1. 急性病毒性结膜炎

可点用类固醇(可的松)眼药水,以减轻病情。细菌性结膜炎,则须投与抗生素药水、药膏,甚至口服或注射抗生素。

2. 慢性结膜炎治疗

必须先找出原因。若是环境刺激原引起的,则尽量减少接触刺激源,如减少到公共场所(尤其是密闭室内)、减少接触吸烟及燃烧废弃物之烟灰。若是过敏源引起的,则避免接触花粉、油漆、灰尘。

(1)若长期使用眼药水或眼膏所引起的,可先停用眼药一段时间,点用不含药物及防腐剂之眼药水(如生理食盐水或人工泪液);而以毛巾热敷眼部(闭眼睛)一天 3～4 次,每次 5～10 分钟,也是简单易行而有效之方法。

(2)若是慢性眼睑炎引起的,则治疗要花一段时间。将眼睑缘之分泌物清理干净;挤压睑板腺;以婴儿洗发精洗净睫毛毛根(每天 3、4 次);热敷并点消炎药膏等方法都有助益。

第七节　松毛虫皮炎并发症

一、松毛虫皮炎

【概述】

本病是由松毛虫毒毛刺入皮肤后,释放出的毒素所致的皮炎。除皮炎外还可引起骨关节病变,则称之松毛虫病。好发于种植松树的丘陵地带。盛发期在 6～11 月份。据报道死虫比活虫的毒性更大。

【病因与发病机制】

松毛虫是松蛾的幼虫，每条虫约有1万根毒毛，其内为棕黄色黏稠毒液，活虫与虫尸毒毛均可致病，毛虫的毒毛极易脱落，随风飘扬，吹到人体上或晾晒的衣服上，刺入皮肤，毒毛内的毒液对皮肤的原发刺激作用引起皮炎。

【临床表现】

常见于参加农业劳动的青壮年，以夏、秋季节多见。皮炎好发于皮肤暴露部位，常在接触该虫毒毛数分钟至十多分钟后发病。皮损以丘疹、斑疹、斑丘疹、风团为主，亦可见丘疱疹或水疱。色淡红至深红，数目可多可少，呈疏散分布，伴有剧痒。

对症处理后常在1周内消退。少数可发展为结节并伴有压痛，一般经1～2周后方可消失。重症者常在发生皮炎1～2周后继发关节病变，严重时可丧失劳动力。

【诊断与鉴别诊断】

根据发病季节、接触松毛虫或被松毛虫污染史及临床表现，一般诊断不难。如能找到松毛虫或其毒毛更可证实诊断。

临床上需与桑毛虫皮炎、刺毛虫皮炎相鉴别。

伴有关节病变者需与风湿性关节炎、类风湿性关节炎、化脓性骨关节炎、骨关节结核等病相鉴别。

【治疗】

皮炎以消炎、止痒为主。

1. 粘毛疗法

为粘去皮损上的毒毛，可采用胶布、透明胶带或消炎镇痛膏等粘去皮损上的毒毛。反复多次进行粘贴的效果更佳。

2. 中和法

皮炎发生后应及时用肥皂水或碱性水溶液冲洗局部，以中和毒素。

3. 外用药物

可外搽复方炉甘石洗剂或糖皮质激素类霜剂。

4. 骨关节病病变者

可用保泰松、曲安西龙、吲哚美辛或短期服用泼尼松等药物进行对症处理。局部可用10%硫磺鱼石脂软膏或消炎镇痛膏外敷；亦可用泼尼松龙或氢化可的松局部注射。

【预防】

1. 混合造林植树

造林时，不宜植纯松林，应针叶松和阔叶松混植；保留灌木，增加林下植被，以创造松毛虫天敌的栖息繁殖场所。

2. 利用天敌杀灭

创造利于赤眼蜂、红头小茧蜂、莺、燕等栖息繁殖条件，利用其天敌消灭害虫。

3. 早期灭虫应及早

消灭越冬代和幼龄松毛虫。亦可喷洒马尾松毛虫白僵粉剂，其灭虫率高达90%以上。

4. 防止污染水源

灭虫后虫体及茧壳应集中销毁，以免毒毛污染水源。

5. 封山管理

在松毛虫盛行期间应实行封山管理，禁止入内。必需进入者应做好个人防护工作。

6. 即时处理

当接触松毛虫及其污染物后应立即用肥皂水或草木灰等碱性水溶液擦洗干净。

二、常见并发症

骨关节病

【概述】

骨关节病是一种以局部关节软骨退变，骨质丢失，关节边缘骨刺形成及关节畸形和软骨下骨质致密为特征的慢性关节疾病，又称骨关节炎，退行性骨关节病，增生性关节炎，老年性关节炎。好发于50岁以上人群，女性多于男性，本病不同程度的影响中老年患者的生活质量。

【病因与发病机制】

目前病因尚不明确，但认为主要与年龄增长和肥胖有关。另外可能与关节过量活动(如关节经常剧烈活动)、关节外伤、遗传、骨内高压、骨质疏松、代谢及内分泌异常有关。年龄增长及肥胖引起关节退变，这种退变就像老年人皮肤变皱一样，是一种自然衰老的表现。退变首先发生在软骨，使软骨成分发生改变，从而使软骨弹性降低甚至消失，承重软骨面从正常的光滑状态变为破棉絮状，软骨下骨露出，由于不断摩擦，骨面变得很光滑，呈象牙样骨，而非承重软骨面出现修复，新骨形成，在关节缘形成骨刺。另外疾病的整个过程还涉及韧带、关节囊、滑膜及关节周围肌肉，最终导致关节疼痛和功能丧失。

【诊断与鉴别诊断】

本病可发于全身各关节，但好发于负重较大的膝关节、髋关节，脊柱及手指关节等部位。尤以膝、髋关节病变为多。

1. 临床表现

几乎所有病例都有不同程度的疼痛，随病程缓慢进展。主要表现关节开始活动时疼痛明显，稍活动后疼痛减轻，然而负重和关节活动过多时，疼痛又会加重，这是骨关节病的特点。有时疼痛可呈放射性，如髋关节疼痛可放射至大腿内侧，膝关节附近。早期可见关节僵硬，如膝关节长时间处于某一体位时，自觉活动不利，起动困难，后逐渐出现关节不稳，关节屈伸活动范围减少及步行能力下降，尤以上下台阶、下蹲、跑、跳等能力下降更加明显。有些骨关节病晚期病人还可能出现一些下肢畸形，以膝内翻最常见，即俗称的“罗圈腿”。

2. 相关检查

患者可在医师指导下做一些能反映关节软骨降解、合成及软骨下骨代谢状态、局部病变进展、病情活动及预后的特异性指标化验。

X线检查可发现不同程度病变，但X线表现不能完全用来诊断及判断骨关节病的严重程度，应结合患者症状和体征。

磁共振成像(MRI)是一种安全、无创伤的检查方法，能清楚地观察关节软骨、滑膜、韧带、半月板等关节结构的早期改变，对骨关节病的早期诊断有重要意义。

【治疗】

1. 相关知识学习

患者要了解该病的危害性及早期治疗的重要性，提高患者对危险因素的认识，消除和避免致病因素，有利于控制疾病和功能的恢复，同时要树立战胜疾病的信心。

2. 保护关节

应限制关节负重活动，避免过久站立或长距离步行，可使用手杖以减轻受累关节负荷；体重超标者宜减轻体重；要注意患病关节保暖，避风寒；严重时可短期卧床休息，完全制动。

3. 局部理疗

急性期关节发热，肿胀宜先进行局部冷敷，退热消肿后可应用热敷。慢性期还可应用红外线、超短波、针灸、蜡疗、按摩等。

4. 功能锻炼

合理的锻炼可恢复肌肉收缩力，关节灵活度和防治骨质疏松，不合理的锻炼则会增加关节负荷，引起软骨的进一步损伤，从而加重临床症状。常常可以见到有些患者盲目地进行走长路、跳迪斯科，甚至跑步、爬山等不适的锻炼后症状加重。笔者主张锻炼应尽量在关节不负重下屈伸活动，建议健肢立地负重，患肢屈伸关节活动，或坐位进行关节屈伸锻炼。尽量不要做下蹲等会加重关节负荷的活动。针对髋关节、膝关节可以在床上练习仰卧起坐、直腿抬高等，次数越多越好。游泳是一项非常适合膝骨性关节炎患者的运动项目，它对膝关节无多大的负担，可使肌肉充分的活动。但蛙泳要求膝关节扭动得力，有时会造成不好的结果，故建议采用自由泳、仰泳。

5. 药物及外科治疗

应由专科医师协助进行药物治疗，必要时可进行外科治疗。

第六章

变应性皮肤病

第一节　湿疹并发症

一、湿　疹

【概述】

湿疹是由多种内、外因素引起的真皮浅层和表皮炎症。病因复杂，一般认为与变态反应有关。

【病因与发病机制】

湿疹病因复杂，常为内、外多种因素互相作用的结果。迟发型变态反应在发病机理中可能起一定的作用。外因常见的有鱼、虾、花粉、尘螨、动物皮毛、皮屑、化妆品、肥皂、合成纤维等。内因包括慢性感染病灶、消化系统功能障碍、内分泌及代谢改变、血循环障碍以及精神紧张、情绪激动、精神抑郁和过度疲劳等。湿疹不是遗传性疾病，但往往有一定的家族倾向，这可能与过敏体质有关。

急性湿疹表皮内可有海绵形成和水疱，真皮浅层毛细血管扩张，周围可见淋巴细胞，少数中性粒细胞及嗜酸性粒细胞。慢性期表皮棘层肥厚明显，有角化过度及角化不全，真皮浅层毛细血管壁增厚，胶原纤维可轻度变粗。

【临床表现】

根据病程和皮疹特点，湿疹可分为急性、亚急性和慢性三种。

1. 急性湿疹

起病较急、发病较快。表现为原发性及多形性皮疹，初起常在红斑基础上有粟粒大小的丘疹、丘疱疹或水疱，疱破后出现点状糜烂、渗出。皮损常融合成片，且向周围蔓延，边缘区有少量多形性皮疹散在分布，境界不清。

2. 亚急性湿疹

红肿、渗出等急性炎症减轻，皮损呈暗红色，水疱和糜烂逐渐愈合，渗出减少，可有丘疹、少量丘疱疹及鳞屑，皮损呈轻度浸润。

3. 慢性湿疹

常由急性及亚急性湿疹迁延不愈而成。或起病缓慢，开始皮损炎症轻，散在红斑、丘疹、抓痕及鳞屑。患部皮肤肥厚，表皮粗糙，呈苔藓样变、色素沉着及色素脱失斑、鳞屑及皲裂。好发于手足、小腿、肘窝、股部、乳房及肛门等部位，以四肢多见，常对称分布。

【诊断与鉴别诊断】

根据临床表现即可确诊，但注意急性湿疹与接触性皮炎鉴别，慢性湿疹与神经性皮炎鉴别，手足湿疹、汗疱疹与手足癣鉴别。

【治疗】

1. 全身治疗

(1)抗组胺类药虽然对变态反应过程没有直接影响，但能产生镇静止痒效果。长效抗组胺药选用氯雷他定、西替利嗪 10mg，每日 1 次，口服。

(2)急性期可选钙剂，常用 10％葡萄糖酸钙 10ml，静脉注射，每日 1 次。

2. 局部治疗

外用药物应根据皮疹特点选用清洁、止痒、抗菌、抗炎、收敛和角质促成剂等，并对症选用适当的剂型。

(1)红肿、糜烂、渗液的皮损，可选用 3％硼酸溶液或 0.02％呋喃西林溶液冷湿敷。

(2)皮损炎症减轻，渗液减少时可外涂氧化锌油或糠馏油糊剂。

(3)对红斑、丘疹和小水疱，可选用炉甘石洗剂或炉甘石扑粉。

(4)慢性湿疹，常用糠馏油、黑豆馏油和含有糖皮质激素的软膏或霜剂。对局限肥厚性损害可用糖皮质激素作局部皮内注射，每周 1 次，一般 4～6 次为一疗程。

【预防】

(1)急性者忌热水烫洗或用肥皂等刺激性剂洗涤。

(2)应避免搔抓，并忌食辣和鸡、鸭、牛、羊肉等食物。

(3)急性湿疹或慢性湿疹急性发作期间，应暂缓预防注射。

(4)治疗全身性疾病，发现病灶应及时积极清除。

二、常见并发症

金黄色葡萄球菌感染

【概述】

葡萄球菌是常见的化脓性球菌，寄生在大多数人的皮肤上，常引起皮肤、软组织感染，细菌可侵入淋巴管及血液，引起危及生命的败血症及严重的转移性感染，如心内膜炎、关节炎、骨髓炎、肺炎、脑膜炎等。某些金葡菌可产生毒素，引起皮疹或多系统功能障碍，如中毒性休克综合征。凝固酶阴性的葡萄球菌，特别是表皮葡萄球菌，是院内感染的重要致病菌，腐生葡萄球菌是泌尿道感染的常见致病细菌。

【病因与发病机制】

葡萄球菌感染通常是由细菌的致病因子与机体防御功能降低共同作用的结果。细菌进入机体后吞噬细胞及血清中特异和非特异因子能将其吞噬、杀灭，或将病菌局限于某区域内。随着局部细菌繁殖，感染部位出现炎症和组织化脓性坏死形成脓肿。

若宿主防御功能不能使感染局限化，葡萄球菌可进入血流引起败血症。中性粒细胞在抵抗葡萄球菌感染中发挥重要作用，凡有中性粒细胞数量减少或功能缺损者易发生葡萄球菌感染。人体内置留异物如各种导管、起搏器、人造血管等均为感染诱因。

金葡菌产生的酶与致病关系密切，血浆凝固酶可阻碍吞噬细胞对细菌的吞噬作用，并有利于感染性血栓的形成；透明质酸酶可使感染扩散；溶脂酶有利于细菌侵入皮肤和皮下组织；过氧化酶有保护细菌免受吞噬的作用。

金葡菌产生多种毒素在发病中起重要作用，溶血素有 4 种抗原型，除产生溶血外，尚可损伤血小板、巨噬细胞和白细胞及局部组织坏死，葡萄球菌感染患者出现急性水样腹泻也与此毒素有关；杀白细胞素能杀死白细胞和巨噬细胞或破坏其功能，使细菌被吞噬后仍能在细胞内生长繁殖；肠毒素可引起呕吐和腹泻，是引起食物中毒的外毒素；表皮剥脱毒素可使皮肤表皮浅层分裂脱落产生大疱型天疱疮等症状；产热疹毒素产生猩红热样皮疹；中毒性休克综合征毒素-1 与中毒性休克综合征的产生有关。此外细菌的细胞结构与疾病的发生也有一定关系，磷壁酸和肽聚糖可通过激活补体，参与休克和播散性血管内凝血的发生；某些金葡菌有荚膜，可使金葡菌毒力增强，也能促使抗荚膜抗体的产生。

葡萄球菌对抗生素产生的耐药性，有助于细菌的播散。金葡菌产生耐药的机制可能有多种。

1. 产生 β-内酰胺酶

这种耐药性由质粒控制，可以传代，并可经噬菌体的传导将耐药基因传递给敏感细菌。90％以上的金葡菌含有这种酶，对多种青霉素类抗生素耐药，如苄星青霉素，氨苄青霉素、羧苄青霉素、苯咪唑组青霉素及阿莫西林等，对头孢噻啶也可耐药，但甲氧西林、异唑组青霉素及多数头孢菌素类对青霉素酶很稳定。此外金葡菌尚可产生破坏氯霉素、四环素、红霉素、氨基糖苷类抗生素的灭活酶。

2. 耐甲氧苯青霉素金葡菌(MRSA)

MRSA 的耐药性经染色体传递，与一种和β-内酰胺亲和力低的变异性青霉素结合蛋白的产生有关。MRSA 对所有 β-内酰胺抗生素耐药，包括头孢菌素类药物，并常对红霉素、四环素类、氯霉素、林可霉素及某些氨基糖苷类抗生素(如链霉素)也耐药；但对万古霉素、替考拉宁、利福平、某些氨基糖苷类抗生素(如庆大霉素、奈替米星等)、褐霉素、氟喹诺酮类仍可敏感。

3. 葡萄球菌对 β-内酰胺类药物的耐受性

在体外特征为对一般杀菌性抗生素的致死活性耐受，其特点为药物的最小抑菌浓度和最小杀菌浓度之间有明显差异。此类耐药菌株对万古霉素也可呈耐受现象。大多数表葡菌在医院获得，对抗生素的耐药程度及变异性比金葡菌大，其耐药谱与金葡菌相仿。表葡菌也对万古霉素敏感，但在溶血性葡萄球菌中，已发现有耐万古霉素菌株。喹诺酮类抗菌药对耐甲氧苯的葡萄球菌有效，但单独使用这类药物也易产生耐药性。

【诊断与鉴别诊断】

1. 临床表现

(1)皮肤软组织感染：引起皮肤和软组织感染的细菌主要是金葡菌，少数情况下表葡菌也可成为致病菌。主要表现为毛囊炎、痔、痈、脓疱、脓疱疮、天疱疮、外耳炎、伤口感染、烫伤样皮肤综合征、麦粒肿、褥疮感染、海绵窦栓塞及肛门周围脓肿等。毛囊炎为葡萄球菌的表浅感染，表现为小的红斑结节，不侵入周围皮肤和深部组织。较广泛的侵袭毛囊或皮脂腺，并波及皮下组织的感染，则可为疖，常见于面颈部、腋下，臀部及大腿等部位。痈多见于颈后及背上部，为红肿及疼痛多窦道排脓的巨大硬结。痈可引起发热、白细胞增多、剧痛、出汗等，常伴有菌血症。新生儿易患皮肤脓疱，主要为遍及全身的大疱者，称天疱疮。皮损为水疱，破后有脓液渗出及痂盖形成者，称脓疱疮。

(2)葡萄球菌皮肤烫伤样综合征(staphylococcal scalded skin syndrome，SSSS)：此为一种全身表皮剥脱性皮炎，常由产剥脱性毒素的金葡菌所致，多为金葡菌噬菌体55型感染。典型病例多见于新生儿及5岁以下儿童，成人极其罕见。SSSS发病时首先为局部皮肤感染，有轻微发热，继之出现弥漫性红斑和大水疱，最后大疱破裂，在皮肤上形成红色剥脱面，与烫伤类似。受累部位炎症反应轻微，可找到少量病原菌。

(3)败血症：葡萄球菌是引起败血症的常见病原菌，其中仍以金葡菌为多，表葡菌在医院内感染者也不少见，甚至有时多于金葡菌。表葡菌败血症多发生于有严重原发病的病人，也多见于新生儿。病原菌入侵途径主要为皮肤，患者发生败血症前常有皮肤感染病灶，挤压皮肤炎症或脓肿，尤其在血供丰富部位，使局部防御功能破坏后尤然；少数患者原发病灶可能为肺炎、骨髓炎或为尿路感染等；也可能为医源性感染，细菌经静脉输液管直接进入血流。临床表现为急骤起病，寒战、高热、全身不适、头痛、心动过速、呼吸急促、出汗、恶心、呕吐、腹痛、腹泻等严重毒血症症状，重者可出现中毒性脑病，约5%～20%患者可发生中毒性休克。皮疹形态多样，以淤点、荨麻疹为多，偶可见猩红热样皮疹。部分病例关节症状明显，多见于大关节有疼痛和行动受限，也有呈化脓性关节炎者。易发生迁徙灶化脓病灶，常见为皮下软组织脓肿、肺炎、心内膜炎、骨髓炎、关节炎、肝脓肿、脑膜炎等。

(4)中毒性休克综合征(toxic shock syndrome，TSS)：TSS为一个多系统疾患，其发病主要是由金葡菌产生的外毒素tsst-1所致，葡萄球菌肠毒素b或c也可引起TSS。临床主要表现为高热，弥漫性红斑皮疹，且于1～2周后在手掌和脚趾处脱皮、休克、呕吐、腹泻等胃肠功能紊乱表现，肝、肾功能不全，黏膜充血、肌肉疼痛、定向障碍或意识改变而脑脊液检查无异常。此病多见于青年妇女，用于宫塞者更多；但绝经妇女、男性及儿童均可发生。TSS的病死率为3%，常发生于顽固性休克或成人呼吸窘迫综合征(ARDS)的患者。

(5)心内膜炎：是葡萄球菌败血症主要并发症之一；也可为装置人工心瓣膜后，胸骨创口感染所致；上述手术后因导尿、拔牙等所致暂时菌血症可引起心内膜炎；静脉补液或静脉注射毒品也可发生此病。感染常侵犯主动脉瓣及二尖瓣，注射毒品者常累及三尖瓣。典型葡萄球菌心内膜炎是一急性过程，有高热、寒战、进行性贫血及毒血症征象。原心脏正常患者早期可无杂音，在病程中出现病理性杂音；原有杂音者，病程中杂音可有明显变化。皮肤、黏膜淤点及肾、脑栓塞现象较草绿色链球菌所致者少。早期即可有心功能不全。迁徙性病灶多见，可有肾、脑、肺的化脓感染。表葡菌多发生于人工心瓣膜术后或有病变的心脏病患者。多呈亚急性经过。

(6)肺炎：主要是金葡菌所致。多发生于病毒性肺炎(如麻疹、流感)之后或为血行播散引起，病者多为婴幼儿。病情发展迅速，短期内心肺功能很快恶化，体征与病情不平行。成人病例一般发热不高，病程迁延，早期肺部病变少，但可出现呼吸窘迫现象。

(7)脑膜炎：葡萄球菌脑膜炎常继发于败

血症病程中，也可由远处病灶经血行播散而来，颅脑外伤及手术、穿刺等原因直接引起，或由头面部感染、中耳炎直接蔓延所致，多见于2岁以下儿童。临床表现与其他化脓性脑膜炎相似。

(8)骨及关节感染：金葡菌骨髓炎一般继发于外伤，也可为血源性感染，以小腿部为多。椎骨骨髓炎成人较多，局部疼痛可能为惟一症状或伴有低烧。金葡菌关节炎局部红、肿、热、痛明显。

(9)肠炎：金葡菌产生的肠毒素可引起食物中毒；或广谱抗菌药物应用后产生菌群交替性肠炎，目前此类感染较少见。

(10)尿路感染：多由表葡菌及腐葡菌引起。前者常见于留置导尿管患者，尤其是前列腺切除病例，一般无明显症状，拔除导尿管后病菌即可消除。后者常为膀胱炎表现，也可侵犯上尿路。

(11)肝脓肿：多为血源感染，是败血症迁徙性脓肿常见部位，常为多发性脓肿。

(12)其他：葡萄球菌尚可引起肾周脓肿、肾皮质脓肿及脾脓肿等，但属少见。

2. 实验室检查

(1)血常规：葡萄球菌感染时，白细胞一般均增高，中性粒细胞增多；败血症时白细胞总数常为$(1.0\sim3.0)\times10^9$/L之间，出现明显核左移及细胞内中毒颗粒。

(2)病原学检查：可取病变局部的分泌物、排泄物、脓液、痰、脑脊液等处取标本涂片革兰染色镜检或培养找细菌。血、骨髓培养查病菌是确诊的重要依据。凡疑为败血症和心内膜炎者应在用抗菌药前取血3～4次进行培养，每次间隔1/2～1小时；已用抗菌药者在高热时采血。取血量要多，最好弃血清留血块作培养，所分离的细菌应保留作药敏试验及血清杀菌试验。

(3)其他：血清磷壁酸抗体及DIC的检测。

【治疗】

1. 一般治疗

根据病情休息，注意营养，重视提高机体免疫功能，加强护理，注意纠正水电解质紊乱及酸碱失衡情况，保护心、肺、肝、肾等重要脏器的功能，抢救感染性休克。可按需要输血、血浆、白蛋白等。肾上腺皮质激素需小心慎用。

2. 病灶处理

化脓病灶无论原发或继发的迁徙病灶，均应及时充分引流。在适当抗菌药物应用下可穿刺引流或外科切开引流，肺脓肿可考虑体位引流。

3. 病原治疗

及时诊断，及早选用恰当抗菌药物，是治疗葡萄球菌感染成功的关键。抗菌药物的选择应根据病原菌对药物的敏感情况，及各种不同类型感染而定。

(1)不产青霉素酶金葡菌感染苄星青霉素为首选，但90%以上金葡菌产生此种酶，所以在青霉素酶及药敏测定前不宜选用。对产酶金葡菌引起的感染，选用耐酶的半合成青霉素如苯唑西林、氯唑西林及第一代头孢菌素，对上述药物过敏者，可用万古霉素或红霉素、林可霉素、克林霉素等。

(2)耐甲氧西林金葡菌(MRSA)感染最好选用万古霉素(每日30mg/kg，分2～3次静脉滴注)、去甲万古霉素；也可根据药敏结果选用氨基糖苷类、磷霉素、氟喹诺酮类、利福平、褐霉素及复方磺胺甲唑，后三者易产生耐药性，而与万古霉素及β-内酰胺类合用，可增强其抗菌活性。轻度MRSA感染可用复方磺胺甲唑。

(3)凝固酶阴性葡萄球菌感染表葡菌对多种抗菌药耐药、一般应按药敏结果选药，必要时可选用β-内酰胺类与氨基糖苷类药物联合应用。腐葡菌对多数抗菌药敏感，一般可采用 sd-tmp 等治疗。MRCNS 株者可用万古霉素治疗。

(4)严重感染如败血症、心内膜炎、肺部感染、骨关节感染，可选用苯唑青霉素，氯苯唑青霉素、头孢噻吩、头孢孟多等。MRSA 所致者应选用万古霉素或去甲万古霉素，静脉给药。氨基糖苷类、利福平、磷霉素、林可霉素及氯林可霉素等可作为联合用药，疗程宜长。脑膜炎患者可选用耐酶半合成青霉素如苯唑青霉素、头孢三嗪及头孢噻肟等，万古霉素也可选用。

第二节　特应性皮炎并发症

一、特应性皮炎

【概述】

特应性皮炎又称遗传过敏性皮炎、异位性皮炎或异位性湿疹，是一种与遗传过敏体质有关的慢性皮肤炎症性疾病。

【病因与发病机制】

病因尚不十分明确，一般认为与遗传因素、免疫因素以及环境因素相互作用有关。

1. 遗传学说

本病发病率约占人群的 0.1%～0.5%，家庭遗传倾向明显。根据流行病学调查，小儿发病与父母过敏素质明显相关，约 70%患者有家族遗传过敏史。AD 患者发生鱼鳞病、斑秃、白癜风等病比普通人多。患者本人及家族成员往往有异位性皮炎、哮喘、过敏性鼻炎、过敏性结膜炎、荨麻疹、血管性水肿等变态反应性病史。

2. 免疫异常学说

(1)患者血清 IgE 水平增高。患者 Th_2 细胞在皮损组织中显著增高，产生 IL-4 和 IL-5，导致 IgE 增高和外周血及组织中嗜酸性粒细胞增多。

(2)在患者外周血中，单核细胞可产生大量前列腺素 E_2(PGE_2)，后者可直接加强 B 淋巴细胞产生 IgE。

(3)皮肤朗格汉斯细胞异常，选择性活化 Th 细胞转化成 Th_2 细胞表型。

(4)高亲和力 IgE 受体突变，这种突变的遗传来自母方而非父方，其突变结果导致有变应性素质的子女。该高亲和力 IgE 受体存在于肥大细胞、单核细胞和朗格汉斯细胞中，并在调节 IgE 介导的过敏反应炎症方面起重要作用。

3. 环境因素影响

环境变应源(尘螨、花粉等)可影响特应性皮炎的发作。变应源皮试可引起湿疹样皮肤反应。

【临床表现】

本病的临床表现多种多样，其炎症可由急性到慢性，反复发作，剧烈瘙痒。皮疹在不同年龄阶段有不同表现。

(1)婴儿期：以往又称婴儿湿疹。大约 60%的病例都在 1 岁以内发病，通常在出生 2 个月以后。初为颊面部红斑、瘙痒，继而在红斑基础上出现针头大丘疹、丘疱疹，密集成片。由于搔抓、摩擦，很快形成糜烂、渗出性损害和结痂等。皮疹迅速扩展到其他部位，包括头皮、额部、颈、腕、四肢屈侧等。渗出性损害最常见于婴儿。皮疹多形性，界限不清，由于搔抓，可出现继发性损害及感染。病情时轻时重，某些食品或环境因素可使病情加重。一般在2岁以内逐渐好转、痊愈。

(2)儿童期：多在婴儿期缓解1～2年后，自4岁左右开始加重，少数婴儿期延续发生。皮损累及四肢伸侧或屈侧，常限于肘窝、腘窝等处，其次为眼睑、颜面部，皮损潮红，渗出现象较婴儿期轻，丘疹暗红，伴有抓破等皮肤损伤，久之，皮疹肥厚呈苔藓样变。少数可呈结节性痒疹样损害，为黄豆大小、角化明显的隆起性坚硬结节，正常皮色或暗褐色，表面粗糙，散布于四肢伸侧，附近淋巴结可肿大。

(3)成人期：指12岁以后青少年及成人阶段的特应性皮炎，可以从儿童期发展而来或直接发生。皮损为苔藓样变，或呈急性、亚急性湿疹样损害，好发于肘窝、腘窝、四肢、躯干。除上述症状外，皮疹常为泛发性干燥丘疹，或局限性苔藓化斑块。抓后有血痂、鳞屑及色素沉着，较少渗出。皮肤广泛受累和苔藓化，可形成"播散性神经性皮炎"改变。约60%～70%可伴有支气管哮喘或过敏性鼻炎史。

【诊断与鉴别诊断】

婴儿期和儿童期皮疹多见于面部及四肢伸侧或肘及腘窝，呈红斑、丘疹及渗出等多形性损害；青年和成年的损害为肢体屈侧或伸侧的苔藓样变，皮疹瘙痒剧烈，呈慢性复发性过程。确定患儿是否具有"异位性"素质，对AD的诊断有重要意义，主要依据为个人或家族有遗传过敏史哮喘、过敏性鼻炎、遗传过敏性皮炎、IgE抗体测定和某些药理性试验。

本病应与婴儿脂溢性皮炎、过敏性接触性皮炎相鉴别。

【治疗】

1. 全身治疗

(1)抗组胺类药主要起镇静止痒作用。常用马来酸氯苯那敏4mg，每日3次。小儿皮损消退后，最好能继续用数日。

(2)抗生素对皮损广泛且有糜烂、渗液的病例，即使没有明显细菌感染的表现，也应适当给予抗生素治疗。如红霉素250mg，每日4次。

(3)糖皮质激素原则上不用于一般病例，但异位性哮喘例外。对严重病例，为尽快控制症状，可短期(2～3周)使用。

2. 局部治疗

(1)糖皮质激素用于炎症较重但无明显糜烂、渗液的皮损。皮损面积广泛者，尤其是婴幼儿，宜选用作用较弱或低浓度的制剂。

(2)抗生素用于感染的皮损，常与糖皮质激素乳膏并用。

(3)焦油类煤焦油、糠馏油糊剂等对AD有效，单独外涂或与糖皮质激素制剂并用。

【预防】

(1)发病期间忌辛辣、酒类等。对鱼、虾等易诱发本病的食物，应注意食用后及停用后的效果，但无须盲目忌口。

(2)保持皮肤清洁，避免过度洗烫、肥皂及各种有害因子的刺激。

(3)治疗全身性疾病，发现病灶应积极清除。

二、常见并发症

过敏性鼻炎

【概述】

过敏性鼻炎又称变应性鼻炎，是鼻腔黏

膜的变应性疾病，并可引起多种并发症。另有一型由非特异性的刺激所诱发、无特异性变应原参加、不是免疫反应过程，但临床表现与上述两型变应性鼻炎相似，称血管运动性鼻炎或称神经反射性鼻炎，刺激可来自体外（物理、化学方面），或来自体内（内分泌、精神方面），故有人看作是变应性鼻炎，但因在机体内不存在抗原-抗体反应，所以脱敏疗法、激素或免疫疗法均无效。

【病因与发病机制】

1. 病因

(1)遗传造成的过敏体质：并不是所有人都会患过敏性鼻炎，一般特定发生在具有过敏性体质的人身上。过敏性体质与基因有关，通常为遗传所致。过敏性鼻炎患者大多有过敏家族史，但近年由于工业化进程的加快，大气污染加剧，使有些原本非过敏性体质的人也演变成过敏性体质。

(2)接触过敏源：家中最主要的过敏源是尘螨、霉菌、宠物和昆虫等。在与人体密切接触的床上用品、内衣上，尘螨及其排泄物较多；室内霉菌易在潮湿、温暖、通气不良的环境中生长；多种昆虫，包括蟋蟀、苍蝇、飞蛾，特别是蟑螂的排泄物都是一定的过敏源。

户外过敏源在春、夏、秋、冬都可能存在。包括香樟、核桃树、榛子树、杜松子树、杨树、桦树和橡树等。另外，近年来随着车辆的增加，柴油废气中的芳香烃颗粒还有家庭装修造成的甲醛等，它们虽然不是过敏源，却是季节性过敏性鼻炎发作的强刺激物。

2. 发病机制

过敏原使机体释放组胺，组胺是可以引起一系列过敏症状的最主要物质。

【诊断与鉴别诊断】

本病可发生于任何年龄包括幼婴时期，大多数患者于 20 岁前出现，是一个常见病，国内外文献报道，多达 10%的儿童和 20%的少年罹患常年性鼻炎，其中大多为变态反应性。约 75%的哮喘儿童也有本病，由于鼻堵患者不得不用口呼吸，因此从口腔直接吸入的变应源较多，从而使哮喘加重。变应性鼻炎在发病上没有性别差异，其发病与遗传因素、环境因素和变应源的暴露有关。

喷嚏、鼻痒、流涕和鼻堵是最常见的四大症状。喷嚏以清晨和睡醒最严重，较大儿童每次在 5 个以上。鼻堵严重时张口呼吸，由于夜里鼻涕流向鼻咽部引发反复咳嗽就清嗓。鼻堵常随体位变动而改变，如左侧卧则左鼻堵而右鼻通，右侧卧则右鼻堵而左鼻通鼻是鼻炎的特征性表现，可见小儿不断用手指或手掌擦鼻前部，该动作称“变态反应性仪容”。有少儿因鼻痒常做歪口、耸鼻等奇异动作。较大儿童自诉嗅觉有丧失。鼻涕清水样，亦可因鼻堵或继发感染而变稠。儿童还可见眼眶下有灰蓝色环形暗影和皱褶，称“变态反应性着色”或“Dennie-Mergan 眶下皱折”，这是由于眼眶周围水肿和静脉淤积所致，也是特应性儿童眼鼻过敏的一个特征性表现，合并眼症状包括眼痒，多见于动物变应源和季节性花粉所致者，患儿常有变态反应家族史。

鼻腔内部检查显示鼻甲水肿，常称苍白或紫色，上盖有一薄层水样黏液。严重病例肿胀的鼻甲可完全堵塞鼻通道。

【治疗】

1. 特异性免疫治疗

特异性免疫治疗亦称脱敏治疗，对花粉、尘螨诱发的间歇性过敏性鼻炎的疗效比较肯定，总有效率可达 80%以上。特异性免疫治疗虽然不能完全治愈过敏性鼻炎，但能显著改善过敏性鼻炎的症状，预防哮喘病的发生，可改善过敏性疾病的预后。

2. 非特异性治疗

(1)抗组胺药物:马来酸氯苯那敏、苯海拉明等第一代抗组胺药物因嗜睡等缺点,临床逐渐弃用。近年来,第二代抗组胺药物的共同特点是无困倦、嗜睡等副作用,且作用时间长达24小时,如西替利嗪、氯雷他定、氮䓬司丁、酮替芬、特非那丁和阿司米唑等,由于特非那丁和阿司米唑有严重心脏毒副作用已很少使用,酮替芬因嗜睡作用而较少使用,目前国内常用的主要有西替利嗪、氯雷他定、依巴斯汀等。第三代抗组胺药物则包括非索非那丁、左旋西替利嗪、乙氟利嗪、地氯雷他定等,第三代抗组胺药物既没有中枢神经抑制作用,也没有发现心脏毒副作用,可以更好控制过敏性鼻炎的症状,并对预防哮喘有一定作用。

(2)糖皮质激素吸入:通常选用布地奈德、氟替卡松、糠酸莫米松等。采用治疗哮喘用的糖皮质激素气雾剂配合口鼻两用储雾罐进行鼻腔吸入可以取得比上述药物更好的疗效,这种吸入方法没有鼻黏膜的刺激感,还可以全面控制鼻部炎症,预防复发,更重要的是可以同时预防和控制哮喘的气道炎症,是过敏性鼻炎的首选给药方式,已在临床取得了良好疗效。

(3)肥大细胞膜稳定剂包括色甘酸钠、尼多酸钠和曲尼斯特等。

(4)局部抗组胺药物的应用:主要有氮䓬斯汀、左旋卡巴斯汀和酮替芬等。

第三节 荨麻疹并发症

一、荨麻疹

【概述】

荨麻疹是一种由多种因素引起的皮肤、黏膜小血管扩张和通透性增加引起的局限性水肿反应,其以时隐时现的风团,伴有瘙痒为特征。

【病因与发病机制】

1. 病因

引起本病的病因相当复杂,可能原因如下:

(1)生物性:动物蛋白及植物性食物,如鱼、虾、蟹、蛋类、鸡肉、牛肉、草莓、可可、西红柿、大蒜等;动物叮咬以及吸入花粉、动物皮屑、羽毛等。

(2)化学性:化妆品,如香水、染发剂等;农药,如敌敌畏等以及常用的樟脑和蚊香。

(3)物理性:冷、热、日光、摩擦、压力、振动等刺激。

(4)感染

①细菌感染常见链球菌、金黄色葡萄球菌引起的全身及局部感染,如败血症、咽炎、扁桃腺炎、副鼻窦炎、胆囊炎、脓疱、疖等;有的患者发病与幽门螺旋体感染明显有关。

②病毒感染常见的是引起上感的病毒,其次为肝炎病毒、柯萨奇病毒、EB病毒。

③寄生虫感染如蛔虫、钩虫、蛲虫等。

④真菌感染如念珠菌及浅部真菌感染等。

(5)药物:抗菌类药,如青霉素、磺胺;解热镇痛类药,如水杨酸;血清制品;安眠镇静类药,如吗啡等;以及某些中药。

(6)精神因素:如紧张、焦虑、烦躁、抑郁、失眠、情绪波动等,均可诱发或加重荨麻疹。

(7)内脏疾病:如红斑狼疮、白塞病、变应性亚败血症、风湿热、类风湿性关节炎、口腔疾病、甲状腺功能亢进、淋巴瘤、胃炎、肠炎、胆囊炎、肝炎、肾炎、糖尿病、多形红斑、结节性红斑等。

2. 发病机制

荨麻疹可分为变态反应与非变态反应两种。

(1)变态反应:本病主要是Ⅰ型变态反应,少数为Ⅱ型或Ⅳ型。

Ⅰ型变态反应:变应原使机体产生相应的抗体(IgE),附着于血管周围肥大细胞和血循环中嗜碱性粒细胞表面膜上,当相同变应原再次进入机体与这些细胞表面的IgE特异性结合后,促使肥大细胞脱颗粒并释放一系列化学介质,如组胺、5-羟色胺(5-HT)等,引起皮肤、黏膜毛细血管扩张、通透性增高、局部组织水肿、平滑肌收缩和腺体分泌增加等效应,从而出现皮肤、黏膜、消化道、呼吸道及循环系统等一系列相应的临床表现。

Ⅱ型变态反应:如输血反应,多见于选择性IgA缺乏患者,这些患者接受输血后体内产生IgA抗体,再输入血液后即可形成免疫复合物,启动补体,产生过敏毒素及多种炎症介质,引起红细胞破碎及过敏性休克和荨麻疹。

Ⅲ型变态反应:是由于抗原(血清)抗体反应激活补体,使肥大细胞释放组胺而引起的荨麻疹样皮损,称荨麻疹型血管炎,属皮肤血管炎(如血清病)。

(2)非变态反应:某些药物(如阿托品、箭毒、吗啡、奎宁、阿司匹林、毛果芸香碱、罂粟碱、多黏菌素B、吗啡、可卡因等)、毒素(如蛇毒、细菌毒素、昆虫毒素等)、一些食物(如水生贝壳类动物、龙虾、蘑菇等)和其他因素(如热、压力、摩擦以及神经精神因素)等使乙酰胆碱释放增多或直接刺激肥大细胞释放组胺、激肽原等活性物质而引起。

3. 组织病理

真皮水肿,毛细血管及小血管扩张,血管周围稀疏淋巴细胞浸润,可有少许嗜酸性粒细胞,胶原束间隙增宽,胶原纤维染色变淡。荨麻疹性血管炎可见血管炎性病理改变。

【临床表现】

1. 急性荨麻疹

起病急,发展快。表现为皮肤突然出现瘙痒,随之出现大小不等的水肿性红斑、风团,孤立或融合成片;皮损骤起骤消,反复发生,消后不留痕迹;真皮乳头水肿可使毛囊口向下凹陷,皮肤凹凸不平,呈橘皮样外观。偶见风团表面形成水疱,则称为水疱性荨麻疹,此是由于真皮长时间水肿致使真皮内出现裂隙所致。皮肤划痕试验阳性。约90%的患者在2～3周内消退,不再复发。

病情严重者可伴有心慌、胸闷、烦躁、恶心、呕吐,甚至血压降低等过敏性休克样症状;部分可因胃肠黏膜水肿出现腹痛,剧烈时颇似急腹症,亦可发生腹泻,出现里急后重及黏液稀便;累及气管、喉黏膜时可出现喉头水肿、呼吸困难甚至窒息;若伴有高热、寒战、白细胞升高等全身中毒表现,应考虑有感染或严重感染如败血症等的可能。

2. 慢性荨麻疹

风团时多时少,反复发作,持续6周以上,常达数月或数年之久,除瘙痒外全身症状较轻。

【诊断与鉴别诊断】

根据临床表现即可确诊是急、慢性荨麻疹,但需与以下疾病相鉴别。

1. 丘疹性荨麻疹

该病好发于儿童,皮损为风团样丘疹、丘疱疹、群集分布多发于四肢、躯干,皮损常持续数日才能消退,退后留有色素沉着斑。

2. 离心性环状红斑

皮损开始为淡红色扁平丘疹性逐渐向外扩大,皮损中央消退,边缘略微隆起,形成环状或半环状,皮损需经1～2周才能消退,消退后局部留有色素沉着。

3. 伴有恶心、呕吐、腹痛、腹泻者

应注意有无伴发急腹症、胃炎、肠炎、阑尾炎、溃疡病等的可能。

4. 伴畏寒高热和中毒表现者

应排除其他疾病,如结缔组织病、败血症以及其他感染性疾病等。

【治疗】

1. 急性荨麻疹

(1)皮损少,全身症状轻者:可选用 H_1 受体拮抗剂,联合使用第一代和第二代抗组胺药。白天服用第二代抗组胺药,疗效持久,无或少有中枢抑制,如特非那丁、西替利嗪、氯雷他定等;晚上服用通过血脑屏障、具有嗜睡作用的第一代抗组胺药如马来酸氯苯那敏、赛庚啶等。

(2)皮损广泛,全身症状严重或伴有休克或喉头水肿者:除以上处理外还应立即皮下注射0.1%肾上腺素0.5～1ml,迅速吸氧,肌内注射盐酸异丙嗪25～50mg;并以氢化可的松针剂0.2～0.3g,或地塞米松针剂每日5～10mg,或者甲泼尼龙针剂每日40～60mg,加入5%～10%葡萄糖注射液500ml中快速静脉点滴,15分钟后可重复注射肾上腺素0.5ml;有明显心血管疾病者需慎重使用肾上腺素。喉头水肿一般不主张做气管切开,因不能解决伴发的支气管痉挛,可加用氨茶碱0.2g,加入5%～10%葡萄糖注射液中,缓慢静脉滴注。

2. 慢性荨麻疹

(1)抗组胺、抗炎治疗:一般以抗组胺药为主,对单独使用 H_1 受体拮抗剂疗效不佳者,加用 H_2 受体拮抗剂,抗5-羟色胺、抗炎药物等(如氯雷他定+雷尼替丁+氨茶碱+雷公藤)。抗炎药除了雷公藤外,还有昆明山海棠和羟基氯喹等。多种药物交替使用可以避免耐药性;给药时间也应根据病情发作的时间调整,例如晨起较重,则临睡前应予稍大剂量的药物,若临睡时皮损多,则晚饭后给予稍大剂量,病情控制后应继续再服药月余维持疗效,而后以能控制病情不复发为原则逐渐减少剂量后停药。

(2)调节免疫功能:免疫调节剂(如转移因子、斯奇康等)和大剂量免疫球蛋白等也可选用。慢性荨麻疹不宜使用糖皮质激素治疗。

【预防】

(1)积极寻找和去除病因或可能的诱发因素,饮食适度,避免食入或吸入可疑致敏物。

(2)注意气候变化,自我调摄寒温;加强身体锻炼,增强体质。

(3)治疗体内慢性病灶及防治肠道寄生虫病,纠正内分泌失调。

二、常见并发症

荨麻疹样血管炎

【概述】

荨麻疹性血管炎1973年MCDuffie首先报告,其特点是皮疹为风团,持续时间长,伴低补体血症。炎性介质损伤血管内皮细胞，因此出现血管炎变化，显示白细胞破碎性血管炎的表现。其病因不明，有报告由于碘过敏，反复寒冷刺激，以及病毒、细菌、寄生虫等过敏原引起的超敏性血管炎。

【病因与发病机制】

本病为一种新的免疫复合物疾病，病因及发病机理极其复杂。

1. 诱因

诱发荨麻疹性血管炎的因素不明。有报道认为是化学物质、药物（如碘剂）等过敏反应，反复寒冷刺激，以及病毒、细菌、寄生虫等过敏源引起的超敏性血管炎。

2. 与结缔组织病的关系

循环免疫复合物的损害、抗内皮细胞抗体以及细胞免疫反应抗原抗体免疫复合物在低分子量沉淀素的作用下引起 C1q 结合或活化，进一步导致传统途径的补体活化，产生过敏毒素及嗜中性粒细胞趋化因子。这些炎症介质可损伤血管内皮细胞，导致血管炎的发生。有学者指出，对本病与结缔组织病的关系应予以重视。

3. 阿蒂斯（Arthus）反应

由 IgG、IgM 介导的Ⅲ型变态反应所导致的白细胞碎裂性血管炎（局部皮肤反应）。

【诊断与鉴别诊断】

1. 临床表现

中年妇女多见，可伴有不规则发热，继而皮肤出现风团皮疹，持续时间可达 24～72 小时，甚至几天不消失，风团上可有水疱及浸润。但无坏死，消退后遗留色素斑或脱屑，自觉痒感。可伴有四肢关节疼痛及肿胀、淋巴结肿大、腹部不适，晚期可出现肾脏损害。血管炎性荨麻疹常是皮肌炎、变应性血管炎、SLE 等的早期症状，故应密切观察病程变化。

2. 辅助检查

(1)血常规检查可发现周围白细胞正常或增加，嗜中性粒细胞比例增加，血沉快，严重而持久的低补体血症最常见，特别是补体 C_4 降低更明显。

(2)直接荧光检查显示血管壁及周围有 Ig 及补体沉着。

【治疗】

1. 一般治疗

抗组胺药治疗无效，可首选皮质类固醇激素，防止肾脏损害，亦可用氨苯砜治疗。中药可用加减四妙勇安汤等治疗。

2. 支持性疗法

目前尚无特效治疗方法，一般以支持性疗法为主。

(1)及早应用皮质类固醇，以预防肾损害等全身并发症。应用皮质类固醇的剂量应根据病情决定，一般相当于泼尼松 30～50mg，可以分次口服或缓慢静脉滴注，待体温恢复正常、皮损大部分消退后，逐渐减量。由于有时病程可长达数月，因此，要注意激素的副作用。

(2)可以试用非甾体类抗炎药，如吲哚美辛、芬必得、诺松等。

(3)部分病例用氨苯砜治疗有效。

(4)必要时，也可考虑应用地塞米松。用法为 5mg 静脉滴注，1 次/d，连用 3 天停 4 天，或 2.5mg 口服，12 小时 1 次，每周连用 3 次。一般抗组胺类药物无效，但可以对症止痒。

第四节 药疹并发症

一、药 疹

【概述】

药疹又称药物性皮炎，是药物通过注射、内服、吸入等各种途径进入人体后引起的皮肤、黏膜炎症反应。本病严重时可引起内脏器官的损害，甚至危及生命。

【病因与发病机制】

1. 病因

各种药物均可引起药疹，引起药疹的常见药物如下。

(1)抗生素类：青霉素居首位，其次为磺胺、呋喃唑酮、链霉素、四环素等。

(2)解热镇痛药：如阿司匹林、氨基比林、对乙酰胺基酚等，此类药物常与其他药物制成复方制剂，商品名复杂，使用时应多加注意。

(3)镇静催眠及抗癫痫药：如苯妥英钠、卡马西平等。

(4)异种血清制品及疫苗：如破伤风抗毒素、狂犬疫苗等。

(5)中药：中草药引起本病的报道日益增多。

2. 发病机理

药疹的发病机理较为复杂，一般分为变态反应和非变态反应两大类。

(1)变态反应：多数药疹属于此类反应。大多数药物和其代谢产物为半抗原，需与机体内大分子的载体蛋白结合才能成为全抗原。药物抗原作用于机体 B 淋巴细胞和 T 淋巴细胞后，产生抗体和致敏淋巴细胞而发生各型变态反应。

(2)非变态反应

①毒性作用：某些药物用量过大或时间过长，如长期服用溴化物、碘化物可引起痤疮样皮疹。

②药理作用：如烟酸可引起充血性红斑，抗凝剂可引起紫癜。

③酶系统缺陷或抑制：由于遗传因素使体内参与药物代谢的酶存在缺陷，影响了药物的正常代谢途径和速度而诱发药疹。

④光感作用其致病原理包括光毒性反应和光变态反应两类。

【临床表现】

药疹的临床表现多种多样，一般特征是发病前有用药史，发病急，皮疹多样化，伴有发热。瘙痒，严重者可致肝肾及造血系统等内脏损害。

【诊断与鉴别诊断】

根据明确的用药史，有一定的潜伏期，皮损常广泛而对称，排除其他相类似的疾病即可诊断。

皮疹应与麻疹、猩红热等相鉴别。

【治疗】

1. 轻型药疹

病人多饮水，给予抗组胺药，维生素 C、钙剂、泼尼松等，局部对症处理。

2. 重症药疹

(1)早期、足量使用糖皮质激素：如氢化可的松，每日 300～400mg；或地塞米松，每日 10～20mg，静脉滴注，待体温降至正常，皮疹颜色较淡,无新发皮疹后逐渐减量。

(2)支持疗法:给予较大剂量的维生素和营养性食物,必要时输血及血浆等。

(3)保持水电解质及酸碱平衡:维持有效血容量,注意有无电解质紊乱。

(4)防止皮肤及全身各种继发感染:酌情选用与致敏药物结构不同或不易致敏的抗生素。

(5)加强护理及局部治疗:如注意病室的消毒、温度,注意皮肤清洁及处理,有眼、口腔等黏膜损害的应定期冲洗,经常清洗换药,对大疱性表皮松解型药疹的糜烂面以暴露干燥和创面湿敷相交替为宜。

【预防】

(1)询问药物过敏史,避免使用已知过敏或结构相似的药物。

(2)注意早期症状,用药过程中如出现瘙痒、红斑、发热等,应立即停用可疑药物,及时处理。

(3)按规定做皮肤过敏试验,如注射青霉素、链霉素、普鲁卡因、破伤风等药剂。

(4)建立药物过敏卡,让病人牢记,看病时交给医生作为用药参考。

(5)建议患者多饮水,重症患者给予高能量、高蛋白流质或半流质食物。

二、常见并发症

过敏性休克

【概述】

过敏性休克是外界某些抗原性物质作用于已致敏的机体后,通过免疫机制在短时间内发生的一种强烈的多脏器累及综合征。其表现程度,因机体反应性、抗原进入量及途径等而有很大差别。通常发生突然,若不及时处理,常可危及生命。

【病因与发病机制】

作为过敏源引起本病的抗原性物质有异种蛋白,如胰岛素、加压素、糜蛋白酶、青霉素酶;花粉浸液,如花草、树、草;食物,如蛋清、牛奶、海味;抗血清,如抗淋巴细胞血清或抗淋巴细胞丙种球蛋白;常用药物,如抗生素、局部麻醉药、维生素、诊断性制剂(碘化X线造影剂,碘溴酞);职业性接触的化学制剂,如乙烯氧化物。

绝大多数过敏性休克是典型的Ⅰ型变态反应在全身多器官,尤其是循环系的表现。外界的抗原性物质(某些药物是不全抗原,但进入人体后与蛋白质结合成全抗原)进入体内能刺激免疫系统产生相应的抗体,其中IgE的产生量,因体质不同而有较大差异。这些特异性IgE有较强的亲细胞性质,能与皮肤、支气管、血管壁等的“靶细胞”结合。以后当同一抗原再次与已致敏的个体接触时,就能激发引起广泛的第Ⅰ型变态反应,其过程中释放的各种组胺、血小板激活因子等是造成多器官水肿、渗出等临床表现的直接原因。

在输血、血浆或免疫球蛋白的过程中,偶然也可见到速发型的过敏性休克,它们的病因有三:①供血者的特异性IgE与受者正在接受治疗的药物(如苄星青霉素)起反应。②选择性IgA缺乏者多次输注含IgA血制品后,可产生抗IgA的IgG类抗体。当再次注射含IgA的制品时,有可能发生IgA-抗IgA抗体免疫复合物,发生Ⅲ型变态反应引起的过敏性休克。③用于静脉滴注的丙种球蛋白制剂中含有高分子量的丙球聚合物,可激活补体,产生C_3a、C_4a、C_5a等过敏毒素,继而活化肥大的细胞,产生过敏性休克。

少数病人在应用药物如鸦片酊、右旋糖酐、造影剂或抗生素(如多黏菌素 B)后,主要通过致肥大细胞脱颗粒作用,也会发生过敏性休克的临床表现。近年来,人们将不存在过敏源与抗体反应的,即通过非免疫机制而发生的过敏性休克症状与体征称之为过敏样反应。

因本病而猝死的主要病理表现有急性肺淤血与过度充气、喉头水肿、内脏充血、肺间质水肿与出血。镜下可见气道黏膜下极度水肿,小气道内分泌物增加,支气管及肺间质内血管充血伴嗜酸性粒细胞浸润,约 80%死亡病例并有心肌的灶性坏死或病变。脾、肝与肠系膜血管也多充血伴嗜酸性粒细胞浸润。少数病例还可有消化道出血等。

【诊断】

本病大都猝然发生,约半数患者在接受病因抗原(例如苄星青霉素注射等)5 分钟内发生症状,仅 10%患者症状起于半小时以后,极少数患者在连续用药的过程中出现本症。

过敏性休克有两大特点:一是有休克表现即血压急剧下降到 10.6/6.6kPa(80/50mmHg)以下,病人出现意识障碍,轻则朦胧,重则昏迷。二是在休克出现之前或同时,常有一些与过敏相关的症状。

1. 皮肤黏膜表现

往往是过敏性休克最早且最常出现的征兆,包括皮肤潮红、瘙痒,继以广泛的荨麻疹和(或)血管神经性水肿;还可出现喷嚏、水样鼻涕、音哑、甚而影响呼吸。

2. 呼吸道阻塞症状

呼吸道阻塞症状是本症最多见的表现,也是最主要的死因。由于气道水肿、分泌物增加,加上喉和(或)支气管痉挛,患者出现喉头堵塞感、胸闷、气急、喘鸣、憋气、发绀,以致因窒息而死亡。

3. 循环衰竭表现

病人先有心悸、出汗、面色苍白、脉速而弱;然后发展为肢冷、发绀、血压迅速下降,脉搏消失,乃至测不到血压,最终导致心跳停止。少数原有冠状动脉硬化的患者可并发心肌梗死。

4. 意识方面的改变

往往先出现恐惧感,烦躁不安和头晕;随着脑缺氧和脑水肿加剧,可发生意识不清或完全丧失;还可以发生抽搐、肢体强直等。

5. 其他症状

比较常见的有刺激性咳嗽,连续打喷嚏、恶心、呕吐、腹痛、腹泻,最后可出现大、小便失禁。

【鉴别诊断】

本病需要与以下疾病相鉴别。

1. 迷走血管性昏厥(或称迷走血管性虚脱)

多发生在注射后,尤其是病人有发热、失水或低血糖倾向时。患者常呈面色苍白、恶心、出冷汗,继而可昏厥,很易被误诊为过敏性休克。但此症无瘙痒或皮疹,昏厥经平卧后立即好转,血压虽低但脉搏缓慢,这些与过敏性休克不同。迷走血管性昏厥可用阿托品类药物治疗。

2. 遗传性血管性水肿症

这是一种由常染色体遗传的缺乏补体 C_1 酯酶抑制物的疾病。患者可在一些非特异性因素(例如感染、创伤等)刺激下突然发病,表现为皮肤和呼吸道黏膜的血管性水肿。由于气道的阻塞,患者也常有喘鸣、气急和极度呼吸困难等,与过敏性休克颇为相似。但本症起病较慢,不少病人有家族史或自幼发作史,发病时通常无血压下降、也无荨麻疹等,据此可与过敏性休克相鉴别。

【治疗和预防】

(1)立即停止可疑的过敏源或致病药物。结扎注射或虫咬部位以上的肢体以减缓吸收,也可局部注射以0.005%肾上腺素2～5ml封闭注射。

(2)立即给0.1%肾上腺素,先皮下注射0.3～0.5ml,紧接着做静脉穿刺注入0.1～0.2ml,继以5%葡萄糖液滴注,维持静脉给药畅通。肾上腺素能通过β受体效应使支气管痉挛快速舒张,通过α受体效应使外周小血管收缩。它还能对抗部分Ⅰ型变态反应的介质释放,因此是救治本症的首选药物,在病程中可重复应用数次。一般经过1～2次肾上腺素注射,多数病人休克症状在半小时内均可逐渐恢复。反之,若休克持续不见好转,乃属严重病例,应及早静脉注射地塞米松10～20mg,琥珀酸氢化考的松200～400mg。也可酌情选用一批药效较持久,副作用较小抗休克药物如去甲肾上腺素、阿拉明(间羟胺)等。同时给予血管活性药物,并及时补充血容量,首剂补液500ml可快速滴入,成人首日补液量一般可达400ml。

(3)抗过敏及其对症处理,常用的是马来酸氯苯那敏10mg或异丙嗪25～50mg,肌内注射,平卧、吸氧,保持呼吸道畅通。

由于处于过敏休克疾患时,病人的过敏阈值甚低,可能使一些原来不过敏的药物转为过敏源。故治疗本症用药切忌过多过滥。

第七章

光感性皮肤病

第一节　植物-日光性皮炎并发症

一、植物-日光性皮炎

【概述】

植物-日光性皮炎是因患者过多食用或接触灰菜等或其他光感性的植物，并经日晒后所引起的急性光毒性炎症反应。

【病因与发病机制】

本病的发生常与体质、有关植物和长久日晒三者有关。引起本病的植物甚多，常见有灰菜、紫云英、小白菜、萝卜叶、油菜、菠菜、芥菜、红花草、无花果、芹菜、羊蹄根等。中草药如独活、龙芽草、白芷、补骨脂、荆芥、防风、小茴香等，服后也有致病的报告，应予注意。患肝肾疾病、内分泌障碍、代谢异常等疾病时，若食入大量此类植物后，体内不能迅速将其转化或排泄，积存于组织内，再受强光暴晒即可发病。

【临床表现】

夏季多见，当食用过大量光感性植物并经日光暴晒后经数小时到1～2天，常突然发疱，于颜面、手背、前臂等露出部、对称性发生非压陷性水肿，表皮紧张光亮，质地坚实，面部等突出部常见暗红至褐红色淤斑、水疱、血疱或坏死。双眼睑高度肿胀，睑裂闭合，不能睁开，唇肿外翻，流涎不止。自觉灼热、麻木、刺痒或刺痛，有时伴发热、头痛、头昏、胸闷等不适。年老体弱者症状较重。

【诊断与鉴别诊断】

根据夏季多见，发病前有食用或接触有关植物和暴晒史，有水肿性红斑和淤斑，好发于光暴露部位，女性患者多于男性，自觉灼热、胀痛、瘙痒等及全身症状，即可诊断。

本病应与下列疾病鉴别。

1. 接触性皮炎

有接触史，皮疹局限于接触部位，发病与日晒和季节无关，与性别无关。

2. 烟酸缺乏症

其皮损也可在日光暴露部位。但肿胀轻，且发病前常有前驱症状，如全身不适、疲倦、失眠等。除皮疹外，还有消化道症状和神经精神症状，一般不难鉴别。

【治疗和预防】

(1)避免过多服食和接触有关的植物，同时不得经受强烈日光暴晒。

(2)给予口服维生素 B_1、维生素 C 和烟酸等。严重者可应用皮质类固醇激素，如泼尼松每日 3 次，每次 10mg。

(3)局部治疗与急性皮炎或湿疹相同。

二、常见并发症

本病常为急性突然发生，又可反复发作，有时还可继发感染或出现休克等。

第二节　光化性角化病并发症

一、光化性角化病

【概述】

本病又名老年角化病、光线性角化病或日光性角化病，是日光长期暴晒损伤皮肤所引起的一种癌前期损害，中老年皮色白者容易发病。皮疹多见于面、耳、手背和前臂等，有时可发展成鳞状细胞癌。

【病因与发病机制】

本病病因尚不清楚。本病多见于经常暴晒的中老年人，男性较女性多见，白种人及白化病患者发病率较高。照射日光、紫外线和放射能、辐射热、电离辐射，以及接触沥青、煤提炼产物均可诱发本病。个体易感性在发病中亦起重要作用。本病发生于老年皮肤，因年龄增大 DNA 损伤的积累和 DNA 修复功能低下并不一致，故当紫外线损伤表皮细胞核的 DNA 时，由于老年皮肤缺乏青年人那样的修复功能，从而发生光化性角化病。

【临床表现】

日晒皮肤上开始发生正常皮色或淡红色扁平丘疹或小结节，呈散在性；也有为境界不清的红斑、色素斑或毛细血管扩张。皮疹轻微隆起，米粒至蚕豆大，圆形或不规则形，边缘正常或有炎症现象，表面疣状增殖，质硬，可呈斑块，表面光亮或有轻微黏着性鳞屑。久后皮疹转变为黄褐色或黑褐色，表面干燥，角化显著有固着于基底的硬痂，不易剥离。若强行除去，可见轻度出血。皮疹常单发，有时多发。好发于面部、耳和手背，其他部位也可发疹。慢性经过。一般无自觉症状或有轻痒，有皲裂时感疼痛。常与老年性皮肤萎缩、干燥和色素沉着伴发。少数病例炎症显著，或形成糜烂、溃疡而继发皮角或鳞癌。

【诊断与鉴别诊断】

1. 诊断依据

(1)主要发生于老年男性。

(2)发病与长期日晒有关,以面、手背等暴露部位多见。

(3)皮损为黄豆至蚕豆大小的角化过度性斑块,早期近正常肤色,以后渐呈暗褐色,周围轻度红晕,表面粗糙,覆黏着性鳞屑。

(4)病变发展缓慢,一般无自觉症状,易癌变。

(5)组织病理:①为癌前病变,可见细胞排列紊乱,少数细胞有异型性;②分为三型:肥厚型、萎缩型及表皮内癌样型;③真皮上部胶原嗜碱性变,稠密的淋巴细胞为主的炎性浸润。

2. 鉴别诊断

(1)脂溢性角化症:褐色丘疹或斑片周围无红晕,表面可有油腻性鳞屑似薄膜状,易剥离且无出血,皮疹常多发,非暴露部位也常见。病理变化主要是表皮呈乳头瘤样增生和角化过度,无角化不良和核分裂,真皮炎症反应轻。

(2)DLE:皮疹色较鲜红,鳞屑易剥落。有特殊病理变化。

【治疗和预防】

光化性角化病的治疗方式是比较多的,如果皮损单一或数目少者可应用液氮冷冻、电烧灼、激光等治疗。多发性或大面积损害,可局部外用1%维A酸霜,或1%～5%的氟尿嘧啶软膏或溶液。此外,口服阿维A对日光角化病也有较好的疗效。

虽然光化性角化病的治疗方法比较简单,但是在日常生活中还是应该做好日光角化病的预防工作。应用一些防晒剂对皮肤有较好保护作用,应慎重选用有效、稳定、作用持久不易被汗水冲洗、无毒、无刺激的防晒剂。减少日照尤其是夏季上午10点至下午3点这段时间内,避免日晒尤为重要。维甲酸类药物的外用,对于日光角化病及皮肤老化均有很好的作用。

二、常见并发症

鳞状细胞癌

【概述】

鳞状细胞癌通常简称鳞癌,又名表皮样癌,系起源于表皮或附属器角质形成细胞的一种恶性肿瘤。癌细胞倾向于不同程度的角化。

【病因与发病机制】

本病病因尚不清楚。但普遍认为与环境有关,尤其是阳光的刺激有明显关系,长期日光暴晒和慢性刺激是主要发病潜因,外伤、放射线照射、焦油类衍生物亦可诱发本病,此外,盘状红斑狼疮、慢性溃疡、黏膜白斑、烧伤淤痕及长期不愈的肉肿均可诱发鳞状细胞癌。

【诊断】

1. 临床表现

本病好发于50岁以上的男性,常见于面部、头皮、下唇、手背、前臂、阴部等处。尤其是皮肤与黏膜交界处更易发生。多继发于原有皮疹的基础上,很少发生于正常皮肤。初起为暗红色坚硬的疣样小结节,表面毛细血管扩张,中央有角质物附着,不易剥离,用力剥后可出血。皮损逐渐扩大,形成坚硬的红色斑块,表面有少许鳞屑,边境清楚,向周围浸润,触之较硬,迅速扩大形成溃疡，溃疡向周围及深部侵犯，可深达肌肉与骨骼，损害互相粘连形成坚硬的肿块，不易移动，溃疡基底部为肉红色，有坏死组织，有脓液、臭味，易出血。溃疡边缘隆起外翻，有明显炎症，自觉疼痛。如发生在皮肤与黏膜交界处，因潮湿与摩擦更易出血，发展更快，可形成菜花状，破坏性大，有明显疼痛，预后不良。

鳞癌易于转移，尤其是沿淋巴道转移，故局部淋巴结常肿大，晚期常有全身症状，如发热、消瘦、恶病质等。

2. 鉴别诊断

应与角化棘皮瘤区别，后者生长迅速，并可自愈。但偶然也有临床很像角化棘皮瘤，而实际上进展为鳞癌，故病理检查十分必要。

3. 诊断要点

根据皮损，临床表现，组织病理变化即可诊断本病。

【治疗】

1. 手术治疗

争取早期手术，对较大肿瘤及分化良好者，首选手术切除，切口要注意广度和深度，手术后照 X 线，切除标本送病检。

2. 放射治疗

主要包括 X 线治疗和镭治疗，适合于年老体弱、有手术禁忌证的患者、头面部结缔组织不多的部位肿瘤。

此外，还有中西医结合治疗，民间各种单方、验方治疗本病者，但其可靠性不易掌握，需待进一步观察。

第八章

红斑性皮肤病

第一节　多形红斑并发症

一、多形红斑

【概述】

多形红斑为一组累及皮肤、黏膜，有多形皮疹损害易反复发作的急性炎症性皮肤病。

【病因与发病机制】

本病病因不明。目前认为是抗原-抗体变态反应，休克组织为血管内皮。多认为是皮肤小血管对某些致敏原所产生的一种变态反应，与细菌、病毒等感染、药物反应、寒冷刺激、日光照射、放射线等理化因素、肿瘤、结缔组织病、妊娠、食物中毒有关。近年来重视单纯疱疹病毒、化脓性球菌和支原体的感染。

【临床表现】

1. 前驱症状

有头痛、低热、四肢倦怠、食欲不振和关节、肌肉疼痛，部分病例有扁桃体炎和上呼吸道感染。皮疹多形性，有红斑、丘疹、水疱、大疱、紫癜、风团等。

2. 分型

按皮疹特点，临床上可分为斑疹-丘疹型、水疱-大疱型和重症型三型。

(1)斑疹-丘疹型：此型最常见，以红斑和丘疹为主要发疹。初起为水肿性红斑或淡红色扁平丘疹，圆形、稍隆起，境界清楚，对称分布于手背、前臂、足背、踝部等处，皮疹呈离心性扩大，1～2 天内可达 1～2cm 直径。充分发展后的红斑，中央部位略凹陷，其色较边缘略深，呈暗红色或紫红色，有时中央为一水疱或紫癜，形成虹膜状损害，即所谓靶形损害。

自觉轻度瘙痒。此型的黏膜受损轻，无显著全身症状，病程约2～4周。

(2)水疱-大疱型：以集簇或散在性水疱、大疱为主要症状。大疱发生于红斑基础上或具有红晕，有时为血疱。此型常有黏膜损害和显著的全身症状。口腔黏膜尤其颊黏膜和唇可发生充血、糜烂、丘疹与水疱。外阴部、包皮、尿道口、阴唇、阴道黏膜亦可发生潮红、丘疹、糜烂和浅溃疡。眼部可发生卡他性结合膜炎，少数侵犯角膜和巩膜。全身症状有关节痛、发热、蛋白尿、血尿和血沉增快等。

(3)重症型：是多形红斑中的严重型，突然起病，高热、头痛、乏力、口腔与扁桃腺肿痛。患者全身情况严重，短期内进入衰竭状态，脉搏细弱，呼吸快，可发生虚脱、昏迷和抽搐。皮肤损害常为水肿性红斑、水疱、大疱、血疱和淤斑等，广泛地分布于身体各处。有时皮疹数目不多，但黏膜损害广泛而严重，口腔、鼻、咽、眼、尿道、肛门和呼吸道黏膜广泛累及，发生大片糜烂和坏死，出现严重毒血症状，患者可伴发支气管肺炎、消化道出血、关节炎、心肌炎、心包炎、脑水肿和肝、肾损害而死亡。

【诊断与鉴别诊断】

1. 需与斑疹-丘疹型鉴别的疾病

(1)玫瑰糠疹：红斑椭圆形，黄红色，边缘不整齐呈锯齿状，斑的长轴与皮纹方向一致，皮疹数目多，好发于躯干和四肢近端，无黏膜损害，慢性经过。

(2)体癣：皮疹环状，形态不规则，边缘部有丘疹、小水疱和鳞屑，慢性经过，鳞屑查真菌阳性。

2. 需与水疱-大疱型鉴别的疾病

(1)疱疹样皮炎：水疱群集，排列呈环状，剧痒，慢性经过，无黏膜损害。

(2)大疱性类天疱疮：好发于老年人，疱壁紧张，不易破裂，有时为血疱，黏膜损害轻，反复发作，慢性经过。

(3)寻常性天疱疮：疱壁薄，尼氏征阳性。疱易破裂，形成大片糜烂，病理变化为表皮内水疱，有棘刺松解现象。

3. 重症型需与Lyell中毒性表皮坏死松解症鉴别

后者表皮大片松解、萎缩、坏死，呈棕红色烫伤样外观，尼氏征阳性，表皮剥脱后形成大片鲜红色的糜烂面，有严重的内脏损害，但早期也可出现典型的多形红斑样皮疹，作为重症型中另一类。

【治疗和预防】

首先除去可疑病因，如控制感染，停用可疑致敏药物。其次进行对症治疗以减轻症状和缩短病程。常用抗组胺类药物、钙剂、维生素C和皮质类固醇治疗，对重症型强调大剂量激素静脉滴注，并加强护理，保持水、电解质平衡，增加营养，选择适当抗生素预防和控制继发感染等。

二、常见并发症

睑球粘连

【概述】

睑球粘连系眼睑与球结膜及角膜的粘着状态。

【病因与发病机制】

多发生于化学性(酸碱)烧伤，热烧伤，爆炸伤，结膜本身疾患如Stevens-Johnson综合征，结膜天疱疮，重度沙眼，以及结膜手术后遗症等。严重睑球粘连可使眼球运动受限，复视。也可以形成睑内翻，倒睫及眦角畸形。根据粘连的范围分为部分、广泛全睑球粘连及闭锁性睑球粘连等。

【诊断与鉴别诊断】

1. 临床表现

穹窿部因结膜瘢痕收缩而缩短，甚至完全消失，尤以下方穹窿部为显著。当牵引下睑时在眼睑和眼球间的结膜可见有垂直的皱襞。严重患者眼球各方向转动受限，多伴有不同程度的角膜静止性病变，如角膜白斑，甚至眼球萎缩等。根据眼部外伤病史结合眼部临床表现容易确诊。

2. 病理学检查

切除的瘢痕组织一般病理表现为上皮不规则增生、血管新生和结缔组织增生、瘢痕形成明显。

【治疗和预防】

1. 对闭锁性睑球粘连的治疗

应考虑患者的年龄，眼部情况及全身状态，综合分析利弊，区别对待。

(1)老年人患此病一般先不考虑成形术，应先了解心血管及全身情况是否能耐受长时间纯属改善外观的成形手术。

(2)单眼闭锁性睑球粘连的年轻患者，尽管已没有视功能恢复的希望，为了改善外观必需满足患者的要求，全结膜囊再造是为了能放进义眼薄片，达到外观对称，眼球各方向都可以运动，以假乱真的目的。鉴于此手术难度较大，自体唇黏膜移植很难保证一次成功，因缝合唇黏膜时，特别容易破碎，使手术失败而用自体薄断层皮片作全结膜囊再造则一次手术成功是有把握的。

(3)双侧闭锁性睑球粘连的年轻患者，只要还有光感，不管光感定位准确与否，全结膜囊再造的选材必须用自体唇黏膜，为争取丝毫的光明创造条件。

2. 手术方法

根据睑球粘连的程度不同采用不同的手术方法

(1)部分睑球粘连：系索条状瘢痕造成的睑球粘连，可用“Z”成形术消除粘连，若系扇形粘连尽量使穹隆部和睑结膜复位，对球结膜的缺损则予以修补之。

(2)广泛睑球粘连：多发生于严重烧伤(化学的和熔化金属)常使睑球结膜全部烧毁，致穹隆丧失，眼睑与角膜大面积粘着，同时常并发睑缘和眼睑的部分缺损，应先矫正睑球粘连加深穹隆，多数情况需要做唇黏膜移植修补，待睑球粘连消失后，再酌情矫正睑缘及眼睑缺损。

(3)全部睑球粘连：系指上睑或下睑完全与眼球粘连，睑缘常完全丧失甚至眼睑也部分缺损，但尚残余部分结膜囊系严重烧伤的后遗症。

严重烧伤后全睑球粘连多无睑板及睑板前眼轮匝肌，因此对于从眼球上剥下来的瘢痕结缔组织只能做多个与瘢痕方向垂直的切断来松解瘢痕，而不要全切除，保留它们作为睑板的替代物。否则瘢痕都切除了，剩下的只是一薄层瘢痕皮肤，没有睑板，睑缘睑轮匝肌移植唇黏膜也必定失败。

(4)闭锁性睑球粘连：熔化的金属、纯酸、浓碱等眼部烧伤的极严重后遗症，它使眼球完整性受到破坏，变成葡萄肿或眼球萎缩，同时睑缘和结膜囊消失，睑板溶解，眼睑也有不同程度缺损，使上下睑和眼球完全闭锁粘连。这种情况大多数视功能已丧失，这种情况无手术必要。

第二节 结节性红斑并发症

一、结节性红斑

【概述】

结节性红斑是由于真皮脉管和脂膜炎症所引起的一种结节性损伤的皮肤病。结节好发于小腿伸侧，很少发生于大腿及前臂，急性过程，经过 3～6 周不留任何痕迹而消退。

【病因与发病机制】

本病病因目前尚未完全明了，可能与细菌（链球菌）、结核菌、病毒、巴斯德菌属、鹦鹉病、芽生菌、孢子菌、性病性淋巴肉芽肿等感染及药物因素（溴剂、碘剂）、自身免疫病等有关。

结节性红斑的发病机理还不完全清楚。因其病理变化中主要以淋巴细胞浸润为主，有人认为其发生可能是机体对某些病原微生物（细菌、真菌等）抗原的一种迟发性过敏反应。但也有人认为是一种免疫复合物疾病。

【临床表现】

多见于女性，女与男之比为 6.7∶1。大多数病例发病年龄在 20～40 岁，春、秋季好发。发病初起有低热，少数可高至 38～39℃。全身不适，伴有肌痛及关节痛，但多轻微。皮损突然发生，为对称性、疼痛性结节，直径 1～5cm，2～50 个以上。病变急剧时很像撞伤后的肿块。一般结节略高于皮面，皮肤紧张，周围水肿，表面热，自觉疼痛或压痛，皮损颜色逐渐由鲜红色变为紫红色，最后变为黄色。结节持续几天或几星期，慢慢消退，多不发生溃疡，不留萎缩性瘢痕，但可反复再发。多见于小腿伸侧，很少侵及大腿、上臂伸侧、面及颈部，发生这些部位的结节常小而浅。

【诊断与鉴别诊断】

根据临床表现即可诊断，但本病需与以下疾病相鉴别。

1. 硬红斑

硬红斑发生于两小腿屈侧下 1/3 处，结节为暗红色，一般较大，无疼痛或压痛，病程长，结节可破溃。

2. 结节性血管炎

虽易发生在小腿伸侧。但多在小腿下部，结节硬小，常与血管走向一致，病程长。

3. 结节性多动脉炎

结节数目少，不对称，常与血管方向一致，多合并高血压及其他全身症状。

【治疗和预防】

（1）急性发作时应适当休息，抬高患肢以减轻局部水肿。疼痛较著者可内服止痛药及非甾体类抗炎剂，如吲哚美辛、保泰松等。

（2）寻找病因，如有明显感染者，可用磺胺剂或抗生素治疗。

（3）严重病例如疼痛剧烈、结节多、红肿明显者，可同时加用皮质类固醇。

二、常见并发症

白塞病

【概述】

白塞病是一原因不明的细小血管炎为病理基础的慢性、进行性、复发性、多系统损害的疾病。以口腔、外阴溃疡、眼炎、皮肤损害为临床特征。

【病因与发病机制】

本病病因目前仍然不太明确，可能与以下几种因素有关。

1. 感染

有报道说，本病与急、慢性病毒感染、细菌感染如链球菌、结核杆菌感染，引起的自体免疫异常有关。据国内有关报道，本病患者中，有1/3过去患过结核病或者正在患结核病，部分病人经过治疗结核后，不仅结核治愈，而且白塞病症状也有好转。也有人发现单纯疱疹病毒和溶血链球菌与本病有关。说明细菌病毒感染与本病有关。

2. 遗传因素

本病有地区性发病倾向，如多见于地中海沿岸国家。对表明人类遗传特征的物质HLA的研究发现，白塞病患者中HLA-B5阳性检出率可达60%以上，HLA-B51的阳性检出率也很高。因此，有人提出，这两种HLA类型所代表的遗传特征可能是部分白塞病发病的内因或内环境。因为并非所有白塞病患者均有HLA-B5或HLA-B51阳性，Behcet可能与常染色体隐性遗传有关。

3. 微量元素

患者病变组织多种微量元素含量增高，如有机氯、有机磷和铜离子。也有人发现某些微量元素锌、硒缺乏，可能与本病有关。

4. 免疫异常

患者血清中存在抗口腔黏膜抗体、抗动脉壁抗体等自身抗体，血清中免疫复合物阳性率达60%，并与病情活动有关，患者免疫球蛋白增高，淋巴细胞比例失调，血管周围、脑脊液、血管壁等病损处可见到淋巴细胞、免疫球蛋白、补体等与免疫反应有关的物质，说明本病与免疫失调有密切关系。

【诊断】

1. 临床表现

(1)皮肤病变：结节红斑，常见于下肢，好发于小腿前面伸侧，有时也可发生于后面屈侧及大腿、上肢和臀部等处。红斑直径为1～5cm，呈鲜红色，圆形或椭圆形结节，有时数个结节融合成大的肿块。约2～3周后，结节由鲜红变为暗红，逐渐消失，无破溃，结节部位常有水肿。还可出现假性毛囊炎，痤疮样毛囊炎，浅表栓塞性静脉炎等表现。尚有一类皮疹为带脓头或不带脓头的毛囊炎，多见于面部、颈部。

(2)复发性口腔溃疡：口腔溃疡占发病患者的98%，是Behcet的首发症状，也是必须症状，每年发作在3次以上，发作时在颊黏膜、舌缘、口唇、软腭等处出现单个或多个大米到黄豆大红色小结，有痛感，继以形成溃疡，溃疡直径约2～3cm。有的类似疱疹起病，约7～14天后自行消退，不留瘢痕，溃疡此起彼伏，反复发作。少数患者因数周不愈，后遗留有瘢痕。

(3)复发性外阴溃疡：溃疡常见于女性患者的大小阴唇，其次为阴道、男性的阴囊、阴茎。也可出现在会阴及肛门处，此症状与口腔溃疡性状基本相似，占Behcet的80%。

(4)眼炎：男性多于女性，最常见的眼部病变是葡萄膜炎或称色素膜炎，也有因血管炎造成的视网膜炎。上述病变反复发作，可导致严重的视力障碍，严重的可致失明。

(5)系统损害症状

①消化道：消化道血管受累可发生多发性溃疡，腹痛等症状，严重者出现肠出血、肠麻痹、穿孔及瘘管形成。

②神经系统：少数患者会有中枢受累，发生脑膜炎、脑炎、偏瘫、颅压升高、脊髓损害和周围神经病变。病人可出现意识障碍、瘫痪、行动不稳、感觉失常等。

③血管：大、中、小动脉，静脉炎造成组织缺血、静脉阻塞等症状。大动脉、大静脉受累时可使血管管腔狭窄、闭塞，形成动脉瘤或血栓。肺血管受累则有咯血、气短、肺动脉高压，肺栓塞等症状。

④关节：常见关节痛，少数有关节肿，以膝关节受累多见。此外，部分患者在疾病活动或有新脏器受损时，伴随发热、乏力、肌痛等症状。

2. 诊断要点

一条必要条件加四条次要条件中的两条：

(1)必要条件：复发性口腔溃疡；在1年内观察到至少3次口疮样或疱疹样溃疡。

(2)次要条件

①复发性外阴溃疡，经医师确诊或患者本人确有把握的外阴溃疡或瘢痕。

②眼炎：前、后葡萄膜炎，或视网膜血管炎。

③皮肤损伤：目前或以往有过结节红斑或假毛囊，或脓性丘疹，或未用过糖皮质激素和非青春期者而出现的痤疮样结节。

④针刺试验阳性者，其他如有阳性家族史、关节炎、关节痛、动静脉栓塞、动脉瘤、中枢神经病变、消化道溃疡等应考虑是否与本病有关。

【鉴别诊断】

本病需与阿弗它口腔炎、生殖器疱疹、毛囊炎等相鉴别。

【治疗和预防】

1. NSAIDs

主要对关节炎有效。

2. 秋水仙碱

多用于有皮肤黏膜损害者，男性效果较好。

3. 酞胺哌啶酮

可缓解皮肤、黏膜病变，预防眼、关节受累，但停药后易复发，副作用较大。其副作用主要为致畸和外周神经炎等。口腔溃疡反复发作时，可选用该药口服。

4. 糖皮质激素局部应用

口腔溃疡、生殖器溃疡等，可局部涂抹糖皮质激素油膏，以促进愈合，减少疼痛；含糖皮质激素的眼药水或药膏对前葡萄膜炎有效。

5. 其他

长期反复发作者，可选用雷公藤、干扰素等。有结核杆菌感染证据者，应给予抗结核治疗。

第三节　离心性环状红斑并发症

一、离心性环状红斑

【概述】

离心性环状红斑是一种具有向周围扩大，形状呈多环形损害和鳞屑为特征的红斑性皮肤病。

【病因与发病机制】

本病病因不明。可能是皮肤因各种因素而引起的反应性疾病，如癣菌疹、白念珠病、蛔虫感染、传染性软疣、病毒、药物、恶性肿瘤及各种免疫紊乱等。

【临床表现】

从婴儿到老年俱可发病，以30～60岁为多见，无性别差异。初发损害为单个或多个水肿性红色丘疹，慢慢向周围扩大形成环状、弧状或融合成多环状，中央变平、颜色消退，从旧的损害部位可以再生新的损害，呈靶样。边缘每天可向外扩大1～3mm，有时2周内可大到直径6～8cm。扩张性边缘隆起如堤状可触知，其内缘有黄色鳞屑附着，罕见小水疱及结痂，可有轻度瘙痒。皮损常见于臂、股和上臂，面部少见。

【诊断与鉴别诊断】

病程慢性。单个皮损可持续几天，较常见为几周，甚至持续数个月或数年，很少有紫癜和色素沉着。易复发。除少数伴发恶性肿瘤，一般预后良好。

本病需与匐形性回状红斑相似，但后者往往是恶性肿瘤特别是乳腺癌的皮肤表现，皮损广泛，类似木板花纹，且瘙痒剧烈。

【治疗和预防】

必须尽量寻找原发疾病并给予相应治疗，如控制真菌感染、治疗细菌感染灶和切除肿瘤等。对皮损的处理可给予抗组胺类和非甾体类抗炎药物，必要时可考虑应用皮质激素，有一定效果。其他如氨苯砜等亦可试用。

二、常见并发症

恶性肿瘤(肺癌)、亚急性红斑狼疮(见相关章节)。

第九章

红斑鳞屑性皮肤病

第一节　银屑病并发症

一、银屑病

【概述】

银屑病俗称牛皮癣，是一种慢性、复发性、顽固性红斑鳞屑性皮肤病。相当于中医学的“白疕”、“松皮癣”。

【病因与发病机制】

1. 遗传因素

有些患者的家族中连续几代人或同一代中有多人发生银屑病，这在医学上称作有银屑病的家族史，是银屑病有遗传可能的重要证据。目前学术界普遍公认银屑病是一种多基因遗传病，具有银屑病遗传背景的人对各种致病因素易感，也就是说有银屑病家族史者容易受到外界因素的影响而发病。

2. 感染因素

急性点滴型、关节病型及红皮病型银屑病患者常伴有上呼吸道感染或扁桃体炎等症状，其抗“O”值亦增高。一些本来患有银屑病的病人在感冒或上呼吸道感染之后病情会明显加重，而临床上用抗生素治疗有助于病情的缓解或临床痊愈。有人报道在小儿银屑病中，有10%～20%的病例常伴有急性扁桃体炎或上呼吸道感染的病史，而应用青霉素等抗菌药物治疗常有较好的疗效。同时也有在扁桃体摘除后而皮疹消退者。这说明在这些患者中感染因素有其重要意义。由细菌感染引起的银屑病，一般认为是对细菌毒素发生的变态反应。

3. 代谢障碍

近年来，对患者的各种代谢机能进行了大量的研究工作，所得结果很不一致，有些意见在临床上还不能得到证实。20世纪初，即有人强调饮食过度是本病的致病原因。在第一次及第二次世界大战期间，都曾发现在饥荒及营养不良状态下，银屑病发病率降低或病情好转的事实。因此，有人提出采用饥饿疗法或低蛋白饮食治疗本病，但临床观察结果无明显疗效。反之，也有相反的报道，即饥饿时银屑病发病率反而增高。过去曾有人提出本病与糖尿病有关，约有25%的患者发现糖尿病。但在临床上应用胰岛素及其他降血糖药物治疗本病并不见效。有人发现有15%～47%的患者血清中尿酸增高，关节病型银屑病患者尤其如此。但也有完全正常值报道。

4. 内分泌因素

银屑病与内分泌腺功能的关系，较早时候已受到人们的重视。幼儿期间患银屑病者较少，有人认为这可能与幼儿胸腺不发达有关。有人曾给银屑病患者凶险X线照射或服甲状腺素抑制剂而取得疗效，但亦有无疗效的。临床上有人曾观察到大部分患者妊娠期皮损自行减轻或消退，也有少数妊娠期发病或加重，部分患者月经期皮损加重，Farber等曾指出，妊娠时缓解者占1/3。国内亦有用妊娠尿治疗本病而取得较好疗效的报道，临床上也观察到分娩后皮疹又复发的病例。有人还发现有的患者有脑垂体-肾上腺皮质功能障碍，尿17-酮类固醇减少，而在临床上亦有应用皮质类固醇治疗本病的。尚有人报道本病可出现血钙降低，并认为这可能与甲状旁腺功能减退有关。

5. 神经精神因素

以往文献中常报道神经精神因素和本病有关，如精神创伤及情绪紧张等可引起或加重银屑病。

6. 免疫因素

近年来有研究报道在银屑病患者中存在着多种免疫学紊乱。

7. 药物因素

临床和研究表明某些药物可以诱发或加重银屑病，如β-肾上腺素受体阻断剂、血管紧张素转化酶抑制剂、锂制剂、抗疟药物、抗血脂类药物、四环素、吲哚美辛等，这些药物可能与某些酶代谢、cAMP、淋巴细胞活化等有关。碳酸锂是治疗躁狂症的代表药，有镇静作用，被临床广泛应用。有研究表明，碳酸锂可能是通过诱导某些细胞因子的分泌如白介素-6、白介素-2、干扰素、肿瘤坏死因子等而影响角质形成细胞的增殖、分化，从而使银屑病加重。

8. 饮酒是诱发因素

临床和研究表明饮酒可激发或加重银屑病。酒可致血管扩张，使血管通透性增加，利于中性粒细胞游出，向表皮(皮疹处)浸润；也可使血中前列腺素、白三烯等生物活性物质的前体花生四烯酸的含量增高，进而抑制表皮内的腺苷酸环化酶而使cAMP减少，cGMP增多，导致表皮细胞迅速增殖。

9. 其他

如外伤，某些物理性、化学性因素和吸烟以及气候因素等，与有些银屑病患者的发病亦有一定关系。有人观察到吸烟可刺激中性粒细胞活化而释放过氧化酶，过氧化物及酶系在银屑病发病中起重要的作用，可改变吞噬细胞的氧化代谢，增加炎症反应的氧化代谢、酶的释放，从而导致皮损的发生或加重。此外，烟草烟雾中的诸多有害成分可影响红细胞变形能力，降低血红蛋白与氧的结合能力，导致血管内皮细胞损伤。

【临床表现】

根据银屑病的临床特征，一般分为寻常型、脓疱型、关节病型、红皮病型四种类型，其中寻常型占99%以上。

1. 寻常型银屑病

大多急性发病。皮损初起为炎性红色斑丘疹，逐渐扩大或融合成斑块，边界清楚，周围有炎性红晕，基底浸润明显，表面覆盖多层银白色鳞屑；轻轻刮除鳞屑，可见淡红色发光半透明薄膜，称薄膜现象；再刮除薄膜，即达真皮乳头层的顶部，此处的毛细血管被刮破，则出现小出血点，称点状出血现象（Auspitz现象）。白色鳞屑、薄膜现象、点状出血是本病的临床特征。皮损可发生于全身各处，也有少数只局限于某一部位，但好发于四肢伸侧特别是肘、膝部位，早期常发生于头皮发际处，呈带状，发呈束状，但不脱发。指（趾）甲常受损，常见甲板有散在"顶针状"小凹陷，较严重者甲板增厚变脆。

在疾病发展过程中，皮疹呈多种形态，如点滴状、钱币状、蛎壳状、花瓣状、疣状等。病程经过缓慢，反复发作，临床上根据病程一般分为进行期、稳定期、消退期三期。①进行期：皮疹不断增多、扩大，色鲜红，鳞屑较薄，周围有红晕，常有 Koebner 现象（同形反应，isomorphism），指外观正常皮肤受强烈刺激如针刺、搔抓或涂有刺激性外用药，可在受损部位引起新的皮损。②稳定期：病情保持相对稳定，基本上无新疹出现，旧皮疹渐扩大，有较多较厚鳞屑。③消退期：皮损炎性浸润渐消退，颜色变淡，数目减少，部分皮损中央消退呈环状，愈后局部留下色素沉着或色素减退斑。

2. 脓疱型银屑病

分为泛发性和局限性两种类型。

(1)泛发性脓疱型银屑病：发病急骤，可持续数日弛张性发热，伴全身不适、乏力及关节肿痛；皮损在急性炎性红斑基础上出现泛发浅在的黄白色无菌性小脓疱，针头至粟粒样大小，初为小片，以后融合成"脓糊"，数周内可弥漫性分布全身，脓疱常呈周期性复发，持续数日至数周后自行缓解。

(2)局限性脓疱型银屑病：又称掌跖脓疱型银屑病，皮损限于手掌足跖和指（趾）部，常对称发生，皮损有疼痛和瘙痒，损害为对称性红斑上出现许多针头至粟粒大小的无菌性脓疱，疱壁不易破裂，经 1～2 周后可自行干涸，结痂及脱屑，鳞屑下反复出现成群脓疱。指（趾）甲亦常被侵犯，产生变形、浑浊、肥厚，并有不规则的嵴状隆起，严重者甲下可有脓液积聚。

3. 关节病型银屑病

本病常与寻常型、脓疱型及红皮病型银屑病并发，或银屑病多次发病后因症状恶化而发生关节改变；约有 10% 的病例，银屑病出现在关节炎之后。除有银屑病损害外，同时还发生关节炎症状，以手、腕及足等小关节为多见，可同时发生于大小关节和脊柱，损害为非对称性外周多关节炎，受累关节可红肿、疼痛，重者大关节可以积液，附近的皮肤也常红肿，关节的活动渐受限制，长久以后，关节可以强直及导致肌肉萎缩。

4. 红皮病型银屑病

常因治疗不当引起的一种较少见的严重银屑病，病程漫长，常复发；临床表现为剥脱性皮炎，在原有皮损部位出现潮红，迅速扩大，最后全身皮肤呈弥漫性红色或暗红色，炎性浸润明显，表面附有大量麸皮样鳞屑，不断脱落，其间伴有小片正常皮岛，愈后常可见有小片寻常型银屑病损害。常伴有发热、畏寒、头痛等全身不适症状，由于大量脱屑引起蛋白质丢失，导致低蛋白血症；严重时还可引起其他并发症。

【诊断与鉴别诊断】

寻常型银屑病根据好发部位，银白色鳞屑、薄膜现象及点状出血等容易诊断。注意与脂溢性皮炎、二期梅毒疹、慢性单纯苔藓、玫瑰糠疹等相鉴别。

脓疱型银屑病主要特点是在寻常型银屑病基础上成批出现多数无菌性小脓疱，病情反复发作。注意与疱疹样脓疱病相鉴别。

关节型常伴发于寻常型或脓疱型银屑病，关节症状的轻重与皮损轻重平行。注意与类风湿性关节炎相鉴别。

红皮病型全身皮肤弥漫潮红干燥、大量脱屑，有银屑病史。

【治疗和预防】

1. 注意事项

目前对银屑病的各种治疗只能收到近期疗效，不能防止复发。治疗中应注意以下几点。

(1)提高患者对本病的认识：向患者说明病情及基本知识，配合心理治疗，解除精神负担，尽量避免各种诱发因素。

(2)根据病情合理选择用药：针对不同病因、类型、病期给予相应治疗。寻常型银屑病对身体健康危害不大，切不可盲目追求彻底治疗而采用可导致严重毒副作用的药物；局限性银屑病损害，以局部外用药为主，尽量避免禁用刺激性强的外用药物；皮损广泛严重时给予综合治疗。

(3)尽可能地减少药物的不良反应和副作用：慎重选用免疫抑制剂和皮质激素，以免反而使病情恶化，转化成脓疱型或红皮病型银屑病等。

2. 外用药治疗

(1)糖皮质激素：外用激素种类很多，可根据皮损面积、病情轻重及病变部位选择适当的制剂。局部长期使用可引起皮肤萎缩、毛细血管扩张、毛囊炎、色素沉着等不良反应。长期大面积应用可引起全身不良反应，停药后可诱发脓疱型或红皮病型银屑病。作用较弱的激素有氢化可的松、泼尼松龙；中强效的激素有曲安西龙(去炎松)、糠酸莫米他松、倍氯米松；超强效的激素有丙酸倍他米松、丙酸氯倍他索等。

(2)维A酸霜剂：具有维持上皮正常发育的功能，常用浓度为0.025%～0.1%，注意高浓度可引起急性或亚急性皮炎及红斑瘙痒等副作用。常用制剂有维A酸(维特明)、他扎罗汀凝胶。

(3)钙泊三醇：是一种人工合成维生素D_3衍生物，如“达力士”软膏，可与皮质激素交替使用以增加疗效和减少副作用，每次治疗不宜超过体表面积的40%，不宜用于面部及皮肤皱褶处。

(4)角质促成剂：如焦油制剂、蒽林制剂和水杨酸制剂等，寻常型银屑病常选用焦油制剂，可单独采用和与紫外线联合应用两种，常用制剂如煤焦油、糠馏油、松馏油，副作用为可出现毛囊炎、痤疮、光毒皮炎、接触性皮炎等。

(5)其他：如10%环孢素溶液、氟尿嘧啶制剂治疗银屑病病甲，0.1%～1%含氮酮的甲氨蝶呤治疗斑块型皮损等。

3. 内用药治疗

(1)糖皮质激素：寻常型银屑病不宜应用，仅在红皮病型、关节病型或泛发性脓疱型银屑病且使用其他药物无效者；长期应用可产生一系列副作用，且停药后皮疹易迅速复发，使治疗更困难，因此应权衡利弊，慎重使用；临床上与免疫抑制剂、维A酸类合用时可减少用量，常用的制剂有泼尼松、甲泼尼龙、地塞米松等。

(2)免疫抑制剂：适用于红皮病型、脓疱型、关节型银屑病用其他方法治疗效果不佳时。副作用有消化道症状、白细胞减少及肝功能障碍，应严格掌握剂量及用法。禁忌证为肝肾功能不全、造血功能异常、妊娠、感染性疾病、活动性溃疡等。用药前及用药期间应定期做各项化验检查。可选择的药物有雷公藤多甙、环孢素 A,环磷酰胺、甲氨蝶呤,硫唑嘌呤等。

(3)维 A 酸制剂:适用于红皮病型、脓疱型银屑病,具有调节皮肤增生和分化的作用,调整病变部位的炎症反应和免疫反应,可使角化过度的表皮正常化;对红皮病有较好的效果,特别是对皮质类固醇药物不能控制者,可选择的药物有阿维 A 酯(银屑灵)、阿维 A 胶囊等。注意主要副作用为致畸胎,育龄妇女在停药 2 年之内应采取避孕措施。

(4)迪银片:含有多种活性多肽、氨基酸和多种生物元素的复方制剂,能显著提高人体免疫力,改善微循环,调节表皮细胞生长和分化,维持体内蛋白质代谢过程及多种生物元素的平衡,从而达到治疗银屑病的目的,对各型银屑病均有较好效果。

(5)甘草制剂:适用于寻常型银屑病,配合其他药物用于红皮病型、脓疱型、关节型银屑病。甘草制剂含甘草酸单胺与左旋氨基酸,具有肾上腺皮质激素样作用,而无激素样副作用。可选择的药物有强力宁注射液、甘利欣注射液、甘利欣胶囊。

(6)维生素制剂:维生素 A 可改善银屑病的角化过度,维持上皮细胞正常发育,但不宜与维 A 酸制剂联合应用;大剂量维生素 C 静脉滴注在银屑病进行期有较好的作用;维生素 D 具有调节钙代谢及抑制表皮增殖的作用。

(7)抗生素类:对于急性点滴型及寻常型进行期银屑病,伴有扁桃体炎及咽炎者,可用青霉素及红霉素,对泛发性脓疱病型银屑病可应用克林霉素。甲砜霉素、头孢类抗生素也可选用。

(8)免疫调节:如转移因子、丙种免疫球蛋白、胸腺素等免疫制剂。中药人参、地黄、黄芩、党参、白术、刺五加也可酌情使用。

4. 物理疗法

(1)光化学疗法(PUVA):又称补骨脂素长波紫外线疗法,适用于静止期其他方法不能控制的顽固性银屑病,皮损范围大于 30 体表面积者,方法为口服甲氧基补骨脂素 0.6mg/kg,2 小时后照射 UVA,每周 2～3 次。

(2)光疗法:主要为紫外线疗法,Goeckerman 三联法,即每日外用煤焦油制剂,数小时后洗澡,然后再接受中波紫外线照射,该法疗效确切。

(3)浴疗沐浴:可去除鳞屑,清洁皮肤,改善血循环和新陈代谢。浴疗有多种,如水浴、矿泉浴、焦油浴、糠浴、药浴等。

【预防】

避免各种使病情加重的诱因,消除精神创伤,避免受潮感冒,生活有规律,保持愉快情绪,保证充足睡眠。不食辛辣饮食,不乱用药物等。本病有遗传性,但无传染性,应注意锻炼身体,增强抗病能力,预防复发。

二、常见并发症

(一)类风湿性关节炎

【概述】

类风湿性关节炎是一种以关节滑膜炎为特征的慢性全身性自身免疫性疾病。滑膜炎持久反复发作,可导致关节内软骨和骨的破坏,关节功能障碍,甚至残废。

【病因与发病机制】

尽管 RA 确切病因及发病机制尚未明确,但现在人们已认识到 RA 的发病除与遗传因素有关外,与环境因素也存在密切关系。

大量的研究发现，在RA患者的滑膜组织和滑膜液中，出现异常增多的免疫细胞（如T细胞、B细胞、巨噬细胞和中性粒细胞）、免疫分子（细胞因子、自身抗体、热休克蛋白等），提示这些物质释放或活化可能参与RA的发生和发展。因此广泛深入地理解这些因素及其相互作用在RA发生发展中的作用，对于更好地防治RA有着极其重要的意义。

1. 遗传因素

RA流行病学研究表明，RA的发病率存在区域差异性，如在南亚、中国、日本发病率较低，而在美国的某些印第安人群中发病率较高，同时，RA患者的亲属发病风险明显增高，RA患者的同胞姊妹发病风险最高，这说明一些特定基因在RA发病中起重要作用。一些与炎症功能有关的基因也与RA相关，其中之一就是肿瘤坏死因子α（TNF-α）基因。TNF-α是一种重要的炎症介质，过度表达时能促进RA的发生发展。目前，人们已鉴定出TNF-α基因相关的9个单核苷酸多态性，一些多态性就位于TNF-α基因转录的调控区。TNF-α基因的某些多态性易引起TNF-α的过度表达。

2. 自身抗原

在经典的自身免疫模型，组织的特异性是由组织特异性的识别自身抗原而诱发适应性免疫反应所决定的。在RA患者已发现多种自身抗原引起的T细胞和抗体反应。与RA相关的抗原分为两大类：第一类是在关节中局部表达的抗原，突出的候选抗原有人类软骨糖蛋白39(gp39)和PG。第二类抗原是与关节不相关的一类蛋白，包括：①高度保守的外源性抗原，这些抗原与人的组织具有同源性，通过感染机体而诱发抗原刺激反应；②翻译后改变蛋白；③遍在蛋白，如6-磷酸葡萄糖异构酶。

3. 免疫细胞的作用

(1)滑膜B细胞：自从发现与RA发病相关的第一种因子，称为“类风湿因子”后，B细胞就被认为在RA中起重要作用。RF是B细胞所分泌的一种能识别免疫球蛋白Fc段的IgM抗体。研究发现，RF主要的作用就是形成免疫复合物，固定补体和释放出趋化因子，随后炎细胞被激活，吞噬免疫复合物，同时释放蛋白水解酶，从而造成关节组织破坏。但后来发现，许多正常人和患有其他慢性感染性疾病的患者体内同样有RF的存在，这提示仅这种抗体的存在尚不足以引起RA，B细胞不可能是RA发病的惟一细胞。

(2)滑膜T细胞：RA患者的滑膜组织中出现T细胞的明显渗透，提示T细胞可能是主要的参与者。研究表明，T细胞通过细胞间的相互作用诱导炎症细胞因子的生成而促进炎症。

中性粒细胞是血液中含量最丰富的白细胞，约占外周血60%，在各种急性炎症中发挥重要作用。在过去几年中，中性粒细胞在RA的作用一直没有得到足够重视，这可能与RA患者关节液组织中淋巴细胞、巨噬细胞或血中其他细胞渗透明显增加，而中性粒细胞数量却很少。

4. 热休克蛋白

热休克蛋白也称应激蛋白，当机体遭受热应激或其他应激时，如高温、病毒感染、炎症因子刺激（如TNF-α，INF-γ）、氧化应激等，表达明显增多的一组蛋白。HSPs是高度保守的，在不同物种之间有显著同源性。根据分子量大小，HSPs分为HSP10、HSP40、HSP60、HSP70、HSP90和HSP100。HSPs在细胞内的主要功能是作为“分子伴侣”，参与新生蛋白的折叠、组装和移位，在原核生物和真核生物细胞的多种功能中发挥重要的作用。

5. 细胞因子网络

人们真正认识到细胞因子在 RA 的作用是在 20 世纪 80 年代晚期，当时人们发现在 RA 患者的滑膜组织和滑膜液中出现异常增多的细胞因子。目前，已发现多种细胞因子与 RA 相关，如 TNF-α，IL-1、IL-6、IL-18、INF-γ 和 GM-CSF 等。其中，INF-γ 和 IL-1 是 RA 滑膜炎发生最为重要的细胞因子。研究发现，RA 时，TNF-α 的水平与关节炎的严重程度呈正相关。抑制 TNF-fl 的过度表达，能阻止关节炎的发生；针对 TNF-α 的抗体能明显改善 RA 患者的临床症状。IL-1 是参与 RA 进展期关节破坏的典型炎症细胞因子。IL-1 通过与靶细胞表面受体结合发挥促炎作用。而且这种作用受 IL-1 受体拮抗剂的调节。

RA 的病理过程是极其复杂的，以上多种因素可能在 RA 疾病不同时期起作用，针对单一因素的治疗往往难以奏效。

【诊断】

发病年龄多在 20～40 岁。女性多于男性，起病缓慢，多先有几周到几个月的疲倦无力、体重减轻、胃纳不佳、低热和手足麻木、刺痛等前驱症状。

1. 关节症状

(1)晨僵：关节的第一个症状，常在关节疼痛前出现。关节僵硬开始活动时疼痛不适，关节活动增多则晨僵减轻或消失。关节晨僵早晨明显，午后减轻。这是因为睡眠时趾或指关节不活动，水肿液积聚于炎性关节内，当关节及肌肉活动时，促使水肿液及炎性产物被淋巴管及微静脉吸收入循环，晨僵消失。

(2)关节肿痛：多呈对称性，常侵及掌指关节、腕关节、肩关节、趾间关节、踝关节及膝关节。关节红、肿、热、痛、活动障碍。炎症加剧时，关节积液及肿胀明显，终日关节疼痛，但以清晨关节疼痛最显著，以致病人不能活动，经过一段时间其他关节也出现对称性疼痛、肿胀及晨僵。常是一对关节炎症尚未完全缓解，而另一对关节又出现。炎症关节周围的肌肉萎缩、肌肉软弱无力，甚至感到上楼、拿 1～2 千克的物品或开门都有困难。此点可与风湿性关节炎鉴别。因风湿性关节炎常在一对关节炎症消退后，另一对关节再起病。也常侵犯颈椎，致枕部头痛，尤其是颈部屈曲时间过长更明显，头向肩部旋转活动时头痛加剧，肩或臀部感觉异常。胸锁关节及胸骨柄关节也常受累，局部肿胀，疼痛及压痛。

2. 关节外表现

关节外表现是类风湿性关节炎全身表现的一部分或是其并发症。本病的关节病变可以致残，但不会致死，而关节外表现常是本病致死的原因。

(1)类风湿结节：见于 15%～20% 的患者，多见于前臂常受压的伸侧面，如尺侧及鹰嘴处。在皮下摸到软性无定形活动小结或固定于骨膜的橡皮样小结。血清类风湿因子强阳性者皮下类风湿结节更常见。除有明显关节症状外，往往有其他全身并发症。如果无临床关节表现，而手部有多发性结节及类风湿因子阳性，则称为类风湿结节病。

(2)类风湿性血管炎：类风湿性血管炎是本病的基本病变，除关节及关节周围组织外，全身其他处均可发生血管炎。表现为远端血管炎，皮肤溃疡，周围神经病变，心包炎，内脏动脉炎如心、肺、肠道、脾、胰、肾、淋巴结及睾丸等，肢端骨溶解症。血管炎为全血管炎，血管壁各层都有单核细胞浸润，活动性病变可见纤维蛋白样坏死。内膜增殖可导致血栓形成。较大血管受累时，与结节性多动脉炎相似。具有低补体血症者血管周围为中性粒细胞浸润，活动性病变可见纤维蛋白样坏死。

内膜增殖可导致血栓形成,较大血管受累时,与结节性多动脉炎相似。具有低补体血症者血管周围为中性粒细胞浸润,正常补体血症者淋巴细胞浸润为主。血管炎是疾病严重的表现,常伴有高滴度类风湿因子,阳性率在90%以上,伴血补体降低,血小板增多。血管炎是循环免疫复合物沉积所致。

(3)类风湿性心脏病:心脏受累、心肌、瓣膜环或主动脉根部类风湿性肉芽肿形成,或者心肌、心内膜及瓣环淋巴细胞浸润或纤维化等。肉芽肿侵犯主动脉根部可引起主动脉狭窄,侵犯主动脉瓣环导致主动脉瓣关闭不全。侵及二尖瓣环可发生二尖瓣关闭不全或狭窄。肉芽肿发生在室间隔则发生完全性房室传导阻滞。局灶性心肌炎是心肌局灶性淋巴细胞、浆细胞及组织细胞浸润,心肌坏死。一般无临床病症,若为弥漫性病变,可致心力衰竭。冠状动脉炎,多浸润心肌内小动脉,淋巴细胞及浆细胞浸润,血管壁有纤维蛋白样坏死或纤维化病变,严重者可致心肌梗死。慢性心内膜炎及心瓣膜纤维化,常与心肌炎或心肌肉芽肿并存。临床可闻及心脏杂音,多为瓣膜关闭不全所致。类风湿性心包炎,尸解发生率高达30%～50%,但生前多无症状,极少数可发生心包填塞或演变为缩窄性心包炎。

(4)类风湿性肺病:慢性纤维性肺炎较常见,肺小血管发生纤维蛋白样坏死及单核细胞浸润,发热、呼吸困难、咳嗽及胸痛。X线检查从肺门向两侧肺野有扇形网状浸润。弥漫性肺间质纤维化,细支气管及肺泡区纤维化,病变发展则呼吸困难、发绀及杵状指。结节性肺病,肺部小结节呈多发性,可互相融合成块状,也有单发性,肺部圆形结节,直径1～2cm,后期可发生空洞,或合并感染。类风湿性胸膜炎,尸解半数以上有粘连性胸膜炎,常见于严重晚期病人,也有在病变早期发生短暂胸膜炎者。发生胸膜炎者,90%为男性,几乎都在45岁以上。胸膜炎有渗液时可感胸痛,闻胸膜磨擦音。常同时伴有弥漫性或结节性肺病。

(5)眼部表现:葡萄膜炎是幼年性类风湿性关节炎的常见病变,成人类风湿性关节炎常引起角膜炎。

(6)肾脏损害:可发生类风湿性间质性肾炎,或因长期用药而导致肾脏损害。

(7)干燥综合征:是一种慢性炎症性自身免疫性疾病。主要侵犯泪腺和大小唾液腺等,导致腺体破坏和分泌减少或缺乏,临床表现以眼和口腔黏膜为主的干燥综合征。半数合并类风湿性关节炎。口腔干燥,轻度干燥常易被忽视。较重时,影响咀嚼,不能将干性食物形成食物团块,并有吞咽困难,需汤水将食物送下。由于唾液分泌减少和抗菌能力降低,常发生重度龋齿,牙齿呈粉末状或小块状破碎,最后脱落。泪腺病变和泪腺分泌减少,致眼睛干燥或眼前呈幕状遮蔽感觉,眼痛、畏光、结膜炎反复发作。小腺肿大,球结膜血管扩张,结膜或角膜干燥,失去光泽。严重者角膜穿孔或前房积脓。同时合并类风湿性关节炎的表现。

(8)Felty综合征:是一种严重的类风湿性关节炎,常引起脾脏肿大,中性粒细胞减少,血清类风湿因子阳性率高,抗核抗体阳性。

(9)消化道损害:常致消化不良,也有发生溃疡病者,也有发生肠系膜动脉梗塞者。肝功异常可能是长期用药所致。

【鉴别诊断】

本病须与增生性骨关节炎、风湿性关节炎、结核性关节炎等相鉴别。

1. 增生性骨关节炎

发病年龄多在40岁以上,无全身疾病。

关节局部无红肿现象，受损关节以负重的膝、脊柱等较常见，无游走现象，肌肉萎缩和关节畸形边缘呈唇样增生或骨疣形成，血沉正常，RF阴性。

2. 风湿性关节炎

本病尤易与类风湿关节炎起病时相混淆，下列各点可资鉴别：①起病一般急骤，有咽痛、发热和白细胞增高；②以四肢大关节受累多见，为游走性关节肿痛，关节症状消失后无永久性损害；③常同时发生心脏炎；④血清抗链球菌溶血素"O"、抗链球菌激酶及抗透明质酸酶均为阳性，而RF阴性；⑤水杨酸制剂疗效常迅速而显著。

3. 结核性关节炎

类风湿关节炎限于单关节或少数关节时应与本病鉴别。本病可伴有其他部位结核病变，如脊椎结核常有椎旁脓肿，两个以上关节同时发病者较少见。X线检查早期不易区别，若有骨质局限性破坏或有椎旁脓肿阴影，有助诊断。关节腔渗液做结核菌培养常阳性。抗结核治疗有效。

【治疗】

现行治疗的目的在于控制关节及其他组织的炎症，缓解症状；保持关节功能和防止畸形；修复受损关节以减轻疼痛和恢复功能。

1. 一般疗法

发热关节肿痛、全身症状者应卧床休息，至症状基本消失为止。待病情改善两周后应逐渐增加活动，以免过久的卧床导致关节废用，甚至促进关节强直。饮食中蛋白质和各种维生素要充足，贫血显著者可予小量输血，如有慢性病灶如扁桃体炎等在病人健康情况允许下，尽早摘除。

2. 药物治疗

(1)非甾体类抗炎药(NSAIDs)：用于初发或轻症病例，其作用机理主要抑制环氧化酶使前腺素生成受抑制而起作用，以达到消炎止痛的效果。但不能阻止类风湿性关节炎病变的自然过程。本类药物因体内代谢途径不同，彼此间可发生相互作用不主张联合应用，并应注意个体化。常用的有吲哚美辛、水杨酸制剂、布洛芬、萘普生、氯灭酸。

(2)金制剂：目前公认对类风湿性关节炎有肯定疗效。常用硫代苹果酸金钠。

(3)青霉胺：是一种含巯基的氨基酸药物，治疗慢性类风湿性关节炎有一定效果。它能选择性抑制某些免疫细胞使IgG及IgM减少。副作用有血小板减少，白细胞减少，蛋白尿，过敏性皮疹，食欲不振，视神经炎，肌无力，转氨酶增高等。用法第一个月每天口服250mg，第二个月每次250mg，每日2次。无明显效果第三个月每次250mg，每日3次。每次总剂量达750mg为最大剂量。多数在3个月内临床症状改善，症状改善后用小剂量维持，疗程约1年。

(4)氯喹：有一定抗风湿作用，但显效甚慢，常6周至6个月才能达到最大疗效。可作为水杨酸制剂或递减皮质类固醇剂量时的辅助药物。每次口服250～500mg，每日2次。疗程中常有较多胃肠道反应如恶心、呕吐和食欲减退等。长期应用须注意视网膜的退行性变和视神经萎缩等。

(5)左旋咪唑：可减轻疼痛、缩短关节僵硬的时间。剂量为第一周50mg，每日1次，第二周50mg，每日2次，第三周50mg，每日3次。副作用有眩晕、恶心、过敏性皮疹、视力减退、嗜睡、粒细胞减少、血小板减少、肝功能损害、蛋白尿等。

(6)免疫抑制剂：适用在其他药物无效的严重类风湿性关节炎患者，停药情况下或激素减量的患者常用的有硫唑嘌呤，每次50mg，每日2～3次。环磷酰胺每次50mg，每日2次。待症状或实验室检查有所改善后，逐渐减量。维持量为原治疗量的 1/2～2/3。连续用 3～6 个月。副作用有骨髓抑制、白细胞及血小板下降，肝脏毒性损害及消化道反应、脱发、闭经、出血性膀胱炎等。

(7)肾上腺皮质激素：肾上腺皮质激素对关节肿痛，控制炎症，消炎止痛作用迅速，但效果不持久，对病因和发病机理毫无影响。一旦停药短期内即复发。对 RF、血沉和贫血也无改善。长期应用可导致严重副作用，因此不作为常规治疗，仅限于严重血管炎引起关节外损害而影响重要器官功能者，如眼部并发症有引起失明危险者，中枢神经系统病变者，心脏传导阻滞，关节有持续性活动性滑膜炎等可短期应用，或经 NSAIDs、青霉胺等治疗效果不好，症状重，影响日常生活，可在原有药物的基础上加用小剂量皮质类固醇。疗效不著可酌情增加，症状控制后应逐步减量至最小维持量。

(8)雷公藤：经国内多年临床应用和实验研究有良好疗效。有非甾类抗炎作用，又有免疫抑制或细胞毒作用，可以改善症状，使血沉和 RF 效价降低，雷公藤多甙 60mg/d，1～4 周可出现临床效果。副作用有女性月经不调及停经，男性精子数量减少，皮疹，白细胞和血小板减少，腹痛、腹泻等。停药后可消除。

(9)昆明山海棠：作用与雷公藤相似，每次 2～3 片，每天 3 次。疗程 3～6 个月以上。副作用有头昏、口干、咽痛、食欲减退、腹痛、闭经。

(10)其他治疗：胸腺素、血浆去除疗法等尚待探索。

3. 理疗

目的在于用热疗以增加局部血液循环，使肌肉松弛，达到消炎、去肿和镇痛作用，同时采用锻炼以保持和增进关节功能。理疗方法有热水袋、热浴、蜡浴、红外线等。理疗后同时配合按摩，以改进局部循环，松弛肌肉痉挛。

锻炼的目的是保存关节的活动功能，加强肌肉的力量和耐力。在急性期症状缓解消退后，只要患者可以耐受，便要早期有规律地做主动或被动的关节锻炼活动。

4. 外科治疗

以往一直认为外科手术只适用于晚期畸形病例。目前对仅有 1～2 个关节受损较重、经水杨酸盐类治疗无效者可试用早期滑膜切除术。后期病变静止，关节有明显畸形病例可行截骨矫正术，关节强直或破坏可作关节成形术、人工关节置换术。负重关节可作关节融合术等。

一般说来早期即予积极的综合性治疗，恢复大多较好。起病急的优于起病缓者，男性较女性为好，仅累及少数关节而全身症状轻微者，或累及关节不属对称分布者，往往病程短暂，约有 10%～20% 患者因治疗不及时而成残废。本病不直接引起死亡，但严重晚期病例可死于继发感染。

【预防】

1. 加强锻炼，增强身体素质

经常参加体育锻炼，如保健体操、练气功、太极拳、做广播体操、散步等，大有好处。凡坚持体育锻炼的人，身体就强壮，抗病能力强，很少患病，其抗御风寒湿邪侵袭的能力比一般没经过体育锻炼者强得多。

2. 避免风寒湿邪侵袭

要防止受寒、淋雨和受潮，关节处要注意保暖，不穿湿衣、湿鞋、湿袜等。夏季暑热，不要贪凉受露，暴饮冷饮等。秋季气候干燥，但秋风送爽，天气转凉，要防止受风寒侵袭。冬季寒风刺骨，注意保暖是最重要的。

3. 注意劳逸结合

饮食有节、起居有常，劳逸结合是强身保

健的主要措施。临床上,有些类风湿性关节炎患者的病情虽然基本控制,处于疾病恢复期,往往由于劳累而重新加重或复发,所以要劳逸结合,活动与休息要适度。

(二)红皮病

见相关章节。

第二节 玫瑰糠疹并发症

一、玫瑰糠疹

【概述】

玫瑰糠疹是一种急性炎症性红斑、丘疹、鳞屑性皮肤病,以分布广泛的、覆有糠状鳞屑的玫瑰色斑丘疹为特征,多见于健康的儿童和青年人,病程呈自限性。

【病因与发病机制】

迄今,玫瑰糠疹的病因尚未明了。虽然并未分离出特异性微生物,但本病有好发于春、秋季的倾向,患者可先有前驱症状和近期常有上呼吸道感染史,皮肤上先出现母斑,发病可集中在家庭、学校、军营或公共浴室等现象均说明本病可能是一种弱传染病,很可能与病毒感染有关,病情可自然缓解也与病毒感染的规律相符合,而母斑偶可出现在外伤部位(如虫咬部),可认为是病毒的入侵处。

一些研究已证实PR的发病与季节的改变(如气温变化或降雨)有关,故也有人认为本病的发生是由于体内潜伏病毒的再激活而非原发感染,而病毒被再激活而致PR与机体免疫功能下降有关(如妊娠期或骨髓移植后PR的发病率有所增加)。

许多药物可以引起PR样发疹,这些药物包括苯巴比妥、卡托普利、白喉类毒素、金制剂、异维A酸、左旋咪唑、甲硝唑、特比萘芬、铋剂、秋水仙碱、D-青霉胺、酮替芬、奥美拉唑、羟氯喹、伊马替尼、二苯噻嗪、卡介苗(BCG)、乙肝疫苗及肺炎球菌疫苗等。这些药源性PR样发疹的皮损较广泛,病程也较长。

也有学者提出PR的精神性病因,已证实在处于高度应激状态者中PR更为多见。因应激状态影响机体免疫系统而使之对PR更易感。

总之,玫瑰糠疹的病因复杂,目前有病毒感染、自身免疫、变态反应、遗传性过敏等各种学说,其中以病毒感染学说的研究最为广泛,可能性也最大。

【临床表现】

本病发病年龄大多在10～40岁,以青年与成年人居多,儿童与老年人少见,但也有见于出生3个月的婴儿。两性受累大致相等。季节变化难以评价,有些学者报告本病多见于冬、春季,而另一些则持相反的意见。起病时常于胸、颈、腹、背或四肢等处出现一个较大的椭圆形或圆形淡红或黄褐色斑片,直径约3～5cm,边缘微高起,被覆糠秕样鳞屑,此即为母斑或先驱斑,母斑大多为1个,但亦可能为2～3个。如无瘙痒,常易被忽视。

母斑出现后,约经1～2周,躯干及四肢的近侧端相继有泛发性成批的皮损出现,此种皮损的形态与母斑基本相同,但较母斑为小,称为继发斑。但母斑和随后的全身性皮疹的间隔变化大。最具特征性的继发斑是直径 0.5～2cm 的圆形或卵圆形斑，淡红或黄褐色，亦可逐渐变为红色或暗红色，有细小皱纹，边界清楚，覆有细薄的糠秕样鳞屑。有的皮疹呈环状，微高出皮面，色红，被覆鳞屑。皮疹散在或密集，极少融合。躯干部皮疹以胸背部为多，腹部较少。如皮疹为椭圆形，其长轴常和肋骨的方向平行排列；四肢的皮疹多分布在上臂屈侧及股内侧，其长轴常与皮纹的方向相一致，斑之间常有直径为 1～2cm 的丘疹。面及手足部发疹者较少见。

不典型的病例包括水疱性玫瑰糠疹，可能有严重的瘙痒且分布广泛，如掌跖受累可出现脱皮。也有报告本病开始即为足底和侧面的急性水疱发疹，随后更具特征性的损害遍布躯干、前臂及下肢。偶有发生紫癜状损害，伴有或不伴有鳞屑覆盖。口腔黏膜损害罕有发生，其经过与皮肤损害相类似。它们可能呈散在分布或融合成斑片，外观呈白色改变，尚可有出血、糜烂或大疱等损害。

自觉症状多有轻度或中度瘙痒，少数病例可有剧烈瘙痒或完全不痒。大多无全身症状，但也有出现轻度头痛、咽喉痛、低热及颈部淋巴结肿大等症状。血中嗜酸性粒细胞与淋巴细胞可稍有增高。

本病有自限性，一般约经 4～6 周皮疹即自行消退，遗有暂时性色素减退或色素沉着斑。一次发病后，一般多不再发。但也有报告约 2.8%的病例愈后可复发，且可出现指甲凹痕和指(趾)甲营养不良。少数病例皮疹反复成批出现，病程可延至半年以上才能痊愈，亦有长达数年之久始能痊愈者。

【诊断与鉴别诊断】

根据皮疹形态、好发部位、排列状况、有自限性、一般不复发等特点，不难诊断。但有时需与下列疾病鉴别。

1. 体癣

损害范围多较局限，泛发者一般较少见，边缘有丘疹或小水疱。真菌检查阳性。

2. 花斑癣

皮疹形态及发病部位有时与玫瑰糠疹相似，但真菌检查阳性。

3. 银屑病

皮疹多分布于四肢伸侧及肘膝部，有银白色鳞屑，刮除鳞屑可见点状出血。多冬季增重，病程长，易复发。

4. 脂溢性皮炎

头皮和面部较多见，有油腻性鳞屑，位于躯干的皮疹，在排列上无特殊性。

【治疗和预防】

因本病能自愈，故治疗的目的是设法减轻症状，缩短病程。

1. 服药法

抗组胺药物、维生素 C、维生素 B_{12}、葡萄糖酸钙及硫代硫酸钠等均可应用，一般不须服用皮质类固醇。

2. 紫外线照射

用紫外线治疗可能有所助益，尤其是在进行期。可用红斑量或亚红斑量分区交替照射。

3. 氧气疗法

在肩胛下部皮下注射氧气 150～200ml，隔日 1 次。

4. 局部治疗

可外用炉甘石洗剂或少量使用皮质类固醇制剂。

二、常见并发症

本病具有自限性，预后良好。

第三节　副银屑病并发症

一、副银屑病

【概述】

副银屑病是一组原因不明的红斑、丘疹、浸润、鳞屑性皮肤病，其临床表现有些与银屑病相似，故称副银屑病。

【病因与发病机制】

本病病因不明。有人认为本病为病灶致敏，但缺乏有力证据。也有人认为斑块型副银屑病可能为蕈样肉芽肿的早期表现，因在临床上观察到此型少数可演变为蕈样肉芽肿。

【临床表现】

一般根据临床表现可分为点滴型、斑块型、苔藓样型及痘疮样型副银屑病四种类型。但根据临床表现、病理变化及预后，斑块型和苔藓样型副银屑病实际上是一个类型，因两者可互相转化并均可演变为蕈样肉芽肿。

1. 点滴型副银屑病

此型较为常见。皮疹为多数淡红或红褐色针头至米粒大小的丘疹、斑丘疹或红斑，浸润较显著，互不融合，上覆少量不易剥掉的细薄鳞屑，用力刮除鳞屑后无点状出血现象。损害主要发生于躯干两侧、大腿和上臂等处，尤以屈侧为多，一般不发生于头、面、掌跖及黏膜。经数周或数月皮疹可消退，留有暂时性色素脱色斑，但新损害可陆续出现，因此，常可见到新旧皮损同时存在。病程缓慢，约经数月或1年左右可能自愈，但亦有数年而不愈者。常在青春期开始发病，男性患者较多，男女之比为3∶2。发病无季节性。一般不引起自觉症状，也不影响健康。

2. 斑块型副银屑病

此型较少见。主要表现为界限清楚的肥厚性斑片或斑块，通常分散存在，有时可相互融合成大片，并可呈带状排列，与肋骨走向一致，数目不定，大小不一，可为硬币至手掌大小，呈圆形、椭圆形或不规则形，有轻度浸润，色淡红或紫褐，上覆细薄鳞屑，无点状出血现象。好发于躯干及四肢近端，头、面、手足偶可受累，黏膜不受侵犯。可无或仅有轻度瘙痒。常冬季加重，夏季好转。病程缓慢，一般不会自然消退，久病之后可出现苔藓样肥厚，或出现萎缩现象，可有皮肤异色症样的外观。本病好发于中年，主要见于男性。此型少数可演变为蕈样肉芽肿。

3. 苔藓样型副银屑病

此型较少见。损害主要表现为类似扁平苔藓的粟粒大扁平丘疹，表面覆有细薄鳞屑，丛集成网状斑片，可有点状皮肤萎缩与血管萎缩性皮肤异色症样改变。好发于颈部两侧、躯干、四肢及乳房处，有时甚至可泛发全身，但颜面、掌跖及黏膜极少侵犯。无自觉症状或轻度瘙痒。病程慢性，不易自愈。如经数年或更长时间后有剧痒发生，可能是将要演变为蕈样肉芽肿的先兆，一旦变为蕈样肉芽肿，则痒又减轻或消失。也有发生剧痒若干年而不演变为蕈样肉芽肿者。有人否认此型的存在，认为所报道的病例不过是早期蕈样肉芽肿或非典型的扁平苔藓或点滴型副银屑病之变形。近年来也有将此型归于斑块型副银屑病中，而不再单独另立一型。

4. 痘疮样型副银屑病

痘疮样型副银屑病又称为急性痘疮样苔藓状糠疹，此型罕见。皮损为淡红或红褐色针头至豌豆大之圆形丘疹、丘疱疹或脓疱，并易坏死、出血及结痂，而使症状如丘疹坏死性结核疹，表面覆盖鳞屑，有的可发生水痘样水疱。皮疹大都突然出现于躯干、上肢屈侧及腋部，而不累及掌跖和黏膜。可呈急性、亚急性或慢性经过，病程长短不一，约经4周至半年而自然消退，有的亦长达数年而不愈。愈后留有光滑而微凹陷的瘢痕。预后良好，无恶变倾向。病人自觉症状不明显，有的可伴有乏力、发热、关节痛及淋巴结肿大等症状，一般不影响全身健康。多见于青年，婴儿及老年人罕见，有人认为本型是点滴型副银屑病的一种急性型，亦有人报道此两型可相互转化，近来还有人将此型归属于血管炎一类疾病。

副银屑病尤其是斑块型副银屑病及苔藓样型副银屑病，与淋巴瘤有一定关系。有些病例开始诊断为副银屑病，以后发现患有淋巴瘤，这类病例可能由副银屑病演变而成，或一开始就是淋巴瘤的早期。临床上应高度警惕副银屑病发展或演变成淋巴瘤的征候；损害成为连环状、马蹄状或不规则状；浸润增强，潮红显著，脱屑增多；剧烈瘙痒；发生皮肤异色症样改变等。但要判断患者是否最终演变为淋巴瘤，尚需通过组织病理检查来证实。

【诊断与鉴别诊断】

由于本病形态不一，病理有无特殊性改变，故有时诊断较为困难。若为慢性病程，有丘疹、红斑，伴有脱屑，而无自觉症状，为中青年患者，难以诊断为其他皮肤病时，应考虑为本病之可能。本病需与下列疾病相鉴别。

1. 银屑病

鳞屑为银白色，较厚，刮除鳞屑可见点状出血，有痒感，虽可治愈，但易复发。

2. 玫瑰糠疹

好发于躯干及四肢近心端，皮疹长轴方向与肋骨及皮纹相一致，有不同程度瘙痒，病程一般短，不易复发。

3. 扁平苔藓

损害为紫红色的多角形扁平丘疹，鳞屑少而紧贴，剧烈瘙痒，黏膜亦可被累。

4. 蕈样肉芽肿浸润期

常为大的斑块状损害，浸润较著，自觉剧痒，常伴有消瘦、乏力及内脏损害。组织病理有特异性改变。

【治疗】

皮疹出现后往往不易消退，治疗效果均不理想。

1. 内用药物

维生素 D_2、维生素E、B族维生素、烟酸、维生素C等及抗组胺、硫代硫酸钠、皮质类固醇、雷公藤及氨苯砜均可应用。

2. 外用药物

可根据不同皮损分别选用5%硫磺水杨酸软膏，10%尿素软膏，维A酸软膏，0.1%～0.5%蒽林软膏或糊剂，皮质类固醇软膏或霜剂及各种焦油制剂软膏。

二、常见并发症

蕈样肉芽肿

【概述】

蕈样肉芽肿目前认为是一种低度恶性T细胞淋巴瘤，原发于皮肤，病因不明，可能与遗传、病毒感染、环境、药物等因素有关。本病呈慢性进行性过程，自然病程可达20年或30年以上，多发于老年男性。

【病因与发病机制】

发病机制还不十分清楚，但对本病的发病机制提出一些假说。本病的皮肤浸润经过三个阶段。

1. 不典型皮肤浸润阶段

虽然对本病的最初组织病理变化仍有争论，认为一开始为相互作用的 T 淋巴细胞和单核细胞的不典型浸润，以后可消退，局部持久存在或受不同影响发展成下一个阶段。

2. 皮肤扩展阶段

上述不典型浸润细胞可以影响再循环 T 细胞，当后者进入其他部位皮肤时，引起同样的不典型相互作用或激发最初浸润的因素直接影响其他部位的皮肤，发生不典型多形性浸润。随着病变的发展，形成斑块或肿瘤时，浸润变得更单一，主要为 T 细胞性瘤细胞，甚至在此期已有极轻微的系统性免疫异常。

3. 系统性病变阶段

当皮损发展或累及血液、其他内脏时，单一形 T 细胞性瘤细胞浸润突出。患者细胞免疫明显异常。异常免疫反应可发生在各个方面，可因游走和再循环的异常方式、尚未明确的皮肤刺激的传递(持续性抗原、环境中变应原)、异常 T 淋巴细胞的反应或辅助或抑制成分的异常调节而在组织中发生淋巴细胞和巨噬单核细胞的聚集。MF 的发生与环境因素(如接触石油工业品、工业废物、废气、放射性污染物、杀虫剂、农药以及其他变应源，如光线或病毒)、机体易感性、异常淋巴细胞-单核细胞或淋巴细胞-Langerhans 细胞相互作用，或异常抗原持续性刺激均有关系。根据上述假设和推理，认为本病在早期为“反应性”，而后发展成恶性新生物性。

【诊断】

本病可分为三期，即红斑期、斑块期和肿瘤期，但三期皮损可部分重叠，因而临床上可同时见到三期皮损。

1. 红斑期

皮损多呈单个或多个扁平萎缩性斑片，表面被覆有鳞片，大小不一，通常界限清楚，颜色自橘红至暗紫红色不等。常见于被覆部位；自觉剧痒或无明显自觉症状，偶见皮损消退而不留瘢痕。临床上类似银屑病、湿疹、慢性接触性皮炎、异位性皮炎、神经性皮炎等而较易误诊，因此对应用通常治疗方法而难以医治的此类疾病，应每 3 个月活检一次，以明确诊断。扁平非萎缩性斑片，通常在数月数年后演变为浸润性斑片，以后也往往累及内脏。有些患者皮损呈扁平萎缩性斑片，表现为皮损表面光亮、容易皱缩、皮肤沟嵴消失、毛细血管扩张和色素减退或增深；临床呈大斑块型的斑块状副银屑病(parapsoriasis plaques)或斑驳性副银屑病(parapsoriasis variegata)。扁平萎缩性斑仅约 12%的患者演变为侵袭性蕈样肉芽肿。有些患者红斑期皮损泛发全身，此种红皮病性蕈样肉芽肿，表现为全身弥漫性潮红，毛发稀疏，甲营养不良，掌跖角化，有时可见泛发性色素沉着。此种患者应查血中 Sezary 细胞，如血中 sezary 细胞超过 10%，即可诊断为 Sezary 综合征。

2. 斑块期

由红斑期进展而来，或在正常皮肤上发生，呈不规则形、界限清楚略高起的斑块，颜色为暗红至紫色，硬度不等。可自行消退，亦可融合形成大的斑块，边缘呈环状、弓形或匐行性，颜面受累时褶皱加深形成“狮面”。

3. 肿瘤期

可发生于原有斑块上或正常皮肤上。皮损为大小不等、形状不一的褐红色高起结节，倾向早期破溃，形成深在性卵圆形溃疡，基底被覆坏死性淡灰白色物质，溃疡边缘卷曲，好发于躯干部。一旦肿瘤发生，患者通常在数年内死亡。偶见皮损一开始即表现为肿瘤而无红斑期或斑块期皮损者，称暴发型蕈样肉芽肿（demblee formof granuloma fungoides），预后差。

本病是皮肤恶性淋巴瘤，内脏受累往往在尸检时才能发现。除皮肤外，淋巴结最常受累，其他依次为脾、肺、肝、骨髓、肾、舌或会厌、心脏、胰腺和甲状腺。

【鉴别诊断】

本病须与银屑病相鉴别。银屑病根据皮损活动情况分进行期、稳定期和退行期。

(1)进行期：新疹不断出现，旧疹继续扩大，邻近皮损常相互融合；炎症明显，鳞屑厚积，自觉瘙痒；可出现同形反应（Koebner征）。

(2)稳定期：病势停止发展，炎症减轻，鳞屑变薄。

(3)退行期：皮疹逐渐缩小，消退，留下脱色斑或色素沉着斑。

【治疗】

(1)红斑期及早期斑块主要选择局部化疗（氮芥酒精溶液）和光化学疗法。

(2)局部化疗和光化学疗法无效时，采用电子束照射治疗加全身化疗。

(3)斑块期或肿瘤期，局部放射治疗或电子束照射，或全身用药。

第四节 扁平苔藓并发症

一、扁平苔藓

【概述】

扁平苔藓是一种独特的皮肤和黏膜部位的丘疹鳞屑性疾病，皮疹为多角形扁平丘疹，少数为肥大性斑块、糜烂或大疱等损害，呈紫色，多有瘙痒感。

【病因与发病机制】

本病的病因及发病机理至今尚无定论。有遗传、自身免疫、感染、精神神经、药物、慢性病灶、代谢和内分泌等学说。

1. 遗传因素

有报道本病在一个家庭中可有数人发病，其阳性家族史者为1.5%～10.7%，姐妹同患病最多见，也有单卵双胞胎中发病者，常为急性泛发性，发病较早，约40%初发于20岁前。

2. 自身免疫

目前许多免疫学的研究认为，扁平苔藓的发病主要是细胞介导的免疫反应。扁平苔藓的最早病变中首先是朗格汉斯细胞数目增多、形态及功能的变化。皮损内主要是由亲表皮性T细胞浸润，早期为T辅助细胞，而晚期主要是T抑制细胞。皮损处角质形成细胞表达HLA-DR抗原阳性。

3. 感染因素

有报道在电镜下观察，发现扁平苔藓组织中有革兰阴性杆菌或螺旋体。亦有认为白色念珠菌感染与扁平苔藓有一定的相关性。而最引人注意的假说是病毒感染，因患者家庭中可有数人发病；皮损可出现同形反应；电镜下观察到损害组织内有包涵体存在及颗粒状物质而被认为是病毒感染。然而这些感染均无确凿证据。

4. 精神神经因素

本病通常在精神紧张后发病或恶化。

Altman 等报道约 10%的病例发病时有精神紧张因素，而 60%的病人病情为慢性精神紧张所加剧。有些病人通过心理治疗，在精神症状改善或消除后，其损害会好转或消失。有的患者其皮损与脊髓神经分支的分布相一致，若在其脊髓神经后根受到 X 线照射治疗后能收到一定的疗效。这些都说明精神神经因素与本病有关。

5. 药物因素

近年来本病发病率似有增多趋势，认为与药物等化合物有关。其中有链霉素、青霉胺、氯化喹啉、氯磺苯脲、甲磺丁脲、氯噻嗪、氢氯噻嗪、别嘌呤醇、酮康唑及非类固醇类抗炎药等。

6. 与某些疾病相关

有些文献报道扁平苔藓的发生与某些疾病有关，如 7%～25%的扁平苔藓患者发现有异常肝酶升高，活检 12%证实有肝病。有 2.6%的原发性胆汁性肝硬化患者伴发扁平苔藓。在扁平苔藓患者中，慢性活动性肝炎发病率为 9.5%～13.5%。在糖耐量异常和糖尿病患者中扁平苔藓的发病率亦较高。扁平苔藓与其他自身免疫性疾病，如斑秃、白癜风、天疱疮、皮肌炎、SLE、硬皮病等疾病有关。另外报道扁平苔藓与结核病灶、恶性肿瘤及甲状腺、肾上腺和脑下垂体等内分泌功能异常有关。

7. 酶的异常

有报道扁平苔藓患者的皮肤内，葡萄糖-6-磷酸脱氢酶结构上可能有异常。扁平苔藓患者中可有铁和叶酸缺乏。这些发现说明扁平苔藓损害中新陈代谢有变化。

此外，扁平苔藓的发病可能与血管性疾病导致组织缺氧和基底细胞损伤有关。口腔扁平苔藓与吸烟有关。

【临床表现】

扁平苔藓的原发性损害为扁平而发亮的丘疹，粟粒至绿豆大或更大，多角形、圆形或类圆形，边界清楚，表面保留皮纹。皮损多为紫红色或紫蓝色，也可暗红、红褐、污灰色或正常皮色。有的丘疹中央微有凹陷，表面附有一层光滑发亮的蜡样薄膜鳞屑，亦可见到白色带有光泽的小斑点或细浅的网状白色条纹，称为 Wickham 纹，如在皮疹表面涂擦石蜡油等油类或热敷后，在放大镜下观察显得更为清晰。同一患者的丘疹往往大小一致，但有时也会大小不等。丘疹密集或散在分布，局限性或泛发，可彼此融合成大小不等形状不一的斑块，并可伴有明显的鳞屑，在斑块的边缘可见散在的典型平顶而发亮的紫红色小丘疹。可沿着抓痕处发生条状新皮疹（同性反应）。有的患者丘疹位于毛囊口，顶部尖锐或中央有明显的角质不全，形如棘刺或呈丝状突起，可成簇状分布，除去而留一脐窝状凹陷，类似毛周角化病或小棘状苔藓。

皮损可发生于任何部位，但四肢多于躯干，四肢屈侧多于伸侧，尤以腕部屈侧、踝部周围和股内侧最易受累，此处的损害常成簇呈不规则环状、线状排列。躯干部损害位于腰部居多，面部较少见。头皮发疹时可引起永久性脱发，多呈斑片状，偶可引起弥漫性脱发。

扁平苔藓累及黏膜是很常见的，约占 30%～70%的病例。其中以口腔黏膜损害最多见，仅次于皮肤，可与皮肤同时或先后发病，或仅为单一的临床表现。损害最常见于颊黏膜后侧，其次是舌腹侧、舌背、齿龈、腭部及咽喉等。损害特点为树枝状或网状银白色细纹及小丘疹，对称分布。可分为网状、斑块状、萎缩、丘疹、糜烂渗出或溃疡和大疱等类型，以网状型最多见。老年患者以糜烂渗出型最常见。口唇部损害可微有糜烂及渗液，有明显的黏着性鳞屑，与红斑狼疮及光线性唇炎引起的唇部损害极为相似。

生殖器部位也是扁平苔藓的好发部位，男性病人中，25%有生殖器受累，多见于龟头、包皮、阴茎及阴囊；女性多见于大阴唇内侧、小阴唇、阴蒂、前庭、阴道及子宫颈。此外，肛门周围、眼结合膜、鼻黏膜及鼓膜，甚至食道、胃、直肠、尿道及膀胱等处的黏膜偶尔也会受到侵犯。

甲扁平苔藓的发生率占1%～16%，一般仅累及少数指(趾)甲，偶有全部受累者，常与皮肤和口腔损害同时出现，但可单独发生于甲。有人认为多见于儿童的二十甲营养不良是局限性扁平苔藓的一种异型。病甲常见甲板增厚，亦可甲板变薄，常有纵沟或嵴，少见有进行性萎缩，引起脱甲。可有甲裂缝，尤以中线处裂缝较为多见，这主要是由于甲基质受累所致。甲床近端灶性萎缩则导致甲出现沟状损害；弥漫性萎缩则致甲板变薄；整个甲床破坏可致暂时或永久性脱甲。甲下角化过度，甲板增厚、翘起或分离。由甲基质灶性破坏，甲皱襞的甲小皮过度增长，覆盖且粘连与无甲片的甲床，称甲翼状胬肉。少数病例还可见甲下色素沉着，甲板可呈粉红、紫蓝或褐色等黑素甲。因此，单纯累及甲部的扁平苔藓应与真菌感染、药疹、外伤、系统性疾病或其他皮肤病引起的甲变化相鉴别。有时需做甲活检等确诊。

扁平苔藓的自觉症状主要有瘙痒，其程度因人而异，由轻度至几乎是难以忍受的瘙痒。黏膜损害可有烧灼或疼痛感。糜烂或溃疡性损害时，疼痛较重。自觉症状完全缺如者亦非罕见。

扁平苔藓的症状表现不一，根据其发病情况，皮疹形态与排列等特点，在临床上可分为多种亚型。

(1)急性泛发性扁平苔藓：初为红色扁平丘疹，多见于前臂内侧，发展很快，数日内可扩展至大部分或全部皮面，尤多见于腹部、背部、背部下方、股部及前臂。急性发作可于数月或数年之前就已有一两个小片皮疹。丘疹可互相融合成斑片或斑块，形如玫瑰糠疹。随后此类斑片颜色加深呈黑色，炎症加重，水肿明显，甚至发生水疱、丘疱疹，类似于湿疹，但仔细观察，斑片的周围可有扁平苔藓的典型丘疹存在。有的病例约在3个月内损害会自行消退，亦有的留下少数红色斑片，逐渐增厚，变为慢性病程。此类扁平苔藓常有剧烈瘙痒。

(2)慢性局限性扁平苔藓：此型最为多见。通常都可见到典型扁平丘疹，密集分布，范围局限，慢性病程。在发病过程中，有时症状周期性加重，损害增多，有时自行缓解。经数月或数年后症状消退，或转为肥厚性扁平苔藓。

(3)肥厚性扁平苔藓：又称疣状扁平苔藓，占扁平苔藓的6%～19%，且38%为家族性扁平苔藓。皮疹为疣状增殖之肥厚性斑块，有薄的黏着性鳞屑。斑块多呈圆形或卵圆形，周围有散在性扁平苔藓。好发于胫部前方，对称分布。病程很长，常数年甚至十多年不愈。损害消退后，留有色素沉着及皮肤萎缩。

(4)线状扁平苔藓：此型常见。为扁平丘疹排列成线条状，有时可在抓痕或外伤的皮面上发生扁平丘疹，形成同形反应。损害多分布在一侧肢体上，尤以下肢后侧多见，也可见于胸部。本病应与线状痣、线状苔藓或线状银屑病相鉴别。

(5)环状扁平苔藓：丘疹排列成环状，或仅有一个丘疹，中心退行，呈离心性向外扩展。环状损害的数量一般不多。数量多时可呈套环状。好发于阴茎，尤以龟头部多见，四肢亦可发生，位于躯干部者少见。发生于四肢者有时易误诊为环状肉芽肿。

(6)萎缩性扁平苔藓：在环状扁平苔藓或肥厚性扁平苔藓消退过程中，亦可在开始发病时，形成萎缩性扁平苔藓。损害的特点是出现萎缩性斑片，细观之，此类斑片是由边缘高起而中央凹陷的多角形小丘疹组成，有时覆有细薄鳞屑。丘疹中央有时有毛囊性小角质栓。损害多呈紫红色或黄褐色，萎缩明显的丘疹常呈淡白色。个别病例可有溃疡发生，溃疡处又可发生癌变。本病需与点滴状硬皮病和硬化性萎缩性苔藓相鉴别。

(7)毛囊性扁平苔藓：又名毛发扁平苔藓。成年女性多见，是扁平苔藓在发病过程中出现的毛囊性圆顶或尖顶丘疹，丘疹中央可有棘状角质栓。除毛囊性丘疹外，仍可见到扁平丘疹。损害好发于头皮、颈、肩胛、胸部及四肢外侧，也可见于腋窝和耻部。发生于头皮者可形成萎缩性瘢痕及永久性脱发。本病应与毛囊角化病、毛周角化病及结合性苔藓鉴别。

(8)钝头性扁平苔藓：此型的特点是皮疹大，数量少，为圆形或卵圆形微高起皮面的斑块，亦可略呈半球形结节，红色或淡紫色，表面光滑，无鳞屑。好发于手背、前臂及股部。有时与其他类型的扁平苔藓同时存在。

(9)大疱性扁平苔藓：表现为有典型的扁平苔藓皮损伴水疱或大疱。一般认为水疱或大疱只发生在扁平苔藓皮损上，但亦有认为水疱可发生在扁平苔藓皮损、红斑上及外观正常的皮肤上。常伴有指(趾)甲的缺失和瘢痕性脱发。口腔黏膜发病者，可严重影响进食。组织病理为表皮下水疱，伴基底细胞严重液化变性。无抗基底膜区抗原自身抗体。

(10)类天疱疮样扁平苔藓：本病表现为扁平苔藓兼有大疱性类天疱疮的特征。水疱有小疱或大疱，可发生在扁平苔藓的皮损上，尤其是水疱可发生在正常皮肤上，可先于扁平苔藓皮损之前发生或在其后发生。水疱透明，疱壁紧张，尼氏征常呈阴性。临床上水疱多在急性泛发性扁平苔藓之后突然出现。多见于四肢，可累及黏膜。皮损有典型的扁平苔藓组织象特征，水疱为表皮下水疱不伴扁平苔藓组织学特征，疱腔顶部基底细胞完整。

(11)点滴状扁平苔藓：本型为扁平小丘疹，直径 0.2～1cm，散在或密集分布，与早期点滴状银屑病的损害有些相似。起病较急，消退较快，不易转为慢性病程。

(12)红斑性扁平苔藓：此型罕见，多位于前臂、踝部及躯干部。初为弥漫性潮红，进而出现深红色软性扁平丘疹，直径 5～10mm，压之褪色。黏膜和指、趾甲多不受累。

(13)掌跖扁平苔藓：掌跖部发生扁平苔藓时见不到典型的紫红色多角形扁平丘疹，主要表现为黄色角质增厚的斑块或结节，与梅毒、银屑病、胼胝及掌跖疣的症状有些相似。若它处无典型扁平苔藓的损害，很易误诊。个别病例在足部可发生足部溃疡性扁平苔藓，即在跖部及趾部发生大疱，继则有深在性溃疡，长期不愈，疼痛剧烈。有的病例在溃疡处发生癌变，有报道在切除癌变后，用植皮治疗获得成功。本病有时累及头皮出现瘢痕性脱发。口腔黏膜也可受累，表现为大疱、糜烂及溃疡。可有永久性指(趾)甲脱落，一般拇指甲首先受累，其他指、趾会相继脱落。

【诊断与鉴别诊断】

典型的扁平苔藓其皮疹形态、发病部位及皮疹排列均有特异性，多有瘙痒感，结合组织病理检查诊断不难。不典型者还需与下列疾病鉴别。

1. 皮肤淀粉样变

皮疹多对称分布于小腿伸侧及两侧，为半球形或略显扁平的丘疹，皮面粗糙而无光泽。皮肤活检有助于鉴别。

2. 神经性皮炎

皮疹多位于颈项、肘部及腘窝等处，常呈典型的苔藓样变，无 Wickham 纹及口腔病损。

3. 扁平疣

扁平丘疹常位于面部及手背等暴露部位，多散在分布，有的皮疹可呈条索排列。

【治疗】

1. 皮质类固醇激素

皮质类固醇激素是治疗本病最主要的药物。全身应用皮质类固醇往往可使 LP 皮损消退、瘙痒减轻，对泛发型 LP 尤为合适，且有预防阴道受累、甲萎缩和翼状胬肉形成的作用。皮质类固醇治疗 LP 的最小有效剂量相当于泼尼松 15～20mg/d，共用 6 周，并在随后的 6 周内逐渐减量；对于顽固的病例甚至可用冲击疗法治疗。

2. 维甲酸

已有不少口服或外用维甲酸治疗 LP 成功的报告。维甲酸外用对糜烂型 LP 损害反应较慢，且停药后会复发，故长时间的维持治疗是需要的，其副作用为局部轻度瘙痒和短暂烧灼感，但不会引起全身吸收，减少使用次数可控制此类副作用的发生。

3. 环孢素 A(CyA)

此药为较新型的免疫抑制剂，主要的靶细胞为 T 细胞，并可抑制白介素-1 从单棱细胞和白介素-1 从 T 细胞的产生或释放，也可抑制由淋巴细胞产生的干扰素。

4. 灰黄霉素

200mg，每日 3 次口服，总量 18g，其治疗作用可能是和干扰角质形成细胞的核酸代谢有关。

5. 氨苯砜

它可抑制浸润细胞内的髓过氧化物酶和肥大细胞释放炎症物质。每日 50～200mg，分次口服。

6. 氯喹

氯喹用于治疗 LP 有一定的疗效，尤其对光线性 LP 和 LP 甲病更佳；对大疱型 LP、红色 LP、线状 LP 和黏膜 LP 也有效，剂量为 500mg/d，共 2 周，以后改为 250mg/d。

7. 其他理疗和 X 线治疗

液氮冷冻可用于口腔 LP 的治疗，经治后黏膜损害往往可在 3 周内痊愈，4 周后组织学上恢复正常；二氧化碳激光治疗口腔糜烂型 LP，经 4～6 周上皮可获再生，伤口的挛缩轻、口腔功能正常，但可能复发；境界线治疗肥厚型 LP 非常有效；浅层 X 线和境界线治疗光线性 LP 有效；对跖部糜烂型 LP 用 X 线治疗能暂时奏效。

二、常见并发症

口腔扁平苔藓

【概述】

口腔扁平苔藓是最常见的非感染性口腔黏膜疾病，是一种皮肤、黏膜的慢性炎症性疾患。

【病因与发病机制】

基本同“扁平苔藓”，此外，局部刺激因素也在口腔扁平苔藓的发病中扮演重要角色。不同金属修复体在口内形成电位差。另外，充填物的刺激等，可引起口腔黏膜苔藓样改变。有报道银汞充填体引起苔藓样病损，少数患者也可能对铜、锌、银等产生变态反应。这些可能为迟发性超敏反应(Ⅳ型变态反应)接触性变态可能为游离汞进入黏膜后成为抗原而引起局部反应。

【诊断】

1. 临床表现

发病多为潜伏性和渐进性的慢性炎症性损害。本病表现多样，除口腔黏膜和皮肤损害外可伴有不同的全身症状。

患者多无自觉症状，常为偶然发现，所以难以确定开始发病时间，局部有粗糙木涩感，或烧灼性敏感或发痒不适。黏膜有炎症充血时，遇辛、热、辣等厚味刺激可发生敏感灼痛。在上皮糜烂溃疡时，则疼痛加重。口腔黏膜损害，可发生于口腔任何部位，以颊部最多见，其次为舌。

病损表现为灰白色角化小丘疹，为针头大小，组成细的花纹，称 Wickham Striae。表面光滑可互相交织延伸成条纹状、网状、环状、斑块状等多种形态，周围炎症不明显，可有红色边缘，黏膜可发生红斑、充血、糜烂、溃疡、萎缩和水疱等损害。口腔内可同时出现多样损害，病损可互相重叠和互相转变，如网状病损在吸烟等刺激因素下，可转变为斑块状病损，萎缩型转为糜烂型，环网状病损时间长久可变成不规则形状的棕褐色或暗紫色色素沉着。病损多呈对称性分布，黏膜一般保持原有的柔软度和弹性。病情可有反复波动，轻重不等，一般难以自愈。

2. 分型

口腔黏膜各种病损形态分型如下：

(1)颊扁平苔藓：颊为口腔扁平苔藓最常见的发病部位，一般认为可达 80%～90%。颊部病损以磨牙前庭沟为好发区域，可沿前庭沟向前蔓延至口角，向后波及磨牙后垫翼下颌韧带区域，甚至波及整个颊部黏膜。病损形态多样，以网状灰白条纹最多见，也可有树枝状、线条状、环状、丘疹、斑块、结节等不同类型损害。在颊咬合线区常表现为索条状、斑点、线状或网状损害。颊部斑点损害应与皮脂腺移位区分，颊部损害多为双侧对称发生，单侧发生损害较少。

(2)舌扁平苔藓：一般认为发生率仅次于颊部，有报告统计为 44%。病变多发生在舌前 2/3 区域，包括舌尖、舌缘和舌腹部。损害多样，一般较局限，界限清楚。舌背早期损害多为丘疹斑点状，灰白透蓝，开始时侵及丝状乳头顶部，而乳头下半部黏膜正常，以后整个乳头受累。由白色丘疹组成环网状损害，从中央逐渐向周围及深层扩展。并形成圆形或椭圆形灰白斑块损害，触之稍粗糙。舌乳头由萎缩逐渐光秃，向周围扩展，形成中央上皮萎缩变薄，呈鲜红或暗红平滑斑，在此基础上可发生糜烂，糜烂面愈合后，舌乳头恢复则非常缓慢。舌背病损也有呈现乳头增殖角化和部分萎缩混合病损。病损可为孤立存在，也可呈不规则形状散在分布。舌腹部病损多呈网状、树枝状，或呈线条纹，单侧或左右对称发生。发生于舌尖及口底部的扁平苔藓较少见，可侵犯舌系带，并向前发展至下颌骨舌侧部分。舌背扁平苔藓如角化增殖明显，有时不易与白斑区别。舌侧缘、舌腹部扁平苔藓病损如长期充血红斑，有斑点状增生突起、糜烂溃疡者，应注意观察或及时进行活体组织检查。

(3)唇扁平苔藓：下唇受损多于上唇。唇红部损害多见呈网状或环状、线条纹状，可以伸向口角。伴有秕糠状鳞屑，白纹多模糊不清，舐湿或用水涂擦则透明度增加，线纹清晰度增高。因唇红黏膜乳头层接近上皮表浅部分，所以固有层炎症水肿时，可发生水疱而导致糜烂渗出形成结痂。唇部陈旧性损害，沿皮肤侧边缘处，可出现带状色素沉着斑。

(4)龈扁平苔藓：龈部扁平苔藓发病较颊、唇、舌部位为少。在附着龈可见灰白色斑纹，因上皮萎缩而可见充血红斑水肿，甚至上皮剥脱发生糜烂，很易与剥脱性龈炎混淆。

可有灼热敏感症状。如合并颊部或其他部位扁平苔藓时，则比较易于诊断。如只单独有牙龈损害，则应仔细观察，有无细微灰白网纹。必要时则需借助病理组织检查，以明确诊断。

(5)腭扁平苔藓：是口腔较少受侵的部位，一般认为小于8%。病损常由前庭沟，龈颊皱襞或缺牙齿槽嵴处蔓延而来。在硬腭常位于腭侧龈缘附近，呈狭长条索状，中央萎缩发红，可伴有糜烂，边缘色白微隆起，亦可沿硬腭边缘呈带状分布。软腭损害较硬腭少见。呈灰白色网状花纹，可局限一处，亦可遍及整个上腭，偶有萎缩红斑或小水疱，糜烂则较少见。

口腔黏膜扁平苔藓可在口腔黏膜多个部位出现各种类型的损害，也可在同一部位出现多种损害，病损形态可各不相同。因此一个部位一种病损常不能代表整个口腔疾病状况，故国内外许多学者基于临床实际，把口腔扁平苔藓分为两型，即糜烂型和非糜烂型。各种类型斑纹损害均属于非糜烂型，可伴有轻度充血，表面稍粗糙，但无明显自觉症状。糜烂型则表现为上皮明显充血水肿，剥脱糜烂，有假膜覆盖，多有自发痛，遇刺激物敏感、灼痛加重，口内可同时伴有非糜烂型损害。

根据临床表现，黏膜典型病损特征，可以明确诊断。难以确诊时，可进行活检，一般化验及免疫学检查对本病无特异价值。

【鉴别诊断】

1. 白斑

颊咬合线及舌背处扁平苔藓，有时肉眼检查与白斑难以区别。舌背扁平苔藓病损局部为灰白而透蓝色，舌乳头萎缩，微凹、质地较软，弹性张力基本正常，平滑有润泽，有时病损如云雾状。在舌背病损中间，部分舌乳头色灰白呈小斑块状微突起。而白斑多为白色或白垩状斑块，有裂隙，周缘界限清楚，触之稍硬粗糙，无自觉不适，病程进展缓慢，变化小。病理上白斑上皮为过度角化，可有异常增生。男性较多见，应注意白斑与扁平苔藓也可同时存在。

2. 盘状红斑狼疮

盘状红斑狼疮病损常向皮肤侧扩展，致使唇红黏膜皮肤界限不清。而扁平苔藓病损只在黏膜内扩展，不扩展至皮肤。红斑狼疮在组织病理上与扁平苔藓不同，其有胶原纤维透明变性、均质化、水肿、断裂，血管扩张，血管内可见玻璃样血栓，棘层萎缩变薄，黏膜表面有时可见角质栓塞等。免疫荧光有助于鉴别诊断。

3. 剥脱性龈炎

本病具有非特异性，常是某些疾病的一种表征。如天疱疮、类天疱疮、银屑病、良性淋巴组织增生等，都可在牙龈出现相类似的损害。剥脱性龈炎与发生于牙龈的扁平苔藓有时难以区分。本病牙龈表现为充血发红水肿光亮，上皮可有剥脱，形成糜烂出血，因而有敏感症状。而龈扁平苔藓一般缺少敏感症状，表面光滑，可见细微网纹，并常可在口内其他部位查到扁平苔藓损害。

【治疗】

同扁平苔藓。

第五节　硬化性萎缩性苔藓并发症

一、硬化性萎缩性苔藓

【概述】

硬化性萎缩性苔藓又称白色苔藓、硬斑病性扁平苔藓、Csillag 病及硬化性苔藓，病因不清。

【病因与发病机制】

本病的病因及发病机理尚不明确，目前主要有几种假说。

1. 感染因素

有报道通过皮肤活检改良银染色方法及特异免疫组化等方法，表明本病的发生可能与博氏疏螺旋体、抗酸菌感染有关。

2. 自身免疫因素

有一些患者，常伴有某些自身免疫性疾病，如斑秃、白癜风、甲状腺功能亢进或减退、恶性贫血、糖尿病、SLE、原发性胆汁性肝硬化、自身抗体包括抗核抗体、抗甲状腺球蛋白抗体、抗内因子抗体等阳性率也明显增高。本病患者亲属中的自身免疫性疾病明显增加。

3. 内分泌因素

本病多发于绝经期前后的妇女，女性儿童患者到青春期可自愈。外用睾丸酮治疗，具有较好的临床疗效，同时双氢睾酮的水平升高，因此提示性激素或代谢异常是可能的致病因素之一。

4. 遗传因素

本病多为散发病例，但家族性发病也不少，其中以母女者多见。

此外，有的患者有慢性包皮龟头炎、阴道炎或局部外伤等病史，提示外伤或炎症感染可能是诱发因素之一。

【临床表现】

本病可发生于男女任何年龄，女性发病率较高。

皮损特点为群集性瓷白色或象牙白色的丘疹和斑块，皮肤硬化萎缩，表面有小的黑头粉刺样毛囊性角栓，四周有红晕。丘疹开始为绿豆大或更大，圆形或卵圆形或不规则形。境界清楚，有光泽，部分损害中心轻度凹陷，触诊较硬，后期皮损出现羊皮纸样萎缩，可融合成界限清楚的白色硬化性斑块，其表面皱缩，毛囊口和汗孔扩张伴有棕黄色角质栓。白斑中央可起大疱或血疱，剧痒或无自觉症状。晚期，皮损萎缩成为略凹陷的色素减退斑，也有皮损自行消退后不留痕迹。大疱性损害消失后可形成较多的粟丘疹。少数患者有时皮损可伴发鲜红色丘疹、毛细血管扩张、淤斑、溃疡或肥厚性增殖性损害。

损害可累及躯干的任何部位，但好发于外阴部，其次为肛门、颈背、锁骨上窝、胸、肩、脐周、腋窝、手腕屈侧、胫前、髋部及乳房，也可见于口腔黏膜及手掌。偶有广泛性发疹者。最好发于男女生殖器部位，且常是惟一受累部位。

女阴硬化性萎缩性苔藓好发于大小阴唇、阴蒂，可延至会阴、肛周及腹股沟。女阴部皮损为境界清楚的白色斑片，周围有浅红色水肿区，发亮发硬。会阴及肛周皮损为象牙白色萎缩性丘疹或斑块，损害常有剧痒，可出现浸渍擦烂。有些患者肛周和女阴部白色萎缩斑可形成“8”字形、“葫芦”形或“哑铃”形外观。部分患者大小阴唇、阴蒂及系带可完全萎缩，阴道口变狭窄。可继发癌变。

龟头和包皮部位的硬化性萎缩性苔藓表现为闭塞性干燥性龟头炎，多见于患有包茎或龟头炎而未行包皮环切者。在包皮内侧、龟头、尿道口、冠状沟可见象牙白色扁平丘疹或白色萎缩性轻度水肿斑，表面干燥皱缩伴少量鳞屑。可引起尿道口狭窄，可继发鳞状细胞癌。

还可累及颊黏膜、舌、牙龈及硬腭等口腔黏膜，表现为白色斑块，呈网状外观或形成表浅性溃疡。一般无自觉症状，可与口腔外皮损伴发或先出现。

【诊断与鉴别诊断】

根据皮损为瓷白色萎缩性斑片、黑头粉刺和中央轻度凹陷的形态等特征，好发部位，结合病理变化确定诊断，但需与下列疾病鉴别。

1. 萎缩性扁平苔藓

初起损害多呈紫红色扁平丘疹，以后萎缩发白，其外围可查见紫红色扁平小丘疹。无羊皮纸样皱纹。

2. 斑状萎缩

本病主要位于躯干上部的萎缩性斑片。斑片的皮肤变薄呈淡蓝白色，稍隆起。触之有疝孔的感觉。

【治疗和预防】

1. 一般治疗

对症止痒，避免各种刺激因素。

2. 局部治疗

(1)2%丙酸睾酮软膏，用于治疗闭塞性干燥性龟头炎及绝经后女阴硬化性萎缩性苔藓。

(2)0.3%黄体酮软膏或已烯雌酚软膏可外用治疗女阴硬化萎缩性苔藓，亦可与皮质激素交替使用。

(3)局部还可实用维生素 A 软膏、焦油制剂及维 A 酸软膏。

(4)局部外用强效及超强效糖皮质激素软膏是目前公认的首选治疗方法，丙酸氯倍他素软膏每天 2 次外用，疗程 3～6 个月，症状缓解可改用中低效糖皮质激素软膏维持治疗。亦可用曲安西龙混悬剂皮损内注射。但久用可加重皮肤萎缩，不宜长期使用。

3. 全身治疗

(1)维生素疗法：维生素 E 每天 600～1600mg，分 3～4 次口服；维生素 A 5 万单位，每天 3 次，口服；维生素 C 0.1g，每天 3 次，口服；维生素 K 1 片，每天 3 次，口服；伊曲替酯，每天 0.6～1mg/kg，分次口服，疗程 3 个月。

(2)氯喹，每天 0.5g，分 2～3 次口服。

(3)已烯雌酚，每天 0.25mg，用于女性更年期患者。

(4)对氨基苯甲酸钾每天 4～12g，分 4 次口服，持续用药 6～8 个月。

4. 物理疗法

液氮冷冻、二氧化碳激光治疗有一定疗效。

5. 手术疗法

本病如发生在男性包皮部位，切除受累或过长的包皮可消除症状。女阴硬化性萎缩性苔藓如有恶变可行外阴切除术。

二、常见并发症

鳞状细胞癌

【概述】

鳞状细胞癌亦称皮样癌，主要从有鳞状

上皮覆盖的皮肤开始。皮肤和结膜交界处的睑缘是其多发部位。此类癌肿恶性程度较基底细胞癌者为高。发展较快，破坏也较大。即可破坏眼部组织，侵入副鼻窦或颅内，又可以通过淋巴管转移至耳前或颌下淋巴结，甚至引起全身性转移。

【病因与发病机制】

鳞癌可发生于皮肤或黏膜，常发生于某些皮肤病的癌前期疾病演变而来，少数亦可为原发性。与其他恶性肿瘤一样，细胞发生恶性病变的原因尚不清楚，但与下列因素明显有关：

1. 紫外线的照射

日光中紫外线的照射和不同种族皮肤对日光照射的感受性，同时，纬度、湿度和烟尘等对紫外线的照射也有影响。有色人种鳞癌的发病数比白种人高。

2. 癌前期皮肤病

鳞癌常发生于癌前期病变皮肤病，如日光性角化病、砷剂角化病、放射性皮炎或黏膜白斑。

3. 化学因素

一些职业经常接触到某些化学品，如砷、多环碳氢化合物（焦油等）和沥青等都可以致癌。

4. 瘢痕、外伤和其他慢性皮肤病

瘢痕和外伤处易发生鳞癌，尤其是烧伤瘢痕易发生鳞癌，很多慢性皮肤病，如红斑狼疮、寻常狼疮、慢性溃疡、扁平苔藓等也可癌变。

5. 免疫抑制剂

在肾移植且用免疫抑制剂时，皮肤鳞癌的发病率比普通人群高 18 倍。

【诊断】

本病主要发生于老年人，50～60 岁为发病高峰，40 岁以下较少见，男性多于女性，好发于头皮、面、颈和手背等暴露部位，少数为非暴露部位，多继发于上述原有皮疹的基础上，很少发生于正常皮肤。最早表现是浸润硬斑，以后可为斑块、结节或疣状损害，质地坚实，损害迅速增大，表面菜花状增生，或中央破溃形成溃疡。基地部有浸润，边界不清，触之有坚实感。肿瘤周围组织往往充血，边缘呈污秽暗黄红色。分化较好的肿瘤呈乳头瘤状，早期表现往往有结痂，以后脱落而形成溃疡，呈火山口样，有宽而高起的边缘，外翻如菜花状，溃疡底面高低不平，易出血，上覆污灰色痂，有腥臭的脓性分泌物和坏死组织，发展较快，向深层组织浸润。软组织处的肿瘤自觉症状常轻微，如浸及深部组织，尤其是骨膜及骨质时，则有剧痛。如生长在活动部位，如口唇或生殖器，往往表现为小溃疡，反复出现不易治愈。鳞癌易于转移，尤其是沿淋巴道转移，故局部淋巴结常肿大，晚期常有全身症状，如发热、消瘦、恶病质等。

【鉴别诊断】

通常须与角化棘皮瘤区别。后者生长迅速，并可自愈。但偶然也有临床很像角化棘皮瘤，而实际上进展为鳞癌，故病理检查十分必要。

【治疗】

1. 手术治疗

对小肿瘤分化良好的首选手术切除，能较彻底切除癌肿，创面愈合快。切除范围至少在其外方 0.5～2cm，并需要足够的深度。切除标本应作病理检查，已明确诊断以及肿瘤是否切除干净。皮肤鳞癌患者未发现淋巴结转移时，一般不需要预防性淋巴结清除，但需参考肿瘤病理分化程度而定。

2. 放射治疗

主要包括X线治疗和镭治疗，特别是分化较差，但尚未侵犯骨骼、软骨或未发生转移者。或者肿瘤已侵犯骨骼、软骨或转移到淋巴结的癌肿。

3. 药物治疗

局部中西结合综合治疗皮肤肿瘤，或外用氟尿嘧啶软膏等，但其可靠性不易掌握。

第六节　红皮病并发症

一、红皮病

【概述】

红皮病又称剥脱性皮炎，是一种严重的皮肤病。急性期全身皮肤弥漫性潮红、肿胀、渗液，亚急性和慢性期皮肤浸润肥厚，大量脱屑，为多种原因引起的一种综合病症。

【病因与发病机制】

引起红皮病的原因很多，常见有银屑病、药物过敏、恶性肿瘤、湿疹-皮炎和其他。红皮病由银屑病引起的发病率各家报告不一。药物引起的红皮病亦有较高的发病率，致敏药物以磺胺、抗疟药、青霉素、汞剂、砷剂、苯巴比妥为最常见。有恶性肿瘤引起的红皮病一直受到人们重视，常见的恶性肿瘤为淋巴网状系统肿瘤，有蕈样肉芽肿、霍奇金病、白血病等，亦见于其他恶性肿瘤。肿瘤可先于皮肤病，亦可同时或其后发现。红皮病继发于湿疹-皮炎类皮肤病者也不少见，包括泛发性湿疹、自身敏感性湿疹、异位性皮炎、脂溢性皮炎、接触性皮炎等；继发其他疾病者有毛发红糠疹、落叶性天疱疮、泛发性扁平苔藓等。原因不明红皮病即所谓原发性红皮病有相当比例，这些病例在诊断后的病程经过中，有部分病例仍能查明病因。因此对原因不明红皮病要长期随访观察。

【临床表现】

1. 皮肤黏膜表现

全身90％以上皮肤发生弥漫性潮红、肿胀、渗液和皮肤浸润、增厚、反复大量脱屑，常伴有发热等全身症状。初起病时由于原发基础病不同有所不同。药物过敏引起者，起病急，红斑迅速扩展全身，可先表现麻疹样、猩红热样皮疹，以后发展成红皮病，伴有发热等全身症状显著。恶性肿瘤和其他疾病引起者，发病缓慢，瘙痒剧烈，病程数月乃至数年不等。红皮病在急性期，皮肤呈鲜红色，肿胀显著，有渗液，尤以腋部、会阴、肛门周围、肘窝、腘窝处显著。亚急性和慢性期，渗液、肿胀减退，皮肤浸润、肥厚、大量脱屑。鳞屑可细小糠秕状或为小片叶状。手掌、足跖部鳞屑可呈手套、袜子形脱落。鳞屑反复多次剥脱。恢复期全身鳞屑减少，皮肤颜色转暗，伴色素沉着，皮肤呈古铜色。黏膜损害以急性期显著，肿胀、充血、糜烂，可出现眼结合膜炎、睑缘炎、角膜炎和角膜溃疡。口腔黏膜红肿、疼痛、溃疡。外阴部、尿道口、肛门周围糜烂，继发感染时有脓性分泌物。毛发、指甲亦常受侵犯，出现不同程度脱发，指(趾)甲增厚黄浊或甲体萎缩，甲板有小凹坑、纵嵴和横沟。随着疾病的好转可逐渐恢复。

2. 内脏损害

红皮病可引起内脏损害，严重时出现脏器功能障碍，甚则危及生命。

(1)多数病例有淋巴结肿大,以腋淋巴结、腹股沟淋巴结和颈淋巴结肿大最为常见。伴淋巴网状系统肿瘤者可侵犯胸腔和腹腔淋巴结。肿大淋巴结多数为皮病性淋巴结炎,少数为肿瘤性浸润。

(2)肝、脾肿大约见于1/3～1/2患者,以药物过敏和淋巴网状系统肿瘤引起者最为常见。由药物引起的肝损害,严重时出现黄疸和肝功能衰竭。

(3)肾损害引起蛋白尿、血尿,药物可致急性肾功能衰竭。

(4)由于红皮病时水、电解质紊乱,血管通透性改变和血液动力学改变可发生心率增快、心律紊乱和心力衰竭,出现颈静脉压增高,肝肿大,下肢可凹性浮肿。

(5)红皮病肠病有小肠绒毛萎缩,影响食物吸收和肠内菌群失调,可发生脂肪痢。

(6)内分泌改变,少数男性患者睾丸萎缩、精子减少,尿中17-酮皮质类固醇含量低于正常,乳房女性化发育。女性可致月经失调,乳房组织增生。

3. 代谢紊乱

由于皮肤广泛性病变和炎症反应,患者基础代谢升高。蛋白质代谢紊乱,由于大量脱屑,蛋白质丢失,加上红皮病的肠道改变,影响蛋白质吸收和利用,血清总蛋白量减低,出现低蛋白血症。水和电解质失衡,红皮病皮肤的屏障功能遭到破坏,水分从皮肤蒸发明显增加,引起失水、低血容量、低血钠、低血氯等一系列变化,这些变化影响血液动力学和心脏功能。皮肤调节体温功能也受到影响,体内热能经皮肤大量流失,不能保持恒定体温,可出现低体温状态,引起寒战、发热与低体温交替出现。总之,红皮病病变不仅仅局限于皮肤,可累及全身多系统,是一系统性、全身性严重疾病。

【诊断与鉴别诊断】

1. 实验室检查

白细胞总数增加,伴细菌感染时增高更明显。嗜酸性粒细胞增多,部分病例有低色素性贫血,低血浆蛋白,血沉增快。有内脏损害者可出现相应的变化,如蛋白尿、血尿,肝、肾功能异常和心电图变化,并发肿瘤时可出现特异性骨髓象和周围血常规改变。

2. 诊断要点

红皮病诊断不难,主要寻找红皮病病因。要详细询问病史,全面系统地进行体格检查,往往从中可以找到原发疾病的线索,对部分原因不明者要长期随访观察。

【治疗和预防】

1. 病因治疗

病因明确者要治疗原发疾病。药物过敏者要停用一切可疑药物,积极进行抗过敏治疗。银屑病性红皮病可应用阿维A酯治疗或进行PUVA疗法。肿瘤引起者针对肿瘤情况采用手术疗法、化疗和放射治疗。继发于其他皮肤病者尽可能治愈原发病。

2. 症状治疗

红皮病症状治疗也很重要。外用药以止痒、消炎为原则。急性期外用药宜缓和,无刺激性,常用植物油、氧化锌油剂、硅油乳膏、皮质类固醇乳膏。继发细菌感染时,加用抗生素乳膏,如百多邦、红霉素软膏、氧氟沙星凝胶等。瘙痒剧烈、鳞屑显著者可行矿泉浴、淀粉浴、米糠浴。皮质类固醇在红皮病治疗中占有重要地位,重症患者可口服或静脉滴注,以迅速控制病情发展,尤其是药物过敏引起者。一般常用剂量为泼尼松每日口服30～60mg,或折合相应剂量的地塞米松、甲泼尼龙、氢化可的松进行静脉滴注。

3. 并发症治疗

对继发感染应查明原因(细菌、真菌、病毒),积极有力地选用抗生素或相关药物,尽快控制感染。对出现的内脏损害和功能障碍状态应作相应处理。

4. 支持疗法

红皮病的支持疗法十分重要。及时补充营养成分,给予多种维生素,维持水和电解质平衡以及精心的皮肤护理。

二、常见并发症

充血性心力衰竭

【概述】

充血性心力衰竭通常是指心肌收缩功能明显减退,使心排血量降低,伴有左心室舒张末压增高,临床上引起肺淤血和周围循环灌注不足的表现,以及两者不同程度的合并存在。往往由各种疾病引起心肌收缩能力减弱,从而使心脏的血液输出量减少,不足以满足机体的需要,并由此产生一系列症状和体征。心瓣膜疾病、冠状动脉硬化、高血压、内分泌疾患、细菌毒素、急性肺梗塞、肺气肿或其他慢性肺脏疾患等均可引起心脏病而产生心力衰竭的表现。妊娠、劳累、静脉内迅速大量补液等均可加重有病心脏的负担,而诱发心力衰竭。

【病因与发病机制】

本病病因与发病机制复杂,大体包括交感神经系统异常激活、心肌细胞凋亡、心肌重塑等一系列病理生理学改变。

【诊断】

根据心衰发生的基本机制可分为收缩功能障碍性心衰和舒张功能障碍性心衰。临床上根据病变的心脏和淤血部位,可分为左心、右心和全心心衰,其中以左心衰开始较多见,以后继发肺动脉高压,导致右心衰,单纯的右心衰较少见。现将收缩功能障碍性心衰和舒张功能障碍性心衰的表现,分别予以讨论。

1. 左心衰竭症状

左心衰竭的症状,主要表现为肺循环淤血。

(1)疲劳、乏力:平时四肢无力,一般体力活动即感疲劳乏力,是左心衰竭的早期症状。

(2)呼吸困难:是左心衰竭时较早出现和最常见的症状,为肺淤血和肺顺性降低而致肺活量减少的结果。呼吸困难最初仅发生在重体力劳动时,休息后可自行缓解,称为“劳力性呼吸困难”。随着病情的进展,呼吸困难可出现在较轻的体力活动时,劳动能力逐渐下降。有的则表现为阵发性夜间呼吸困难,通常入睡并无困难,但在夜间熟睡后,突然胸闷、气急而需被迫坐起。轻者坐起后数分钟可缓解,但有的伴阵咳,咳泡沫痰,若伴有哮喘,可称为心源性哮喘,重者可发展为肺水肿。夜间阵发性呼吸困难的发生机制,可能与平卧时静脉回流增加,膈肌上升,肺活量减少和夜间迷走神经张力增高有关。左心衰竭严重时,患者即使平卧休息也感呼吸困难,被迫取半卧位或坐位,称为端坐呼吸,由于坐位时重力作用,使部分血液转移到身体下垂部位,可减轻肺淤血,且横膈下降又可增加肺活量。

(3)急性肺水肿:急性肺水肿是指血浆渗入到肺间质,随后渗入到肺泡内,影响到气体交换,而引起的呼吸困难、咳嗽、泡沫痰等综合征。由心脏病所致的急性肺水肿,称为“心源性肺水肿”,它是肺水肿中最常见最重要的类型,此处所讨论的均指心源性肺水肿而言。心源性肺水肿的常见病因为急性左心衰竭,可因急性心肌梗死、乳头肌断裂、风湿性心瓣膜病、恶性高血压、急性心肌炎、肥厚型心肌病伴左室流出道梗阻、先天性主动脉瓣下狭窄及严重的快速性心律失常等引起。一般说来，使左室舒张末压和左房压力增加并使肺毛细血管压力升高 30mmHg 以上，即可发生急性肺水肿。根据肺水肿的发展过程和临床表现，可将其分为以下五期：

①发病期：症状不典型，患者呼吸短促，有时表现为焦虑不安。体检可见皮肤苍白湿冷、心率增快。X 线检查肺门附近可有典型阴影。

②间质性肺水肿期：有呼吸困难，但无泡沫痰。有端坐呼吸、皮肤苍白，常有发绀，部分病人可见颈静脉怒张，肺部可闻及哮鸣音，有时伴有细湿啰音。

③肺泡内肺水肿期：有频繁咳嗽、极度呼吸困难、咳粉红色泡沫样痰等症状，体检发现双肺布满大、中水泡音，伴哮鸣音，并有奔马律、颈静脉怒张、发绀等表现。

④休克期：严重患者可进入此期，表现为血压下降、脉搏细数、皮肤苍白、发绀加重、冷汗淋漓、意识模糊等。此期肺部啰音可减少，但预后更加恶劣。

⑤临终期：心律及呼吸均严重紊乱，濒于死亡。

根据心排血量的不同，临床上将急性肺水肿分为两型。第Ⅰ型：即“高输出量性肺水肿”或“心排血量增多性肺水肿”，临床多见，患者血压常高于发病前，并有循环加速，心排血量增多，肺动脉压及肺毛细血管压显著升高等表现。其心排血量增多是相对性的，实际上比发病前有所降低，但仍较正常人安静状态下的心排血量为高。此型多由高血压性心脏病、风湿性心脏病（主动脉瓣或二尖瓣关闭不全）、梅毒性心脏病、输血输液过多或过快等引起。采用减轻心脏前负荷的治疗措施有效。第Ⅱ型：即“低输出量性肺水肿”或“心排血量降低性肺水肿”。患者血压不变或降低，并有心排血量减少、脉搏细弱、肺动脉压升高等表现。多见于广泛急性心肌梗死、弥漫性心肌炎、风心病高度二尖瓣狭窄或主动脉瓣狭窄等疾病。用降低静脉回流的方法治疗，可有暂时效果，但易引起休克。

（4）咳嗽、咳痰与咯血：系肺泡和支气管黏膜淤血所致。咳嗽是左心衰竭的主要症状之一，在急性左心衰竭时更为明显，有时为心衰发作前的主要表现。咳嗽多在体力劳动或夜间平卧时加重，同时可咳出泡沫痰。急性肺水肿时，可咳出大量粉红色泡沫样痰。二尖瓣狭窄、急性肺水肿及肺梗死等均可引起咯血，色鲜红，量多少不定。

（5）其他症状：左心衰竭时可出现发绀、夜尿增多、左肺动脉扩张压迫左喉返神经致声音嘶哑等症状。脑缺氧严重者，可伴有嗜睡、神志错乱等精神症状，严重病例可发生昏迷。

（6）体征：除原有心脏病的体征外，左心衰竭后引起的变化，主要有以下方面。

①心脏方面体征：左心衰竭时，一般均有心脏扩大，以左心室增大为主。但急性心肌梗死引起的左心衰竭及风心病二尖瓣狭窄引起的左心房衰竭，可无左室扩大，后者仅有左心房扩大。心尖区及其内侧可闻及舒张期奔马律，肺动脉瓣区第二心音亢进，第二心音逆分裂，左室明显扩张时可发生相对性二尖瓣关闭不全而出现心尖区收缩期杂音。左心衰竭时常出现窦性心动过速，严重者可出现快速性室性心律失常。交替脉亦为左心衰竭的早期重要体征之一。

②肺脏方面体征：阵发性夜间呼吸困难者，两肺有较多湿啰音，并可闻及哮鸣音及干啰音，吸气及呼气均有明显困难。急性肺水肿时，双肺满布湿啰音、哮鸣音及咕噜音，在间质性肺水肿时，肺部无干湿性啰音，仅有肺呼吸

音减弱。约1/4左心衰竭患者发生胸腔积液。

2. 右心衰竭

主要表现有胃肠道症状、肾脏症状、肝区疼痛、呼吸困难、体征上除原来的心脏病体征外,可发生右心衰竭后引起的变化,这些变化又包括了全身症状。

(1)胃肠道症状:长期胃肠道淤血,可引起食欲不振、恶心、呕吐、腹胀、便秘及上腹疼痛症状。个别严重右心衰竭病例,可能发生失蛋白性肠病。

(2)肾脏症状:肾脏淤血引起肾功能减退,可有夜尿增多。多数病人的尿含有少量蛋白、少数透明或颗粒管型和少数红细胞。血浆尿素氮可升高,心衰纠正后,上述改变可恢复正常。

(3)肝区疼痛:肝脏淤血肿大后,右上腹饱胀不适,肝区疼痛,重者可发生剧痛而误诊为急腹症等疾患。长期肝淤血的慢性心衰患者,可造成心源性肝硬化。

(4)呼吸困难:在左心衰竭的基础上,可发生右心衰竭后,因肺淤血减轻,故呼吸困难较左心衰竭时有所减轻。但开始即为右心衰竭者,仍可有不同程度的呼吸困难。

(5)体征:除原有心脏病体征外,右心衰竭后引起的变化,主要有以下几方面。

①心脏体征:因右心衰竭多由左心衰竭引起,故右心衰竭时心脏增大较单纯左心衰竭更为明显,呈全心扩大。单纯右心衰竭患者,一般都可发现右心室和(或)右心房肥大。当右心室肥厚显著时,可在胸骨下部左缘,有收缩期强而有力的搏动。剑突下常可见到明显的搏动,亦为右室增大的表现。可闻及右室舒张期奔马律。右心室显著扩大,可引起相对性三尖瓣关闭不全,在三尖瓣听诊区可闻及收缩期吹风样杂音。若有相对性三尖瓣狭窄时,在三尖瓣听诊区可听到舒张早期杂音。

②颈静脉充盈与搏动:右心衰竭时,因上、下腔静脉压升高,使颈外静脉、手背静脉及舌下静脉等浅表静脉异常充盈,并可出现颈静脉明显搏动。颈外静脉充盈较肝脏肿大或皮下水肿出现早,故为右心衰竭的早期征象。

③肝大与压痛:肝脏肿大和压痛常发生在皮下水肿之前,且每一右心衰竭患者均无例外,因此它是右心衰竭最重要和较早出现的体征之一。肝颈静脉回流征阳性是右心衰竭的重要征象之一,但亦可见于渗出性或缩窄性心包炎,右心衰竭在短时间内迅速加重者,肝脏急剧增大,可伸至脐部,疼痛明显,并出现黄疸,转氨酶升高。长期慢性右心衰竭患者发生心源性肝硬化时,肝脏质地较硬、边缘较锐利,压痛不明显。

④下垂性水肿:下垂性皮下水肿,发生于颈静脉充盈及肝脏肿大之后,是右心衰竭的典型体征。皮下水肿先见于身体的下垂部位。起床活动者,水肿在足、踝及胫骨前较明显,尤以下午为著,随着病情的加重而呈上行性发展。卧床(仰卧)患者,则以骶部和大腿内侧水肿较显著。严重右心衰竭患者,呈全身持续性水肿。晚期全心衰竭患者,因营养不良或肝功能损害,血浆蛋白过低,出现面部水肿时,预后恶劣。

⑤大多数胸腔积液出现于全心衰竭的患者:主要与体静脉压和肺静脉压同时升高及胸膜毛细血管通透性增加有关。多同时发生在左右两侧胸腔,往往以右侧胸腔液量较多,单侧的胸腔积液者亦多见于右侧。少数患者胸腔积液由单纯左心衰竭或右心衰竭引起。胸腔积液可诱发或加重呼吸困难。胸腔积液局限于右侧较多的原因有多种解释,较合理的解释为右肺的平均静脉压较左侧高,同时右肺的容量较左肺大,右肺的表面滤出面积也就比左肺大。因此,心衰时常以右侧胸腔积液多见。或右侧胸腔积液量较左侧为多。

⑥腹水:腹水可见于慢性右心衰竭或全

心衰竭的晚期患者，此类病人常合并有心源性肝硬化。

⑦发绀：右心衰竭患者的发绀，较左心衰竭显著，但呼吸困难较之为轻。单纯右心衰竭所致者，发绀多为周围性，出现在肢体的下垂部分及身体的周围部位。全心衰竭患者，发绀呈混合性，即中心性与周围性发绀并存。

⑧心包积液：严重而持久的右心衰竭病例，心包腔内可有异常数量的液体漏出，发生心包积液。

⑨其他表现：某些心衰患者可出现奇脉。个别严重右心衰竭病例，可出现神经兴奋、焦虑不安等症状。可有显著营养不良、消瘦甚至恶病质。

3. 全心衰竭

全心衰竭则同时具有左、右心衰竭的表现。

【鉴别诊断】

1. 左心衰竭需与慢性支气管炎并肺气肿相鉴别

慢性支气管炎并肺气肿患者一般病程较长，气急呈进行性加重，而无夜间阵发性发作的特点。有典型的肺气肿体征。虽可有右室增大，但无左室增大及病理性杂音。X线检查有肺气肿征象及肺纹理粗乱等。

2. 右心衰竭需与心包积液或缩窄性心包炎相鉴别

后者有静脉压增高、颈静脉充盈或怒张、肝大、水肿和腹水等表现，与右心衰竭相似。但既往无心脏病史，心脏搏动弱，心音遥远。心包积液者，心浊音界向两侧明显扩大，心尖搏动在心浊音界之内侧，心影随体位改变而改变，如站立或坐位时心影呈烧瓶状，卧位时心底部增宽，并有奇脉，静脉压显著升高。胸部透视时，肺野清晰，无淤血现象。心电图示低电压及ST-T改变。超声心动图可显示心包积液的液性暗区。如为缩窄性心包炎，X线摄片可见蛋壳样钙化影，计波摄影亦有助于鉴别诊断。

【治疗】

目前治疗心力衰竭的西药已经从正性肌力药直接刺激心肌收缩，以及应用血管扩张剂减轻左室射血阻抗，以增加左室射血的一些治疗措施，转到改善心肌重塑的具有神经内分泌拮抗剂作用的药物长期应用，来改善心肌的功能和结构，增加左室射血分数，减轻症状，降低心肌不良事件的发生率等方面上来，从而达到防止和延缓心肌重塑的发展，提高其生活质量，降低心力衰竭的死亡率。

1. 利尿剂

利尿剂通过抑制肾小管对钠或氯的重吸收以遏制心力衰竭的钠潴留，减少静脉回流而减轻肺淤血，降低心脏前负荷而改善心功能。有研究证明，利尿剂开始在数天内就可以降低颈静脉压、肺淤血、腹水外围水肿和体重，改善心力衰竭，增强患者的心功能和运动耐量。目前一般主张应用利尿剂时多与ACEI和β-受体阻滞剂联合使用。

2. 地高辛

目前地高辛是惟一经过安慰剂对照临床试验评估证明有效治疗慢性心力衰竭的洋地黄制剂，也是在正性肌力学药物中惟一长期应用不增加死亡率的药物。临床适用于心功能Ⅲ、Ⅳ级收缩性心力衰竭，心房纤颤伴快速室率的心力衰竭、窦性心律的心力衰竭，而不宜用于预激综合征，合并心房纤颤（洋地黄可缩短旁路不应期而导致心室纤颤），Ⅱ度或高度房室传导阻滞，病态窦房结综合征，单纯舒张性心力衰竭；洋地黄中毒或过量引起的心力衰竭加重与心律失常等情况。

3. β-受体阻滞剂

临床实验已完全证实了β-受体阻滞剂能

显著改善生活质量并降低死亡率，宜与利尿剂与ACEI合用，一般不单独使用。必须从小剂量开始并长期治疗，目前只有美托洛尔、比索洛尔、卡维地洛被临床证实可以降低慢性心力衰竭的死亡率。

4. ACEI 血管紧张素转换酶抑制剂

治疗心力衰竭的机理被认为是抑制血管紧张素Ⅰ转变为活性极高的血管紧张素Ⅱ，抑制心脏组织的肾素—RAS，可能防止心室重塑，扩张外围小动脉和静脉系统，减轻心脏的前后负荷，降低血流中儿茶酚胺水平，有助于纠正心力衰竭患者的低钾、低镁血症，降低室性心律失常的发生，从而改善心力衰竭的症状和体征，并明显降低其发生率和病死率。从多项资料研究得出，除有禁忌证外全部慢性心力衰竭患者不论什么情况均应长期使用ACEI，但不适用急症病人，小剂量使用优于大剂量使用。

5. ARB 血管紧张素Ⅱ受体抑制剂

它虽不能取代ACEI，但慢性心力衰竭不适于使用ACEI者可使用ARB，其作用与ACEI相等。

6. 钙拮抗剂

因钙拮抗剂的负性肌力作用和激活神经内分泌的缺陷，可使心力衰竭出现肺水肿和心源性休克。长期使用加重心力衰竭和增加病死率，故心力衰竭不宜选用钙拮抗剂。

7. 直接扩张血管药物

一般认为长期使用直接扩张血管药物，如硝酸酯类药物可增加心力衰竭的增长和死亡率。

【预防】

1. 慢性心衰的预防目标

(1)防止初始的心肌损伤：冠状动脉疾病和高血压已逐渐上升为慢性心衰的主要病因，积极控制血压、血糖、调脂治疗和戒烟等，可减少发生慢性心衰的危险性。除积极控制上述心血管危险因素外，在国内控制A组β溶血性链球菌感染。预防风湿热和瓣膜性心脏病，戒除酗酒以防止酒精中毒性心肌病亦是重要的措施。

(2)防止心肌进一步损伤：急性心肌梗死期间，溶栓治疗或冠状动脉血管成形术，使有效再灌注的心肌节段得以防止缺血性损伤。对近期从心肌梗死恢复的患者，应用神经内分泌拮抗剂（ACEI 抑制剂或β-受体阻滞药），可降低再梗死或死亡的危险性，特别是心肌梗死时伴有慢性心衰的患者。ACEI抑制剂和β-受体阻滞药合并应用可有互补效益。急性心肌梗死无慢性心衰的患者，应用阿司匹林可降低再梗死的危险而有利于防止慢性心衰。

(3)防止心肌损伤后的恶化：已有左室功能不全，不论是否伴有症状，应用ACEI抑制剂均可防止发展成严重慢性心衰的危险。

2. 预防措施

(1)祛除诱发因素：控制感染、治疗心律失常特别是心房颤动并快速心室率；纠正贫血、电解质紊乱；注意是否并发肺栓塞等。

(2)改善生活方式，降低新的心脏损害的危险性：如戒烟、戒酒，肥胖患者应减轻体重。控制高血压、高血脂、糖尿病。饮食宜低脂、低盐，重度慢性心衰患者应限制入水量，应每天称体重以早期发现液体潴留。应鼓励慢性心衰患者作动态运动，以免去适应状态。

(3)密切观察病情演变及定期随访：应特别了解患者对饮食及药物治疗的顺从性、药物的不良反应等，及时发现病情恶化并采取措施。

第十章

大疱性皮肤病

第一节 天疱疮并发症

一、天疱疮

【概述】

大疱性皮肤病是指皮肤上出现以大疱(直径大于 0.5cm 的水疱)为基本损害的一组皮肤病,可分为遗传性及获得性两大类。

【病因与发病机制】

天疱疮的病因不明,目前对自身免疫病因的研究较多,认为与病毒感染、紫外线照射、某些药物(如青霉胺等)的刺激,使棘细胞层间的黏合物质成为自身抗原而诱发自身免疫反应有关。目前多数学者认为可能是一种自身免疫性疾病,因为用间接免疫荧光检查,发现患者血清中有抗表皮棘细胞间物质的特异抗体(又称天疱疮抗体),主要是 IgG,血清中天疱疮抗体滴度与疾病的严重程度相平行。天疱疮抗体的反应部位病理组织学上是天疱疮的发病部位(棘解离发生的部位)。本抗体作用在表皮细胞间的结合部。

【临床表现】

遗传性大疱性皮肤病如先天性大疱性皮表松解症大多在初生或生后不久出现大疱。获得性大疱性皮肤病是指后天发生的,又有原发性及继发性之分。原发性获得性大疱性皮肤病是一组与自身免疫密切相关的疾病,在患者的血清中存在有自身抗体。

【诊断与鉴别诊断】

1. 临床损害特征

临床上往往仅见一红色创面或糜烂面,若能用探针无阻力地伸入到上皮下方或邻近的黏膜表层下方,尼氏征阳性,或揭皮试验阳性则有助于诊断,但不要大范围地采用揭皮试验,以免增加患者的痛苦。患者的全身情况表现为体质下降,甚至亚病质,也有助于诊断。此外,下列方法有助于正确诊断。

(1)细胞学检查:局部消毒后将早期新鲜的大疱剪去疱顶,轻刮疱底组织,涂于玻片上,干燥后用吉姆萨或苏木精-伊红染色,可见典型的棘层松解的解体细胞。该细胞核大而圆,染色深,胞浆较少,又名天疱疮细胞或棘层松解细胞,这类细胞量的多少与病情轻重相关。

(2)活体组织检查。

(3)免疫学检查

①免疫组织化学:免疫荧光直接法显示棘细胞层间的抗细胞黏接物质的抗体。

②血清抗体物质的检测:免疫荧光间接法是检测患者血清中存在的抗基底细胞的细胞浆内、棘细胞层的细胞间质以及棘细胞内的循环抗体,一般抗体效价为 1∶50 时即有意义。

2. 鉴别诊断

应与瘢痕性类天疱疮、大疱性类天疱疮、多形红斑、糜烂型扁平苔藓相鉴别。

【治疗和预防】

1. 支持疗法

应给予高蛋白、高维生素饮食,或由静脉补充,全身衰竭者须少量多次输血。

2. 肾上腺皮质激素

泼尼松的起始量为 120～180mg/d;或 60～100mg/d,起始用量至无新的损害出现 1～2 周即可递减,每次递减 5mg,1～2 周减 1 次,低于 30mg/d 后减量应慎重,直到每天 10～15mg 为维持量。对于严重天疱疮患者,可以选用冲击疗法和间歇给药法。即大剂量给肾上腺皮质激素至病情稳定(约需 10 周),逐渐减量至泼尼松 30mg/d 后,采用隔天给药或给 3 天药、休息 4 天的治疗。

3. 免疫抑制剂

如环磷酰胺、硫唑嘌呤或甲氨蝶呤和泼尼松等肾上腺皮质激素联合治疗,以达到减少后者的用量,从而降低副作用的目的。

4. 抗生素

加用抗生素以防止并发感染。

5. 局部用药

口内糜烂而疼痛者,在进食前可用1%～2%丁卡因液涂搽,用 0.25%四环素或金霉素含漱有助于保持口腔卫生。局部使用皮质激素软膏制剂,可促使口腔创面的愈合。

6. 酶抑制剂

各类蛋白分解酶的相应抑制剂已被证实能抵制棘层松解的产生,但尚无临床实际应用成功的报道。

7. 中医中药

脾虚湿热型可选用补中益气汤、清脾除湿饮、五苓散等方加减;热毒炽热型可选用黄连解毒汤、清瘟毒软、清营汤、甘露消毒丹、玉女煎等方加减。

二、常见并发症

副肿瘤性天疱疮

【概述】

副肿瘤性天疱疮是 1990 年正式命名的一种自身免疫性大疱性疾病,以潜在的肿瘤和皮肤黏膜严重溃烂为特点,伴有呼吸等多系统损害,国外报告确诊后大部分病人都在数年内死亡。

【病因与发病机制】

该病肿瘤中病理性 B 细胞克隆的存在和皮肤黏膜自身免疫现象有着直接关系,因此，该病的发病与肿瘤细胞所产生的抗体相关。

【诊断与鉴别诊断】

1. 持久性、难治性、疼痛性

口唇及口腔黏膜广泛的糜烂与溃疡以及皮肤的多形性皮疹。口腔黏膜和口唇的损害往往是PNP最先出现的症状。对类固醇激素和免疫抑制剂等治疗的反应较差。患者常因口腔黏膜严重的糜烂和疼痛不能正常进食，导致体重迅速下降，大部分患者在数月内体重降低10%～20%左右。还可累及眼结膜及外阴黏膜，甚至鼻黏膜、咽喉部黏膜等。PNP的皮肤损害为多形性，以多形红斑样皮疹和扁平苔藓样皮疹最多见，还可出现天疱疮样松弛的水疱、大疱，以及类天疱疮样皮疹等。皮疹一般出现在口腔损害之后，初为局限性，以后可为泛发性，以头面部、躯干和肢体的近端为主。掌跖部位的角化、红斑、水疱和结痂也颇常见，具特征性。

2. 皮肤组织病理学

表皮基底细胞层上方棘细胞层的松解或水疱及孤立或小灶状坏死的角质形成细胞，基底细胞空泡化或液化变性，真皮浅层致密的以淋巴细胞为主的炎性细胞浸润。

3. 以鼠膀胱上皮为底物的间接免疫荧光

患者血清在棘细胞间有荧光沉积，可作为诊断PNP的特异性的筛选指标。以表皮提取蛋白为底物的免疫印迹实验发现患者血清识别190kD、210kD等多条蛋白条带。

4. 伴发肿瘤

特别是淋巴细胞增生性肿瘤。

5. 胸部和腹部CT检查

PNP伴发的肿瘤主要为淋巴细胞增生性肿瘤。在我国，PNP患者主要伴发Castleman's肿瘤(80%以上)。其他有报告的还包括非霍奇金淋巴瘤、胸腺瘤、滤泡树突细胞肉瘤、慢性淋巴细胞白血病、霍奇金淋巴瘤等。国内外也有少数报告PNP伴发的非淋巴细胞增生性肿瘤如鳞状细胞癌，肠、前列腺、胰腺和乳腺的腺癌，炎性肌纤维瘤，脂肪肉瘤，炎性纤维肉瘤及恶性黑素瘤等。Castleman's肿瘤(又称巨大淋巴滤泡样增生)，CT检查有一定特征性，主要发生在纵隔、腹腔和盆腔的腹膜后部位，在增强的CT扫描上主要表现为密度增高的圆形或卵圆形界限很清楚的有包膜的团块。

【治疗】

(1)早期发现伴发肿瘤。

(2)早期和完全切除肿瘤是本病治疗成败的关键。

(3)术前、术中及术后合理使用静脉免疫球蛋白治疗有助于预防或减轻致死的阻塞性支气管炎的发生。

(4)术后定期随访并检测IIF试验(血清中抗体滴度)，及时发现和处理复发或未检测到的肿瘤。

(5)严重病例试用血浆透析疗法迅速降低血液中抗体水平。

第二节 疱疹样皮炎并发症

一、疱疹样皮炎

【概述】

疱疹样皮炎是一种较为少见的大疱性皮肤病,它的特点是反复发作、病程呈慢性经过、皮疹形态多样、对称分布、剧烈瘙痒、预后良好。

【病因与发病机制】

关于疱疹样皮炎的发病原因,目前尚未有定论,大多数学者认为该病与患者免疫异常及小肠病变有关。

1. 免疫异常

在患者的皮损和正常皮肤真皮层有免疫物质沉积,在荧光显微镜下可见到它们呈颗粒状。另外,大约70%的患者血中可以找到特殊的抗体及免疫复合物。这些均提示疱疹样皮炎与患者自身免疫异常有关。

2. 肠病变

约70%～90%的患者有小肠病变,临床表现为大便溏泻,做大便常规检查,会发现很多脂肪小颗粒,这说明患者肠功能异常。做组织病理检查,会看到小肠黏膜的绒毛萎缩变平,黏膜下有淋巴细胞浸润,如果患者吃了含面筋(学名谷胶,又名麦胶)的食物,如小麦、大麦、燕麦、黑麦,就会使患者皮肤症状及肠功能异常加重,假如给予不含面筋的食物,皮损和肠功能异常就会改善。这说明疱疹样皮炎患者存在对谷胶的敏感性。

【临床表现】

(1)多形性皮疹,环形分布,剧烈瘙痒,不侵犯黏膜。

(2)Nikolsky氏征阴性。

(3)对碘过敏(10%～50%碘化钾软膏斑贴试验出现红斑或小水疱)。

(4)血中嗜酸细胞增高,疱液细胞涂片有较多的嗜酸性白细胞。

(5)免疫荧光检查:直接法检查真皮乳头部有IgA颗粒状沉着。表皮基底膜部IgA、C_3线状沉着。

(6)HLA-B8发生率约80%,而DW_3近90%。

(7)合并谷胶(gluten)过敏性肠炎。

【诊断与鉴别诊断】

根据临床表现即可诊断,但需与大疱性类天疱疮、多形红斑及疱疹样脓疱病等鉴别。

【治疗和预防】

(1)按皮肤科一般护理常规。

(2)去除可疑病因,积极治疗内部疾病,忌用碘、溴等药物及含碘食物,宜进无谷胶饮食。

(3)内用药:氨苯砜100～150mg/d,见效后逐渐减至维持量,持续一段时间。服药期间须定期查白细胞、血红蛋白及肝功能;重症者可并用糖皮质激素。

(4)对症使用外用药:某些疱疹样皮炎患者通过严格而长期的(如6～12个月)无谷胶饮食,不用或少用药物治疗也可控制病情。氨苯砜50mg,每日2次或3次口服,或100mg每日1次,可在1～3天之内缓解瘙痒等症状。若症状无改善,氨苯砜剂量可在1周之内增加到100mg,每日4次。大多数患者可在 50～150mg/d 的剂量下控制病情。磺胺吡啶虽然没有氨苯砜效果好，但也可作为另一种治疗药物，起始口服剂量为 2～4g/d，维持剂量为 1～2g/d。秋水仙碱可作为另一种治疗方法。

接受氨苯砜和磺胺吡啶治疗的疱疹样皮炎病人，在治疗前和治疗后的前 4 周，每周要检查血常规，以后 8 周，每 2～3 周检查 1 次，继之每 12～16 周检查 1 次，因为随时可能发生粒细胞缺乏症。溶血性贫血和高铁血红蛋白血症是最常见的副反应。这些副反应在遗传性葡萄糖-6-磷酸脱氢酶(G6PD)缺乏的患者非常严重。中枢神经系统或肝脏毒性反应罕见。如果使用氨苯砜治疗引起溶血，明显心肺功能障碍或周围神经病变，应考虑改用磺胺吡啶。磺胺吡啶一般不会引起溶血。

渗液少而瘙痒明显者的疱疹样皮炎，可用 1%薄荷炉甘石洗剂或 1%冰片炉甘石洗剂外涂，也可外扑石珍散。皮疹泛发，渗液较多，糜烂、结痂者，或有继发感染者，可用金银花、野菊花、苦参、黄柏、九里明各 120g，薄荷 60g(后下)，煎水作温水药浴。经药浴后渗液减少者，可外涂青黛散油或黄连素锌氧油。

部分病人对谷胶过敏，限制谷胶饮食后，病情可自然好转，同时亦应避免含碘、溴、氯的食物、药物。用 DDS 期间，要定期检查血常规及肝功能，有白细胞减少或肝功能损害时，要停药，而改用其他药物治疗。

二、常见并发症

麦胶性肠病

【概述】

麦胶性肠病又称乳糜泻、非热带性脂肪泻，在北美、北欧、澳大利亚发病率较高，国内少见。男女之比为 1∶(1.3～2.0)，女性多于男性，任何年龄均可发病，发病高峰年龄主要是儿童与青年，但近年来老年人发生本病的人数在增多。

【病因与发病机制】

本病与进食麦粉关系密切，大量研究已证实麦胶可能是本病的致病因素，故最近将本病病名直接改为麦胶性肠病，并认为发病机理是遗传、免疫和麦胶饮食相互作用的结果。

本病患者对含麦胶(俗称面筋)的麦粉食物异常敏感，大麦、小麦、黑麦、燕麦中的麦胶可被乙醇分解为麦胶蛋白(即麦素)，其可能为本病的致病因素。麦素含有丰富的谷氨酸和脯氨酸，应用电泳技术可分离为 α、β、γ 和 δ4 种麦素。α 麦素对小肠黏膜具有毒性。麦胶蛋白对肠黏膜的毒性在继续水解后消失。正常人小肠黏膜细胞内有多肽分解酶，可将其分解为更小分子的无毒物质，但在活动性乳糜泻病人，肠黏膜细胞酶活性不足，不能将其分解而致病。

本病的免疫病理研究发现，在活动性乳糜泻病人的血、小肠分泌物及粪中可检出醇溶麦蛋白抗体，近来亦可检出肌内膜和网状蛋白的 IgA 抗体。在禁食麦胶膳食一段时间后，再进麦胶食物时，患者血清中溶血补体和 C_3 急剧下降，并可测出免疫复合体。小肠黏膜活检可见到上皮间淋巴细胞增多，原位增殖，其中主要是致敏 T 细胞，体外器官培养实验表明 T 细胞激活可造成小肠绒毛萎缩和腺体隐窝增生，以上均可提示本病是麦胶引起的一种免疫性疾病。

本病具有遗传倾向，与 MHC 基因密切相关，已观察到患者家属中多人得病，在家族中的无症状者，可检出有醇溶麦蛋白、网状蛋白及肌内膜蛋白抗体携带者。

主要病理变化在于小肠黏膜，病变的程度和范围有很大的差异。小肠黏膜绒毛萎缩、变平、变形，甚至消失。表层环状细胞减少，上皮下层有炎性细胞增多和腺体增生。黏膜柱状上皮细胞变低平。胞浆有空泡，核大小不一，微绒毛模糊不清。有些病例黏膜粗厚，呈慢性炎变，绒毛仍存在，但杂乱无章，肠腔可有不同程度扩大。肠黏膜细胞的酶分泌减少，如二糖酶、二肽酶、脂酶、磷酸酶以及脱氢酶，肠液及肠道激素分泌亦减少。因此，不但肠黏膜吸收面积减少，吸收功能减低，酶的活性也下降，并致消化食物的功能亦减低。病人每天丢失大量脂肪、蛋白、糖、水分和盐类，以致引起各种相应临床症状。

【诊断】

本病的临床表现实质上是由营养物质消化吸收障碍而致的营养不良综合征，临床表现差异很大，相当多的病人症状很轻，不易觉察，成人患者的表现可不典型。

1. 腹泻、腹痛

80%～97%的病人有腹泻。典型者呈脂肪泻，粪便色淡、量多、油脂状或泡沫样，常飘浮于水面，多具恶臭。每日大便次数从数次至十余次。多数患者有经常性或间歇性腹泻；少数早期或轻型病例可无腹泻，甚至可有便秘，常可被漏诊。腹痛较腹泻少见，多为腹胀痛，常在排便前出现。腹部可有轻度压痛。有些病例有明显腹胀、恶心和呕吐。

2. 体重减轻、倦怠乏力

程度不一，几乎为必有的表现。消瘦、乏力主要因蛋白质、脂肪等吸收障碍，另脱水、缺钾、食欲不振也是重要因素。严重病例可呈恶病质。

3. 维生素缺乏及电解质紊乱的表现

钙和维生素D缺乏可致手足搐搦、感觉异常、骨质疏松、骨软化并可引起骨痛。维生素K缺乏可致出血倾向。维生素B族缺乏可致舌苔、口炎、口角炎、脚气病、糙皮病样色素沉着等。维生素A缺乏可致毛囊角化、角膜干燥、夜盲等。半数以上病人有贫血，并伴有凹甲。少数病人可有肌肉压痛及杵状指(趾)。

4. 水肿、发热和夜尿

水肿常见，发热多因伴发感染所致。发病期夜尿量多于昼尿量，可有IgA肾病、不育症、出血倾向。

【鉴别诊断】

本病要与其他肠道器质性疾病、胰腺疾病所致的吸收不良加以鉴别。

【治疗和预防】

确定诊断后针对病因进行综合替补疗法以饮食疗法最为重要。

1. 饮食治疗

避免食用含麦胶饮食(如各种麦类)，如将面粉中的面筋去掉剩余的淀粉可食用原则上，以高蛋白、高热量、低脂肪、无刺激性、易消化的饮食为主。

2. 对症治疗及支持疗法

补充维生素A、B族维生素、维生素C、维生素D、维生素K及叶酸，纠正水电解质平衡失调。必要时可输人体白蛋白或输血。

3. 肾上腺皮质激素

危重病例可静脉滴注ACTH或可口服泼尼松或甲泼尼龙，有时能改善小肠吸收功能，缓解临床症状，但停药后常复发，且长期应用有水钠潴留加重低钾及骨质疏松。

第十一章

结缔组织病

第一节　红斑狼疮并发症

一、红斑狼疮

【概述】

红斑狼疮是一种临床表现多样，可累及皮肤、浆膜、关节、肾及中枢神经系统等的自身免疫性疾病。发病原因不明，它的发病可能与家族遗传、紫外线照射、体内雌激素水平、某些药物、食物及感染有关。红斑狼疮是一个病谱性疾病，病谱的一端是盘状红斑狼疮，病变主要累积皮肤，另一端是系统性红斑狼疮，病变累积内脏多系统，并合并皮肤的损害。

【病因与发病机制】

1. 组织病理

(1)LE的基本病理变化：为结缔组织的黏液样水肿和纤维蛋白样变性以及坏死性血管炎，黏液样水肿发生在基质，见于疾病的早期，基质内可见灶性分布的酸性黏多糖解聚，结果使毛细血管通透性增高。在SLE患者中，小动脉和毛细血管壁的结缔组织发生纤维蛋白样变性甚至坏死，血栓形成、出血和局部缺血等病变构成坏死性血管炎。

(2)皮肤：DLE和SLE的病理变化基本相同，表现为角化过度，毛囊口扩大，角质栓塞、棘层萎缩，基层细胞液化变性。真皮上部见嗜色素细胞增加，胶原纤维水肿并有纤维蛋白样变性。血管和皮肤附属器周围有成片淋巴细胞，少数浆细胞和组织细胞浸润。

(3)肌肉：横纹肌常被侵犯，病变主要在肌束内和肌束间的结缔组织中，为小病灶性纤维蛋白样变性，有些肌纤维亦可有不同程度的变性。

(4)心血管系统：心包炎多为弥漫性纤维素样变性，可见结缔组织发生纤维蛋白样变性，伴有淋巴细胞、浆细胞、组织细胞和成纤维细胞的浸润。心肌变化与横纹肌相似，心肌间质发生纤维蛋白样变性、水肿和炎性细胞浸润。

(5)呼吸系统：肺病变起始为血管炎，继之血管周围炎，以后波及肺间质和实质为间质组织、肺泡壁和毛细血管的纤维蛋白样变性、坏死和透明性变，伴有淋巴细胞和浆细胞浸润。

(6)神经系统：可见小血管、毛细血管的内皮细胞增殖和淋巴细胞浸润，有广泛的微血栓和局限性软化灶等。

(7)泌尿系统：肾脏中肾小球先受累，后期出现肾小管的病变，主要为肾小球毛细血管壁发生纤维蛋白样变性或局灶性坏死，内有透明血栓及苏木素小体或毛细血管袢基底膜呈分节状增厚，形成所谓"铁丝圈"损害，沿肾小球基底膜有抗核抗体的免疫复合物沉积。

2. 病因

红斑狼疮和其他自身免疫性疾病一样还未能找到确切的病因。一般认为它与遗传、感染、内分泌及环境等因素有关。

(1)遗传因素：是红斑狼疮发病的重要因素，具有红斑狼疮遗传因素的人，一旦遇到某些环境中的诱发条件，就会引发该病。据调查黑人、亚洲人患红斑狼疮高于白人，有红斑狼疮家族史的发生率可高达5%～12%，同卵孪生中发病率高达69%，而异卵孪生与同家族群相差不大。

(2)感染因素：在SLE患者的肾小球内皮细胞和皮损中找到包涵体及类包涵体物质，血清中抗病毒抗体增高，SLE动物模型NZB/NZW小鼠组织中可分离出C型病毒(慢病毒)，并在肾小球内可测得C型病毒相关抗原的抗体。有人认为与链球菌或结核杆菌感染有关，但在病人中未得到证实。

(3)内分泌因素：红斑狼疮多发于育龄妇女，在儿童和老年患者中几乎无性别差异。男性的睾丸发育不全患者常不发生红斑狼疮，在红斑狼疮患者中无论男女均有雌酮羟基化产物增高。

(4)环境因素：环境因素是直接诱发红斑狼疮的因素，包括物理方面和化学方面。物理因素如紫外线照射，化学因素如药物，有一些药物可以引起药物性狼疮和加重红斑狼疮。

(5)其他：在日常生活中，如饮食不当，吃了虾、蟹、韭菜、芹菜、蘑菇、无花果和一些豆荚类植物等，住进新装修的房屋，染发等都可以诱发红斑狼疮。

【临床表现】

1. 全身一般症状

发热(尤以不明原因的低热常见)，全身不适，乏力，体重减轻等。

2. 关节、肌肉、关节肿痛

往往是就诊的首发症状，最易受累的是手近端指间关节，膝、足、髁、腕关节均可累及。关节肿痛多呈对称性，常伴有关节周围肌肉酸痛、无力。约半数患者有晨僵。X线检查常无明显改变，仅少数患者有关节畸形。

3. 皮肤和黏膜

(1)面部蝶形水肿性红斑：是本病特有的皮肤症状，好发于鼻颊部，常可扩展至前额、下颌、耳、颈前三角、四肢等处。急性期红斑色鲜红，略有毛细血管扩张及鳞片状脱屑，严重者出现水疱、溃疡、皮肤萎缩和色素沉着。需值得一提的是，在系统性红斑狼疮面部损害中，可以出现眶周水肿性紫红色红斑，也可以在皮肌炎中出现。

(2)手足部的皮损：临床上常表现手(趾)伸侧水肿性红斑以及类似于多形红斑样皮疹。手掌大小鱼际、指背、足跟可有网状毛细血管扩张性红斑。

(3)血管炎皮损：四肢等部位皮肤的真皮及皮下组织小动脉发生坏死性血管炎，表现为红斑、紫癜、水肿、水疱、坏死、溃疡等。

(4)紫癜:常表现为紫癜性丘疹,是血管炎的一种表现。

(5)网状青斑:为小静脉扩张或者血液黏稠度增加而出现浅表毛细血管血流缓慢致皮肤出现网状或者树枝状青斑,多发生在小腿部伸侧。

(6)光敏感性皮损:患者对日光的敏感性增加。

(7)雷诺现象:是一种周围循环疾病。在寒冷或情绪紧张等刺激下,突然发生于指(趾)小动脉的痉挛。典型的雷诺症状包括几个或几节手指或脚趾遇冷或情绪紧张后,发作苍白后继青紫,经搓揉或保暖后转为红润,在雷诺发作时可伴有局部麻木或刺痛。Rp最常影响手指,但脚趾、耳、鼻和舌也可受累。持续地或频繁地发作雷诺可以导致指(趾)端缺血性溃疡或坏死。

(8)狼疮发:前额部发长短不齐,变细变脆,失去光泽,容易脱落,外形散乱。

4. 肾脏损害

狼疮性肾脏的损害是SLE最常见最严重的内脏损害,表现为肾炎或肾病综合征。肾炎时尿内出现红细胞、白细胞、管型和蛋白质。肾功能测定早期正常,逐渐进展,后者可出现尿毒症。肾穿刺活检所见病理变化可分为局灶性增殖性肾小球肾炎型和弥漫性增殖性肾小球肾炎型,前者较轻,表现为轻微的蛋白尿和(或)显微镜下血尿,后者较剧,全部或者几乎全部肾小球受累,肾小球血管间质及内皮细胞弥漫性增殖,临床上常有明显的蛋白尿,镜下血尿以及各种管型,预后差。肾病综合征分为真性和假性两种,所谓真性者指具有典型肾病综合征的临床和实验室表现,即全身水肿,伴不等程度腹水、胸腔和心包积液,大量蛋白尿,血清白蛋白降低,白球蛋白多数正常或偏高。与所谓假性狼疮性肾病综合征不同者,为后者血胆固醇正常或低下,病情较重且预后差。肾病综合征的病理变化为膜性肾小球炎,或弥漫性增殖性肾小球肾炎,后者除大量蛋白尿外,尿中可有较多红细胞和管型,肾功能受损和高血压。亦有部分病例仅有轻度蛋白尿而无任何肾脏损害的临床征象,病理变化常为系膜型。

5. 心血管系统损害

以心包炎最多见,最主要的症状是心前区疼痛和心包磨擦音或心影增大,心音减弱,超声心动图检查诊断率高,心包积液中可查见LE细胞。心肌炎亦常见,一般可有气短、心前区疼痛心动过速,心音减弱,奔马率,心律失常,脉压小、继之出现心脏扩大,可导致心力衰竭。心电图可出现相应改变如低电压,ST段抬高,T波平坦或倒置,PR间期延长。临床上可无任何症状而在某种诱因下突然发生;有些病变,生前难于诊断。此外,可出现心律失常,呈房性、室性早搏和快速心率以及各级房室传导阻滞,主要由于全心炎症扩展侵犯房室或左右束支,加以冠状动脉炎使窦房结、房室结和房室附近动脉管腔变窄,使传导系统产生局限性退行性变所致。

6. 呼吸系统损害

表现呼吸系统在整个病程中,胸膜和肺受累分别为36%和7%,可发生胸膜炎,多为干性,也可为湿性,积液少量或中等量,两侧发生频率相仿,约1/3病例为双侧性,亦可表现咳嗽、多痰、呼吸困难、发绀、胸痛等症状。X线检查可见肺纹理增粗,双肺片状浸润,胸膜肥厚,胸腔积液等,可引起肺不张,甚至呼吸衰竭。

7. 消化系统损害

胃肠道任何部位均可受累,系由胃肠道血管发生血管炎或者栓塞所致,主要表现为食欲不振、腹痛、呕吐、腹泻、腹水等。其中部分患者以这些症状为首发,有约40%患者血清转氨酶升高，肝不一定肿大，一般不出现黄疸。少数可并发急腹症，如胰腺炎、肠坏死、肠梗阻。往往是 SLE 发作或活动的信号。消化系统症状与肠壁和肠系膜的血管炎有关。有消化道症状者需首先除外继发的各种常见感染、药物不良反应等病因。

8. 中枢神经系统损害

有 25％患者累及中枢神经系统，尤以累及脑为多见，故称有此器官受累者为神经精神狼疮。这类患者表现为头痛、呕吐、偏瘫、癫痫、意识障碍；或为幻觉、妄想、猜疑等各种精神障碍症状。有 NP 狼疮表现的均为病情活动者。引起 NP 狼疮的病理基础为脑局部血管炎的微血栓，或为来自心瓣膜的赘生物的小栓子，或为一些针对神经细胞的自身抗体，或为并存的抗磷脂抗体综合征。少数患者出现脊髓损伤，表现为截瘫、大小便失禁等，虽经治疗后往往遗有后遗症。中枢神经受累者腰椎穿刺检查除有颅内压升高外，部分患者的脑脊液尚出现蛋白量增高，白细胞数增高和葡萄糖量减少(少数)，影像学检查对 NP 狼疮诊断有帮助。本病应和中枢神经结核分枝杆菌或真菌感染相鉴别。因中小血管炎而引起的外周神经病变在本病较为少见。

9. 血液系统损害

活动性 SLE 约 60％有贫血，10％属溶血性贫血(Coombs 试验阳性)，约 40％患者白细胞减少或淋巴细胞绝对数减少。约 20％患者有血小板减少，有的患者因血小板减少明显而发生各系统出血。约 20％患者有无痛性轻或中度淋巴结肿大，以颈部和腋下为多见。淋巴结病理往往表现为淋巴组织反应性增生，少数为坏死性淋巴结炎。约 15％患者有脾脏肿大。

10. 眼部病变损害

约 15％患者有眼底变化，如出血、乳头水肿、视网膜渗出物等。比较具有特征性的改变时眼底中心血管附近出现小的、圆的或卵圆的白色混浊物，称为丝白样斑，其原因是视网膜血管炎。另外血管炎可累及视神经，两者均影响视力。重者可在数日内致盲。早期治疗，多数可逆转。

【诊断与鉴别诊断】

1. 实验室检查

(1)血常规：红细胞减少，可发生溶血性贫血，白细胞和血小板往往亦降低。

(2)血沉：血沉增快。

(3)血清蛋白：白蛋白降低，球蛋白和总蛋白增加。

(4)类风湿因子：大概有 20％～40％患者阳性。

(5)红斑狼疮细胞试验：本试验对 SLE 的诊断价值很大，75％～90％活动性 SLE 患者为阳性，随病情好转，阳性率下降。

(6)抗核抗体测定：SLE 中 ANA 滴度较高，高滴度 ANA(至少＞1∶64)可以作为诊断 SLE 的标准之一，随着病情的稳定、好转而下降，以至转为阴性，连续观察滴度变化可以作为疗效的观察指标之一，但 ANA 阴性不能排除 SLE。

(7)抗 ds-DNA 抗体：是 SLE 特异的自身抗体。抗体阳性率和病情相关，抗体阳性常伴有肾脏损害。

(8)抗 ENA 抗体：对 SLE 病人主要有抗 Sm 抗体，抗体滴度与疾病活动无关，缓解期病人仍可见阳性，有助于 SLE 回顾性诊断；抗 RNP 抗体，常与 Sm 抗体同时存在；抗 Ro/SSA 和抗 La/SSB 抗体，前者阳性率为 30％～40％，在 SCLE 和新生儿 LE 阳性率高，与光敏性有关。后者阳性率 10％～20％，与疾病活动无关。

(9)抗心磷脂抗体：SLE 患者阳性率为 30％～44％，该抗体阳性与血小板减少、自发性流产或死胎、血栓形成、血管炎以及神经系统病变有关。

(10)狼疮带试验(LBT):应用直接免疫荧光抗体技术检测皮肤免疫荧光带,即在表皮与真皮连接处可见一局限性免疫球蛋白沉积带,在慢性萎缩性或过度角化的皮损荧光带呈团块状,新起的SLE皮损呈颗粒状或者细线状,而在SLE正常皮肤呈点彩状。此免疫荧光带为免疫球蛋白(主要为IgG,其次为IgM)与补体(C_3和C_4)在表皮与真皮连接处沉积所造成。

2. 诊断标准

美国风湿病学会(ARA)1982年修正的分类标准可作为诊断SLE的依据,满足分类标准4项或者更多项者可诊断为SLE。

(1)颊部红斑。

(2)盘状红斑。

(3)光敏。

(4)口腔溃疡。

(5)非侵蚀性关节炎。

(6)浆膜炎。

(7)肾脏损害:尿蛋白>0.5g/24h,或+++或管型,红细胞,颗粒型或混合管型。

(8)神经系统:抽搐或者精神病(除药物或者代谢紊乱)。

(9)血液学异常:溶血性贫血,白细胞小于4.0×10^9/L至少2次以上,或淋巴细胞小于1.5×10^9/L至少2次以上,血小板减少小于100×10^9/L。

(10)免疫学异常:狼疮细胞阳性或者抗ds-DNA抗体效价增高或抗Sm抗体阳性或者梅毒血清试验假阳性(持续至少6个月)。

(11)ANA阳性。

【治疗和预防】

1. 无重要脏器损害的SLE

如仅有皮疹、低热或关节症状者,只需要非类固醇类抗炎药,如皮疹明显可用抗疟药如羟氯喹,也可用小剂量的糖皮质激素如泼尼松15～20mg/d,以及雷公藤多甙60mg/d。

2. 伴有重要脏器损害的SLE

(1)糖皮质激素:是目前治疗严重自身免疫性疾病的首选药物,可显著抑制炎症反应,对淋巴细胞有直接的不良反应,能有效抑制抗原抗体反应。大致每日泼尼松1mg/d,轻型病例可用40～60mg/d,重型病例可用40～60mg/d,病情危急者可用60～80mg/d,甚至120mg/d,一般认为开始用量宜大,如果初始剂量足够,基本在12～36小时内退热,24～48小时关节痛消失,发热引起的毒性症状明显好转,若2天无好转,应将原剂量再增加33%～100%,直至明显好转为止。

一旦病情好转,用药量即可逐步减量,当药量较大时,减量可快些,递减间隔可短些,当减量至初始剂量一半时,则每次减量的速度宜慢些,并确定合适的维持剂量。一般5～10mg/d。

(2)激素冲击疗法

①甲泼尼龙冲击疗法:甲泼尼龙1g加入生理盐水或5%葡萄糖液中静脉滴注3～12小时,每日1次,连用3天为一疗程,每月1个疗程;甲泼尼龙500～800mg加入生理盐水或5%葡萄糖液中静脉滴注3～12小时,每日1次,连用3天为一疗程,每月2次;甲泼尼龙300、200、100mg,分别于第1、2、3天加入生理盐水或5%葡萄糖液中静脉滴注3～12小时,连用3天为一疗程,每周1次。

②泼尼松3天冲击疗法:泼尼松300、200、100mg分别于第1、2、3天早晨1次顿服(有肝损害者用甲泼尼龙),每周1次。

③地塞米松:150mg加入生理盐水或5%葡萄糖液中静脉滴注,每日1次,连用3天为一疗程,每月1次。

(3)免疫抑制剂：具有抗炎和免疫抑制作用，后者作用可能是通过细胞毒直接作用于免疫活性细胞，或与DNA合成过程中的某些代谢有相似的化学结构而产生竞争性抑制，使免疫活性细胞的合成或代谢不能进行而受到抑制，从而使有益和有害的免疫和炎性反应都受到抑制，常用的有环磷酰胺和甲氨蝶呤，如果其他药物治疗无效，可用环孢素，环孢素对SLE常有效，初始剂量2.5～3.5mg/kg，如果4～8周治疗无效，可增加0.5mg/(kg·d)，但是应该注意肝肾毒性。

此类药物的不良反应较大，常见的有白细胞减少，甚至全血骨髓抑制，胃肠道障碍和肝功能异常。

此类药物在下列情况中采用：单独使用糖皮质激素无效；对长期使用大剂量的糖皮质激素治疗不能耐受；为进一步减少激素维持量或者更顺利的逐渐减量，常与糖皮质激素合用。

①大剂量静脉注射免疫球蛋白：适用于严重的血小板减少性紫癜、全血细胞减少及肝肾功能损害等情况，尤其对合并严重感染的重型狼疮选用丙球冲击治疗安全有效。大剂量为每日400mg/kg、中剂量可每日200mg/kg，连用3～5天，以后每月400mg/kg，用1次。

②血浆置换疗法：适用于严重的SLE伴有高水平的循环免疫复合物时，可与泼尼松或者环磷酰胺配合使用，目的在于辅助治疗难以控制的重型狼疮。

③免疫增强剂：使低下的细胞免疫恢复正常，如胸腺肽、转移因子等。

3. 中医针灸疗法

中医针灸能调整患者的免疫功能，改善细胞免疫功能和体液免疫异常等。有效缓解乏力、关节痛等症状。

二、常见并发症

狼疮性肾炎

【概述】

狼疮性肾炎是指系统性红斑狼疮合并双肾不同病理类型的免疫性损害，同时伴有明显肾脏损害的一种疾病。

【诊断】

1. 病史及症状

多见于中、青年女性，轻者为无症状蛋白尿(<2.5g/d)或血尿，无水肿、高血压；多数病例可有蛋白尿、红白细胞尿、管型尿或呈肾病综合征表现，伴有浮肿、高血压或肾功能减退，夜尿增多较常见；少数病例起病急剧，肾功能迅速恶化。多数肾受累发生于发热、关节炎、皮疹等肾外表现之后，重型病例病变常迅速累及浆膜、心、肺、肝、造血器官和其他脏器组织，并伴相应的临床表现。约1/4的病人以肾脏损害为首发表现。对于生育年龄妇女有肾脏疾病时应常规检查与本病有关的免疫血清学指标。本病诊断大多参照美国风湿病学会1982年制定的系统性红斑狼疮诊断标准。

2. 体检发现

急性期发热较常见，多数病人有贫血貌，面部蝶形红斑为特征性改变。可伴有关节红肿、脱发、皮疹、心脏杂音或心包积液、肝脾肿大、淋巴结肿大及不同程度浮肿或胸腹水等。

3. 辅助检查

(1)尿常规检查：可有不同程度的尿蛋白、镜下血尿、白细胞、红细胞及管型尿。

(2)血常规：多数有中度贫血，偶呈溶血性贫血、血白细胞下降，血小板多数少于100

$\times 10^9$/L，血沉较快。

(3)免疫学检查：血清多种自身抗体阳性，γ-球蛋白显著增高，血循环免疫复合物阳性，低补体血症，尤其在活动期。血红斑狼疮细胞阳性，皮肤狼疮带试验阳性。

(4)重型活动性狼疮性肾炎伴有可逆性的Ccr不同程度下降、血尿素氮和肌酐升高、血白蛋白降低或肝功转氨酶增高；终末期狼疮性肾炎Ccr明显下降和血肌酐、尿素氮显著升高。

(5)影像学检查：B超示双肾增大提示急性病变；部分病人合并肝、脾肿大或心包炎。

(6)肾活检：可了解病理类型、病变活动性和决定治疗方案。以肾脏损害为首发表现的系统性红斑狼疮，肾活检有助于确诊。

【鉴别诊断】

根据典型症状，体征，结合相关实验室检查予以确诊。以肾病综合征起病而无明显系统性红斑狼疮表现者，应排除原发性肾病综合征；伴有肺出血者应与Goodpasture综合征及小血管炎鉴别。

【治疗】

狼疮性肾炎的治疗基于临床表现、实验室和肾活检资料。

(1)对于轻症系统性红斑狼疮(如仅有皮疹、低热或关节症状等)和免疫血清学检查异常，若尿检正常、肾活检显示肾小球正常或轻微病变者，酌情用非甾体类抗炎药改善症状，一般无需用糖皮质激素或细胞毒药物，密切追踪病情变化；若尿检异常、肾活检显示肾小球局灶节段性系膜增生伴有节段性坏死、新月体形成及局灶性肾小球硬化者，用中、小剂量糖皮质激素(如泼尼松20～40mg/d)，酌情加用细胞毒药物或雷公藤制剂。

(2)重型系统性红斑狼疮(如高热、关节痛、无力和(或)病变迅速累及浆膜、心、肺、肝、造血器官和其他脏器组织)伴急性肾炎综合征或急进性肾炎综合征，肾活检显示弥漫增生性肾小球肾炎或新月体性肾炎，肾功能进行性减退时，应给予标准激素治疗加CTX冲击治疗；或甲泼尼龙冲击治疗，每日1.0g，静点3～5日为一疗程，继以中等剂量的泼尼松维持，必要时7～10天后可重复一次，一般不超过3个疗程。当上述方法效果欠佳或病情较重时，可考虑血浆置换疗法；不能用CTX者可试用环孢霉素A、霉酚酸酯等。伴有急性严重肾功能不全、严重高血容量、心力衰竭时应紧急透析，使其渡过危险期，为药物治疗创造条件和争得时间。表现为无症状蛋白尿(尿蛋白＞2g/24h)者可用糖皮质激素，酌情加用细胞毒药物，雷公藤制剂与泼尼松合用亦有一定疗效；表现为无症状血尿者，可用雷公藤制剂(常规剂量或双倍剂量)或CTX治疗。有条件者最好根据肾脏病理类型选择用药。

(3)呈肾病综合征者，但尿中红细胞不多，肾功能稳定，或肾活检显示膜型狼疮性肾炎，应首选泼尼松0.8～1.0mg/(kg·d)，若2～4周后效果不佳时，加用CTX，若伴有肾功能减退，严重高血压，肾活检显示肾小球增生明显或发生病理类型转变时，则应给予标准激素治疗加CTX冲击治疗。

(4)对于固定不变的蛋白尿而无系统性红斑狼疮表现者、或氮质血症而肾脏病理以慢性病变为主者，一般不要长期用泼尼松和细胞毒类药物治疗。

(5)终末期狼疮性肾炎按慢性肾衰处理。

(6)一般治疗包括休息、饮食、利尿、降血压、抗凝和防治各种并发症等，应根据患者的病情参考原发性肾小球疾病的治疗。中医中药辨证施治可提高疗效、减少症状和减少西药的副作用。

第二节 皮肌炎并发症

一、皮肌炎

【概述】

皮肌炎又称皮肤异色性皮肌炎，属自身免疫性结缔组织疾病之一，是一种主要累及横纹肌，呈以淋巴细胞浸润为主的非化脓性炎症病变，可伴有或不伴有多种皮肤损害，也可伴发各种内脏损害。多发性肌炎系指本组疾患而无皮肤损害者。

【病因与发病机制】

1. 病因

确切病因尚不够清楚，可能为病毒感染，机体免疫异常对自我异常的识别以及血管病变，三者亦可能有相互联系，例如横纹肌纤维的慢病毒感染可导致肌纤维抗原性的改变，被免疫系统误认为“异已”，从而产生血管炎而发生本病。

2. 组织学改变

(1)肌肉改变：肌肉广泛或部分地受侵犯，肌纤维初期呈肿胀、横纹消失，肌浆透明化，肌纤维膜细胞核增加，肌纤维分离、断裂。在进行性病变中肌纤维可呈玻璃样、颗粒状、空泡状等变性，有时甚至坏死，或肌肉结构完全消失代以结缔组织，有时可见钙质沉着、间质示炎症性改变，血管扩张、内膜增厚、管腔狭窄，甚至栓塞，血管周围有淋巴细胞伴同浆细胞和组织细胞浸润，主要发生在横纹肌中，有些病例平滑肌和心肌也可发生相同病变。亦有学者认为DM最特征性的病理改变为束周萎缩，即肌纤维的萎缩和损伤常集中于肌束周围，横断面上往往见肌束边缘的肌纤维直径明显缩小，产生原因有人认为DM的病变较多局限于肌外衣，肌外衣的纤维性增厚造成环绕肌束边缘的肌纤维萎缩，亦有人解释束周萎缩是血管损伤处外周肌束血管中断造成慢性缺血的结果。

(2)皮肤改变：在初期水肿性红斑阶段，可见表皮角化，棘层萎缩，钉突消失，基底细胞液化变性、真皮全层黏液性水肿，血管扩张、周围为主淋巴细胞浸润，间有少许组织细胞，有色素失禁，在进行性病变中，胶原纤维肿胀，均质化和硬化，血管壁增厚、皮下脂肪组织黏液样变性，钙质沉着，表皮进一步萎缩，皮肤附属器亦萎缩。

【临床表现】

本病可发生于任何年龄，女性略占多数。有些病例发作有前驱症状，如不规则发热、雷诺氏现象、关节痛、头痛和乏力等。发病多数呈缓慢起病，少数呈急性或亚急性发病。肌肉和皮肤是本病的两组主要症状，皮损往往先于肌肉数周至数年发病，少数先有肌病，随后出现皮损，部分患者肌肉和皮肤同时发病。

1. 肌肉症状

通常累及横纹肌，有时平滑肌和心肌亦可受累。任何部位肌肉皆可侵犯，但往往四肢肌肉首遭累及，机体近端肌肉又比远侧的更易受损。肩胛带和骨盆带肌肉通常最早波及，上臂和股部肌群次之，其他部位肌群更次之。病变常呈对称性，在少数病例中损害可局限在一个肢体肌肉群，或一单独肌肉或许多肌肉连续发作，此起彼伏；通常患者感乏力，随后有肌肉疼痛、压痛和运动痛；进而由于肌力下降，呈现各种运动机能障碍和特殊姿态。由于肌肉病变的多少、轻重、部位的差异等，症状可有所不同，一般通常有抬臂、头部运动或下蹲后站起困难，步态拙劣，有时由于肌力急速衰减，可呈现特殊姿态，如头部下垂，二肩前倾等，重者全身不能动弹。当咽、食管上部和腭部肌肉受累时可出现声音嘶哑和吞咽困难；当膈肌和肋间肌累及可发生气急和呼吸困难；心肌受累可产生心力衰竭，眼肌累及发生复视。病变肌肉质地可如正常或呈柔韧感，有时纤维性变后而发硬或坚实，可促使关节挛缩影响功能，亦有报道有重症肌无力病样综合征即无痛性肌软弱，在活动后加剧。病变肌肉上面的皮肤可增厚或水肿。

2. 皮肤症状

本病的皮肤损害多种多样，有的为首发症状；有的具有一定特异性，对诊断有帮助；有的提示伴发内脏恶性肿瘤；有的与预后有关。皮损病变与肌肉累及程度常不平行，有时皮损可以较为广泛而仅有轻度肌炎，相反亦有存在严重肌肉病变而仅有轻度皮损，有时皮损反映了肌肉病变的程度。通常在面部特别是眼睑发出紫红色斑，逐渐弥漫地向前额、颧颊、耳前、颈和上胸部 V 字区等扩展，头皮和耳后部亦可累及。闭眼近睑缘处可见明显扩张的树枝状毛细血管，偶见弯曲顶端有针头大小淤点的毛血管；以眼睑为中心出现眶周不等程度浮肿紫红色斑片具有一定特征性。四肢肘膝尤其掌指关节和指间关节伸面出现紫红色丘疹、斑，以后变萎缩，有毛细血管扩张、色素减退和上覆细小鳞屑，偶见溃破，称 Gottron 征，亦具有特征性，在甲根皱襞可见僵直毛细血管扩张和淤点，有助于诊断。有些病例躯干部亦可出现皮疹，呈弥漫性或局限性暗红色斑或丘疹，位在胸骨前或肩胛肌间或腰背部皮肤，通常皆无瘙痒、疼痛、感觉异常，但少数病例可有剧痒，损害呈暂时性，反复发作，其后相互融合，持续不退，上有细小鳞屑，口腔黏膜亦出现红斑。

在慢性病例中有时尚可出现多发角化性小丘疹、斑点状色素沉着、毛细血管扩张，轻度皮肤萎缩和色素脱失，称血管萎缩性异色病性皮肌炎，偶尔在异色病样疹基础上皮疹呈现淡红色甚至棕红色，损害广泛，尤以头面部为著，像酒醉后外观，伴较多深褐色、灰褐针头大色素斑，并可见蟠曲树枝状成堆成团扩张的毛细血管，称之恶性红斑，常提示伴发恶性肿瘤。

此外可有皮下结节、钙质沉积排出皮肤形成漏管，有时在非典型病例中仅在眼睑，一侧或两侧或鼻根部出现紫红色斑，或头皮部出现弥漫性红斑、糠样脱屑、脱发，或为荨麻疹，多形红斑样，网状青斑、雷诺现象等，部分病例对日光过敏。

近年来文献中报告约有 8%病例只有皮疹，经长期随访亦未见肌肉病变，称皮肤型皮肌炎。小儿患者除上述描述外，其特点是发病前常有上呼吸道感染史，无雷诺现象和硬皮病样变化，在皮肤、肌肉、筋膜中有弥漫或局限性发生钙质沉着，较成人为常见，有血管病变，胃肠道出现溃疡和出血，与成人不同。

此外，患者可有不规则发热、消瘦、贫血，发热可为本病的初发症状，亦可在本病的发展过程中发生，在急性病例中热度可较高、约 40%病例有发热；可有关节痛，肘膝肩和指关节发生畸形和运动受阻，多数继发于邻近肌肉病变的纤维挛缩所致。X 线摄片在有些病例中见关节间隙消失，骨皮质破坏，约 20%有关节病变。浅表淋巴结一般无明显肿大，少数颈部淋巴结可成串肿大；心脏累及病例有心功能异常，心动过速或过缓，心脏扩大，心肌损害，房颤和心力衰竭，亦可有胸膜炎、间质性肺炎，约 1/3 病例肝轻度至中等度肿大，质中坚，消化道累及钡餐示食管蠕动差，通过缓慢，食管扩张，梨状钡剂滞留。眼肌累及呈复视，视网膜有时有渗出物或出血，或有视网膜脉络膜炎、蛛网膜下腔出血。

皮肌炎患者恶性肿瘤的并发率较高，特别是40岁以上的患者，并发恶性肿瘤的可达40%或更高，多发生于胃肠道、食道、肺、乳腺、前列腺、卵巢、子宫、肾、睾丸、鼻、咽等处，比较少见的有胆囊、肝脏、腮腺等。此外，有些网状细胞肿瘤，包括霍奇金病、淋巴瘤、网状细胞肉瘤等。病人的恶性肿瘤切除或者治疗后皮肌炎好转。

此外，本病可与SLE和硬皮病等病重叠。

【诊断与鉴别诊断】

1. 相关检查

血常规通常无显著变化，有时有轻度贫血和白细胞增多，约1/3病例有嗜酸性粒细胞增高，红细胞沉降率中等度增加，血清蛋白总量不变或减低，白球蛋白比值下降，白蛋白减少，α_2和γ球蛋白增加。

(1)免疫学检测：DM/PM患者血清中可检测出两类自身抗体。直接抗肌肉及其成分的抗体Wada等用高度纯化的肌浆球蛋白经放射免疫测定，发现PM患者的血清中肌浆球蛋白抗体的阳性率为90%，其他结缔组织病患者未发现此抗体。Nishikai等发现肌炎中患者的肌红蛋白抗体的阳性率为71%，其他结缔组织病患者低于15%，正常人则未发现。

抗核抗体和细胞浆抗体LE细胞约10%阳性，抗核抗体约1/5～1/3病例阳性，核型主要为微小斑点型。

①抗J0-1抗体：抗原为组胺酰tRNA全成酶，抗胞浆抗体，PM中阳性率为30%～40%，DM中少于5%，儿童型DM中罕见。亦可见于重叠综合征尤其伴有干燥综合征患者。其间质性肺部疾患密切关联。

②抗Mi-2抗体：Mi-2抗原为一核蛋白，约8%病例阳性，儿童型DM及伴恶性肿瘤的DM偶见。

③抗PM-1/PM-Scl抗体：抗原为核仁蛋白，阳性率为8%～12%，亦可见于与硬皮病重叠的病例。

④抗PL-7抗体：即抗苏氨酰tRNA合成酶抗体，肌炎患者中阳性率为3%～4%。

⑤抗PL-12抗体：即抗丙氨酰tRNA合成酶抗体，阳性率为3%，在非肌炎患者中抗PL-7和PL-12抗体均属罕见，两者与J0-1抗体相关的疾患为同一亚类肌炎。

⑥肌炎患者中发现的其他细胞浆抗体有：Fer抗体，Mas抗体，两者均属罕见；Ro/SS-A抗体和La/ss-B抗体，肌炎患者的阳性率通常为7%～8%，常见于与其他结缔组织病重叠的病例；抗U1SmRNP抗体，在DM/PM患者中阳性率为10%～15%。

直接免疫荧光法测定病变肌肉中毛细血管壁特别是儿童病例显示有IgG、IgM和补体沉积，但在病变皮肤皮损局灶性真皮表皮交界处可见局灶性IgG沉积。但无连续性沉积，与SLE不同。

(2)尿肌酸排泄量增加：正常情况肌酸的合成过程首先是精氨酸将脒基转移给甘氨酸而成胍乙酸，其次是胍乙酸接受蛋氨酸的甲基成为肌酸，在肝脏内合成，大部分由肌肉摄取，以含高能磷酸键的磷酸肌酸形式存在，其中高能磷酸键在磷酸肌酸激酶的催化下可转移给二磷酸腺苷而生成三磷酸腺苷，当三磷酸腺苷合成增加时，一部分磷酸即可通过逆向反应而储存在磷酸肌酸中。肌酸在肌肉内代谢脱水形成肌酐以后从尿中排出。在发育期、妇女月经来潮前后和老年人可有生理性肌酸尿，但其24小时排出总量不超过每千克体重4mg。患本病时由于肌肉的病变，所摄取的肌酸减少，参加肌肉代谢活动的肌酸量亦减少，形成肌酐量因之亦减少，血中肌酸量增高而肌酐量降低，肌酸从尿中大量排出而肌酐排出量却降低。皮肌炎患者24小时肌酸排出量甚至可高达2g。

(3)血清肌浆酶测定：血清肌酸磷酸激酶(CPK)、谷草转氨酶(AST)、丙氨酸氨基转移酶(ALT)、乳酸脱氢酶测定值增高，特别CPK，血清酶的增高常与本病肌肉病变的消长平行，可反映疾病的活动性，一般在肌力改善前3～4周降低，临床复发前5～6周升高，可预示病情的恶化。当患者CPK值增高，其CKMM1：CKMM＜30％和CKMM1：＞1时提示PM病情严重，未经治疗的活动性肌炎患者通常异常，但此酶对肌肉无特异性，肝脏内具有较多的醛缩酶，肝病时该酶亦可增高。碳酸酐酶Ⅲ为惟一在于骨骼肌的同工酶，骨骼肌损伤时可增高。

(4)肌电图改变：呈肌原性萎缩相，常见的为失神经纤维性颤动，病变肌肉示失神经现象，呈现不规则不随意的放电波形，罹患肌肉不是全部肌纤维同样受累，其中多半有正常的肌纤维散在。轻用力时呈短时限的多相运动单位，最大用力时呈低电压干扰相多波增加。

(5)其他：肌红蛋白存在于骨骼和心肌中，人血和尿中仅有少量肌红蛋白，严重的肌损伤可释放大量的肌红蛋白，血清肌红蛋白测定可作为衡量疾病活动程度的指标，尿中出现可见的血红蛋白样色素；病情加重时排出增多，缓解时减少。亦有报道尿3-甲基组氨酸排出增多为肌肉损伤的标志，缺点是无特异性。

2. 鉴别诊断

本病根据典型的临床表现，结合相关实验室检查确诊。需要与以下疾病相鉴别。

(1)系统性红斑狼疮：皮损以颧颊部水肿性蝶形红斑，指(趾)节伸面暗红斑和甲周为中心的浮肿性紫红斑、指(趾)间关节和掌(跖)指(趾)关节伸面紫红斑以及甲根皱襞的僵直毛细血管扩张红斑有所区别；SLE多系统病变中以肾主要累及而皮肌炎以肢体近端肌肉累及为主、声音嘶哑和吞噬困难亦较常见，此外血清肌浆酶和尿肌酸排出量的测定在皮肌炎患者有明显增高，需要时肌电图和肌肉活组织检查可资鉴别。

(2)系统性硬皮病：皮肌炎的后期病变如皮肤硬化，皮下脂肪组织中钙质沉着，组织学上也可见结缔组织肿胀，硬化、皮肤附属器萎缩等，但在系统性硬皮病初期，有雷诺现象，颜面和四肢末端肿胀、硬化以后萎缩为其特征、肌肉病变方面皮肌炎初期病变即已显著，为实质性肌炎，而在系统性硬皮病中肌肉病变通常在晚期出现，且为间质性肌炎可作鉴别。

(3)风湿性多肌痛症：通常发生在40岁以上，上肢近端发生弥漫性疼痛较下肢为多，伴同全身乏力，患者不能道出来疼痛来自肌肉还是关节，无肌无力，由于失用可有轻度消瘦，血清CPK值正常，肌电图正常或轻度肌病性变化。

(4)嗜酸性肌炎：其特征为亚急性发作肌痛和近端肌群无力，血清肌浆酶可增高，肌电图示肌病变化，肌肉活检示肌炎伴同嗜酸性细胞炎性浸润，有时呈局灶性变化，为嗜酸性细胞增多综合征病谱中的一个亚型。

【治疗和预防】

1. 皮质激素

泼尼松多为首选药物，一般为60mg/d，依据肌力测定和血清肌酶水平下降评定疗效。病情控制后可以稳步减药。

2. 免疫抑制剂

多与皮质激素并用，可首选用环磷酰胺100mg/d和硫唑嘌呤100～150mg/d。

3. 维生素类

维生素E300～900mg/d，能影响肌肉代谢，增强肌力。

4. 对肌力有影响的一些拟胆碱药物

如加兰他敏(galanthamin)2.5～5mg，每日肌注1次。新斯的明0.5mg，每日肌注1次，对改善肌力都有一定作用。

5. 蛋白同化剂

丙酸睾丸酮或苯丙酸诺龙25mg肌注，每周2次，可促进蛋白合成和减少肌酸排泄。

6. 支持疗法

在整个治疗期间都是极为重要的，如良好的营养，物理疗法，对恢复肌力有一定作用。

二、常见并发症

内脏肿瘤

【概述】

大量的研究显示，皮肌炎患者有更高的风险发生恶性内脏肿瘤。男性皮肌炎患者发生恶性内脏肿瘤相对风险值为2.4；女性患者的相对风险值为3.4。一项长期研究显示，在发生皮肌炎5年后，女性患者发生卵巢癌的可能性比未患皮肌炎的患者高出17倍。但多发性肌炎与恶性内脏肿瘤的相关性并不高。

报道与皮肌炎相关的肿瘤除了卵巢癌外，还有黑色素瘤、皮肤淋巴瘤、卡波西肉瘤等。亚洲男性容易并发鼻咽癌。

第三节 硬皮病并发症

一、硬皮病

【概述】

硬皮病临床上以局限性或弥漫性皮肤增厚和纤维化为特征，并累及心、肺、肾、消化道等内脏器官的结缔组织病。

【病因与发病机制】

1. 病因

该病病因、病机不明，可能与下列因素有关：

(1)遗传：在硬皮病患者中，某些HLA-Ⅱ类抗原表达较常人明显增高。

(2)化学品与药物：如聚氯乙烯，有机溶剂、硅、二氧化硅、环氧树脂、L-色氨酸、博莱霉素、喷他佐辛等可诱发硬皮与内脏纤维化。

(3)免疫异常：本病存在体液免疫和细胞免疫异常，在患者血清中可查到特异性抗Scl-70自身抗体。说明本病的发生与免疫紊乱密切相关。

(4)结缔组织代谢异常：本病特征性改变是胶原产生过多，皮肤中胶原含量明显增多。

(5)细胞因子的作用：某些细胞因子参与本病的发病，如转化生长因子、表皮细胞生长因子，血小板衍生生长因子等。

(6)血管异常：大多数硬皮病患者均表现

有雷诺现象，病理学显示，小动脉和微血管内膜增厚、管腔狭窄或闭塞。

2. 病理变化

皮肤病理变化主要在真皮胶原纤维和小动脉。

可以分为早期(炎症期)和晚期(硬化、萎缩)表现。早期损害见真皮胶原纤维肿胀和均一化，胶原纤维间和血管周围有淋巴细胞为主的浸润。血管壁水肿，弹性纤维断裂。晚期损害见真皮胶原纤维硬化增厚，真皮血管壁也增厚，其中尤以血管内膜增厚，管腔狭窄，甚至闭塞。汗腺及皮脂腺萎缩，脂肪层变薄，可有钙质沉积。

【临床表现】

患者的皮肤出现变硬、变厚和萎缩的改变，依据其皮肤病变的程度及病变累及的部位，可分为局限性和系统性两型。局限性硬皮病主要表现为皮肤硬化，包括硬斑病、带状硬皮病、点滴状硬皮病、片状硬皮病。系统性硬皮病又称为系统性硬化症，可累及皮肤、滑膜及内脏，特别是胃肠道、肺、肾、心、血管、骨骼肌系统等，引起相应脏器的功能不全。系统性硬化症包括肢端硬皮病、弥漫性硬皮病、CREST综合征(包括肢端硬化和毛细血管扩张钙质沉积，雷诺现象，食管蠕动异常症状，此为系统性硬化的一个类型，预后较好)。

1. 局限性硬皮病

(1)硬斑病：多发生在腰、背部，其次为四肢及面颈部，表现为圆形、椭圆形或不规则形的水肿性斑片，初呈淡红或紫红，经数周或数月逐渐扩大硬化，颜色变为淡黄色或象牙色，局部无汗、毛发脱落，数年后转化为白色或淡褐色萎缩性瘢痕。皮肤活检符合硬皮病改变。

(2)带状硬皮病：好发于儿童和青年，女性多于男性，病变沿肋间和一侧肢体呈带状分布，可为单条或数条，病变演变过程同硬斑病。

(3)点滴状硬斑病：多发于颈、胸、肩背等处，约绿豆至五分硬币大小，呈集簇性线状排列，其演变过程似硬斑病。

2. 系统性硬皮病

(1)前驱症状：多数患者有雷诺现象、关节痛、神经痛、不规则发热、食欲减退、体重下降等系统症状。

(2)皮肤症状：患者常自觉从手、足等开始对称性的扩展至前臂，躯干等处，皮损局部先发生红斑肿胀，压之无凹陷，继之皮肤坚实发亮，灰黄色似蜡样，可有色素异常和毛细血管扩张，面部表情丧失而呈假面具样，指间似鹰嘴，口唇变薄且收缩成放射状沟纹，口裂狭小，指关节活动受限可成爪状手，肘膝关节屈曲挛缩，胸部皮肤受累可以影响呼吸运动，甲可增宽，表面有纹，易碎变薄或者脱落。

3. 黏膜损害

舌、咽喉、阴道黏膜等处均可硬化萎缩。

4. 系统病变

系统病变可侵犯内脏的各个器官，以关节、肺、食管多见，其他如心脏、肠道、肾、肌肉、肝、脾、骨髓、淋巴结、中枢神经系统等。

(1)骨、关节：大多数患者有关节的损害，表现为关节痛、关节炎，关节畸形，可有少量的关节渗液，X线表现为关节间隙狭窄和关节面的硬化。

(2)食管：食管远端运动障碍时内脏受累是常见的症状，主要表现为不同程度的吞咽困难，胃内容物反流等。

(3)胃肠道：表现为腹痛、腹泻与便秘交替。

(4)肺：肺弥漫性间质性纤维化，表现为呼吸困难。

(5)心脏：心脏的病变主要表现为气急、胸闷、心悸和各种房室心律不齐，甚至心力衰竭，这与心肌的纤维化和肺小动脉炎症密切相关。X线表现为心脏扩大、心包积液。

(6)肾脏:临床上可分为急性和慢性两种表现,急性期主要见于早期弥漫性系统性硬皮病患者,且处于皮肤硬化的进展期,寒冷的季节尤其易发生。肾脏损害常为病变严重的提示,表现为蛋白尿和镜下血尿,组织病理表现为系统性硬皮病典型的血管内膜增生病伴有中膜纤维蛋白样坏死。血管壁可见到补体和免疫球蛋白的沉积。

(7)其他器官:自主神经和周围神经亦常受累,表现为末梢血液循环不良,指趾麻木,掌趾发冷,多汗等。

【诊断与鉴别诊断】

1. 实验室检查

可表现为贫血、血尿、蛋白尿,管型尿,血沉增高,血清白蛋白降低,球蛋白增高。免疫检查ANA阳性率不一,主要为斑点型和核仁型,在进行性系统性硬皮病(PSS)抗Scl-70抗体阳性率为34%～40%,特异性较高,是PSS标志性抗体,在CREST综合征中,抗着丝点抗体(ACA)阳性率50%～96%,为该综合征标志性抗体。

2. 系统性硬皮病的诊断标准

(1)主要标准:对称性手指及掌指关节或跖趾关节近端的皮肤增厚、绷紧及硬化。

(2)次要标准

①手指硬化:上述皮损仅限于手指;

②指端凹陷性瘢痕或者指垫实质丧失;

③双侧肺低纤维化。

3. CREST综合征的诊断标准

患者需具备CREST 5个症状或者CREST 4个症状即可诊断。如有CREST 5个症状中的3个或者3个以上症状,并有抗着丝点抗体阳性也可诊断。

4. 鉴别诊断

(1)系统性硬皮病需与以下疾病鉴别

①雷诺病:PSS早期时的雷诺现象应与雷诺病相鉴别,雷诺病少有皮肤硬化或骨的变化。

②成人硬肿病:自颈部开始发病,手足很少受累,无雷诺现象及系统病变,以皮肤深层、筋膜和肌肉的木质样变为特点,有自愈倾向。

③肢端骨质溶解症(氯化乙烯病):本病发生在聚氯乙烯制造业接触氯乙烯单体者,具有三联临床症状;雷诺现象、硬皮病样皮损和骨的溶解性损害,脱离接触后部分患者的皮肤硬皮病样损害可逐渐消失。

④博莱霉素引起的皮肤硬化:主要是手部的浸润斑与带状发硬,有用药史。

⑤慢性移植物抗宿主病(CDVHD):皮肤虽有硬皮病样改变,但是有接受骨髓移植病史。

(2)局限性硬皮病需与以下疾病进行鉴别

①进行性特发性皮肤萎缩:开始为水肿性红斑,钱币样大小,背部多见,也可见于肢体等部位,以后转为褐色或灰色,皮肤逐渐萎缩,轻度凹陷,如浅盘状,部分病例在皮肤萎缩斑的中央有小的硬化斑片,与硬斑病皮肤先硬化,后萎缩不同,组织病理无真皮基质硬化。

②硬化性萎缩性苔藓:其轻度硬化的斑块由有白色光泽的多角形扁平丘疹组成,斑上有毛囊性黑色角栓,有时发生水疱,最后发生萎缩,常聚集分布,但不融合,组织学可与硬皮病相鉴别。

【治疗和预防】

本病目前尚无特效疗法,部分病例治疗后可停止发展或缓解。两型在治疗上无大的差别。

1. 一般治疗

去除感染病灶,加强营养,注意保暖和避

免剧烈精神刺激。

2. 血管活性剂

主要用于扩张血管,降低血黏度,改善微循环。

(1)丹参注射液:每毫升相当原药2g,8～16ml加入低分子右旋糖酐500ml内静脉滴注,每日1次,10次为一疗程,连续或间歇应用。对皮肤硬化、张口和吞咽困难、色素沉着、关节僵硬和疼痛以及雷诺现象等有一定效果,但有出血倾向或肾功能不良者不宜采用。

(2)胍乙啶(Guanethidine):开始量12.5mg/d,渐增加于25mg/d,3周后改为37.5mg/d。对雷诺现象有效(有效率约50%)。

(3)甲基多巴:125mg,每日3次(或1～2g/d)。能抑制雷诺现象。

3. 结缔组织形成抑制剂

(1)青霉胺:能干扰胶原分子间连锁的复合物,抑制新胶的生物合成。开始服250mg/d,逐渐增至全量1g/d,连服2～3年,对皮肤增厚和营养性改变疗效显著,对微循环和肺功能亦有改善,并能减少器官受累的发生率和提高存活率。在服药过程中,本药对肾可有刺激,并能抑制骨髓,可出现白细胞和血小板减少。若同时伴服左旋合酰胺(I-Glutamine)0.2g,每日3次,其疗效较单服青霉胺为佳。

(2)秋水仙碱:能阻止原胶原转化为胶原,抑制胶原的积贮。用量为每日0.5～1.5mg,连服3个月至数年,对皮肤硬化、雷诺现象及食管改变均有一定疗效。用药期间如有腹泻可减量或给予半乳糖甙酶(β-Galactosidase)。

(3)积雪甙:为中药积雪草中提取的一种有效成分,实验证明能抑制成纤维细胞的活性,软化结缔组织。片剂(每片含积雪甙10mg)每日服3次,每次3～4片;针剂(每支2ml含积雪甙20mg)肌内注射,每周2～3次,每次1支。对软化硬皮、消除组织浮肿、缓解关节疼痛、愈合溃疡等均有相当效果(有效率约80%),一般1个月左右开始见效。

4. 抗炎剂

糖皮质激素对系统性硬皮病早期的炎症、水肿、关节等症状有效。一般常先用泼尼松30mg/d口服,以后渐减至5～10mg/d的维持量。如有蛋白尿、高血压或氮质血症存在应避免应用。

5. 免疫抑制剂

如硫唑嘌呤(75～150mg/d)、苯丁酸氮芥(6mg/d)、环磷酰胺(50～200mg/d)等均可选用,对关节、皮肤和肾脏病变有一定疗效。与糖皮质激素合并应用,常可提高疗效和减少皮质激素用量。

6. 物理疗法

包括音频电疗、按摩和热浴等,其中音频电疗对本病有较好疗效,局限型者可使之完全恢复,系统型亦有软化肌肤、改善组织营养、愈合溃疡之效。开始每日治疗1～2次,每次持续20～30分钟,待病情好转后可隔日1次,治疗时间较久。

7. 其他

如封闭疗法、维生素E、复合磷酸酯酶肠溶片以及丙酸睾丸素等均可酌情配合选用。

二、常见并发症

(一)硬皮病肾病

【概述】

尽管尸检证据提示60%～80%患有硬皮病的病人有肾累及,但临床上较少病人有明显的疾病表现。然而,约50%有肾功能不全的一些体征(如轻度蛋白尿,血浆肌酐轻度升高,高血压)。肾脏疾病发生的危险性在黑人,伴弥漫性,急速进展性皮肤受累的病人,和那些应用大剂量皮质类固醇激素者较大。

硬皮病肾危象是硬皮病肾病的一种不良并发症,发生于10%～15%的病人,通常在硬皮病诊断5年内发现。肾衰占硬皮病死亡的40%。

【病因与发病机制】

闭塞性动脉损害可以影响小叶间动脉和肾小球。急性期可见纤维蛋白血栓和纤维蛋白样坏死,随着疾病的治愈,血管壁出现黏液样内膜增厚和同心圆洋葱皮样增厚,与恶性高血压性小动脉性肾硬化和溶血性尿毒症综合征中观察到的改变相似。

【诊断与鉴别诊断】

硬皮病的肾外发现(如胃肠道或肺疾病,特异性自身抗体)和近期开始的严重高血压和进行性肾衰高度提示硬皮病肾病。硬皮病肾累及可包括轻度蛋白尿伴少量细胞或管型,中至重度高血压和氮质血症。在约50%的硬皮病病人中,至少可出现其中一个体征,但也可能是同时存在的。有时镜下血尿会发生。

硬皮病肾危象是一个内科急症,常先出现皮肤病的急速进展。所有伴弥漫性皮肤病的病人应在诊断硬皮病后的最初5年中每4个月评估一次血清肌酐浓度和蛋白尿定量。肾衰的迅速发生是诊断的主要指标。

【治疗】

(1)因为硬皮病肾病是双侧肾内动脉狭窄的一种形式,在一些病人应用ACEI抑制剂血浆肌酐会升高,因此,建议在治疗初期严密监测血浆肌酐。单用ACEI抑制剂如血压控制不够,可加用双氢吡啶类钙拮抗剂(如非洛地平、氨氯地平)。

(2)发生硬皮病肾病的病人可以腹膜透析或血液透析成功地治疗,尽管外周血管疾病可能限制后者的血管通路。肾移植常受限制,因为肾外表现的严重性和有20%的复发率。

(3)在硬皮病肾危象中,控制血压高达70%的病人血压控制可稳定或改善肾功能,如果在血管损害不可逆前开始,ACEI抑制剂是选择的药物,在约90%病人中有很好的效果,进行性肾功能不全的机会少,1年的生存率改善。如果硬皮病肾危象不治疗,在1～2个月内可出现晚期肾衰。

(二)肺纤维化

【概述】

肺脏间质组织由胶原蛋白、弹性素及蛋白多糖类构成,当纤维母细胞受到化学性或物理性伤害时,会分泌胶原蛋白进行肺间质组织的修补,进而造成肺脏纤维化,即肺脏受到伤害后,人体修复产生的结果。

【病因与发病机制】

肺间质纤维化的早期出现肺泡炎,肺泡内有浆液和细胞成分,肺间质内有大量单核细胞,部分淋巴细胞,浆细胞,肺泡巨噬细胞等炎性细胞浸润,肺泡结构完整。进入晚期,慢性炎症已减轻,肺泡结构为坚实的胶原代替,肺泡壁被破坏,形成扩张的蜂窝肺。胶原、细胞外基质、成纤维细胞分布在间质中,肺泡上皮化生为鳞状上皮。基于这些病理变化,临床上多表现为进行性呼吸困难或伴有刺激性干咳,胸部X线显示两中下肺野网状阴影,肺功能为限制性通气功能障碍。病情呈持续性进展,最终因呼吸衰竭而死亡。

【诊断与鉴别诊断】

1. 症状

进行性气急、干咳、肺部湿啰音或捻发音。

2. X线检查

早期呈毛玻璃状，典型改变弥漫性线条状、结节状、云絮样、网状阴影，肺容积缩小。

3. 实验室检查

可见 ESR、LDH 增高，一般无特殊意义。

4. 肺功能检查

可见肺容量减少、弥散功能降低和低氧血症。

5. 肺组织活检

提供病理学依据。本病应注意与喘息性支气管炎鉴别。

【治疗】

1. 激素治疗

泼尼松 30～40mg，分 2～3 次口服，逐渐减量至维持量，5～10mg，1 日 1 次。

2. 治疗并发症

抗感染治疗，根据病原菌选择抗生素。

3. 支气管扩张剂

氨茶碱、舒喘灵等。

4. 氧疗

适用于晚期患者。

第十二章

遗传性皮肤病

第一节 大疱性表皮松解症并发症

一、大疱性表皮松解症

【概述】

本病是一种遗传性疾病，特点是皮肤黏膜起大疱。各型的基本病理改变位于真皮或基底膜，但有些原发改变则位于表皮细胞。

【病因与发病机制】

由于皮肤结构蛋白的先天性缺陷，使皮肤容易发生松解出现大疱。现已清楚缺陷的发生是因为某些编码蛋白的基因出现了突变，导致蛋白质的结构异常，使皮肤松解。

【临床表现】

各型大疱性表皮松解症的共同特点是皮肤在受到轻微摩擦后就出现水疱及大疱。在肢端及四肢关节的伸侧尤其容易发生。严重者水疱及大疱可发生在皮肤黏膜的任何部位。皮损愈合后可形成瘢痕，出现粟丘疹，肢端反复的皮损可使指趾甲脱落。

1. 单纯型

单纯型皮损最轻。由于水疱发生在表皮基底细胞层，最为表浅，愈后一般不留瘢痕。皮损仅见于肢端及四肢关节伸侧，不侵及黏膜。尼氏征阴性。

2. 营养不良型

营养不良型皮损重。这是因为水疱发生在基底膜的致密板下带，是表皮下疱，愈后遗留明显的瘢痕。损害可出现在体表的任何部位，包括黏膜，以肢端最为严重。肢端反复发生的水疱及瘢痕可使指趾间的皮肤粘连、指骨萎缩、成爪形手；口咽部黏膜的反复溃破，结瘢可使患者张口困难、吞咽困难等。患者生后即出现皮损，预后不好。

3. 交界型

交界型罕见。出生后就有大面积的水疱、大疱及糜烂，大多数患儿在2岁内死亡。

【诊断与鉴别诊断】

1. 实验室检查

病理示表皮、基底膜或真皮层形成大疱。

2. 鉴别诊断

根据生后或生后不久在肢端及摩擦部位容易出现水疱可以确诊，主要是各型之间互相鉴别。

【治疗】

无有效的治疗方法。

【预防】

一旦确诊后应注意加强对患儿的护理，避免轻微的摩擦与外伤。

出现水疱、大疱后应注意创面清洁，预防化脓菌的感染，以减少或避免瘢痕形成。

二、常见并发症

粟丘疹

【概述】

本病又名白色痤疮或粟丘疹白色苔藓，系一种常见的浅表角蛋白小囊肿，起源于表皮或附属器上皮。

【病因与发病机制】

本病可分原发性及继发性两种。前者由毳毛漏斗部下端的表皮所形成；后者则继发于大疱性类天疱疮、营养不良性表皮松解性大疱病、迟发性皮肤卟啉病等表皮下大疱病，二度烧伤及皮肤磨削术后表皮或皮肤附属器上皮增生也可致本病。发病机制目前还不清楚。

【诊断】

1. 临床表现

皮损为黄白色坚实性球样丘疹，表面光滑，直径1～2mm，上覆极薄表皮，可挤压出坚实性角质小球。原发性皮损好发于颜面，特别是眼睑周围。继发性皮损则发生于原有皮疹的表面及周围。皮疹发展缓慢，可持续多年，最后自然脱落消失，通常无自觉症状。个别损害可有钙盐沉积，硬如软骨，损害增大时呈暗黄色。

2. 实验室检查

组织病理与表皮囊肿相似，仅大小形状不同。囊壁由多层扁平上皮细胞构成，囊腔为排列成同心圆的角蛋白板层所充填。连续切片中可见，原发性粟丘疹以上皮蒂与毳毛囊相连，继发性粟丘疹则可与毛囊、汗腺导管、皮脂腺导管或表皮相连。

【鉴别诊断】

1. 汗管瘤

多发于青年女性，好发于下眼睑、前额，为扁平粟粒大小丘疹，呈肤色，表面有蜡样光泽。病理可区分。

2. 毛发上皮瘤

好发于面部，为针头至黄豆大小圆形或椭圆形、黄色或粉红色透明坚实结节，中央凹陷，遗传型者多幼年发病，孤立型者好发于老年人。

【治疗】

一般不需治疗。

如美容需要，可局部消毒后用针挑破表皮剔出黄白色小颗粒，或用细针做轻度电干燥疗法。

第二节 着色性干皮病并发症

一、着色性干皮病

【概述】

本病是一种发生在暴露部位的以色素变化、萎缩、角化及癌变为特征的遗传性疾病，属常染色体隐性遗传病。

【病因与发病机制】

患者因缺乏修复紫外线造成的DNA损伤的功能，而在日光照射后产生皮炎，继之发生皮肤肿瘤。

【临床表现】

75%的患者于生后6个月至3岁发病，常在20岁前出现肿瘤损害。暴露部位发生针头至1mm以上大小的淡暗棕色斑和皮肤干燥，日晒后可发生急性晒伤样或较持久的红斑，雀斑可相互融合成不规则的色素沉着斑。可出现毛细血管扩张和小血管瘤，并很快出现小而圆的或不规则的白色萎缩点，类似皮肤异色病样表现。有时还有结痂性大疱、水疱性损害，不易愈合的浅溃疡留下畸形瘢痕并萎缩。轻病例也可发生角化棘皮瘤，但可自行消退，疣状角化可发生恶变。可伴眼损害。

【诊断与鉴别诊断】

1. 实验室检查

病理示呈皮肤异色病和日光损害的病理改变，晚期伴各种肿瘤的病理改变。可行DNA分析及产前羊水分析。

2. 鉴别诊断

(1)雀斑：皮疹冬季减轻，夏季加重，且无毛细血管扩张、萎缩及角化性损害。

(2) Rothmund-Thomson综合征(先天性皮肤异色综合征)：为常染色体隐性遗传，生后1年内发病，在面、耳廓、手、足、臀等部位出现棕红色色素沉着或色素减退，皮肤萎缩，并有萎缩性毛细血管扩张，以曝光部位为主，3～6岁发生白内障，多为双侧性。

(3)肢端早老症：新生儿期发病，为真皮和皮下组织发育缺陷，故皮肤菲薄，干燥呈半透明，皮下结构的轮廓清晰可见。病变在手背、足背最明显。萎缩可局限于四肢，对光线不敏感。

【治疗】

(1)早期试用维A酸乳剂外搽。

(2)肿瘤及早切除。

【预防】

避免日晒，不宜室外工作，并用遮光剂。

二、常见并发症

基底细胞上皮瘤

【概述】

本病又名基底细胞癌，好发于头面部位，多见于户外工作者和老年人，是皮肤癌最常见类型之一，特点是发展缓慢、呈浸润性生长，但很少有血行或淋巴道转移，恶性程度较低。根据其分化的方向可分为毛发、皮脂腺、顶泌汗腺或汗腺4类良性附属器肿瘤。

【病因与发病机制】

基底细胞癌源于表皮基底细胞或毛囊外根鞘，尤其是毛囊的基底细胞，是一种低度恶性肿瘤。附属器肿瘤由原始上皮胚芽细胞发育而来，本病为分化最高的恶性附属器肿瘤，其发生多与暴露部位的皮肤受外界因素刺激损害有关。

1. 日光长期暴晒

本病好发于头皮、面部等暴露部位，并多见于户外工作者，即因日光中的紫外线侵害人体会导致细胞内DNA损伤和其修复能力的破坏而致皮肤癌。

2. 过量放射线照射

在慢性皮炎的基础上，受到过量的放射线照射可诱使皮肤发生癌变。

3. 化学物质刺激

长期接触无机砷（如复方亚砷酸钾溶液）或饮用含砷较高的饮水或食物等易患基底细胞癌。

4. 物理性因素

皮肤癌亦可在不稳定的萎缩性烧伤后瘢痕上出现。慢性溃疡或窦道、慢性肉芽肿、慢性骨髓炎、上皮瘤样增生、寻常狼疮扁平苔藓、麻风等经久不愈，在10余年或数十年后亦可能发生癌变。偶见单纯性创伤如种痘处发病者。

5. 其他因素

某些错构瘤如皮脂腺痣乳头状汗管囊腺瘤以及恶变前纤维上皮瘤易发生基底细胞癌。甚至皮肤纤维瘤上方的表皮亦可发生基底细胞癌。免疫力减弱的患者，可能由于细胞中介免疫受损和增加对致瘤病毒的易感性，增加了发生基底细胞癌的危险性。某些遗传病如白化病、着色性干皮病、Rasmussen综合征、Rombo综合征、Bazax综合征和Darier病，使基底细胞癌的发病率增高。

【诊断】

1. 临床表现

基底细胞癌多发生于30岁后，70岁为高峰，好发于头面部，尤以鼻、眼睑及颊部最为常见。早期表现为局部皮肤略呈隆起、淡黄色或粉红色小结节，仅有针头或绿豆大小，呈半透明结节，质硬，表皮菲薄，伴有毛细血管扩张，但无疼痛或压痛。病变位于表皮深层者表面皮肤略凹陷，失去正常皮肤的光泽和纹理。经数月或数年后，表现出现鳞片状脱屑，以后反复结痂、脱屑，表现溃烂、渗血。当病灶继续增大时，中间形成浅表溃疡，其边缘参差不齐，似虫蚀样。基底细胞癌表面形态多种多样。根据肉眼所见形态，大致可分为以下几种类型：

（1）结节溃疡型基底细胞癌：最常见，损害为单个，好发于颜面，特别是颊部、鼻旁沟、前额等处。

①结节型：损害突出皮肤，针头至绿豆大小，初起为小的蜡样结节，缓慢增大，为非炎症性、浅黄褐或淡灰白色、蜡样或半透明（如珍珠样）的结节，质硬，表面皮纹消失，表皮菲薄伴浅表毛细血管扩张，表皮一般不溃破，稍受外伤即出血。

②溃疡型：为临床上最常见的类型，尤多见于面部。表现为局部轻微损伤皮肤破溃后即长久不愈，或先有皮肤小结节，其后渐增大，生长缓慢，中央凹陷，表面糜烂或溃破，然后经久不愈。溃疡底部呈颗粒状、肉芽状、菜花样或蕈样增长，覆以浆液性的分泌物，溃疡边缘继续扩大可见多数浅灰色、呈蜡样或珍珠样外观的小结节，四周参差不齐，绕以珍珠状向内卷起的隆起边缘，称侵蚀性溃疡，这是此癌典型的临床形态。溃疡中央口可愈合、瘢痕形成，但边缘仍可继续扩大。有时中央

时愈时破，并向周围或深部侵袭形如鼠啮，故又称为“啮状溃疡”。偶见皮损呈侵袭性增大，向深部生长，破坏眼、鼻甚至穿透颅骨，侵及硬脑膜，造成患者死亡。

(2)色素型基底细胞癌：是各型中出现色素沉着者。与结节溃疡型不同之处，仅在于皮损呈褐色或深黑色有时易误诊为恶性黑素瘤。临床特征与结节型相似，仅伴有不同程度的色素沉着，白灰至深黑色，但不均匀，边缘部分常较深，中央部分呈点状或网状分布。

(3)硬斑病样基底细胞癌：又称局限性硬皮病样基底细胞癌，罕见。多发生于青年人，也见于儿童。常单发，好发于面部、额部、颧部、鼻部和眼眦等处，特别是颊部，颈或胸部也可发生。表现为扁平或轻度凹陷的蜡样或硬化性浸润斑块，呈不规则或匍行状，大小自数毫米至占据整个前额部，灰白至淡黄色，表面光滑，可透见毛细血管扩张，触之较硬，类似局限性硬皮病。缺乏卷起珍珠状边缘，亦无溃疡及结痂，边缘常不清，皮损发展缓慢。

(4)表浅型基底细胞癌：少见。多见于男性，发病年龄较早，头部极少，常发生于躯干部特别是背部和胸部，也见于面部和四肢。皮损为1个或数个轻度浸润性红斑鳞屑性斑片，表面表皮菲薄，有稍微隆起的线状边界，中心部位常出现表浅性溃疡和痂皮。可呈湿疹或银屑病样改变。向周围缓慢增大，境界清楚，常绕以细线状珍珠状边缘。皮损表面可见小片表浅性溃疡的结痂，愈后遗留光滑萎缩性瘢痕。

(5)纤维上皮瘤样基底细胞癌：表现为1个或数个高起的结节，略带蒂，触之中等硬度，表面光滑，轻度发红，临床上类似纤维瘤，好发于下背部。罕见溃疡形成。

(6)扁平瘢痕型：相当罕见，常发生于面部。损害为浅表性结节状斑块，生长缓慢。此型的特点是基底细胞癌向四周缓慢扩展时，其中心部位肿瘤细胞反而逐渐消失，形成瘢痕，就如森林失火向四周蔓延，而中心却自行熄灭一样，因此又被称为野火型。其扩展缘具有很强的侵蚀性。

(7)痣样基底细胞癌综合征：又称基底细胞痣综合征，为常染色体显性遗传性疾病，外显率低。皮肤出现突起、发硬、光滑的结节性肿物，可为正常肤色或有轻度色素沉着。部分病例肿物逐渐增大最终形成溃疡。多数伴有上下颌骨囊肿、肋骨畸形和智力迟钝。儿童期最晚在青春期出现数以百千计的皮肤小结节。在痣样期，结节数目和大小逐渐增加，不规则分布于面部和躯体，在成年期很多基底细胞癌常破溃，晚年疾病有时进展为肿瘤期，此时有些基底细胞癌特别是颜面部损害变为侵袭性、破坏性和残缺性。偶尔甚至由于侵犯眼眶以后侵犯脑而致死，也可转移至肺。半数成年患者，掌跖部出现很多直径1～3mm的小凹陷，常发生于11～20岁，为顿挫性基底细胞癌。除皮损外，几乎所有患者均呈现多发性骨骼和中枢神经系统异常，其中如颌骨牙源性角囊肿、肋骨异常、脊柱侧凸、智力发育迟缓和大脑镰钙化。也见小脑成神经骨细胞瘤，上颌或颌纤维肉瘤在颌骨囊肿中发生成釉细胞瘤。

(8)囊性基底细胞癌：较为罕见。为癌肿中心部位发生变性形成单房性囊肿所致，通常呈蓝灰色。

(9)线状单侧基底细胞痣：极罕见，常出生时即有，皮疹广泛呈单侧线状或带状发疹。皮损由密集基底细胞癌结节构成，其间散在存在粉刺和纹样萎缩区。损害不随年龄而增大。

(10)Bazex综合征：本病呈显性遗传，其主要特征首先是毛囊性皮肤萎缩，在四肢出现毛囊口扩张样“凿冰痕”。其次为发生于儿童、青年或少年面部的多发性小的基底细胞癌。此外可有局限性无汗症、全身性少汗症和先天性头部及其他部位毛发稀少。

2. 实验室检查

病理示癌细胞似基底细胞，呈卵圆或梭形胞核深染，胞浆少，胞界不清楚，细胞间桥常不明显。瘤实质与间质之间有对 PAS 染色呈阳性反应的基底带，间质结缔组织内成纤维细胞增生，常见较多幼稚成纤维细胞。间质因含大量酸性黏多糖而呈黏液样，具有异染性。由于标本经固定和脱水，间质内黏蛋白皱缩，致部分或完全与瘤实质分离，称"固缩裂隙"，这种现象虽为人工性，但可协助与其他肿瘤如鳞癌进行鉴别。

【鉴别诊断】

1. 色痣

应与色素型基底细胞瘤鉴别，前者幼年发病，老年后一般不再生长，表面不破溃。

2. 脂溢性角化

应与色素型基底细胞瘤鉴别，前者同样发生于中老年人，皮损表面粗糙，角化明显，质地较硬，中央无破溃，边缘可不规则。

3. 恶性黑素瘤

应与色素型基底细胞瘤鉴别，前者在我国少见，主要发生在老年人的肢端部位，直径较大，边缘不规则，颜色不均匀，持续生长，可发生破溃。

4. Bowen 病

与浅表型基底细胞癌相似，但前者主要为暗红色斑块，表面角化、脱屑明显，一般无破溃。无隆起性黑素边缘。

5. 鳞状细胞癌

应与结节溃疡型基底细胞瘤鉴别，可表现为菜花状肿物或溃疡性损害。一般无珍珠状小结节融合性边缘。应当结合组织学鉴别。

6. 角化棘皮瘤

应与结节溃疡型基底细胞癌鉴别。前者中央是一坚硬的角栓，不是溃疡或结痂。组织学鉴别很有必要。

7. 囊性基底细胞癌

应与其他皮肤囊肿相鉴别，仅凭肉眼观察误诊率极高，必须通过组织病理学检查方可确诊。

【治疗】

基底细胞癌恶性程度低，罕见转移，因此治疗的重点在局部病变的处理上。应根据患者年龄、皮损大小和部位加以考虑。理想的疗法是切除或切除植皮。不能手术的患者可进行 X 线放射疗法、电灼、冷冻、激光、刮术以及不同浓度的氟尿嘧啶(5-Fu)软膏等局部治疗。

【预防】

及早注意和发现一些癌前期病变及时予以处理，这在预防上有很大的意义。

第十三章

营养及代谢障碍性皮肤病

第一节 维生素A缺乏症并发症

一、维生素A缺乏症

【概述】

维生素A缺乏症又称蟾皮症，由于维生素A缺乏引起的一种营养障碍性疾病。

【病因与发病机制】

膳食中的胡萝卜素进入机体转变为维生素A，有促进生长发育、维护骨骼健康及正常嗅觉和听力的作用，并能降低机体对致癌物质的敏感性，预防肿瘤发生，维护上皮组织健康，增强抵抗力。慢性腹泻、脂肪进食不足、胆汁缺乏和肝脏疾病影响维生素A和胡萝卜素吸收及后者转化，从而导致多种临床症状。

【临床表现】

多见于儿童和青年，男多于女，皮肤干燥粗糙，躯干四肢伸侧见密集而不融合的针头大小的角化过度性毛囊性丘疹，呈圆形或锥形，质硬，中嵌棘状角栓并蜷伏毳毛，甚者似黑头粉刺，但无炎症现象。无痒感等自觉症状。丘疹密集时如蟾皮。毛发质脆易脱落，甲变脆并有纵沟横纹或小凹点。夜盲是常见和最早症状，还伴有结膜干燥、起皱、结膜炎，整个结膜带呈棕褐色，继而角膜出现白翳，严重时角膜软化、溃疡、穿孔甚至失明。亦可伴有呼吸道及泌尿道症状。

【诊断与鉴别诊断】

1. 实验室检查

化验血浆视黄醇水平、维生素A含量降低。暗适应检查异常。病理示表皮中等角化过度，毛囊上部显著扩大，嵌有角栓，汗腺和皮脂腺不同程度萎缩。

2. 鉴别诊断

根据病史、眼部及皮肤的症状和体征，一般可作出诊断。注意和小棘苔藓、毛发红糠疹等病相鉴别。

(1)毛周角化症：好发于四肢伸侧，皮损为多发性针尖大小的毛囊角化性丘疹，但不伴有夜盲、眼干、角膜软化等症状。

(2)小棘苔藓：毛囊性丘疹，顶端有一丝状小棘，拔除小棘可见一凹陷性小窝，丘疹互不融合，群聚成片。

(3)毛发红糠疹：损害多发生在四肢伸侧，早期为毛囊角化性丘疹，在晚期斑片的皮损周围仍可见到毛囊角化性丘疹。特别是第一指骨毛囊角化性的丘疹为本病的特征。损害上覆盖细小的鳞屑，不易剥脱。常伴有掌跖角化过度。

【治疗】

除去病因；合理正确地补充维生素 A；使用维生素 A 治疗皮肤疾病。一旦出现中毒症状应停用维生素 A 类药物及富含维生素 A 的食物。

【预防】

改善饮食和烹调方法，增加牛奶、蛋黄、肝类及富含胡萝卜素的饮食。小年龄儿童是预防维生素 A 缺乏的主要对象，孕妇和乳母应多食这些食物，以保证新生儿和乳儿有充足的维生素 A 摄入。母乳喂养优于人工喂养，人工喂养婴儿应尽量选择维生素 A 强化的乳方。

二、常见并发症

(一)夜盲症

【概述】

夜盲症俗称“雀蒙眼”，在夜间或光线昏暗的环境下视物不清，行动困难，称为夜盲症。

【病因与发病机制】

1. 暂时性夜盲

由于饮食中缺乏维生素 A 或因某些消化系统疾病影响维生素 A 的吸收。

2. 获得性夜盲

往往由于视网膜杆状细胞营养不良或本身的病变引起，常见于弥漫性脉络膜炎、广泛的脉络膜缺血萎缩等。

3. 先天性夜盲

系先天遗传性眼病，如视网膜色素变性，杆状细胞发育不良，失去了合成视紫红质的功能，所以发生夜盲。

【诊断】

依据临床症状及实验室检查可基本确诊。

1. 临床表现

在夜间或光线昏暗的环境下视物不清，行动困难。

2. 实验室检查

暗适应检查时间延长，中心视野生理盲点面积扩大。

【治疗】

同维生素 A 缺乏症。

【预防】

同维生素A缺乏症。

(二)干眼症

【概述】

本病是由于全身疾病或结膜组织的病变引起的结膜或角膜干燥现象。

【病因与发病机制】

中老年以后眼泪分泌减少;长期使用电视、计算机,眨眼次数减少;眼睛本身的病症,如角膜退化、睑缘炎、沙眼等;各种免疫性病症和结缔组织病,如类风湿关节炎、红斑狼疮、口眼干燥、关节炎综合征(多发生在中老年或老年妇女)等;因某些药物引起,如避孕药、安眠药、镇静剂、咳嗽药、胃药等;也可因维生素A缺乏所致。

在人的眼睑上下之间有泪液层,它含有保护眼睛不受感染的物质,人们眨眼时泪液随之均匀分布在眼球的表现,清洗眼结膜上的灰尘,以保持眼睛明亮。如泪液分泌减少或补充不足则导致眼球等组织受到不同程度的损害。

【诊断】

根据临床症状及实验室检查可基本确诊。

1. 临床表现

球结膜干燥失去光泽和弹性,透明度减低,当患者睁眼暴露结膜数秒钟后,干燥更为明显。如果此时在球结膜上刮片检查可发现上皮细胞的角化颗粒与大量干燥杆菌,随后结膜活动性及弹性较差,在眼球转动时睑裂部球结膜出现与角膜缘平行的皱褶。在睑裂部角膜缘的两侧球结膜出现银白色泡沫状的三角形斑,基底向角膜缘,表面干燥不为泪液湿润称之为干燥斑。开始只是很少数的微小泡沫散发在结膜表面,继而成片状灰白色,由椭圆形变为三角形。结膜色素增生也是本病的早期表现,最初见于下穹窿部,在翻转下睑时,在下穹窿部结膜及半月皱襞处,最后在上穹窿部亦可出现浅棕色色素沉着,病愈后结膜干燥首先消失,但色素增生消失较慢。干燥斑内含有睑板腺分泌物、上皮碎屑、脂肪等,或有干燥杆菌。

早期结膜表面暗淡无光,组织变厚并趋向角化,以致外观如干燥的皮肤样,虽有眼泪也不能使其湿润。皱缩、干燥、角化的结膜上皮造成难以忍受的干燥感和畏光等痛苦,在结膜变化的同时,角膜也受累,开始上皮层干燥、混浊、导致视力下降甚至失明。

对于睑外翻、眼睑缺损、突眼而使眼睑闭合不全时,可引起局部性结膜干燥与暴露性角膜炎。暴露部位的睑、球结膜充血、干燥、角化和增厚。

2. 实验室检查

组织病理示早期结膜杯状细胞消失,上皮细胞呈玻璃样变性,有时可见色素沉着;后来上皮细胞变平增厚,细胞核消失,呈角化改变。

【治疗】

干眼症的治疗要采取综合措施。首先,是在医生确诊引起该病原因的基础上进行治疗,根除或对症处理原发病变。与此同时,适当补充不含防腐剂的人工泪液。对泪液极度缺乏者,必要时可在医院作可逆性泪点封闭术,使有限的泪液存留在结膜囊内润湿角膜,以减轻用人工泪液的频次。轻度的眼部干涩、灼热等不适可以自行使用人工泪液。干眼症症状重或用药3天以后仍然不能缓解甚至有所加重的患者,应当尽早去医院就诊。

【预防】

(1)要有效地预防干眼病,最好的办法是养成多眨眼的习惯。专家认为,干眼病是一种压力型病症,避免眼睛疲劳的最好方法是适当休息,切忌连续操作。如果有视力异常,配一副合适的眼镜是重要的。工作的姿势和距离也很重要,尽量保持在 60cm 以上距离,调整一个最适当的姿势,使得视线能保持向下约 30°,这样的一个角度可以使颈部肌肉放松,并且使眼球表面暴露于空气中的面积减到最低。

(2)为预防角膜干燥、眼干涩、视力下降,甚至出现夜盲等,计算机操作者应多吃富含维生素 A 的食物,如豆制品、鱼、牛奶、核桃、青菜、大白菜、空心菜、西红柿及新鲜水果等。维生素 C 可以有效地抑制细胞氧化。维生素 E 主要作用是降低胆固醇,清除身体内垃圾,预防白内障。维生素 B_1 可以营养神经。每天可适当饮绿茶,因为茶叶中的脂多糖,可以改善肌体造血功能,茶叶还有防辐射损害的功能。

(3)为减少眼部的干燥,可以适当应用眼部护理产品。另外眼保健操也可以起到放松眼的调节,减少视疲劳的作用。眼保健操的本质是自我按摩,即通过自我按摩眼部周围的穴位和皮肤肌肉,增加眼窝内血液循环,改善神经营养,能消除大脑和眼球内过度充血,由于循环畅通,眼内调节肌可以排除积聚的代谢产物,达到消除眼疲劳的目的。

第二节 维生素 B_1 缺乏症并发症

一、维生素 B_1 缺乏症

【概述】

维生素 B_1 缺乏症又称脚气病,多见于以米食为主的地区。

【病因与发病机制】

主要病因有饮食不当;淘米和烹煮方法不正确;需要量或消耗量增加;引起代谢增高的疾病;慢性酒精中毒;生食含硫胺素酶的食物。维生素 B_1 与糖类代谢有关,它的缺乏导致葡萄糖代谢获能障碍、脂质合成障碍,引起神经胶质改变和继发脱髓鞘,直接影响神经系统、胃肠、心脏和肌肉组织功能。

【临床表现】

(1)干型(麻痹型或神经型):上升性对称性周围神经炎。

(2)暴发型:出现循环系统症状。

(3)湿型:浮肿,伴心包、胸腔、腹腔积液,浮肿始于小腿,逐渐波及全身,消退出现多尿,可发展至循环衰竭致死。

(4)如两型同时出现称混合型。

(5)Wernicke 脑病(脑性脚气病综合征)是慢性酒精中毒引起的维生素 B_1 严重缺乏,有记忆消失、眼球震颤、共济失调和神经错乱,常死于心力衰竭。其他尚可有发热及胃肠道症状。

【诊断与鉴别诊断】

1. 实验室检查

测定全血和红细胞内转酮酶活性和体外

实验中加入硫胺素焦磷酸后转酮酶活力反应。

2. 鉴别诊断

(1)多发性神经根炎：病因未完全明确，可能是病毒感染所致。在病理上是一种脱髓鞘疾病，临床表现为对称性上行性弛缓性瘫痪，最初始于下肢，然后发展到上肢和躯干。受累肌肉明显萎缩，腱反射消失。在发病初期出现感觉过敏或异常，病人感觉四肢远端刺痛、麻木，但客观检查多无明显感觉缺失。重症病人咳嗽无力，呼吸困难。可伴有颅神经麻痹。

(2)先天性心脏病：是胎儿期心脏血管发育异常而致的心脏血管畸形，是小儿时期最常见的心脏病。其类型很多，常见的有室间隔缺损、房间隔缺损、动脉导管未闭、法洛四联症、完全性大血管错位等。临床表现为出生时体重轻、早产、窒息、口唇青紫、吸奶无力、呼吸急促、体重不增、发育迟缓。动辄满头大汗，经常患有感冒、咳嗽、容易疲倦，喜欢蹲下休息片刻，杵状指，这些都表示有较严重先天性心脏病的存在。

【治疗】

去除病因，严重者立即给予硫胺素静滴或肌注，心衰控制后改口服；无法口服或吸收不良者可以肌注；本病患者常伴有多种营养素缺乏，应同时补充其他水溶性维生素。

【预防】

合理膳食，调整饮食结构，改善烹调方法。

二、常见并发症

(一)脚气病性心脏病

【概述】

本病为维生素 B_1(硫胺素)严重且长时间缺乏而引起的一种高输出量型心脏病，多发于暴发型和湿型维生素 B_1 缺乏症(脚气病)，周围动脉阻力降低、心排血量增加为其特征性改变。

【病因与发病机制】

主要因为维生素 B_1 缺乏，病机尚不清楚，可能与交感神经受损和血中丙酮酸、乳酸含量增加导致周围动脉扩张有关。

【诊断】

1. 临床表现

(1)湿型脚气病：表现为软弱、疲劳、心悸气急。因右心衰竭和水钠潴留，患者常出现厌食、恶心、呕吐、尿少及周围性水肿。体检阳性体征多为体循环静脉压高的表现。脉率快速但很少超过 120 次/min，脉搏搏动明显，血压低但脉压差增大，周围动脉可闻及枪击音。叩诊心脏相对浊音界可以正常，或轻至重度扩大。心尖部 S_3 奔马律，心前区收缩中期杂音，两肺底可闻及湿啰音，可伴有肝大、胸腔积液、腹水和心包积液体征。

(2)暴发型脚气病：表现为急性循环衰竭，气促烦躁，血压下降，严重的周围型发绀，心率快速，心脏扩大明显，颈静脉怒张。有轻度或无周围性水肿患者可在数小时或数天内死于急性充血性心力衰竭。可并发充血性心力衰竭、心源性休克等，但较少见。

2. 实验室检查

(1)心电图检查:患者心电图可正常也可异常,但无特异性改变。表现为窦性心动过速,QRS 波低电压,T 波倒置,电轴右偏。晚期 Q-T 间期延长。

(2)胸部 X 线检查:常可见心脏扩大、肺淤血和胸腔积液。

(3)心导管检查:常表现为右心房压升高,肺毛细血管楔压升高,心排血量增加,左心室射血分数在疾病早期正常,至疾病晚期下降。周围血管阻力下降,循环时间缩短,动静脉氧分差减小。

【鉴别诊断】

1. 甲状腺功能亢进性心脏病

甲亢性心脏病可有多种心律失常,尤以期前收缩、心房颤动及心房扑动多见。此外甲亢性心脏病第一心音亢进,并可扪及甲状腺肿大或结节性甲状腺肿。而本病第一心音减弱,且有营养缺乏史以及维生素 B_1 试验治疗和实验室检查可予鉴别。

2. 贫血性心脏病

贫血性心脏病患者具有严重贫血史,并存有严重贫血的实验室改变,经纠正贫血治疗后,临床表现可获缓解。此外,贫血性心脏病患者第一、二心音增强均有助于本病的鉴别。

【治疗】

病因治疗及预防同维生素 B_1 缺乏症,其他临床症状予以相应支持对症治疗。

【预防】

同维生素 B_1 缺乏症。

(二)Wernicke 脑病

【概述】

本病又叫脑性脚气病综合征,简称 WE,是由于维生素 B_1 缺乏引起的中枢神经系统的代谢性疾病。

【病因与发病机制】

本病由 Carl Wernicke 于 1881 年首先报道。从 20 世纪以后,许多文献认为 WE 大部分为慢性酒精中毒引起,约占慢性酒精中毒性疾病的 3%。动物实验研究表明,酒精中毒所致的营养不良主要是硫胺缺乏。慢性酒精中毒患者硫胺缺乏的主要原因是进食不足、吸收不良和代谢障碍。维生素 B_1 主要从饮食中摄取。嗜酒者常以酒代餐,甚至几天不进食物,从而导致硫胺摄入不足。此外,长期嗜酒还经常发生胃肠功能紊乱、小肠黏膜病理改变,更使硫胺吸收减少。慢性酒精中毒能增加肝、胰疾病的发病率。肝病会使硫胺贮存能力下降,使硫胺转化成活性形式的焦磷酸硫胺素的能力也下降,进一步导致硫胺缺乏。

此外,如孕妇呕吐、营养不良、神经性厌食、肝病、胃全部切除、空肠切除、胃癌、恶性贫血、慢性腹泻、长期肾透析、缺乏硫胺的非肠道营养与长期补液、镁缺乏、恶性肿瘤等也能导致硫胺缺乏。

在硫胺或焦磷酸硫胺素缺乏的情况下,三羧酸循环不能顺利进行,故不能生成大量 ATP,而几乎完全依靠葡萄糖氧化产生 ATP 作为能源的大脑细胞代谢就会发生障碍,并引起脑组织中乳酸堆积和酸中毒,干扰神经递质的合成、释放和摄取,导致中枢神经系统功能障碍,表现为急性 WE 综合征。

【诊断】

WE 的发病年龄多为 30～70 岁,平均 42 岁。男性比女性稍多。发病率很难估计,有人研究 60 万居民,发现 WE 发病率为 61.5/10 万。WE 病死率为 10%～20%,但如能及时诊断和治疗，患者可以完全恢复。

1. 临床表现

WE 的起病一般较慢，呕吐和眼球震颤是最早出现的症状，眼肌麻痹是本病的特征之一，共济运动障碍常在眼部症状之后出现，初起时症状相当严重，几天之内即发展到难于站立及步行，轻型病人则表现为小脑性的共济失调，走路时步基较宽，易于倾跌，个别病人还可伴有言语含糊、构音不连贯等现象。此外 80%左右病人出现精神症状，轻型者仅有表情淡漠、举止随便、对周围环境无兴趣、注意力不集中，对时间、地点和人物的定向力均差，有的表现为嗜睡，但有严重意识障碍者很少见。重症病人则有严重的精神错乱、谵妄，还可有明显的虚构现象，叙述病史时杂乱无章，定向力和记忆力严重缺损，很难对其智能作出正确的估计。

典型的 WE 患者可出现 3 组特征性症状，即眼肌麻痹、精神异常和共济失调。研究表明仅有 10.0%～16.5%患者表现出 3 组症状，这三方面症状出现的多少也不尽相同。尸检研究表明，82%患者出现精神异常，29%有眼部症状，23%有共济失调。也有研究表明，66%患者有精神异常，73%有眼部症状，82%有共济失调。大多数患者还伴有低体温、低血压和心动过速。部分患者还可有肝病、心力衰竭、胰腺炎和周围神经疾病等并发症的表现。

2. 实验室检查

(1)MRI 检查：发现 WE 患者的双侧丘脑和脑干有对称性病变，其典型的改变为第三脑室和导水管周围有对称性长 T_2 信号影，而且乳头体萎缩被认为是急性 WE 特征性神经病理异常。乳头体容积明显缩小不但是硫胺缺乏的特殊标志，而且还能将急性 WE 患者与未受损伤的对照组或阿尔茨海默(Alzheimer)病区别开来。在 WE 急性期，MRI 检查发现第三脑室和导水管周围区域 T_2 加权像信号增高；而在 6～12 个月以后的恢复期，增高的信号就会降低或消失。

(2)CT 扫描：可发现 WE 患者双侧丘脑和脑干有低密度或高密度病变，也可见到乳头体密度改变，25%患者的导水管周围有低密度区。一般来讲，对 WE 患者 CT 扫描不能提供特殊发现。

【鉴别诊断】

由于 WE 典型的 3 组症状并不常见，即使出现也很难辨认，所以容易漏诊、误诊。根据病史、临床表现和头部 MRI 检查发现的典型改变可以做出 WE 的临床诊断。临床上如遇到伴有意识障碍的慢性酒精中毒患者或营养不良患者，应注意是否有 WE 的可能，以便及早治疗。

【治疗】

WE 的治疗关键是针对病因治疗。口服或肌注维生素 B_1 不是首选的治疗方法。由于慢性酒精中毒患者维生素 B_1 胃肠吸收不良，故口服维生素 B_1 作用不大，肌注维生素 B_1 效果也不佳。故一般为非肠道给药。

如果不及时治疗，WE 的自然病程可继续发展。导致昏迷、休克、心血管功能衰竭。有报道通过尸检诊断的 17 例急性 WE 患者中，有 12 例死于食管静脉曲张破裂出血、急性胰腺炎和肝功能衰竭。

WE 存活患者中，80%因治疗不当和不及时而表现为 Korsakoff 综合征，其中 20%可以恢复，25%可能变成永久性异常，其余患者虽然没有完全恢复，但均有所改善。

【预防】

当体内硫胺贮备不足时，如果补充大量含糖液体，就可诱发典型急性 WE 发作。其机制是葡萄糖代谢能耗尽体内的硫胺。因此,对伴有意识障碍的慢性酒精中毒、营养不良、低血糖、肝病等患者,在静脉输入含糖液体前,都应通过非肠道补充维生素 B_1,以防止发生 WE。

(三)Korsakoff 综合征

【概述】

本病是因 Wernicke 脑病治疗不当等因素而导致的以高度特征性的记忆缺陷为主要症状的精神病。

【病因与发病机制】

Korsakoff 综合征可见于 80%的 Wernicke 脑病病例中。可出现在一次严重的酗酒后震颤谵妄发作后,也可在饮酒多年以及营养缺乏的基础上缓慢起病。如多次发作震颤谵妄后,不论事先有否典型的 Wernicke 脑病发作,也可引发本病。另外在蛛网膜下腔出血、丘脑出血或丘脑缺血性卒中之后,以及在累及丘脑旁中央后侧部位的肿瘤病例中,也可发生本综合征。

【诊断】

1. 高度特征性的记忆缺陷

即使记忆发生严重的障碍,但远事记忆的障碍可以较轻。因此患者可以依赖过去的经验来指导自己的行动,表面上看来似无明显的智能缺失。对发病以后各种事件的记忆有严重的或全部的障碍,而且往往还有原因不明的、对发病前数周或数月内发生过事件的记忆障碍。

2. 不可避免地出现对时间的定向障碍

伴随着近事记忆的缺失,虚构是很突出的早期症状,但是在慢性病例中,虚构就不那么明显。被记忆障碍所困扰的患者会用想像出来的或错误的经历来替代无法回忆起的事件,有时候这种虚构十分令人信服,致使医师误认为患者的精神状态是正常的。

3. 通常有情绪改变

情绪改变包括淡漠、无动于衷或轻度的欣快。对周围发生的事件,甚至十分可怕的事件,缺乏反应。

病程视病因而定,一般是短暂的。在头部外伤和蛛网膜下腔出血的病例中,预后相当好。在硫胺缺乏的病例中,如有急性坏死性脑炎以及其他一些伴有海马或间脑结构不可逆的损害,预后就比较差,可能需要长期住院护理。发病后 1~2 年仍然可能有病情的改善,因此不要过早地将患者送进慢性精神病的收容所。

【鉴别诊断】

本病如为酒精所致,应依据酗酒史、典型症状及体征与其他精神障碍相鉴别,如某些脑器质疾病(癫痫、脑血管意外等),躯体疾病引起的精神异常,其他精神活性物质所致的精神障碍,情感性精神障碍等。

【治疗】

目前没有有效的特殊治疗。发作时早期补充硫胺与充分的补液,加强支持对症治疗。如果需要较长时间的液体治疗,特别要注意维生素和热量的补足。

【预防】

戒酒。

第三节 维生素 B_{12} 缺乏症并发症

一、维生素 B_{12} 缺乏症

【概述】

本病是由维生素 B_{12} 缺乏所致的以贫血、神经系统和皮肤黏膜病变为主要表现的疾病。

【病因与发病机制】

主要病因为供给不足、胃切除、萎缩性胃炎致“内因子”分泌不足、胰腺功能不全、小肠和回肠疾病或切除等。维生素 B_{12} 又名钴胺素，能提高叶酸的利用率，作为辅酶参与多种营养物质合成，维护肾上腺功能，保证糖类和蛋白质代谢，促进红细胞发育和成熟，维护神经鞘的代谢和功能。其缺乏可引起多种临床表现。

【诊断】

据维生素 B_{12} 缺乏史、临床表现和实验室检查可确诊。

1. 临床表现

(1)血液系统：引起巨幼细胞性贫血等。

(2)神经系统：症状出现较迟，有神经障碍、脊髓变性、脱髓鞘和严重的精神症状，患者有手脚对称性麻木和感觉异常，出汗功能障碍，指端和关节突处溃疡，指甲营养不良，肢体无力，共济失调，健忘，易激惹，淡漠，抑郁，甚至痴呆。年幼患者有精神抑郁，智力减退，头、四肢和躯干震颤，可因昏迷而死亡。

(3)消化系统：呕吐、腹泻。

(4)皮肤：舌炎，四肢广泛对称性棕色色素沉着，可有出血点或肠病性肢端皮炎样改变。

2. 实验室检查

血清维生素 B_{12} 水平低于 73.8pmol/L，尿中维生素 B_{12} 排泄量减少，血常规和骨髓象示大细胞正色素性贫血。

【治疗】

去除病因，改善营养，适量补充维生素 B_{12}。

【预防】

合理膳食，均衡营养。

二、常见并发症

(一)营养性巨幼细胞性贫血

【概述】

本病是由于 DNA 合成障碍所引起的一组贫血，主要系体内缺乏维生素 B_{12} 或叶酸所致，亦可因遗传性或药物等获得性 DNA 合成障碍引起。本症特点是呈大红细胞性贫血，骨髓内出现巨幼红细胞系列，并且细胞形态的巨型改变也见于粒细胞、巨核细胞系列，甚至某些增殖性体细胞。

【病因与发病机制】

维生素 B_{12} 在使高半胱氨酸转变成甲硫氨酸的过程中，促使甲基四氢叶酸去甲基，转变成四氢叶酸、亚甲基四氢叶酸，还可促使甲基四氢叶酸进入细胞。四氢叶酸是叶酸参与

体内多种生化活动的主要形式。亚甲基四氢叶酸是DNA合成过程中的重要辅酶。故维生素 B_{12} 缺乏直接影响叶酸进入细胞和各种生化反应。

维生素 B_{12} 还参与神经组织的代谢。维生素 B_{12} 缺乏，蛋氨酸合成减少，后者导致胆碱和含磷脂的胆碱合成障碍，并且由于腺甙钴胺缺乏，导致大量甲基丙二酰辅酶A及其前身丙酰辅酶A的堆积。合成异常脂肪酸进入神经脂质，从而导致脱髓鞘病变，轴突变性，最后可导致神经元细胞死亡。神经系统可累及周围神经、脊髓后侧索及大脑。

当叶酸或维生素 B_{12} 缺乏时，细胞核中DNA合成减慢，胞浆内RNA仍继续成熟，RNA与DNA比例失调，造成胞浆胞核发育不平衡，细胞体积大而发育幼稚。这种巨幼变也可发生在粒细胞和巨核细胞，巨幼变的细胞大部分在骨髓内未成熟就被破坏，称为无效性造血。

【诊断】

1. 临床表现

维生素 B_{12} 和叶酸缺乏的临床表现基本相似，都可引起巨幼细胞性贫血、白细胞和血小板减少，以及消化道症状如食欲减退、腹胀、腹泻及舌炎等，以舌炎最为突出，舌质红、舌乳头萎缩、表面光滑，俗称“牛肉舌”，伴疼痛。维生素 B_{12} 缺乏时常伴神经系统表现，如乏力、手足麻木、感觉障碍、行走困难等周围神经炎、亚急性或慢性脊髓后侧索联合变性，后者多见于恶性贫血，小儿和老年患者常出现精神症状，如无欲、嗜睡或精神错乱。叶酸缺乏可引起情感改变，补充叶酸即可消失。维生素 B_{12} 缺乏尚可影响中性粒细胞功能。

2. 实验室检查

血常规属大细胞性贫血，MCV＞100fl。可呈现全血细胞减少。血涂片中红细胞大小不等，以大卵圆形红细胞为主。中性粒细胞分叶过多，网织红细胞数正常或偏多。

骨髓呈增生象，以红系细胞为主。各系细胞均出现“巨幼变”，细胞体积增加，核发育明显落后于胞浆。巨核细胞减少。巨型改变以幼红细胞系列最显著，具特征性，称巨幼红细胞系列。巨幼红细胞形态巨大，核染质疏松，呈点网状结构。巨原红细胞核仁大而蓝，巨晚幼红细胞核染质浓集差，核常靠边缘可呈分叶状，浆内充满血红蛋白。成熟红细胞巨大而厚，常呈卵圆形，缺乏中心苍白区，并伴大小不等、嗜多色性或含有嗜碱性点彩、卡波氏环或豪-胶小体等。巨型改变也见于粒和巨核细胞系列，尤以晚幼粒细胞为突出。晚幼粒和杆状核粒细胞形态巨大，核形肿大，畸形，核染质疏松，胞质中颗粒较粗，称巨晚幼粒和巨杆状核粒细胞。分叶核分叶过多，常在5叶以上，甚至达16叶，称巨多叶核粒细胞。巨核细胞体积也增大，核分叶过多，并且核间可不相连接。血小板生成障碍，可见巨大和形态不规则的血小板。

生化检查血胆红素可升高，血叶酸和维生素 B_{12} 水平可降低，分别低于6.81nmol/L、74pmol/L。红细胞叶酸水平低于227nmol/L。血清铁和转铁蛋白饱和度可正常或升高。

3. 有助于区别叶酸或维生素 B_{12} 缺乏的其他检查

(1)脱氧尿嘧啶核苷抑制试验：取骨髓细胞或经植物血凝素激活的淋巴细胞加脱氧尿嘧啶核苷孵育后再加入 ^3H 标记的胸腺嘧啶核苷，一定时间后测定掺入细胞核中DNA的 ^3H 量。正常骨髓细胞或激活淋巴细胞能利用脱氧尿嘧啶核苷合成DNA，^3H 标记的胸腺嘧啶核苷掺入量就少(小于正常对照的12％)。当叶酸或(及)维生素 B_{12} 缺乏时，脱氧尿嘧啶核苷利用障碍，^3H-胸腺嘧啶核苷掺入量增多。如事先加入叶酸或维生素 B_{12} 来纠正其抑制率的减弱，则有助于区别叶酸或维生素 B_{12} 缺乏。

(2)诊断性治疗：试用生理剂量的叶酸(0.2mg/d)或维生素 B_{12}(1μg/d)治疗 10 天，观察用药后患者是否有临床症状改善，网织红细胞升高，巨幼红细胞形态迅速好转以及血红蛋白上升，从而达到诊断目的。由于应用生理剂量故有助于鉴别叶酸或维生素 B_{12} 缺乏。

【鉴别诊断】

依据病史、临床表现、血常规和骨髓象可基本确诊。但也需与某些骨髓象出现巨幼型细胞的疾病相鉴别，如急性红白血病、骨髓增生异常综合征等。这些病除含巨幼细胞外，还含有过多原始粒细胞和病态造血表现，血叶酸和维生素 B_{12} 水平也不低。

【治疗】

1. 补充治疗

根据缺啥补啥的原则，应补充足量直到补足应有的贮存量。维生素 B_{12} 缺乏可应用肌内注射维生素 B_{12}，每天 100μg，连续 2 周，以后改为每周 2 次，共 4 周或直到血红蛋白恢复正常，即初 6 周的治疗，维生素 B_{12} 总量应在 2000μg 以上。以后改为维持量，每月 100μg，也可每 2～4 月给予 1mg，但以每月给予一次维持量复发机会少。有神经系统症状者维生素 B_{12} 剂量应稍大，且维持治疗宜 2 周一次，凡神经系统症状持续超过 1 年者难以恢复。凡恶性贫血、胃切除者、Imerslund 综合征及先天性内因子缺陷者需终身维持治疗。维生素 B_{12} 缺乏单用叶酸治疗是禁忌的，因会加重神经系统的损害。叶酸缺乏者可口服叶酸，每日 3 次，每次 5mg，对肠道吸收不良者也可肌内注射甲酰四氢叶酸钙 3～6mg/d，直至贫血和病因被纠正。如不能明确是哪一种缺乏，也可以维生素 B_{12} 和叶酸联合应用。也有认为对营养性巨幼细胞性贫血，两者合用比单用叶酸效果为佳。补充治疗开始后一周网织红细胞升高达到高峰，2 周内白细胞和血小板恢复正常，约 4～6 周贫血被纠正。

2. 其他辅助治疗

补充治疗后如贫血改善不满意，要注意有否合并缺铁，重症病例因大量红细胞新生，也可出现相对性缺铁，都要及时补充铁剂。严重病例补充治疗后，血钾可突然降低，要及时补钾，尤对老年患者及原有心血管病者。营养性巨幼细胞贫血可同时补充维生素 C、维生素 B_1 和维生素 B_6。

3. 病因治疗

应积极去除病因，治疗原发疾患。

【预防】

加强教育，纠正偏食及不恰当烹调习惯。

(二)贫血性心脏病

【概述】

由严重的慢性贫血导致的心脏扩大、心肌肥厚和心功能不全，称为贫血性心脏病。

【病因与发病机制】

主要病因为包括维生素 B_{12} 缺乏等因素导致的长期慢性贫血。发病机理主要为贫血使血液载氧能力下降，对机体各系统供氧不足，心排血量增加，心脏负荷加重，心肌代偿性肥厚、扩大，以及心肌因长期缺氧发生退行变性，加重心脏储备代偿功能减退。贫血性心脏病呈高心排血量型心功能改变，心搏量增加，周围循环阻力下降。

【诊断】

1. 临床表现

除有贫血的相应临床表现外，尚有气促、乏力、心悸等症状，有时有心绞痛或阵发性呼吸困难。体征有面色苍白，心动过速，心脏搏动增强，水冲脉及脉压差增大，心脏浊音界扩大，可有多个瓣膜的相对狭窄和关闭不全的杂音。心功能不全时肺底可闻及细湿啰音，亦可见颈静脉怒张、肝肿大及下肢水肿。

2. 实验室检查

(1)血常规：血红蛋白及红细胞数量减低，血沉增快。血生化及辅助检查呈非特异性改变。血红蛋白一般低于 7～7.5g/dl，有心功能不全或心力衰竭时，多在 5～7g/dl，严重者低于 3g/dl。

(2)心电图：窦性心动过速，约 1/3 患者呈非特异性 ST 段压低及 T 波改变。

(3)超生心动图：左、右心室扩大或肥厚，一般心排血量增加，可有心包积液。

(4)X 光胸片：约有 2/3 患者心影呈普遍性增大，肺淤血，严重者有肺水肿，胸腔积液。

【鉴别诊断】

1. 非贫血性心脏病

一般无慢性严重贫血史，经全面检查可发现原有的心脏病变或其他原因，单纯纠正贫血，心衰症状改善不明显。

2. 风湿性心脏病

贫血性心脏病的心脏杂音变化较大。结合病史及超声心动图显示心脏瓣膜形态正常可为之提供重要依据。另外，贫血性心脏病在纠正贫血和心衰治疗后，心瓣膜区杂音消失，心脏形态恢复正常，而风湿性心脏病的心脏杂音变化不大，或随心功能好转，杂音更明显。

【治疗】

1. 对因治疗

贫血原因明确而又易于去除者，如缺铁性贫血或营养性巨细胞性贫血，经补铁或维生素 B_{12}、叶酸，治疗效果良好。反之，如贫血原因不明或发病机理不明确，治疗效果较差，如海洋性贫血、白血病等。

2. 纠正贫血

贫血是心衰的始动因子，少量多次输血或输入浓缩红细胞安全有效，可改善心功能且避免急性肺水肿的发生。

3. 全身治疗

应以利尿、扩血管为主，洋地黄类强心剂的治疗效果并不理想，一般多在利尿剂与输血治疗无效时才用，且因缺氧心肌对洋地黄较敏感，为防止中毒，宜用起效快、代谢快的药物(如地高辛)。

4. 纠正心力衰竭

心力衰竭可进一步减少贫血时各脏器血氧供给，在纠正贫血同时，及时有效地纠正心力衰竭是必不可少的。

【预防】

积极治疗原发病，及时纠正水电解质失衡。

(三)脊髓亚急性联合变性

【概述】

本病是由于维生素 B_{12} 缺乏引起的神经系统变性疾病。通常与恶性贫血一起伴发，又因其临床表现以脊髓后索和侧索损害出现深感觉缺失、感觉性共济失调及痉挛性瘫痪为主，常伴有周围性感觉障碍，故又称为亚急性脊髓后侧索联合变性。但由于脊髓后侧索的症状可由许多疾病引起，所以只将维生素

B_{12}缺乏者称之为脊髓亚急性联合变性，但有学者认为脊髓亚急性联合变性命名并不恰当，因为本病的损害不仅限于脊髓，周围神经、视神经及大脑白质乃至几乎所有白质均可受损，是由神经系统障碍并非由贫血引起。本病属于中医学“风痱”、“血虚”、“痿证”范畴。

【病因与发病机制】

亚急性脊髓联合变性系由维生素 B_{12} 缺乏引起。人体所需要的维生素 B_{12} 主要从动物性食物中摄取，每天需要量很少，仅 1～2μg。摄入后的维生素 B_{12} 与胃液中内因子结合为稳定的“内因子-维生素 B_{12} 复合物”，该内因子不被消化，不被肠道细菌所利用，在回肠远端被吸收。

内因子是一种不耐热的黏蛋白多糖，由胃底腺的壁细胞中内质网微粒体所分泌，其分泌量与盐酸分泌量成正比。维生素 B_{12} 是脱氧核糖核酸(DNA)合成过程中的一种主要辅酶，当其缺乏时，影响神经系统和造血功能，因此本病可与恶性贫血并存。在白种人群中恶性贫血多见。约有 70%～90%合并急性脊髓联合变性。我国恶性贫血少见，亚急性脊髓联合变性往往合并其他类型的贫血。

【诊断】

1. 临床症状

本病多见于中老年，呈亚急性或慢性起病。在神经系统症状出现以前，可有疲乏、无力、舌炎、腹泻、贫血等症状。神经系统的首发症状多为下肢远端出现对称性感觉异常，如麻木、针刺、发凉、灼热或疼痛感。以后双上肢远端可出现类似而较轻的症状，少数为下肢无力或步态不稳。

(1)感觉障碍：主观感觉障碍常早期出现，多先有四肢远端特别是足趾麻木，并可出现胸腹部束带感。虽主观感觉较多，但客观检查所见较轻。由于周围神经受累可出现手套、袜筒样感觉障碍，腱反射消失。因病变以后、侧索为主，故深感觉障碍最为突出，尤以下肢明显。音叉振动觉、关节位置觉明显障碍，出现典型的共济失调，走路不稳，尤以夜间为重。步态蹒跚，两足间距离增宽、昂白(Romberg)征阳性，指鼻试验不准，鞋子掉了也不察觉，行走时有踩棉花样感觉。

(2)运动障碍：病变逐渐波及侧索时，使锥体束受到损害，引起肌张力增高及肌力减弱，腱反射亢进，并出现病理反射。当后索病变较重时，则可出现肌张力减退，腱反射减弱。由于病变常位于胸髓，故多见下肢轻瘫。严重时锥体外系统(前庭脊髓束、网状脊髓束等)亦可受损，而出现屈曲性截瘫。排尿障碍多较轻微，常为尿频、尿急或轻度尿失禁，尿潴留者罕见。

(3)精神症状：部分患者在疾病早期即表现为淡漠、反应迟钝、易激动、猜疑、轻躁狂、类妄想状态、幻觉、定向力丧失和记忆力减退，以后发展为痴呆。

(4)个别病人可出现双侧视神经萎缩、视力障碍及眼球震颤。

2. 实验室检查

(1)周围血及骨髓检查巨细胞高色素性贫血；血浆维生素 B_{12} 水平通常低于 100μg/ml，放射性核素 ^{57}Co 标记的维生素 B_{12} 吸收试验呈现缺陷。

(2)胃液分析可发现有抗组胺性的胃酸缺乏。

(3)腰穿脑脊液检查多正常。

(4)脊髓 MRI 检查可发现变性节段脊髓的异常信号。

【鉴别诊断】

1. 脊髓压迫症

以脊髓后索受压为主的脊髓压迫症，颈椎病伴椎管狭窄症者尤为常见。可有椎管脑脊液动力学受阻、蛋白质含量升高以及脊髓MRI可见占位病变或椎间盘突出等表现。

2. 多发性硬化

尤以慢性进展型多发性硬化为常见，可表现为深感觉障碍和进行性痉挛性截瘫，血清维生素 B_{12} 浓度正常，病程有波动，脑脊液中寡克隆 IgG 区带阳性。若实在难以鉴别，可做试验性免疫抑制剂治疗，多数多发性硬化患者可有良好疗效，而亚急性联合性变性者症状可能加重。

3. 脊髓痨

脊髓痨属晚期神经梅毒表现之一。临床表现为脊髓后索和后根损害，无锥体束征出现。病人主诉闪电样神经根疼痛，两下肢肌腱反射消失，并可能伴有局部关节肿胀。有梅毒感染史，血清学检查阳性。

4. 周围神经病

维生素缺乏可同时合并周围神经病，因此多种维生素缺乏同时有维生素 B_{12} 缺乏者可在亚急性联合变性同时合并典型周围神经病，此为维生素缺乏病。某些感觉运动神经病表现为典型的深感觉障碍，也伴有末梢型感觉减退，腱反射消失或减退，但血清维生素 B_{12} 水平正常，无巨红细胞贫血及营养障碍。

【治疗】

1. 纠正贫血

确诊本病后，首先给予维生素 B_{12} 100～500μg，肌内注射，每日 1 次，待症状好转后维持量，以防止复发。病程较长或症状严重者，可用大剂量，通常每日肌内注射维生素 B_{12} 500μg，治疗 1～2 个月后即有一定程度恢复，3～6 个月后有显著恢复，疗程一般至少维持 1 年，亦有治疗 2 年症状尚继续好转者。此外有人主张对有明显神经系统症状者不应将叶酸与维生素 B_{12} 并用，亦不单独用叶酸治疗。用叶酸可促进维生素 B_{12} 的消耗及其在肝内贮存，加重神经系统症状。维生素 B_{12} 并用维生素 C，可加强维生素 B_{12} 在核蛋白生物合成过程中的辅酶作用，可提高疗效。亦有少数报告对肌内注射维生素 B_{12} 疗效不佳，可采用椎管注射，因维生素 B_{12} 分子量较大，不易透过血脑屏障，其剂量推荐用 15～30μg，5～7 日 1 次，一般无严重不良反应，又可取得好的效果。

2. 营养神经药物

胞二磷胆碱 250～500mg，肌注 1 次/d。辅酶 Q_{10} 10mg，肌注 1 次/d。

3. 配合理疗、针灸

可改善肢体无力及共济失调。

【预防】

本病主要累及脊髓的后索和侧索，本病如能在发病后 3 个月内积极用维生素 B_{12} 治疗，常可获得完全恢复。若不经对症治疗，常在发病 2～3 年后进展，甚至危及生命。因此早期诊断、及时治疗是决定本病预后的关键。因此有上述症状时要及时到正规的神经疾病专科诊治，以免延误诊断和治疗，浪费钱财，危及生命。

第四节 维生素 D 缺乏症并发症

一、维生素 D 缺乏症

【概述】

维生素 D 是一组生理活性相同的固醇类物质，主要存在于乳、蛋黄、鱼肝油和肝等动物性食品中，其供给不足或成分转化障碍可以导致维生素 D 缺乏症。

【病因与发病机制】

维生素 D 供给不足；日照不够；消化吸收不良；生理和病理需要量增加；肝肾功能不良或有病；甲状旁腺机能退化；一些药物导致作用成分失活等。维生素 D 能促进肠黏膜对钙、磷吸收，增加肾对钙的再吸收，维持钙、磷血清水平，促进骨质和软骨钙盐沉积，使骨生成。因而维生素 D 的缺乏可引起骨质疏松、骨质软化等严重后果。

【临床表现】

出现各种骨质疏松和骨软化现象，导致佝偻病(婴幼儿期发病)或骨软化病(成年期发病)，因血钙降低引起精神兴奋性升高和肌肉韧带松弛无力。

【诊断与鉴别诊断】

依据临床及实验室检查(当血清中 25-(OH)D_3 <8μg/ml 时)可确诊。

【治疗】

服用浓缩性维生素 D 制剂或浓缩鱼肝油，必要时肌注维生素 D_3。

【预防】

去除病因；日光浴；人工紫外线照射。

二、常见并发症

(一)维生素 D 缺乏性佝偻病

【概述】

本病是由于维生素 D 缺乏引起体内钙、磷代谢紊乱，而使骨骼钙化不良的一种疾病，多发生于儿童。佝偻病发病缓慢，不容易引起重视。佝偻病使小儿抵抗力降低，容易合并肺炎及腹泻等疾病，影响小儿生长发育。因此，必须积极防治。

【病因与发病机制】

维生素 D 有内源性与外源性两种，内源性的是靠日光中的紫外线照射皮肤，而后在体内合成；外源性的来自食物，如鱼、肝、蛋、乳类等含有维生素 D_3，植物中的麦角固醇经紫外线照射后，形成维生素 D_2，它们能促进小肠黏膜对钙、磷的吸收，减少钙、磷从尿中排出，并能促进骨样组织成熟，使血中钙、磷向骨质生长部位沉着形成新骨。维生素 D 的缺乏则影响和阻碍了这些生化过程，从而发病。

日光照射不足，尤其在冬、春季紫外线不足，又因冬季寒冷户外活动较少，故易发生佝偻病。小儿喂养不当，食物中钙、磷含量较少，或比例不当，也会影响钙、磷的吸收。另外，单纯用谷类食物喂养时，因其中含有大量植酸，容易与小肠中钙、磷结合成为不溶解的植酸钙，而影响钙、磷吸收。此外，生长过快、早产、双胞胎也易发生佝偻病。慢性腹泻、肝胆系统疾病、慢性肾脏病影响维生素D的吸收及代谢。长期应用苯妥英钠、鲁米那等药物，可加速维生素D的分解和代谢，均可引起佝偻病。

【诊断】

1. 临床表现

佝偻病临床分为初期、激期、恢复期、后遗症期四期。

(1)初期

①临床表现：神经兴奋性增高(烦躁，睡眠不安，易惊，夜啼，多汗等症，并可致枕部脱发而见枕秃)。

②理化检查：血生化改变轻微，骨骼X线摄片可无异常。

(2)激期

①临床表现

头部：乒乓球感；方颅，臀形颅；囟门较大且闭合延迟；乳牙萌出迟。

胸部：软骨串珠状；肋软沟；肋下缘外翻；鸡胸；漏斗胸。

四肢："手镯"及"脚镯"；开始行走后，"O"型或"X"型腿，长骨可发生青枝骨折。

脊柱：脊柱后凸或侧弯畸形，骨盆畸形。

肌肉改变：坐、立、行等运动功能发育落后，腹部膨隆如蛙腹。

神经系统：发育落后。

②理化检查

X线：钙化带模糊，干骺端增宽，边缘呈毛刷状或杯口状改变。

血生化检查：血钙，磷明显降低；钙磷乘积小于30。碱性磷酸酶明显增高。

(3)恢复期

①临床表现：临床症状，体征改善。

②理化检查：X线临时钙化带重现；生化恢复正常。

(4)后遗症期

①重症患儿遗留骨骼畸形。

②理化检查正常。

2. 实验室检查

(1)化验

①碱性磷酸酶在佝偻病病程中增高出现较早，而恢复最晚，有利于检查诊断。

②测定血清中25-(OH)D_3或1,25$(OH)_2D_3$水平，其值在典型佝偻病几乎为零，在亚临床佝偻病也显著下降，而维生素D治疗后可显著回升，为敏感而可靠的生化指标。

(2)X线检查：X线改变以骨骼发育较快的长骨为明显，尤以尺桡骨远端及胫腓骨近端更为明显。

【鉴别诊断】

1. 肾性佝偻病

肾脏疾病导致肾功能障碍使1,25$(OH)_2D_3$的生成减少而发生佝偻病，血钙低，血磷高。需要使用1,25$(OH)_2D_3$才能有效治疗。

2. 肝性佝偻病

各种肝脏疾病导致肝功能不良，可使1,25$(OH)_2D_3$生成障碍。如果伴有胆道阻塞，不仅会影响维生素D的吸收，而且因钙皂形成，进一步抑制钙的吸收，从而出现低血钙及佝偻病征象。

3. 远端肾小管酸中毒

患儿身材矮小，骨骼畸形，有代谢性酸中毒，多尿，碱性尿，除有低血钙和低血磷外，还常有低血钾。

4. 维生素D依赖性佝偻病

此病为常染色体隐性遗传，可分为两型。Ⅰ型为肾脏1-α羟化酶缺陷，Ⅱ型为靶器官1,25$(OH)_2D_3$受体缺陷，临床表现为重度佝偻病，血钙，磷显著降低，碱性磷酸酶明显升高，并继发甲状旁腺功能亢进。Ⅰ型患儿可有高氨基酸尿，Ⅱ型患儿的重要特征为脱发。

【治疗】

活动期(包括初期和激期)佝偻病应依据临床表现给予积极治疗，目的在于控制病情活动和防止畸形。

1. 活动期轻度

维生素D 20万～30万IU，1次口服或肌注，间隔1个月，可再给1～2次，同时给钙剂，每次0.5～1g，每天2～3次，连服1～2个月。

2. 活动期中、重度

维生素D 20万～30万IU，1次口服或肌注，间隔1个月，可再给2～3次，同时给予钙剂，每次0.5～1g，每日2～3次，连续2～3个月。

3. 恢复期

一般可不用维生素D，多晒太阳，改善营养即可。但在冬、春季节为防止复发可投给维生素D20万～30万IU，一次口服或肌注。给维生素D治疗量，可维持作用2～3个月，因此不必再给维持剂量口服，以防止维生素D中毒，多晒太阳即可。

【预防】

多晒太阳，增加户外活动，补充足量维生素D和钙剂。

(二)维生素D缺乏性手足抽搐

【概述】

本病又称佝偻病性低钙惊厥或婴儿手足搐搦症，是维生素D缺乏性佝偻病的伴发症状之一，多见6个月以内的小儿。

【病因与发病机制】

血清钙离子浓度降低是本病的直接原因。因维生素D缺乏，甲状旁腺代偿功能不足，导致血清钙离子降低，神经肌肉兴奋性增高，出现惊厥，手足肌肉抽搐或喉痉挛等。

引起维生素缺乏的主要病因有：①春、夏季节，补充维生素D而肠道吸收钙不足。②早产婴儿，娩出后有呼吸障碍、颅内出血等并发症。③人工喂养儿食用含磷过高的奶制品。④长期腹泻或慢性病，造成维生素D和钙吸收不良。

【诊断】

1. 临床表现

(1)典型发作

①惊厥：一般为无热惊厥，突然发作，表现为肢体抽动，双眼上翻，面肌痉挛，意识暂时丧失，大、小便失禁等。发作停止后多入睡，醒后活泼如常。每日发作次数不定，每次持续数秒至数分或更长。轻者仅有惊跳或短暂的眼球上窜，而意识清楚。多见于婴儿期。新生儿可只有屏气，面肌抽动或双眼凝视等。

②手足搐搦：以幼儿及儿童多见。表现为双手腕屈曲，手指伸直，拇指内收贴近掌心，足踝关节伸直，足趾强直下曲，足底呈弓状。

③喉痉挛：主要见于婴儿。声门及喉部肌肉突发痉挛引起吸气性呼吸困难和喉鸣，严重者可发生窒息死亡。6个月以内的小儿有时可表现为无热阵发性青紫，应高度警惕。

(2)隐匿型体征

①面神经征(Chvostek征)：用指尖或叩诊锤叩颧弓和口角间的面颊部，出现眼睑及口角抽动为阳性。正常新生儿可呈假阳性。

②腓反射：用叩诊锤叩击膝部下外侧腓

骨小头处的腓神经，阳性者足部向外侧收缩。

③陶瑟征(Trousseau 征)：用血压计袖带如测血压样绕上臂，打气使血压维持在收缩压与舒张压之间，阳性者于5分钟内被试侧的手出现痉挛症状。

2. 实验室检查

血清钙低于1.75～1.88mmol/L(7.0～7.5mg/dl)或离子钙低于1.0mmol/L(4mg/dl)。

【鉴别诊断】

婴幼儿突发无热惊厥，且反复发作，之后神志清醒无神经系统体征，血清钙低于1.75～1.88mmol/L(7.0～7.5mg/dl)或离子钙低于1.0mmol/L(4mg/dl)即可确诊。但需与其他无热惊厥性疾病、中枢神经系统感染、急性喉炎等相鉴别。

1. 其他无热惊厥性疾病

(1)低血糖症：常发生于清晨空腹时，有进食不足或腹泻史，伴苍白、多汗及昏迷，血糖低于2.2mmol/L，口服或静注葡萄糖后立即恢复。

(2)低镁血症：常有触觉、听觉过敏、肌肉颤动，血镁低于0.58mol/L(1.4mg/dl)，钙剂治疗无效。

(3)婴儿痉挛症：突然发作，头及躯干均前屈，手握拳，下肢弯曲至腹部，伴点头状抽搐和意识障碍，发作持续数秒至数十秒，脑电图有高幅异常节律，多伴智力障碍。

(4)甲状旁腺功能减退：表现为间歇性惊厥或手足搐搦，间隔几天或数周发作1次，血磷高于3.23mmol/L(10mg/dl)，血钙低于1.75mmol/L(7mg/dl)，碱性磷酸酶正常或稍低，颅骨X线可见基底节钙化灶。

2. 急性喉炎

多伴上呼吸道感染症状，声音嘶哑，犬吠样咳嗽及吸气困难，无低钙症状体征，钙剂治疗无效。

3. 中枢神经系统感染

脑膜炎、脑炎、脑脓肿大多伴有发热和感染中毒症状，年幼体弱者可不发热，但有颅内压增高及脑脊液改变。

【治疗】

本病治疗原则首先控制惊厥，解除喉痉挛，迅速补充钙剂，使血钙快速升至正常，然后给予维生素D，使血钙、磷代谢恢复正常。

1. 急救处理

控制惊厥可应用镇静止痉剂，首选地西泮，每次0.1～0.3mg/kg，肌内或静脉注射，或苯巴比妥，每次5～7mg/kg，肌内注射，或10%水合氯醛，每次40～50mg/kg保留灌肠。喉痉挛时应先将舌头拉出口外，作人工呼吸或加压给氧，必要时行气管插管术。

2. 钙剂治疗

对惊厥或喉痉挛发作者可用10%葡萄糖酸钙5～10ml(或1ml/kg)加10%葡萄糖溶液10～20ml静脉点滴，或缓慢静脉注射(10分钟以上)，重症者每日可重复2～3次，直到惊厥停止后改为口服钙剂。轻症，或惊厥、喉痉挛控制后先口服10%氯化钙，每次5～10ml，稀释于3～5倍糖水内口服。一日3次。氯化钙有酸化血的作用，使钙离子浓度迅速升高，但不宜久服，以防高氯血症，故3～5天后改为活性钙，盖天力或葡萄糖酸钙等口服。

3. 维生素D治疗

应用钙剂后同时给予维生素D，每日50～125μg(2000～5000IU)口服。重症病例可采用维生素D，或维生素D_3肌内注射，用法同佝偻病，1个月后改为预防量。

【预防】

同维生素D缺乏性佝偻病。

（三）骨软化症

【概述】

本病为成人缺乏维生素D而导致的成骨矿化受阻，主要表现为骨质软化，骨样组织增生，骨骼变形。

【病因与发病机制】

病因多为维生素D和钙、磷缺乏，多见于寒冷贫困地区的经产妇，少数病例是肾小管病变或酶缺乏、肝病、抗惊厥药等所致。病机参见维生素D缺乏性佝偻病。

【诊断】

依据临床及实验室检查可确诊。

1. 临床表现

早期表现为腰酸腿痛、行动不便、骨骼压痛，偶有抽搐或麻木，骨质疏松、骨骼变形，并可出现骨折或假性骨折或成人的青枝骨折。

2. 骨盆X线片

常呈三叶形上口，椎体受压而成楔形骨折或双凹形变形。

【治疗】

营养因素引起者可改善饮食，补充维生素D及钙剂，增加活动。其他因素引起者积极治疗原发病。

【预防】

同维生素D缺乏性佝偻病。

第五节 烟酸缺乏症并发症

一、烟酸缺乏症

【概述】

烟酸缺乏症又称陪拉格、糙皮病，各种原因造成的盐酸缺乏或不足引起的以皮肤黏膜、消化系统和神经精神系统为主要表现的慢性全身性疾病。

【病因与发病机制】

摄取不足、吸收不良、需要量增加、先天性缺陷、类癌综合征，某些药物干扰盐酸被利用。日晒、重体力劳动、局部摩擦可诱发此病。烟酸在体内转化的活性成分烟酰胺与生物氧化中的递氢作用密切相关，它的缺乏引起许多病理过程。

【临床表现】

本病常见于中青年，夏、秋好发。前驱症状为疲劳、失眠、记忆力减退、体重减轻等。

1. 皮肤

皮疹好发于暴露部位，尤在骨和关节突出的皮面好发，常对称分布。先自日光照射部位出现境界清楚的似日晒红斑样损害，迅速扩大，色变暗，重者有大疱或淤斑。疱破后糜烂、渗液、溃疡、继发感染。皮损很快干燥结痂，之后皮肤粗糙、过度角化、脱屑。反复发作后皮肤粗糙肥厚或萎缩。可对光敏感。自觉灼热、痒感。

2. 黏膜

主要为舌炎、口腔炎、口角炎，可伴发会阴、生殖器、肛周炎症或溃疡。

3. 胃肠道

食欲不振，恶心，多有腹泻。

4. 神经精神系统

神经衰弱，四肢远端感觉减退，肌力减退等。偶见骨髓炎。

【诊断与鉴别诊断】

1. 实验室检查

全血烟酸含量低于 0.61mg/dl，血清含量低于 0.3mg/dl。不同程度贫血。游离胃酸缺乏或低下。病理示早期损害有真皮上部炎性细胞浸润，陈旧损害有角化过度伴角化不全，棘层肥厚，表皮基底层色素增加，真皮内弥漫炎性细胞浸润和胶原纤维变性。

2. 鉴别诊断

(1)接触性皮炎：有变应原接触史，发病部位与接触部位有关，皮损为水肿性鲜红斑，去除过敏物迅速痊愈。

(2)蔬菜日光性皮炎：春季好发，有进食蔬菜和日晒史，皮损为弥漫性实质性浮肿，无其他系统症状。

(3)迟发性皮肤卟啉症：有化学物或药物接触史或长期饮酒史，无消化道和神经系统症状，组织病理有特异性。

(4)日晒伤：春、夏发病，明确日晒史，暴露部位发弥漫性鲜红斑，边界清楚，无消化及神经系统症状。

【治疗】

视病情轻重补充剂量不等的烟酸和烟酰胺，严重者可肌注或静滴，同时补充白蛋白、B族维生素、铁剂等，并加强对症支持处理。

【预防】

合理饮食，禁酒防晒，去除诱因。

二、常见并发症

烟酸缺乏性脑病综合征

【概述】

本病又称烟酸缺乏综合征、Jolliffe 综合征。

【病因与发病机制】

主要因烟酸缺乏引起。饮食中含量过低或胃肠道疾病(长期腹泻、幽门梗阻、肠结核等)使烟酸吸收不良。

【诊断】

1. 临床表现

早期可有体重减轻、疲乏无力、失眠、记忆力下降及一般工作能力减退。典型者除有舌炎、纳差、恶心、呕吐、腹胀、腹泻外，主要为神经精神方面改变，可有烦躁、焦虑、抑郁、健忘、失眠及感觉异常等，少数有性格变化或出现精神障碍，如狂躁、猜疑、幻想等。重者可有昏睡、谵妄或昏迷，四肢肌张力增高呈“齿轮样”僵硬，有强握与吸吮反射。周围神经炎症状如四肢麻木与烧灼感、腓肠肌压痛、反射异常等。可有贫血、胃酸低下，约半数有组胺性胃酸缺乏。

2. 实验室检查

病理示大脑神经节细胞退行性变及局灶性脱髓鞘改变。

【鉴别诊断】

依据临床及实验室检查可基本确诊。

【治疗】

同烟酸缺乏症。

【预防】

同烟酸缺乏症。

第六节　叶酸缺乏症并发症

一、叶酸缺乏症

【概述】

因各种原因导致的叶酸缺乏所引起的巨幼细胞性贫血、唇炎、舌炎、胃肠及精神系统等症状的疾病。

【病因与发病机制】

妊娠、哺乳、婴儿和青年人需要量增加，各种疾病导致叶酸消耗增加，吸收、利用及代谢障碍，长期使用磺胺和广谱抗生素可引起继发性叶酸缺乏。叶酸的缺乏导致DNA合成障碍，细胞周期延长或停滞，胞核改变，继而引发一系列临床症状。

【临床症状】

1. 引起巨幼细胞性贫血

维生素B_{12}和叶酸缺乏的临床表现基本相似，都可引起巨幼细胞性贫血、白细胞和血小板减少，以及消化道症状如食欲减退、腹胀、腹泻及舌炎等，以舌炎最为突出，舌质红、舌乳头萎缩、表面光滑，俗称“牛肉舌”，伴疼痛。维生素B_{12}缺乏时常伴神经系统表现，如乏力、手足麻木、感觉障碍、行走困难等周围神经炎、亚急性或慢性脊髓后侧索联合变性表现，后者多见于恶性贫血，小儿和老年患者常出现精神症状，如无欲、嗜睡或精神错乱。叶酸缺乏可引起情感改变，补充叶酸即可消失。维生素B_{12}缺乏尚可影响中性粒细胞的功能。主要的临床类型有以下几种：

(1)营养性巨幼细胞性贫血：以叶酸缺乏为主。我国以西北地区较多见，主要见于山西、陕西、河南诸省，常有营养缺乏病史，新鲜蔬菜摄入少又极少荤食，加上饮食和烹调习惯不良，因此常伴有复合性营养不良表现，如缺铁、缺乏维生素B_1、维生素B_2、维生素C及蛋白质。婴儿期营养不良性巨幼细胞性贫血好发于6个月～2岁的婴幼儿，尤其应用山羊乳及煮沸后的牛奶喂养者，母亲有营养不良、患儿并发感染及维生素C缺乏易发生本病，维生素C有保护叶酸免受破坏的作用。

(2)恶性贫血：系胃壁细胞自身免疫性(毒性T淋巴细胞)破坏，胃黏膜萎缩导致内因子缺乏，维生素B_{12}吸收障碍。好发于北欧斯堪的纳维亚人，多数病例发生在40岁以上，发病率随年龄而增高，但也有少数幼年型恶性贫血，后者可能和内因子先天性缺乏或异常及回肠黏膜受体缺陷有关。90%左右的病人血清中有壁细胞抗体，60%的病人血清及胃液中找到内因子抗体，有的可找到甲状腺抗体，恶性贫血可见于甲状腺功能亢进、慢性淋巴细胞性甲状腺炎、类风湿性关节炎等，胃镜检查可见胃黏膜显著萎缩，有大量淋巴、浆细胞的炎性浸润。本病和遗传也有一定关系，患者家族中患病率比一般人群高20倍。脊髓后侧索联合变性和周围神经病变发生于70%～95%的病例，也可先于贫血出现。胃酸缺乏显著，注射组胺后仍无游离酸。

(3)药物性巨幼细胞性贫血：这组药物包括前述干扰叶酸或维生素 B_{12} 吸收和利用的药物，以及抗代谢药等。药物性巨幼细胞性贫血可分两大组，一组是用叶酸或维生素 B_{12} 治疗有效者，另一组是应用上述药物无效者。

2. 引起胎儿神经管畸形

在一项随机对照的临床试验表明，在受孕前给予含叶酸的营养补充剂进行干预，能有效和明显的降低婴儿神经管畸形(脊柱裂和无脑儿)的发生。另一项随机和有对照的试验也表明如果以前生过患神经管畸形孩子的妇女，当她再次怀孕前给以大剂量叶酸(4mg/d)，能有效地预防下一个孩子发生神经管畸形。增加叶酸摄入量预防神经管畸形的机制至今还不明确，但可以肯定神经管畸形是由于复杂的基因和营养因素相互作用的结果。

3. 叶酸与宫内生长迟缓的关系

妊娠妇女体内的叶酸水平和婴儿的出生体重有显著相关，有报道妊娠妇女第 3 个月时血清和红细胞叶酸的水平(尤其是红细胞叶酸水平)可以作为新生儿出生体重的预测指标。同时孕妇的叶酸水平和流产、早产的发生率相关，叶酸水平高，发生率则低。

4. 叶酸和心血管疾病

叶酸形成 N_5-甲基 THFA 后，将甲基转移至同型半胱氨酸上合成蛋氨酸。叶酸缺乏时蛋氨酸合成受阻，血中同型半胱氨酸增高，高浓度同型半胱氨酸对血管内皮细胞产生损害，并可激活血小板的黏附和聚集，成为心血管病的危险因素。充足的叶酸摄入对心血管病发生有一定的预防作用。

【诊断与鉴别诊断】

根据临床表现及实验室检查，即可确诊。实验室检查内容如下：

(1)血清叶酸含量：反映近期膳食叶酸摄入情况。小于 6.8nmol/L(3ng/ml)为缺乏。

(2)红细胞叶酸含量：反映体内叶酸储存情况。小于 318nmol/L(140ng/ml)为缺乏。

(3)组氨酸负荷试验：在口服组氨酸负荷剂量 8 小时或 24 小时后，尿中亚胺甲基谷氨酸排出量增加，但此指标特异性差，应用不普遍。

(4)血浆同型半胱氨酸测定：当受试者维生素 B_6 和维生素 B_{12} 营养适宜而叶酸缺乏时同型半胱氨酸水平增高。

【治疗】

纠正病因，补充叶酸。

【预防】

合理膳食，避免酗酒。自然界中叶酸广泛存在于动物性和植物性食物中，如肉类、肝、肾、酵母、蘑菇、新鲜蔬菜(菠菜、莴苣、芦笋)、豆类和水果中，应多吃该类食物。

二、常见并发症

(一)巨幼细胞性贫血

【概述】

巨幼细胞性贫血是叶酸和(或)维生素 B_{12} 缺乏引起的一种大细胞性贫血。叶酸、维生素 B_{12} 参予 DNA 的合成，故本病是一种全身性疾病，除贫血外，粒细胞巨变且分节过多，巨核细胞亦发生病变。全身各系统细胞，特别是增殖较快的细胞如黏膜、皮肤细胞也发生病变。可以认为巨幼细胞性贫血是全身病变的血液学表现。

本病可分为营养性、婴幼儿性、妊娠性巨幼细胞贫血和恶性贫血。前三型均属于营养性，只是发病情况不同，亦各具特点。营养性巨幼细胞性贫血占90%，其中叶酸缺乏性占90%，以妊娠妇女和婴幼儿多见。国内多发区见于山西、陕西、河南等省。国外以素食者多见。恶性贫血在我国很罕见。

【病因与发病机制】

1. 发病原因

(1)摄入量不足：母体缺乏叶酸和(或)维生素B_{12}可使婴幼儿先天或后天摄入不足，儿童营养不良性巨幼细胞贫血多发生在2岁以内，其中80%属于喂养不当，未按时增加辅食。叶酸极不稳定，加热煮沸即可使其破坏，故叶酸缺乏除食用蔬菜量过少以外，主要是加工方法失当。

(2)需要量增加：生长期婴幼儿、妊娠妇女，甲状腺功能亢进、恶性肿瘤、白血病、溶血性疾病、感染等，均可使需要量增加而引起缺乏病。

(3)吸收不良：先天性或后天原因使内因子生成减少或体内产生抗内因子抗体，使维生素B_{12}吸收减少。常见胃体部或回肠切除术，慢性萎缩性、糜烂性胃炎累及胃体部，或由于胃体癌肿浸润破坏壁细胞，均可影响内因子合成。吸收不良综合征，肠道细菌过度增殖均可引起维生素B_{12}和叶酸缺乏。苯妥英钠、巴比妥可影响叶酸吸收。

(4)利用障碍：TCⅡ缺乏常造成维生素B_{12}转运障碍，严重肝病影响维生素B_{12}贮备。叶酸拮抗剂如甲氨蝶呤、氨苯蝶啶、苯妥英钠、乙胺嘧啶等可与叶酸还原酶及二氢叶酸还原酶结合，阻断四氢叶酸的形成。叶酸代谢有关酶缺乏，维生素C及维生素B_{12}缺乏均可影响叶酸的代谢。

2. 发病机制

巨幼细胞性贫血时，红细胞生成数量减少伴红细胞形态异常，主要由于DNA合成受抑，细胞向G_2期转变障碍，阻滞在S期，而RNA合成量正常，RNA/DNA比率增加。DNA主要位于胞核内，而RNA主要分布在胞浆亚细胞器中，故细胞体积大、核成熟障碍，胞浆具有明显的嗜碱性即核浆发育不平衡。此外，亦可出现巨大粒细胞和巨核细胞，胞体大、分叶过多，血小板产生减少。本病可有溶血表现，如将巨幼细胞贫血患者红细胞输给正常人，红细胞寿命缩短，而将正常人红细胞输给患者红细胞的寿命亦缩短，说明患者红细胞及血浆成分均有异常。并发现红细胞、白细胞及血小板无效生成。维生素B_{12}可促进甲基丙二酰酶A转变成琥珀酰辅酶A，由于维生素B_{12}缺乏故大量丙二酰辅酶A堆积，形成单链脂肪酸，这种非生理性脂肪酸结合进神经鞘膜类脂质结构中，出现神经纤维脱髓鞘改变，可能是神经系统并发症的原因。

叶酸和维生素B_{12}在细胞核DNA合成过程中都是重要的辅酶。核酸的构件分子为核苷酸。人体可利用氨基酸、核糖、一碳单位、磷酸等合成单核苷酸，继而合成核苷酸。脱氧胸腺嘧啶核苷酸(dTMP)由脱氧尿嘧啶核苷酸(dUMP)甲基化而生成，此反应由N_5、N_{10}-亚甲基四氢叶酸提供甲基，胸腺嘧啶核苷酸酶催化。当缺乏叶酸时此反应受抑，影响DNA的合成。维生素B_{12}是甲基转移酶的辅酶，可促使高半胱氨酸转变成甲硫氨酸，这样使N_5-甲基四氢叶酸转变成四氢叶酸，促使dUMP转变成dTMP，再转变为dTTP。而合成DNA。故维生素B_{12}缺乏产生与叶酸缺乏同样的结果，都会影响DNA的合成。

【诊断】

1. 临床表现

(1)血液学表现：贫血是常见症状，发病缓慢，但血红蛋白降至一定临界值时贫血发展速度显著加快，就诊时大多呈现中、重度贫血，头晕、乏困、无力，活动后心慌气短等。约20%的患者同时伴有白细胞和血小板减少。据统计感染发生率约为14.2%～86.7%，以泌尿系统感染多见，一些病人有明显出血。少数病例由于髓外造血而发生肝脾肿大。严重病例需和红白血病鉴别。

(2)非血液学表现

①消化道症状尤其是食欲不振发生在疾病早期，并有腹胀、腹泻或便秘。约36%患者常发生口炎，包括口角炎、舌炎，舌面光滑称“镜面舌”或舌质绛红称“牛肉舌”。

②神经系统表现较轻，末梢神经炎常见，少数病例亦可出现锥体束征，共济失调等。精神症状如健忘、易怒、表情呆滞、反应迟钝、嗜睡，甚至精神失常。

③由于蛋白质营养不良而发生眼睑浮肿，下肢呈压陷性水肿，严重者出现腹腔积液或多浆膜腔积液，需与相关性疾病鉴别。

④铁缺乏亦是本病常见并发症，特别是在有效治疗过程中，由于造血水平提高，耗铁量增多而呈现“混合性贫血”。

(3)妊娠性巨幼细胞性贫血占所有病例的近1/3，多数病例在妊娠中后期发病，且死胎率较高，但胎儿并无贫血。

(4)恶性贫血由于缺乏内因子致维生素B_{12}吸收障碍，其发病与自身免疫功能紊乱有关，部分患者血清中发现抗内因子抗体。除大细胞性贫血外，常有较严重的神经系统改变，如末梢神经炎、脊髓亚急性联合变性，四肢麻木、无力、共济失调、锥体束征阳性等。呈永久性真性胃酸缺乏。

2. 实验室检查

(1)血常规：呈大细胞正色素性贫血，MCV > $94\mu m^3$，MCN > 32pg，MCNC 为32%～36%。红细胞较少，中央淡染区不明显、染色较深、轻度大小不均，偶见幼红细胞，可见嗜多色性及嗜碱性点彩红细胞，也可见豪-周小体及卡波环。白细胞数稍低，粒细胞胞径增大，核分叶过多(核右移)，分叶可超过5个以上，常出现在红细胞改变前，故对早期诊断有重要意义，血小板计数一般均减低，其形态较大。

(2)骨髓像：骨髓增生活跃，以红细胞增生为主，粒、红比例正常或倒置。红细胞系体积均大，核染色质疏松，胞核发育落后于胞浆，早幼红细胞可早期出现血红蛋白，显示浆老核幼。这种细胞增大、胞核大、染色质疏松的现象，称之为巨幼变。依其成熟程度分为巨原、巨早幼、巨中幼和巨晚幼四期，各期幼红细胞巨幼变总数可达30%～50%。粒细胞系统中，晚幼粒和杆状核粒细胞亦可见巨幼变。巨核细胞中出现核分叶过多，血小板大，颗粒松散。

(3)血生化检查

①血清维生素B_{12}含量测定，正常值为200～800pg/ml。如小于100pg/ml提示维生素B_{12}缺乏。

②血清叶酸含量测定，正常值为5～6ng/ml。小于3ng/ml提示叶酸缺乏。

【鉴别诊断】

在诊断营养性巨幼细胞性贫血时，必须与由多种原因引起的相似表现疾病，特别是细胞形态上出现的巨幼样变相鉴别。

1. 脑发育不全

多于出生后即出现发育迟缓除神经系统症状外，尚有智力低下，无贫血表现，用维生素B_{12}治疗后神经症状无改善。

2. 慢性肝病性巨幼红细胞性贫血

由于慢性肝病，可能有维生素B_{12}和叶酸代谢和贮存发生障碍，此种贫血，常伴有慢性肝功能损害，肝、脾明显肿大及门脉高压、腹水等。

3. 红白血病的红血期

血常规中有核红细胞增多,其治疗和预后均与营养性巨幼细胞性贫血不同。

【治疗】

1. 口服叶酸

每次5～10mg,3次/d,直至血常规完全恢复正常,用量愈大排泄量愈多。由叶酸拮抗剂引起者,可用四氢叶酸钙治疗,3～6mg/d,肌内注射。如伴有维生素 B_{12} 缺乏单用叶酸治疗可加重神经系统并发症,需加用维生素 B_{12}。

2. 补充维生素 B_{12}

适用于维生素 B_{12} 缺乏者,100μg,1次/d,肌内注射,直至血常规恢复正常。以后每周肌内注射2次,每次100μg,以增加储备。如为恶性贫血应每月1次,每次100μg,肌内注射。应用维生素 B_{12} 后48～72小时症状即见好转,网织红细胞开始上升,接着血红蛋白上升。6～8小时后骨髓巨幼红细胞减少。

3. 补充铁剂

如同时有缺铁或治疗过程出现缺铁表现,应补充铁剂。锌缺乏时血红蛋白上升亦减慢。且应注意维生素B族和维生素C的补充。

【预防】

(1)预防本病应从改善人群膳食结构及改变生活习惯着手。

(2)对易发病个体应提高药物预防意识,WHO推荐每日叶酸需要量为6月内婴儿40～50μg,7～12月龄120μg,1～12岁200μg,13岁以上400μg,孕妇800μg,哺乳期600μg。

(3)对蔬菜摄入量,加工方法应进行宣传指导,对素食者的膳食应有维生素含量的规定,对发病较高的农村应进行改变其生活习惯的宣传教育。

(二)叶酸缺乏性神经病

【概述】

本病系叶酸缺乏所引起的一系列神经系统损伤。

【病因与发病机制】

1. 发病原因

(1)摄入不足:常见于营养不良、偏食、挑食或喂养不当的婴幼儿中。叶酸衍生物不耐热,食物烹煮时间过长或重复加热都可使其破坏引起摄入不足。

(2)吸收障碍:影响空肠黏膜吸收的各类疾病如短肠综合征、热带口炎性腹泻和某些先天性疾病时的酶缺乏使小肠吸收叶酸受影响。

(3)治疗药物干扰叶酸代谢:如抗惊厥药、磺胺嘧啶在部分人群中可引起叶酸吸收障碍。甲氨蝶呤等抑制二氢叶酸还原酶,使二氢叶酸不能转化成有生物活性的四氢叶酸。口服避孕药、氟尿嘧啶、阿糖胞苷、异烟肼、乙胺嘧啶、环丝氨酸等药物可影响叶酸的吸收和代谢。乙醇也影响叶酸代谢。

(4)需要量增加引起相对缺乏:妊娠时尤其是最初3个月,叶酸需要量可增加5～10倍。此外,乳母、婴幼儿、感染、发热、甲状腺功能亢进、白血病、溶血性贫血、恶性肿瘤和血液透析时叶酸需要量也增高,若不增加叶酸的摄入量则引起缺乏。

2. 发病机制

叶酸缺乏并发神经损害的发病原理,目前认为在神经元的代谢中,叶酸发挥了很大的作用。由于叶酸是核蛋白DNA和RNA合成所必需的辅酶,在中枢神经系统内,叶酸缺乏或其代谢发生紊乱都可使RNA合成障碍,而RNA对蛋白合成具有重要作用。中枢神经系统蛋白合成速度快，由于神经元需要丰富的能量以及递质，致使神经元的能量缺乏及递质合成障碍，临床便出现神经系统损害的症状。至今尚无叶酸缺乏症较详细的神经病理学报道。

【诊断】

1. 临床表现

(1)叶酸缺乏较严重者并发神经系统损害

①小脑与脊髓损害：叶酸缺乏可出现明显的眼球震颤、共济失调等小脑损害的症状。脊髓损害时出现四肢无力及深感觉丧失、闭目难立、体格检查腱反射亢进及巴宾斯基征阳性等亚急性脊髓联合变性的表现。

②周围神经病变：叶酸缺乏时周围神经病变的特点为肢体远端“手套”及“袜子”样感觉减退或消失、腱反射亢进迟钝，患者肢体远端可出现麻木、刺痛及烧灼感。肌电图显示神经元损害征象。电生理检查示感觉传导速度和运动传导速度均有迟缓。

③精神症状：叶酸缺乏时表现为易激动、健忘和失眠。当叶酸缺乏引起巨幼细胞性贫血时出现精神错乱，痴呆，定向力障碍。癫痫患者长期服用抗痫药引起叶酸含量减低时，表现为精神迟钝、情绪淡漠、精力不足、语言缺少主动性。

(2)叶酸与宫内生长迟缓的关系：妊娠妇女体内的叶酸水平和婴儿的出生体重有显著相关，有报道妊娠妇女第 3 个月时血清和红细胞叶酸的水平(尤其是红细胞叶酸水平)可以作为新生儿出生体重的预测指标。同时孕母的叶酸水平和流产、早产的发生率相关，叶酸水平高，发生率则低。

(3)叶酸和心血管疾病：叶酸形成 N_5-甲基 THFA 后，将甲基转移至同型半胱氨酸上合成蛋氨酸。叶酸缺乏时蛋氨酸合成受阻，血中同型半胱氨酸增高，高浓度同型半胱氨酸对血管内皮细胞产生损害，并可激活血小板的黏附和聚集，成为心血管病的危险因素。充足的叶酸摄入对心血管病发生有一定的预防作用。

(4)叶酸缺乏病的其他临床表现

①引起巨幼细胞性贫血。

②引起胎儿神经管畸形：在一项随机对照的临床试验表明，在受孕前给予含叶酸的营养补充剂进行干预，能有效和明显的降低婴儿神经管畸形(脊柱裂和无脑儿)的发生。另一项随机和有对照的试验也表明如果以前生过患神经管畸形孩子的妇女，当她再次怀孕前给以大剂量叶酸(4mg/d)，能有效地预防下一个孩子发生神经管畸形。但增加叶酸摄入量可预防神经管畸形的机制至今还不明确，但可以肯定神经管畸形是由于复杂的基因和营养因素相互作用的结果。

2. 实验室检查

同叶酸缺乏症。

【鉴别诊断】

在临床上对病因不明的多发性周围神经病，小脑及脊髓病，精神迟钝及痴呆，有器质性精神障碍和长期服用抗癫痫药物者，婴幼儿出现不明原因的精神、神经系统症状时，测定血清叶酸及神经系统 CT、MRI 检查有助于鉴别诊断。

【治疗】

同叶酸缺乏症。

【预防】

同叶酸缺乏症。

第七节 卟啉病并发症

一、卟啉病

【概述】

本病又称血紫质病，是一组由卟啉代谢障碍、卟啉的合成和排泄异常，沉积于组织中而出现皮肤、腹腔脏器及神经系统病变为主要表现的疾病。

【病因与发病机制】

由于遗传性或获得性因素致使卟啉代谢中某些酶的缺陷和被干扰而使卟啉及卟啉前体的产生和排泄增多，并在体内聚集而发生此病。根据异常卟啉合成的场所分为红细胞生成性和肝性。

【临床表现】

1. 红细胞生成性卟啉症

(1)先天性红细胞生成性卟啉症，又名Gunther病，罕见的常染色体隐性遗传病。出生后不久出现严重光敏性损害，暴露部位发红斑、水肿、血疱、大疱，然后糜烂、溃疡、继发感染。自觉瘙痒、灼热。多次发作后留色素沉着、严重瘢痕、粟丘疹和多毛表现。重者出现残毁性瘢痕。多发于婴儿期，常伴有溶血性贫血和脾肿大，小便色暗红。

(2)红细胞生成性原卟啉症：常染色体显性遗传，好发于儿童。好发于头面及上肢暴露部位，皮损为急性光敏反应，日晒后出现类似种痘样水疱病或湿疹的表现，缓解后结痂、剥脱。反复发作后形成虫蛀状浅萎缩性瘢痕伴色素沉着或减退，骨突处皮肤蜡样增厚。口周放射状萎缩性纹理，可有白甲、甲分离、甲脱落。伴发胆结石及肝硬化。

2. 肝性卟啉症

(1)迟发性皮肤卟啉症：分获得性和家族性，可发于成年后，表现似Gunther病，暴露部位皮肤脆性增加，亦可有水疱、血疱、大疱。愈后有较浅瘢痕。甚至有硬皮病样外观和甲损害等，可伴有肝肿大、肝功不良及糖尿病。

(2)急性间歇性卟啉症：常染色体显性遗传。常因药物、内分泌变化和饮酒诱发，青春后期女性多见。经典三联征为腹痛、神经精神症状和暗黑色尿。皮肤可有色素沉着。

(3)混合型卟啉症：常染色体显性遗传，多发于中年，呈多种形式，迟发性皮肤卟啉症和急性间歇性卟啉症的表现场可出现。

【诊断与鉴别诊断】

1. 实验室检查

(1)红细胞生成性卟啉症

①血常规：呈不同程度正细胞正色素性贫血，但贫血很少需临床输血。外周血可见异形红细胞增多、红细胞大小不等，并多见嗜酸性及嗜碱性点彩红细胞和有核红细胞。网织红细胞增多。

②骨髓象：系增生，有时可见类似病态造血表现。在紫外线灯照射下，骨髓有核红细胞和外周血红细胞因卟啉浓度增高呈现鲜红色荧光。

③代谢异常：尿液中尿卟啉Ⅰ排出量显著增加，尿卟啉Ⅲ和粪卟啉Ⅰ排出量也增加，尿液中卟啉总排出量可达10万 μg/24h(正常＜300)，而ALA和卟胆原排出量正常。尿在紫外线灯下呈红色荧光。粪中粪卟啉Ⅰ

排泄增加,红细胞及血浆中尿卟啉Ⅰ浓度显著增加。

④红细胞渗透脆性增加,红细胞寿命缩短伴无效造血,血浆铁动力学检查显示铁转换速度加快。

(2)红细胞生成性原卟啉症:血浆、红细胞、粪中原卟啉增加,少数患者伴粪卟啉增加,尿中卟啉正常。可有血清铁水平降低,铁结合力增加。血红蛋白和血细胞容积降低,并可能出现肝功能异常。红细胞在碘钨石英灯下发射短暂(10～15s)橘红色荧光。

(3)迟发性皮肤卟啉症

①外周血:多数病人没有贫血,血常规正常。少数病人可有轻度红细胞增多。

②尿液检查:实验室最主要检查是尿中含有较多尿卟啉和7羧基卟啉,使尿变成红色。尿中ALA及卟胆原的排泄并不增多。

③粪便检查:粪便中异粪卟啉和7羧基卟啉明显增多,原卟啉正常或中等度增多。

④肝功能检查:因患者常有肝病,尿胆原可能阳性,血清转氨酶可增高,磺溴酞钠的排泄常低于正常。遗传性患者的红细胞内及肝内尿卟啉原脱羧酶活性降低,仅为正常人的50%左右,获得性患者肝内此酶的活性也降至正常人的50%左右,但红细胞内此酶正常。

⑤其他:有些病人血清铁增高。

(4)急性间歇性卟啉症

①尿液一般检查:发作时,大量的ALA和PBG由尿中排出,刚排出新鲜尿尿色正常,经过一段时间,尤其在阳光下暴露后,PBG转变为尿卟啉或粪卟啉,尿色渐加深,呈咖啡色。在Wood光照射下尿卟啉显有红色荧光。尿比重增高,可能由于抗利尿激素分泌过多所致,但尚不能证实垂体的病变。

②PBG定性试验(Watson-Schwartz试验):此试验有特异性,对诊断较有意义,并可检出无症状的基因携带者。

③尿中ALA和PBG定量检查:ALA和PBG可比正常人增加100倍以上,在间歇期虽然减少,但比正常人仍高。正常人每24小时PBG的排出量为0～2mg,ALA为0～7mg。PBG定量对于基因携带者的诊断比ALA定量更有意义。病人肝细胞、红细胞和成纤维细胞中的尿卟啉原Ⅰ合成酶明显降低。羊水穿刺细胞培养做尿卟啉原Ⅰ合成酶定量,可在产前诊断此病。一些无症状的儿童与成人基因携带者此酶活性亦低。

④血生化检查:在急性发作时,常因发作时呕吐与腹痛不能进食导致水电紊乱,常有低钠血症,血钙浓度亦降低,甚至有的病人可发生少尿和氮质血症。

(5)混合型卟啉症

①外周血:一般正常。

②便常规:急性发作期和无症状期,粪便中原卟啉和粪卟啉都明显增高,即使症状很轻微或在儿童期,也有同样发现。粪卟啉通常多于尿卟啉,原卟啉与粪卟啉的量之比大于1.5∶1.3。在急性发作时,尿中ALA、卟胆原均明显增多,有时尿卟啉和粪卟啉也明显增多,可能因血红素的反馈抑制减弱所致。

2. 组织病理

真皮上部毛细血管壁及周围有无定形的PAS阳性物质沉积。

3. 鉴别诊断

(1)红细胞生成性原卟啉症须与以下疾病相鉴别

①缺铁性贫血和铅中毒等疾病红细胞内原卟啉含量也有增高,红细胞荧光反应检查阳性结果亦可出现于缺铁性贫血和铅中毒等疾病,但没有皮肤光敏感的临床表现。缺铁性贫血的血清铁低,骨髓外铁可消失等,铅中毒的血和尿铅过多等,均可以鉴别诊断。

②细胞生成性卟啉病患者对日光也过

敏，其皮肤损害的表现也相似，但后者为常染色体隐性遗传，其发病年龄多在1岁以内，红细胞不含过多原卟啉，而是含有过多尿卟啉，尿色发红呈棕红色或褐色，尿卟啉检查阳性。皮肤常有多毛症和色素沉着。

(2)迟发性皮肤卟啉症应注意除外多形性日光疹、牛痘样水疱病、烟酸缺乏病、硬皮病、药物光感性皮炎、各种大疱病、脓疱疮等。血液透析可能会引发假性迟发性卟啉病，可有与本病类似的皮疹，但尿、粪、血液卟啉测定均正常可资鉴别。

(3)急性间歇性卟啉症应与以下情况鉴别

①遇有腹痛，注意与各种急腹症鉴别，如肾结石、胆囊胆总管结石、急性胰腺炎、胃或十二指肠溃疡、急性阑尾炎、肠梗阻等，甚至因此而误施行外科手术。

②原因不明的神经系统的功能紊乱，特别是出现末梢神经症状、机体局部的肌无力、瘫痪等，应特别注意卟啉病的可能。

③中毒患者也有腹痛、便秘和神经系统症状，尿中ALA的排泄也是增多的，但二甲氨基苯甲醛试验的结果通常为阴性，应注意鉴别。

(4)混合型卟啉症单纯有神经系统症状者须与外科急腹症、癔症、多发性神经炎鉴别。同时本病患者粪中排出大量原卟啉和粪卟啉，尿中粪卟啉亦明显增高。可与急性间歇性卟啉病鉴别。如仅有皮肤症状，可根据患者有无肝病及肝功能异常，尿中粪卟啉高于尿卟啉等以资鉴别。急性发作时，要与急性间歇性卟啉病相鉴别。原卟啉病和红细胞生成性卟啉病，都有对日光敏感而发生的皮肤损害，自幼年起即有症状出现。红细胞及血浆中卟啉增多，红细胞在紫外线照射下发出红色荧光。而混合性卟啉病没有这些特点，症状往往出现于青春期。迟发性皮肤性卟啉病也有类似皮肤症状，粪中粪卟啉和原卟啉的含量也是增多的，但尿中ALA及卟胆原的排泄不增多，家族史不明显，患者大多有肝病或慢性酒精中毒、肝功能损害等表现，可与混合性卟啉病相鉴别。

【治疗】

遮阳，戒酒，避免劳累和精神刺激，忌用巴比妥类、磺胺类、灰黄霉素、雌激素和肝毒性药。全身补充β-胡萝卜素、烟酰胺、维生素E、维生素B_6等，不同类型可用乙酰半胱氨酸、消胆胺、氯喹等。局部用防光剂。

各系统异常做对症支持处理。

二、常见并发症

(一)小儿溶血性贫血

【概述】

溶血性贫血是由多种病因引起红细胞寿命的缩短和过早地破坏，且红细胞的破坏超过了骨髓生血功能的代偿能力而发生循环中红细胞数和血红蛋白含量减少的一种贫血。

【病因与发病机制】

1. 发病原因

(1)遗传性溶血性疾病：①红细胞膜缺损；②红细胞酶的异常；③血红蛋白结构与合成异常。

(2)获得性溶血性贫血：①免疫性溶血性贫血；②创伤性和微血管病性溶血性贫血；③感染因素引起的溶血性贫血；④化学物、药物毒物引起的溶血性贫血；⑤物理因素引起的溶血性贫血；⑥低磷酸血症；⑦阵发性睡眠性血红蛋白尿；⑧肝脏疾病引起的棘状细胞性贫血；⑨新生儿期维生素E缺乏。

2. 发病机制

血管内的红细胞被大量破坏，血红蛋白被释放到血液循环，出现血红蛋白血症，血浆中游离 Hb（正常 0.02～0.05g/血浆）增高（血浆呈粉红色或红色）。游离 Hb 去路如下。

（1）与血浆中的结合珠蛋白（haptoglobin，Hp）结合成 Hp-Hb 复合物，参与单核-巨噬细胞系统的胆色素代谢；

（2）超过 Hp 结合能力时，则自肾小球滤出，出现血红蛋白尿，部分可被肾小管重吸收，在上皮细胞内分解为卟啉，卟啉进入血液循环成胆色素，后二者重新利用，部分以含铁血黄素存在于上皮细胞内，随上皮细胞脱落，从尿排出（含铁血黄素尿）。

（3）分离出游离的高铁血红素，与血浆中β-糖蛋白结合成高铁血红素蛋白或与凝乳素（hemopexin，Hx）结合，然后进入单核-巨噬细胞系统。

【诊断】

1. 临床表现

各种溶血性贫血的临床表现大多缺乏特异性，表现多样，但有其共同之处。患儿皮肤口唇、眼结膜耳垂、手掌及指甲床苍白，感疲倦，肌肉无力。可有黄疸、气喘、心律加快、食欲不振、头昏、怕冷等。

（1）急性溶血性贫血：一般为血管内溶血。这种溶血发生在血管内，红细胞破坏的产物血红蛋白在血浆中与结合珠蛋白结合，因此消耗结合珠蛋白而使其含量下降。表现为急性起病，可有寒战、高热、面色苍白、黄疸。此外还可有恶心、呕吐、感胸闷、腹痛，以及腰酸、背痛、少尿、无尿、排酱油色尿（血红蛋白尿）甚至肾功能衰竭等。严重时神志淡漠或昏迷，甚至发生周围循环衰竭休克。此种溶血常见于严重的溶血性输血反应、药物或毒物诱发的溶血、红细胞酶缺乏所致的溶血、阵发性睡眠性血红蛋白尿、冷凝集素诱发的溶血、微血管病性溶血性贫血、烧伤引起的溶血等。

（2）慢性溶血性贫血：一般为血管外溶血。这种溶血性贫血，是由于异常的红细胞在流经脾脏时被脾阻留、破坏所致，起病缓慢，症状体征常不明显。典型的表现为贫血、黄疸、脾肿大三大特征。有的病例由于溶血的速度未超过骨髓代偿的能力，可不出现贫血，黄疸不重。肝脏清除胆红素的能力很强，也可不出现黄疸。有症状者常为乏力、苍白气促头晕等。体检除发现肝脾肿大黄疸外，还可能有骨痛及下肢踝部的慢性溃疡。此种溶血常见于血红蛋白病的溶血、红细胞膜异常所致的溶血等。

2. 实验室检查

（1）确定溶血性贫血的检查

①血常规：红细胞数减少、血红蛋白降低、网织红细胞增多（3%以上）、血涂片检查红细胞形态可能改变，或出现幼稚红细胞和（或）幼稚粒细胞。如溶血性贫血同时有血小板减少者，应进行骨髓检查及有关 DIC 的检查。

②血清间接胆红素增高。

③尿胆原增高。

④血浆游离血红蛋白增多，一般表示溶血的量较大。

⑤血浆结合珠蛋白减少或消失，表示溶血的量较大，这是较敏感的指征。

⑥血浆出现高铁血红素白蛋白：Schumm 试验阳性。

⑦血红蛋白尿：尿潜血试验阳性。

⑧含铁血黄素尿（Rous 试验）阳性。

（2）确定溶血病因的检查：抗人球蛋白试验（Coombs 试验），红细胞盐水渗透脆性试验，血红蛋白电泳，其他（如酸溶血试验、蔗糖溶血试验、热溶血试验，如外周血有大量红细胞碎片等)。

(3)其他辅助检查

①B超：可见肝脾肿大，胆结石(慢性溶血性贫血)。

②X线检查：胸片检查了解心肺情况；X线检查可发现患儿骨骼畸形。

【鉴别诊断】

溶血性贫血诊断确立后，通过实验室检查进一步明确病因和分类，骨髓象粒红比例降低或倒置，幼红细胞增生，成熟红细胞的形态特点与外周血所见相同。一旦红细胞破坏过多存在，溶血性贫血的诊断成立，然后，再根据抗人球蛋白(Coombs)直接及间接试验的阳性与否区分免疫性(Coombs试验阳性，血型不合溶血除外)与非免疫性(Coombs试验阴性)。非免疫性溶血性贫血可根据红细胞形态、脆性试验、葡萄糖孵育脆性试验、高铁血红蛋白还原试验、酸溶血试验(Ham's)、CD_{55}/CD_{59}流式细胞仪分析、珠蛋白小体(Hein's body)、血红蛋白电泳等试验区分各种原因引起的溶血性贫血。

【治疗】

1. 去除诱因

有溶血诱因者应尽早尽快去除诱因。

(1)保暖：如冷抗体型自身免疫性溶血性贫血，应立即保暖，特别是使四肢温暖。

(2)蚕豆病：由蚕豆病引起的溶血性贫血应避免食用蚕豆和氧化性药物。

(3)药物性溶血：某药引起的溶血性贫血应立即停止用该药。

(4)输血性溶血：输血引起溶血者应立即停止输血。

(5)控制感染：感染引起的溶血性贫血应积极控制感染等。

2. 肾上腺皮质激素

能抑制免疫反应，对免疫性溶血性贫血有效。

3. 雄激素或蛋白合成激素

能刺激造血，增加代偿功能。

4. 免疫抑制剂

对部分自身免疫性溶血性贫血有效，但应在肾上腺皮质激素使用无效时试用。

5. 输血

可改善贫血症状，但有时也有一定的危险性。例如给自身免疫性溶血性贫血病儿输血可发生严重的溶血反应，大量输血还可抑制病儿的造血功能。

6. 其他

对某些先天性或遗传性溶血性贫血除给予对症处理外，尚可采取切脾甚至造血干细胞移植等治疗。

【预防】

1. 群体预防

在G6PD缺乏高发地区，采用群体大面积普查或婚前、产前、新生儿脐血普查是比较有效和明智的方法，以发现G6PD缺乏者。

2. 个体预防

(1)在筛查的基础上，发给一张列有禁用或慎用药物、食物等的“G6PD缺乏者携带卡”，供医生及本人参考，以去除诱因。

(2)新生儿黄疸者：夫妇双方或任一方G6PD缺乏者的孕妇，于产前2～4周，每晚服苯巴比妥(鲁米那)0.03～0.06g，可减轻新生儿高胆红素血症或降低其发病率；分娩时取脐血作常规筛选以发现G6PD缺乏新生儿；母产前及婴儿忌用氧化性药物或使用樟脑丸贮存衣服，母忌吃蚕豆及其制品，积极防治新生儿感染。

(二)卟啉病性神经病

【概述】

卟啉病的神经精神症状见于急性间歇性及混合型。

【病因与发病机制】

1. 发病原因

卟啉是合成血红素的主要物质。血红素与蛋白质结合不但可以合成血红蛋白,也可合成肌红蛋白、细胞色素以及过氧化物酶等体内代谢不可缺少的物质。卟啉主要在红骨髓和肝内合成,虽然合成的部位不同,但其合成步骤是一致的,并各自受到独立的调节。血色素合成过程共有 8 个酶,不同酶缺陷可导致不同临床类型的卟啉病。

2. 发病机制

血红素的合成主要分为代谢前期和代谢后期两个阶段。

(1)代谢前期:此期由甘氨酸合成胆色素原。甘氨酸与琥珀酰辅酶 A,在 α-氨基-γ-酮戊酸合成酶的催化下,合成 α-氨基-γ-酮戊酸(α-amino-γ-ketovaleric acid,ALA)。此过程在线粒体中进行,并以磷酸吡哆醛为辅酶,所生成的 ALA 被运送到线粒体外的胞质内。两个分子的 ALA,在脱水酶的催化下缩合成一分子的胆色素原(porphobilinogen,PBG)。

(2)代谢后期:此期由 PBG 合成血红素。PBG 经尿卟啉原Ⅰ和卟啉原Ⅱ合成酶的作用,合成尿卟啉原Ⅰ;并可激活尿卟啉原Ⅲ共合成酶,将 PBG 缩合成尿卟啉原Ⅲ。尿卟啉原Ⅲ经尿卟啉Ⅲ脱羧酶的作用生成为粪卟啉原Ⅲ。CPGⅢ再经粪卟啉原Ⅲ氧化酶的作用生成原卟啉原。原卟啉原在原卟啉原氧化酶的作用下形成原卟啉,最后原卟啉经铁螯合酶的作用,在线粒体内合成血红素。血红素的合成可通过反馈作用来调节,即血红素合成过多时,可反过来抑制 ALA 合成酶的合成,使 ALA 合成速度减慢,此时,卟啉前身物质排出也减少。因此,ALA 合成酶是限速酶,正常时含量甚少。尿卟啉原由尿排出,粪卟啉原由尿及胆汁排出,原卟啉则由粪排出,原卟啉是由四个吡咯环经亚甲桥衔接起来的,亚甲桥在组织中易被氧化而使原卟啉变成卟啉。原卟啉是无色的,而卟啉可吸收可见光而变色,此即卟啉病发生皮肤变色症状的原因。

迅速死亡的病人,不论中枢或周围神经系统可无任何异常发现。

病程较慢者,周围神经可有不同程度的髓鞘脱失,伴有逆死性轴突变性。Pathak 及 Asbury(1970)认为运动纤维的损害比感觉纤维严重,运动纤维的轴突变性常发展至前根,而感觉纤维变性不广泛。严重病人远端肌肉中的神经纤维完全消失,但来自肌梭的大纤维可不受损害。脊髓及脑干中的运动神经元可有逆行性改变,出现中央性尼氏体溶解。

具有精神症状的病人,大脑几无损害。此外,内脏有轻度慢性被动性充血,肾脏小管可有片状坏死。

【诊断】

1. 临床表现

学者根据临床表现分为神经卟啉病、神经皮肤卟啉病和皮肤卟啉病。现将 3 种容易出现神经损害的卟啉病的主要临床表现进行分述。

(1)急性间歇性卟啉病(acute intermittent porphyria,AIP):属常染色体显性遗传,肝性血卟啉病。多于青春期后发病。临床表现为发作性腹部绞痛伴以恶心、呕吐和便秘,还可有肠痉挛、心率加快(通常为 100~160

次/min)、血压升高、自主神经功能障碍,1/4的患者可有癫痫发作。

腹痛最常见,其严重程度可被误诊为急腹症。其他腹部症状包括恶心、呕吐、便秘和腹泻。麻痹性肠梗阻可引起腹胀。腹部症状是由于对内脏神经的作用,同样膀胱亦可受累,可见有尿潴留、尿失禁、排尿困难和尿频。因为没有炎症,故腹部压痛和反跳痛不明显,体温正常或略高,因此,体征不如症状明显。

心动过速、高血压、出汗、烦躁不安常见,这可能是由于作用于自主神经系统及儿茶酚胺释放入血过多所致。运动神经病变常见,可出现严重麻痹,呼吸功能不全,死亡少见。由于下丘脑的病变,不适当 ADH 分泌可导致水潴留和低钠血症,可引起癫痫。高血压可持续存在,可能与肾脏受损有关。慢性肝脏异常常见,存在无法解释的肝细胞癌发病率升高。

周围神经受累时,约半数患者有感觉减退或疼痛,影响单肢或多肢,多在1周内迅速出现肌肉萎缩并发展为弛缓性瘫痪,后者以近端和下肢为重。少数病人肢体远端感觉缺失,腱反射减弱或消失。在几天内病情可有好转,但严重肌无力可持续数月或数年,特别是延误诊治时。

脑神经常受累以第Ⅶ、Ⅹ对最为常见,第Ⅴ、Ⅺ、Ⅻ对也可受累,主要表现为构音、吞咽障碍和面肌瘫痪。此外,可出现震颤和癫痫,其他中枢神经系统症状包括精神障碍,如易激动、幻觉,还可出现抑郁及躁狂等症状。

上述症状可因服用苯巴比妥、磺胺类、氨基比林、雌激素、琥珀酰胺等药物而加重。因这些药物引起对肝血红素的需求增多,促使肝细胞色素 P_{450} 合成,因而 ALA 合成酶增多,尿中排泄大量卟啉前体 PBG 及 ALA。

(2)变异型卟啉病:属常染色体显性遗传肝性卟啉病,见于青春期后。临床表现为皮肤色素沉着及对光过敏,发作性腹部绞痛及多发性周围神经病,与急性间歇性卟啉病相似。急性发作期尿中 ALA 和 PBG 排出增多。尿及粪中粪卟啉及原卟啉也显示增多。

(3)粪卟啉病:又称遗传性粪卟啉病,属常染色体显性遗传,为肝卟啉病。任何年龄均可发病,表现腹部绞痛、周围神经和精神症状,有时出现皮肤对光反应敏感,但较轻微。Kuhnel 等报道 53 例遗传性粪卟啉病,腹痛、周围神经病、精神症状、心血管病和皮肤症状的出现频率分别为 89%、33%、28%、25%和 14%。

有些病人临床并无症状,但尿及粪中可排出大量粪卟啉。发作期尿中 ALA 及 PBG 均显著增高。

2. 实验室检查

(1)24 小时尿卟啉、粪卟啉总量及血浆卟啉总量的测定,尿中卟啉前体 ALA 和 PBG 检测也有助于诊断。

(2)大多数 AIP 病人红细胞 PBG 脱氨酶活性约是正常人的 50%,这对伴有血浆或尿 PBG 升高病人的确诊有帮助。

家族中如有 PBG 脱氨酶活性下降时,测定红细胞 PBG 脱氨酶对家属进行筛查是有用的。与伴有新发症状的病人不同,无症状但红细胞 PBG 脱氨酶活性低下的家属,其尿 PBG 不会升高。

在对家属进行筛查时,应同时测定红细胞 PBG 脱氨酶和尿 PBG,因为任何一个试验也不能完全检测出所有该病的携带者。对有 AIP 遗传性基因突变的家属,DNA 检测是最敏感和最特异的方法,但只适用于在基因突变已明确的情况下。

(3)其他血液检查:包括血清铁、肝功能、肾功能、血沉常规检查;风湿系列、免疫球蛋白电泳等与自身免疫有关的血清学检查。

(4)血清重金属(铅、汞、砷、铊等)浓度检测。

(5)肌电图和神经电生理检查。

(6)必要时组织活检(包括皮肤、腓肠神经、肌肉和肾脏),与其他感觉性周围神经病进行鉴别。

【鉴别诊断】

本病无特异性临床表现,诊断比较困难。尿液经太阳光照射后颜色变暗,呈咖啡色或葡萄酒红色提示有本病的可能。确诊要依靠24小时尿卟啉、粪卟啉总量及血浆卟啉总量的测定,尿中卟啉前体ALA和PBG检测也有助于诊断。

(1)急性间歇性卟啉病的周围神经病表现与吉兰-巴雷综合征相似,容易误诊。前者有腹痛、肾区腰痛、精神异常、明显的心律失常以及脑脊液蛋白正常或仅轻微升高可资鉴别。

(2)铅中毒和卟啉病均可有肢体瘫痪、腹痛、心律失常、高血压和脑病,且铅中毒也可有卟啉代谢障碍,二者易混淆。但铅中毒时尿中粪卟啉和ALA的排除量明显增加,而尿中尿卟啉和卟吩胆红素原仅有轻度升高,此点与卟啉病不同,铅中毒时血铅水平升高可资二者进行鉴别。

(3)急性间歇性卟啉病的腹痛易被误诊为急腹症而行手术探查;精神症状易误诊为精神分裂症或脑炎;皮肤改变易误诊为冻疮。应依据其临床表现及实验室检查等进行鉴别。

【治疗】

PCT是最容易治疗的卟啉症,首要的治疗方法是识别和避免促发因素。放血通常可有效地诱导临床缓解。每1～2周放掉473ml的血,通常需放血5～6次。通过放血,排掉肝脏的铁使病人处于轻微的缺铁状态。当血清铁稍低于正常时,放血术就停止,过多的放血可引起贫血。有强有力的证据证明,放血具有减少体内铁贮存的有益作用。随着治疗,尿和血浆中的卟啉逐渐降低,和铁的降低相平行。皮肤损害逐渐改善到正常,临床缓解后,就没有必要进行放血治疗或保持低铁浓度,当疾病复发可再行放血术。避免乙醇有利于保持缓解状态。放血术后可恢复雌激素疗法,特别是绝经后的妇女,很少引起复发。

家族性和非家族性的PCT对放血术和小剂量氯喹的反应是一致的,但是其他类型的卟啉症并不这样,因此,在治疗前的正确诊断是重要的。

目前尚无纠正代谢缺陷的方法。应避免过度疲劳及精神激惹等诱发因素,禁用苯巴比妥、卡马西平和大剂量地西泮等能使病情加重的药物。对有精神症状的患者可应用氯丙嗪25～50mg,3～4次/d。急性发作的精神症状可用100～200mg,肌内注射。硫酸锌对肠痉挛引起的腹痛有效,必要时也可用哌替啶。

癫痫患者可用苯妥英钠或小剂量氯硝西泮。有报道静脉给予高铁血红素(hemin),通过负反馈机制使ALA及PBG合成减少,不仅能迅速改善临床症状,还可中止急性发作或预防复发。用法为4mg/(kg·d),分1～2次于10～15分钟内静脉推注,3～14天为一疗程。

普萘洛尔(心得安)对治疗急性发作有效,每4小时100mg普萘洛尔不仅能控制心率,控制高血压,而且还可缓解焦虑症状,改善病人的全身情况。患者饮食宜采用高糖饮食,要求每天至少摄入300～400mg。由于有时合并维生素B_6缺乏,每天可常规补充维生素B_6 100mg。此外,还应避免皮肤被日光照晒。对拟行外科手术的患者,可选用氟烷、氯胺酮和阿法多龙(安泰酮)比较安全。

【预防】

预防卟啉病发作最重要的,应是个体化原则,包括以下几方面。

(1)应对家庭成员进行筛查,以建立预防措施,发现潜在病人。

(2)应避免有毒药物。

(3)应避免禁食,甚至短时间饥饿(如术后或疾病间歇),在卟啉病临床缓解期的肥胖病人饮食疗法应逐渐使体重减轻。

(4)血红素治疗可预防频繁复发,但没有标准的治疗方案;现在研究主张每周 1 次或 2 次血红素治疗。

(5)对经常在月经前发作的病人,促性腺激素释放激素类似物及小剂量雌激素替代治疗可以预防,但尚待研究。口服避孕药有时有效,但孕酮有加重卟啉病的危险。

第八节 痛风并发症

一、痛 风

【概述】

本病是嘌呤代谢障碍产生血尿酸增高所致的疾病。

【病因与发病机制】

遗传,继发于某些疾病(如真性红细胞增多症、慢性白血病、淋巴瘤、铅中毒等)或肿瘤化疗、放疗后。嘌呤代谢障碍产生血尿酸增高,尿酸盐以结晶形式在皮下、关节、肾脏形成痛风石,而产生各种临床症状。

【临床表现】

1. 无症状期

仅有高尿酸血症。

2. 痛风性关节炎

(1)急性:起病急骤,可伴有畏寒、发热、头痛等全身症状,局部表现为红、肿、热、痛,伴有感觉过敏、活动受限、关节腔积液。疼痛夜间发作或加剧。症状消退后局部发痒、脱屑。

(2)慢性:首发几天或几周后可缓解,但易反复发作,形成慢性痛风。多关节受累,关节肿胀、僵硬、畸形和活动受限。

3. 痛风结节

耳轮、指趾关节及肘后易出现皮下结节,称痛风石,破溃后流出石灰样白色含尿酸钠结晶的物质。

4. 肾脏病变

痛风性肾病,尿路结石,肾功能衰竭。

【诊断与鉴别诊断】

1. 实验室检查

血尿酸浓度升高,男性大于 415μmol/L,女性大于 357μmol/L。可有血沉加快、白细胞升高、尿素氮升高等。X 线示关节面附近有骨损。滑囊液旋光显微镜检查示白细胞内外有双折光性针状尿酸钠结晶。病理示皮下有大小不等境界清楚的尿酸盐结晶,呈束或捆状,显褐色,周围炎性反应,可见异物巨细胞和纤维组织增生,沉积物可钙化。

2. 鉴别诊断

(1)钙质沉着症:皮损为质硬结节或斑块,破溃后流出石灰样或奶油样物质。自觉症状轻,尿酸正常。组织病理及特殊染色有明显区别。

(2)多中心性网状组织细胞增生症:有皮肤结节,多发性关节炎,尿酸正常,组织病理有特征性表现。

(3)类风湿性关节炎:关节附近可发结节,但小关节呈对称性梭形肿胀,类风湿因子阳性,尿酸正常。

【治疗】

1. 急性期

秋水仙碱,非甾类抗炎药,皮质类固醇激素。

2. 间歇期和慢性期

排尿酸药,抑制尿酸药。

3. 肾脏结石

多饮水,碱化尿液。

4. 痛风石和严重关节畸形

手术治疗。

【预防】

避免诱因,控制饮食。

二、常见并发症

(一)痛风性关节炎

【概述】

痛风性关节炎是由于尿酸盐沉积在关节囊、滑囊、软骨、骨质和其他组织中而引起病损及炎性反应,它多有遗传因素和家族因素,好发于40岁以上的男性,多见于拇趾的跖趾关节,也可发生于其他较大关节,尤其是踝部与足部关节。主要表现为关节的剧痛,常常为单侧性突然发生。关节周围组织有明显肿胀、发热、发红和压痛。作血尿酸检查可以确诊。应用药物治疗有较好的疗效。

【病因与发病机制】

病因参见痛风。关于发病机理,许多学者普遍认为与多形核白细胞有关。痛风时滑膜组织和关节软骨释放的尿酸钠晶体被关节液的白细胞吞噬。白细胞又破坏释放出蛋白酶和炎性因子进入滑液,刺激关节中的白细胞增多,于是有更多的吞噬了尿酸盐结晶的白细胞相继破裂释放出酶和炎性成分,形成恶性循环进一步导致急性滑膜炎和关节软骨破坏。痛风结石是围绕尿酸盐结晶产生的大小不同的晶体肉芽肿。

【诊断】

1. 临床症状

原发性痛风常发现于40岁以上男性,女性较少且多为绝经期妇女,通常分为4期:

(1)无症状期:时间较长,仅血尿酸增高,约1/3病人以后有关节症状。

(2)急性关节炎期:多在夜间突然发病,受累关节剧痛,首发关节常累及拇趾关节,第一跖趾关节病变约占痛风病人的50%,为本病多发关节。其次为踝、膝、肘、腕等。关节红、肿、热和压痛,全身无力、发热、头痛等。可持续3～11天。饮酒、暴食、过劳着凉、手术刺激、精神紧张均可成为发作诱因。

(3)间歇期:为数月或数年,随病情反复发作间期变短、病期延长、病变关节增多,渐转成慢性关节炎。

(4)慢性关节炎期:关节出现僵硬畸形、运动受限。30%左右病人可见痛风石和发生肾脏并发症以及输尿管结石等。晚期有高血压、肾脑动脉硬化、心肌梗死。少数病人死于肾功能衰竭和心血管意外。

继发性痛风病程相似,继发于血液病、糖原储存病的间歇期较短。

2. 实验室检查

血尿酸检查增高。偏光显微镜发现关节滑液中吞噬了尿酸盐结晶的白细胞。急性期时白细胞增高，血沉加快。X线检查显示关节软骨下骨的穿凿样破坏以及局部的骨质疏松、腐蚀或皮质断裂，关节间隙狭窄和边缘性骨质增生。痛风结石可为钙化阴影。

【鉴别诊断】

1. 急性关节炎

需与下述各病相鉴别。

(1)急性风湿性关节炎：多见于青少年女性，有咽痛等链球菌感染病史，呈大关节游走性疼痛为主，常伴有心脏炎及关节畸形、环形红斑等。

(2)急性期类风湿性关节炎：多见于中青年女性，受累关节以手指小关节为多见，关节肿胀呈梭形，有对称性与多发性之特点，伴明显晨僵，血尿酸不高，而类风湿因子及其他免疫学检查可呈阳性，秋水仙碱治疗无明显疗效。在鉴别诊断时应注意原发性痛风与类风湿性关节炎并存的可能性。

(3)创伤性关节炎：因痛风常在创伤后发作，故易误诊，重要的是无突发的夜间剧痛和结节。

(4)化脓性关节炎：多见于大关节如膝、髋、踝及肘，手足小关节较少见，多为单关节受累，伴有较重的全身中毒症状，往往可找到原发感染灶。滑膜液呈脓性，无尿酸盐结晶。

(5)假性痛风性关节炎：好发于老年患者，但以侵犯髋、膝及脊椎间和耻骨等大关节为常见，其结节及关节滑液中有焦磷酸结晶，在显微镜下为棒状结晶，患者血尿酸正常，秋水仙碱治疗无效。X线可见软骨钙化。

2. 慢性痛风性关节炎

需与下述各病相鉴别。

(1)类风湿关节炎：关节呈慢性僵直畸形，多见于中青年女性，血尿酸不高，受累关节X线片早期仅有软组织肿胀和骨质疏松，以后关节面可狭窄不平，出现骨侵蚀；晚期有骨性强直等症，但关节边缘的穿凿样骨质缺损较痛风为小。

(2)银屑病关节炎：见于中青年起病，虽有10%～20%的患者有高尿酸血症，其手指受累部位为远端指间关节，多并有指甲改变，皮损是鉴别的重要条件。X线末节趾(指)呈笔帽状。

(3)骨肿瘤：多处穿凿样破坏以致骨折，畸形而误诊为骨肿瘤，但无急性关节炎及高尿酸血症病史，困难者活体组织检查。

3. 尿路结石

和其他成分如草酸钙、磷酸钙和碳酸钙结石一样X线也可显影，混合型尿酸结石伴有高尿酸血症及相应痛风表现是其特点。胱氨酸结石X线也不显影，但血尿酸不高。

4. 痛风石

应与类风湿性结节，黄色瘤结节炎及风湿性皮下小结鉴别，结节活检是最可靠的鉴别手段。

【治疗】

包括全身和局部治疗两方面。

1. 药物治疗

以秋水仙碱使用较多，此外尚可选用保太松或吲哚美辛。血清尿酸持续上升也可用羧苯磺胺，通过抑制肾小管对尿酸盐的再吸收起到治疗作用，为有效的治疗药物之一。如存在肾脏疾病，通常选用别嘌呤治疗。急性期，关节内注射类固醇，制动关节和冷敷局部能明显减轻症状。有时痛风性关节炎为了减轻关节疼痛和恢复关节功能，可选择关节成形术，人工关节置换术等。

应用药物治疗有较好的疗效。

2. 治疗注意事项

(1)急性发作时应注意卧床休息，局部用

冷敷。

(2)不食含嘌呤量高的食物,如肝、肾等内脏及豆制品等;多饮水;忌酒,特别是啤酒。

(3)禁用维生素 B_{12}和磺胺类药物。

(4)遵医嘱服药。

【预防】

同痛风。

(二)痛风性肾病

【概述】

本病又称尿酸性肾病,是由于血尿酸产生过多或排泄减少形成高尿酸血症所致的肾损害,无明显的季节性,肥胖、喜肉食及酗酒者发病率高。

【病因与发病机制】

1. 病因

(1)原发性尿酸性肾病病因参见痛风。

(2)继发性主要病因

①细胞增殖性疾病,如白血病、淋巴瘤、骨髓瘤、红细胞增多症;

②细胞过量破坏:溶血、烧伤、外伤、化疗、放疗、过量运动;

③肾衰竭、酮症酸中毒、妊娠高血压综合征、药物、毒物导致肾脏清除尿酸盐减少;

④外因性:高嘌呤饮食、过量饮酒等。

2. 发病机制

血液中尿酸盐浓度增高达到过饱和状态,尿酸盐结晶沉积于肾脏而引起病变。尿酸性肾病组织学特征性表现为肾间质和肾小管内出现尿酸盐沉积,可见双折光的针状尿酸盐结晶,这些结晶造成其周围单个核细胞浸润,导致肾小管上皮细胞坏死、肾小管萎缩、管腔闭塞、间质纤维化,进而肾单位毁损。在集合管形成的微小钙化可使集合管扩张,并易引发继发性细菌感染。

【诊断】

1. 临床表现

尿酸性肾病可有两种肾损害,即形成尿路结石,尿酸所致肾实质损害。这两种肾损害亦可同时并存,其临床表现有以下三种:

(1)慢性高尿酸血症:多见于中年以上男性。多伴有痛风性关节炎或痛风石;肾损害早期表现为轻度蛋白尿,少量红细胞及尿浓缩功能减退;后期有高血压、肾功能减退,少数导致尿毒症。肾活检可见髓质内有放射状针形尿酸结晶及肾间质慢性炎症改变。

(2)急性尿酸性肾病:起病急,多见于骨髓增殖性疾病及恶性肿瘤放疗、化疗后。临床表现为少尿甚至无尿,以及肾功能急剧恶化(即急性肾功能衰竭)。尿中可见大量尿酸结晶和红细胞。如不及时治疗,则病情继续恶化,患者最终死于肾功能衰竭。

(3)尿酸性结石:多无症状,可发生血尿,伴或不伴肾绞痛,结石为透光性,腹部平片多显示不出,往往要经过静脉肾盂造影才能发现。尿石成分为尿酸或其盐类。

2. 实验室检查

尿呈酸性,尿蛋白轻微,肾小球及肾小管功能多有损害;尿中常见鱼籽样砂粒,镜检呈双折光尿酸结晶。亦有排黄褐色结石者,分析成分为尿酸,X 线能透过,故有阴性结石之称;尿尿酸大于 4.17mmol/L(＞700mg/dl),血尿酸大于 390μmol/L(＞6.5mg/dl)。

【鉴别诊断】

依据临床及实验室检查应与其他各型肾炎相鉴别。

【治疗】

1. 治疗原则

(1)低嘌呤饮食(少食心、肝、肾脏、沙丁鱼及酒类等)。

(2)大量饮水:保持尿量多于2000ml/d。

(3)碱化尿液:口服或静滴碳酸氢钠。

(4)避免使用抑制尿酸排泄的药物如呋塞米或噻嗪类利尿剂。

(5)可应用抑制尿酸生成和增加尿酸排泄的药物。

(6)有肾结石和积水者请外科协助治疗。

(7)急性肾功能衰竭及终末期肾衰患者行透析治疗。

2. 用药原则

(1)单纯典型的高尿酸血症肾病患者,治疗以低嘌呤饮食、多饮水、保持尿量、碱化尿液及应用抑制尿酸生成和促进尿酸排泄药物即可。

(2)如合并有肾或输尿管结石,合并肾积水者应尽快请泌尿外科协助诊治。

(3)合并感染者积极应用抗生素。

(4)发展至慢性肾功能不全患者,按尿毒症治疗,必要时透析(包括血液透析和腹膜透析)。

【预防】

同痛风。

(三)痛风性心肌病

【概述】

以肥胖、原发性高血压、高脂血症、2型糖尿病、高血凝症、高胰岛素血症为特征的胰岛素抵抗综合征,即代谢综合征,常与痛风伴发。

【病因与发病机制】

同痛风。

【诊断】

1. 临床表现

(1)痛风心肌病、心脏痛风结石:心脏作为全身的一部分,偶可发生尿酸盐蓄积、结晶甚至形成结节、赘生物而破坏心脏结构,形成心脏病变。据报道,心内膜、瓣膜、心肌、心肌间质、传导系统、心外膜等均可受累。

(2)冠状动脉粥样硬化性心脏病:痛风患者易患冠状动脉粥样硬化。临床上,肥胖、高血压、糖尿病、冠心病、痛风常见于同一患者。不少学者指出,约半数痛风患者患有高血压,而高血压作为冠心病的危险因素,可增加左心室压力负荷,促发左心室肥大形成高血压心脏病。近些年来,有学者指出高血压会刺激心肌肥厚增生。痛风患者由于病变累及关节,大多活动量不足,约半数患者发生肥胖。另外,痛风患者有高脂血症者可达21%~83%,糖耐量减低者达21%~73%。Bluhm报道血小板表面活性增加,呈高凝状态者占痛风患者的51%。

近些年来,不少学者指出,血尿酸增加的本身亦是促使冠状动脉粥样硬化的危险因素,二者呈正相关关系。

(3)原发性痛风的诊断主要依据为临床症状、高尿酸血症及治疗反应并除外继发性痛风,一般可做出临床诊断。确诊需从关节腔穿刺液、组织活检或痛风结石穿刺发现尿酸盐结晶。痛风确诊后应仔细寻找是否有心脏受累的征象,对疑诊心脏痛风结石者,应积极随访治疗,病故后争取尸检以求确诊。生前如能通过影像肯定心脏病变,又能经冠状动脉造影除外冠心病也可做出临床诊断。

2. 实验室检查

(1)血尿酸测定：空腹8小时以上抽血(晚上12点后禁食，但可喝水)。血尿酸正常值：210～420μmol/L或小于7mg/dl。或男性为0.38～0.42mmol/L(6.4～7mg/dl)，女性为0.309mmol/L。当超过0.38mmol/L则易形成结晶物而沉积在人体的组织中，导致痛风。痛风急性发作期血尿酸常超过420μmol/L(7mg/dl)，缓解期可正常。

(2)尿液检查：可检测尿pH值。有无血尿、蛋白尿等，在疾病的晚期尿中常有蛋白。

(3)发作期白细胞总数可增高、血沉增快。

(4)关节X线摄片：痛风反复发作可见关节软骨缘破坏，关节面不规则，继而关节腔狭窄，软骨下骨内及骨髓内均可见痛风石沉积，骨质疏松，邻近关节的骨质有不整齐的穿凿样或圆形透明缺损区，大小不一，其边缘锐利呈半圆形或连续弧形，边缘可有增生钙化，严重者有骨折。

(5)腹部X线摄片：肾可见结石阴影。

(6)关节腔穿刺检查：急性发作期关节腔穿刺，取滑囊液进行旋光显微镜检查。可发现尿酸盐结晶呈针形在白细胞内或游离，有弱折光现象。

【鉴别诊断】

主要与各种常见的关节炎鉴别。尚应除外心肌病，其他原因所致的瓣膜病、心血管退行性改变以及淀粉样变性心肌病等。

1. 风湿性关节炎

多发生于大关节，呈游走痛，抗链“O”常增高。

2. 类风湿性关节炎

多见年轻女性，好发于手足近端小关节，关节肿胀呈梭形，对称，类风湿因子阳性。类风湿关节炎晚期X线可见关节面狭窄不平，骨质缺损及骨质疏松。

3. 痛风慢性关节炎需与假性痛风相鉴别

假性痛风发病年龄较大，最多累及膝关节，关节滑囊中含焦磷酸钙结晶或磷灰白，X线示软骨骨化，血液中尿酸不高。

【治疗】

(1)饮食控制。痛风患者应注意饮食控制，防止过胖，糖类在总热量中不宜超过50％～60％，应少吃糖果，以免加重腺嘌呤核苷酸分解，加速尿酸生成。应节制肉食，蛋白质日摄入量以1g/kg体重左右为宜。应避免进食肝、肾、脑、心、鱼籽、沙丁鱼、酵母等富含嘌呤的食物。应戒酒。

(2)避免过度劳累、精神紧张等诱发因素。

(3)应鼓励患者多饮水，保持尿量每天在2000ml以上。对血尿酸增高、肾功能尚好者可使用促使尿酸排泄和抑制尿酸合成的药物。

(4)对大多数痛风患者尚需认真处理肥胖、高血压、高脂血症、糖尿病等伴发征象。

(5)急性发作期应绝对卧床休息，抬高患肢，可热敷受累关节。可服用秋水仙碱、非固醇类抗炎药等治疗。发作间歇期如血中尿酸增高也要坚持药物治疗。

(6)痛风心脏病变出现心律失常、心功能不全、冠状动脉功能不全的征象应分别处理，但此时多病情复杂，给治疗带来更多的困难，尤其应注意的是，患者肾脏病变多已处晚期，使用洋地黄等主要通过肾脏排泄的药物更要采取慎重的态度。

【预防】

1. 严格饮食控制

严格饮食控制能使尿酸下降1～2mg/

dl。要做到“三大原则”:不喝酒;不吃动物内脏;少吃海产品,并要充分补充水分。

(1)限制嘌呤摄入量,每天不超过 100～150mg。限制蛋白质摄入量,每千克体重不超过 0.8～1g。限制总热量,体胖者每天减少 50g 主食为宜。不食高嘌呤的食物,如动物内脏、鱼类。不食炖肉,瘦肉、禽肉煮沸后去汤食用。适当限制脂肪的摄入。

(2)蔬菜除晒干的香菇、紫菜干不宜大量食用外,皆可食用。水果无禁忌。避免大量食用果糖和维生素 C。

(3)限制强烈刺激的调味品、香料;限盐,每天 2～5g。

2. 大量饮水

饮水每天保持 2000～3000ml,促进尿酸排除及避免尿路结石。最好每天保持 1500ml 的尿量。

3. 禁酒

酒精在体内会代谢为乳酸,易使体内乳酸堆积,大量乳酸有抑制肾脏排泄尿酸的作用,同时酒精本身会促进 ATP 分解产生尿酸,易诱发痛风。尤其是啤酒最易导致痛风发作,应绝对禁止。

另外,在控制饮食的基础上,坚持药物治疗。预防和治疗痛风的并发症。

第九节　黏液性水肿并发症

一、黏液性水肿

【概述】

本病系甲状腺机能不足,致使甲状腺素缺乏,面部出现蜡样水肿。常伴有内脏病变,如黏液水肿性昏迷、黏液水肿性心脏病和其他内分泌疾病。

【病因与发病机制】

1. 病因

甲状腺机能不足可以是原发性、下丘脑性或垂体性的。甲亢患者甲状腺切除过多或放疗破坏过多、长期使用干扰甲状腺代谢的药物亦可引发此病。

2. 发病机制

甲状腺机能不足使甲状腺刺激激素减少,引起酸性黏多糖在皮肤和肌肉组织中积聚,并与组织中蛋白质结合形成大量黏蛋白,皮肤受侵而肿胀。

【诊断】

1. 临床表现

(1)皮肤:皮损呈非凹陷性、水肿性、坚实性的斑块或结节,境界清楚。水肿处皮肤苍白或蜡黄色。

(2)面部:鼻宽,唇厚,舌大光滑发红,面容迟钝缺乏表情,眼睑水肿呈半透明状,偶见细皱纹及眼睑松弛下垂。

(3)其他表现:婴儿期有嗜睡、皮肤苍白、冰冷干燥、肌肉无力。常伴脐疝、便秘,发育迟缓、侏儒。儿童期出现生理性和精神性生长发育迟缓。成人期黏液性水肿较严重,尚有全身瘙痒、湿疹、毛发变粗脱落、前臂伸侧点状毛细血管扩张、静脉或动脉性小腿溃疡等症状。

2. 实验室检查

基础代谢率、^{131}I 吸收率和蛋白结合碘水平降低。病理示表皮过度角化,毛囊汗孔角栓形成,始在真皮乳头层有黏蛋白沉积,后主要沉积于毛囊及血管周围，可深达真皮深层和皮下。小血管壁轻度增厚，可有管腔闭塞。黏蛋白可用特殊染色证实。

【鉴别诊断】

根据非凹陷性水肿、实验室指标和特殊染色不难诊断，但需与肾病综合征和恶性贫血相鉴别。

1. 最重要的是鉴别继发性与原发性甲状腺功能减退

继发性甲状腺功能减退少见，常常由于下丘脑-垂体轴心病变影响其他内分泌器官。已知甲状腺功能减退妇女，继发性甲状腺功能减退的线索是闭经（而非月经过多）和在体检时有些体征提示区别。继发性甲状腺功能减退皮肤和毛发干燥，但不粗糙；皮肤常苍白；舌大不明显；心脏小心包无渗出浆液积贮；低血压；因为同时伴有肾上腺功能不足和GH缺乏，所以常常出现低血糖。

实验室评估显示，继发性甲状腺功能减退低血TSH水平（虽然放射免疫测定TSH水平可以正常，但生物活性降低），而原发性甲状腺功能减退，对垂体无反馈抑制，血清TSH水平增高。血清TSH是诊断原发性甲状腺功能减退最简单和最敏感的试验。原发性甲状腺功能减退血清胆固醇常增高，而继发性甲状腺功能减退很少如此。其他垂体激素和其相应靶腺激素可以低。

2. 慢性肾炎（水肿型）和肾病综合征

慢性肾炎和肾病综合征的临床表现和黏液性水肿有相似之处，但肾病患者水肿呈凹陷性，眼底视网膜渗出和出血，尿检有红细胞和蛋白管型及肾功能减退明显等。

3. 贫血

病人皮肤苍黄，但黏液性水肿患者常对冷敏感更为明显，脑力和体力活动迟钝及脱发等，实验室检查不难鉴别。

【治疗】

用甲状腺素片或左旋甲状腺素（L-T4或L-T3）均有明显疗效，但上述药物应从小剂量开始，逐渐增加到耐受量。

二、常见并发症

（一）黏液性水肿性昏迷

【概述】

本病又称“甲状腺功能减退危象”，是甲状腺功能低减症未能及时诊治，病情发展的晚期阶段。其特点除有严重的甲状腺功能低减表现外，尚有低体温、昏迷，有时发生休克。本症常发生于老年女性患者，虽然发生率不高，但有较高的病死率，其危险性不亚于糖尿病昏迷。

【病因与发病机制】

1. 发病原因

未经治疗的黏液性水肿患者，由于寒冷、感染、创伤、手术、使用镇静药或麻醉剂不当等可诱发昏迷。黏液性水肿在临床上可区分为原发性（甲状腺）、继发性（垂体）及第三性（下丘脑）三类，前者占病例的绝大多数，后两者只占约4%。原发性者多发生于自身免疫性甲状腺炎以后，也可由甲状腺大部或全部手术切除、放射性碘或局部放射治疗以后，少数无原因可寻，属特发性；继发性者由垂体肿瘤或由其他原因引起垂体前叶功能低减而产生；由下丘脑疾患引起者，为第三性黏液性水肿。不论由哪种病因引起，凡是甲状腺功能减低病情发展到末期，均可以产生昏迷。

2. 发病机制

本症主要表现为神志丧失及低体温，其

他还有通气降低,低血压,体液和电解质失衡及周围循环衰竭等,这些表现的病理生理很多仍未确定。昏迷的原因可能是多因素的综合作用:低体温时脑细胞不能正常工作,产生高度抑制;心搏出及脑血流减少,引起脑缺氧;蛛网膜下腔或脉络膜水肿变性,使脑脊液压力升高;低血糖时脑细胞对糖的利用减低;肺活量、肺泡换气功能减低,二氧化碳张力明显增加,产生二氧化碳麻醉;严重感染及低血钠也可引起昏迷;甲状腺激素缺乏,脑内许多重要的酶活力受抑制等。

低体温可能是基础代谢减低及热能产生不足的结果。寒冷时病人循环中甲状腺激素不随生理需要相应增加,因此,冬季是本病发病的高峰季节。

通气减低使二氧化碳潴留,引起二氧化碳麻醉及呼吸性酸中毒,呼吸中枢受抑制影响呼吸肌的神经传导,呼吸肌收缩减弱,肺泡毛细血管受阻。此外,黏多糖类物质沉积,昏迷时舌向后掉使上呼吸道受阻;水肿对呼吸肌的影响、肥胖、肺气肿及上呼吸道感染等均可降低通气能力;而镇静、麻醉剂能降低呼吸中枢敏感性。

甲低患者总体钠增高,而黏液性水肿昏迷时表现为低血钠症,总体水和尿钠增加,而肾小球滤过率及肾血流量减少。利尿降低的原因可能由肾黏多糖类的沉积,尿渗透浓度增加,而血渗透浓度降低,细胞内、外间隙平衡失调。肾稀释功能受损,可能是低血钠的原因。血浆容量减少而细胞外容量增加,毛细血管通透性增强,浆液渗出,渗出液中蛋白含量高,水肿为非凹陷性。

原发性黏液性水肿患者的 TSH 升高,由垂体功能低减引起者无改变,TSH 对 TRH 的反应原发性者比病在垂体者明显升高。患者可有肾上腺皮质功能低减。伴有长时间低体温或肾上腺皮质功能低减时,可出现低血糖,这和肠道葡萄糖吸收减少及肝糖原动员不足有关。

呼吸功能减低、二氧化碳麻醉、低血钠、脑水肿、缺少甲状腺激素和低血糖等,在神经系统可以产生各种并发症,如智力减退、健忘、情绪波动、嗜睡、抑郁及迫害妄想等,甚至有些患者可有癫痫大发作。

肌容积增加,肌肉收缩和松弛减慢,最终引起反射减慢。由于肠道弹性丧失及蠕动缺乏,可发生麻痹性肠梗阻。

患者还可能有尿潴留,病情严重时,摄食进一步减少,有恶病质表现。由于毛细血管脆性增加,可有胃肠道或皮肤出血。

【诊断】

1. 临床表现

黏液性水肿昏迷以老年患者居多,其发病年龄可小到 10 岁,大至 90 岁,约半数在 61～70 之间。男女比例为 1∶3.5。绝大多数患者昏迷发生在寒冷季节,肺部感染及心力衰竭为主要诱发因素。止痛镇静药、安眠药、麻醉剂也可诱发,如使用一般剂量的巴比妥酸盐及硫代二苯胺等药,可能招致昏迷。其他如出血、缺氧、外伤、手术及脑血管意外等也均可诱发昏迷。

入院时主诉或为昏迷,或先为嗜睡,以后短时间内逐渐发展为昏迷。前驱症状主要有对寒冷不能耐受及疲乏。通常发病前数月已感疲乏及嗜睡,有的患者一天睡眠时间可长达 20 小时以上,甚至进餐也受影响。有些病人以便秘、听力减退或感觉异常为主诉。本病的典型面容是浮肿、呆钝、唇厚、鼻宽、舌大,皮肤发凉、蜡黄、粗糙、弹性差,头发稀、干、缺乏光泽,眉少,往往外 1/3 脱落。皮肤水肿以非凹陷性为主。多数病人甲状腺大不明显。约 1/3 病人有心脏增大或心包积液,心动极度缓慢,心音低钝,可有心律不齐,严重时出现室性心动过速。部分病人有胸腔积液。不少病人腱反射明显迟钝。

体温低是黏液性水肿昏迷的标志和特点,发生率约占 80%,很多患者体温低至 27℃以下,需要采用读数低的特殊体温计才能测量,这种体温常指示已达疾病末期,难以恢复。

多数患者昏迷时血压较低,约半数病人低于 13.3/8.0kPa(100/60mmHg)可接近休克时水平,但也有 1/3 以上不低于 16.0/10.7kPa(120/80mmHg),血压正常者有 1/6。换言之,并非所有病人均处于休克状态。

有些患者先有脑部症状,如智能低下、健忘、情绪变化、嗜睡、手不灵活、共济失调步态、轮替动作不能。有时有精神障碍,如幻觉、妄想及定向障碍,过去命名为黏液性水肿躁狂。1/4 患者于昏迷开始时有癫痫大发作。

肠道症状除有常见的便秘、腹胀以外,也可发生麻痹性肠梗阻及腹水。

2. 实验室检查

(1)甲状腺功能检查:血中甲状腺激素水平明显减低,原发性黏液水肿病人促甲状腺激素(TSH)明显升高,而继发性者降低或测不出来。有的病人血中总甲状腺素(TT_4)、游离甲状腺素指数(FT_4I)及总三碘甲腺原氨酸(TT_3)可降至零。笔者曾观察一例患者,其血中 TT_4、FT_4I 均明显降低,而 TSH 明显升高。本病患者甲状腺 ^{131}I 摄取率低减。

(2)其他血化学检查:血钠、血氯正常或减低,血钾正常或升高。血糖大多数正常,少数病例降低,个别升高。血气检查可显示低血氧、高碳酸及呼吸性或混合性酸中毒,CO_2 结合力约 1/3 患者升高,有的可高达 80%。胆固醇常常升高,有 1/3 正常或降低。血尿素氮、肌酸磷酸激酶均可升高。偶尔出现高血钙,其原因未明。

(3)脑电图:示 α 波波率减慢,波幅普遍降低。脑脊液常不正常,蛋白多异常升高,可高至 3g/L,压力偶可增高,可高达 53.3kPa(400mmHg)。

(4)心电图:示心动过缓,各导联 QRS 波示低电压,Q-T 延长,T 波平坦或倒置,也可有传导阻滞。胸部 X 线片可见心包积液引起的心影增大。

【鉴别诊断】

原发性与继发性甲状腺功能低减症临床上常难于鉴别。从病因考虑绝大多数是原发性的。测定 TSH 对区别原发、继发或第三性甲状腺功能低减症有帮助。在紧急治疗开始时,均采用糖皮质激素,因此,这种鉴别不一定需要。但是,对病情改善后的进一步病因治疗,此项检查是有意义的。

典型病例诊断并不困难,对不够典型的病例,急诊条件下常难证实。临床上本病易与其他系统疾病混淆,特别是一些心血管、胃肠、神经系统疾患,及其他常见的昏迷原因,应尽快排除,便于治疗。

【治疗】

当排除了产生昏迷的其他原因,确立诊断以后,不需要等待实验室检查结果,应当尽早开始治疗。治疗目的是提高甲状腺激素水平及控制威胁生命的并发症。

1. 甲状腺激素替代治疗

目的是尽早使血中 TT_4、TT_3 恢复正常,但如何正确给药尚无一致看法。因病人肠黏膜水肿,口服给药吸收不肯定,较满意的方法是静脉给药。静脉注入大剂量甲状腺素可以降低病死率。此药有引起心律失常或心肌缺血等副作用,如病人有动脉硬化性心脏病，处理较困难，但与危及生命的黏液性水肿昏迷相比，后者更重要。

有学者主张用甲状腺素而不用三碘甲腺原氨酸，其理由为：①甲状腺素有静脉注射制剂；②其半衰期较长，每日给药一次即可；③甲状腺素在末梢血中经脱碘作用，稳定地转化为三碘甲腺原氨酸，血中浓度波动少；④甲状腺素容易监测。具体用法是在开始静注左旋甲状腺素 300～500μg，以后每日注入 50～100μg，直至病情好转能够口服药物，可减为通常维持量。也有人主张开始静脉推注左旋甲状腺素 500μg，随之每 6 小时用左旋三碘甲腺原氨酸 25μg。理由是此种病人的末梢血中 T_4 转换为 T_3 的能力也减低。用甲状腺激素治疗时进行心脏监护是必要的。

2. 一般疗法及支持疗法

(1)纠正代谢异常：有代谢并发症是危险的，应予纠正。换气降低，呼吸率下降，产生高碳酸血症及缺氧，应测血气监护。如发生二氧化碳潴留，必须给氧。有时需气管切开、气管内插管或用人工呼吸器。

(2)心电图监护。

(3)抗休克：如有血容量扩张、低血压及休克，需用抗休克药，必要时应予输血。但甲状腺激素及升压药有协同作用，患者对这两种药较敏感，尤其是 α-肾上腺素能药物不能用，可引起心律不齐，应谨慎使用。

(4)控制液体出入量：甲状腺功能低减严重者，液体需要量较正常人少。如不发热，每日 500～1000ml 已足够。低血钠时限制水量，如血钠很低(如小于 110mmol/L)，可用小量高渗盐水。但须注意，过多高渗盐水可引起心力衰竭。

(5)纠正低血糖：开始用 50%葡萄糖，以后用 5%葡萄糖静点。

(6)激素：用磷酸或琥珀酸氢化可的松 100～300mg 静点，约 1 周。原发性甲状腺功能低减者，肾上腺皮质储备功能差；垂体功能减低者，可有继发性甲状腺功能减低。

(7)防治感染：积极寻找感染灶，包括血、尿培养及胸片检查，对体温不低的病人，更要注意。不少病人对感染反应差，体温常不升高，白细胞升高也不明显，为防止潜在感染存在，常需加用抗菌药物。

(8)治疗肠梗阻：可插胃管，有时需作盲肠造口术；尿潴留可放导尿管引流。

(9)避免不必要的投药：特别是中枢神经抑制剂，因甲状腺功能低减病人代谢率低减，对许多药物均较敏感。

(10)一般治疗：低体温患者，仅用甲状腺激素替代治疗，体温可恢复正常。一般保暖只需盖上毛毯或被子已足够。加温保暖不只是不需要，而且可使周围血管扩张，增加耗氧，易致循环衰竭，甚至死亡。一般护理，如翻身、避免异物吸入、防止尿潴留等都很重要。

【预防】

积极治疗原发病，合理用药，加强护理。

(二)黏液性水肿性神经病

【概述】

本病系甲状腺功能减退引起的神经精神系统的异常。

【病因与发病机制】

同黏液性水肿性昏迷。

【诊断】

1. 临床表现

甲状腺功能减退对神经系统影响甚大。可引起肌病、周围神经病、颅神经病、小脑性共济失调、精神病和痴呆。甲状腺功能低下所致的精神病，即所谓的黏液性水肿性癫狂，没有典型特征，表现为注意力不集中、定向障碍、幻觉、妄想。约 5% 的病人发生痴呆，出现精神迟滞、记忆障碍、注意力不集中、概括能力受损。随着病变发展，病人日渐呆滞。并可出现昏迷，以致死亡。

2. 实验室检查

脑电图示 α 节律减少，波幅降低。脑脊液蛋白含量往往增高。血清甲状腺素水平降低。

【鉴别诊断】

同黏液性水肿。

【治疗】

同黏液性水肿。

【预防】

同黏液性水肿。

第十节　阿迪森病并发症

一、阿迪森病

【概述】

本病又称原发性慢性肾上腺皮质功能减退症，为肾上腺皮质功能减退、糖皮质类固醇和盐皮质类固醇分泌不足，在皮肤黏膜出现特征色素沉着、乏力、体重减轻，并伴有消化、循环、内分泌系统及糖代谢功能紊乱等病变，多发于中年，男多于女。

【病因与发病机制】

主要病因为结核病，自身免疫相关，淀粉样变、肿瘤、梅毒、血栓、垂体前叶功能减退、库欣综合征、肾上腺切除等。肾上腺功能减退时，刺激垂体前叶分泌大量 ACTH 和 α-MSH，从而刺激黑素细胞产生色素，引起色素沉着。

【临床表现】

最具特征性者为全身皮肤色素加深，暴露处、摩擦处、乳晕、瘢痕等处尤为明显，黏膜色素沉着见于齿龈、舌部、颊黏膜等处。系垂体 ACTH、黑素细胞 MSH、促脂素 LPH（三者皆来自一共同的前体物）分泌增多所致。垂体功能减退所致继发性肾上腺皮质功能减退者，皮肤色素变淡，可资鉴别。

1. 常见症状

（1）神经、精神系统：乏力，淡漠，疲劳，重者嗜睡、意识模糊，可出现精神失常。

（2）胃肠道：食欲减退，嗜咸食，胃酸过少，消化不良；有恶心、呕吐、腹泻者，提示病情加重。

（3）心血管系统：血压降低，心脏缩小，心音低钝；可有头昏、眼花、直立性昏厥。

（4）代谢障碍：糖异生作用减弱，肝糖原耗损，可发生低血糖症状。

（5）肾：排泄水负荷的能力减弱，在大量饮水后可出现稀释性低钠血症；糖皮质激素缺乏及血容量不足时，抗利尿激素的释放增多，也是造成低血钠的原因。

（6）生殖系统：女性阴毛、腋毛减少或脱落、稀疏，月经失调或闭经，但病情轻者仍可生育；男性常有性功能减退。

（7）对感染、外伤等各种应激的抵抗力减弱，在发生这些情况时，可出现肾上腺危象。

(8)如病因为结核且病灶活跃或伴有其他脏器活动性结核者，常有低热、盗汗等症状，体质虚弱，消瘦更严重。本病与其他自身免疫病并存时，则伴有相应疾病的临床表现。

2. 肾上腺危象

危象为本病急骤加重的表现，常发生于感染、创伤、手术、分娩、过劳、大量出汗、呕吐、腹泻、失水或突然中断肾上腺皮质激素治疗等应激情况下。表现为恶心、呕吐、腹痛或腹泻、严重脱水、血压降低、心率快、脉细弱、精神失常、常有高热、低血糖症、低钠血症，血钾可低可高。如不及时抢救，可发展至休克、昏迷、死亡。

【诊断与鉴别诊断】

1. 实验室检查

(1)血液生化：可有低血钠、高血钾。脱水严重时低血钠可不明显，高血钾一般不重，如甚明显需考虑肾功能不全或其他原因。少数患者可有轻度或中度高血钙(糖皮质激素有促进肾、肠排钙作用)，如有低血钙和高血磷则提示同时合并有甲状旁腺功能减退症。脱水明显时有氮质血症，可有空腹低血糖，糖耐量试验示低平曲线。

(2)血常规检查：常有正细胞正色素性贫血，少数患者合并有恶性贫血。白细胞分类中性粒细胞减少，淋巴细胞相对增多，嗜酸性粒细胞明显增多。

(3)激素检查

①基础血、尿皮质醇、尿17-羟测定常降低，但也可接近正常。

②ACTH试验：静脉滴注ACTH 25U，维持8小时，观察尿17-羟和(或)皮质醇变化，正常人在兴奋第一天较对照日增加1～2倍，第二天增加1.5～2.5倍。快速法适用于病情较危急，需立即确诊，补充激素的患者。在静注人工合成ACTH(1～24)0.25mg前及后30分钟测血浆皮质醇，正常人血浆皮质醇增加276～552nmol/L。对于病情较严重，疑有肾上腺皮质功能不全者，同时用静注(或静滴)地塞米松及ACTH，在静注ACTH前、后测血浆皮质醇，如此既可开始治疗，又可同时进行诊断检查。

③血浆基础ACTH测定：原发性肾上腺皮质功能减退者明显增高，超过55pmol/L，常介于88～440pmol/L(正常人低于18pmol/L)，而继发性肾上腺皮质功能减退者，在血浆皮质醇降低的条件下，ACTH浓度也甚低。

(4)影像学检查：肾上腺区X线摄片、CT、MRI检查于结核病患者可示肾上腺增大及钙化阴影。其他感染、出血，转移性病变在CT扫描时也示肾上腺增大，而自身免疫病所致者肾上腺不增大。部分患者CT示垂体增大，此与ACTH细胞增生有关，激素替代治疗后多恢复正常。

(5)病理示肾上腺内见上皮样细胞、朗罕巨细胞、干酪样坏死和外围淋巴细胞构成的结核结节，真皮浅层见色素增多及黑素细胞。

2. 鉴别诊断

本病需与一些慢性消耗性疾病相鉴别，后者也可伴尿17-羟、17-酮类固醇降低，而阿迪森病患者尿17-羟也可接近正常。最具诊断价值者为ACTH兴奋试验，肾上腺皮质功能减退症患者示储备功能低下，而非本病患者，经ACTH兴奋后，血、尿皮质类固醇明显上升(有时需连续兴奋2～3日)。

在慢性肾上腺皮质功能减退症基础上发生的危象，如已疑及或诊断为本病者，诊断较易，如原已患本病而未获诊断者，则诊断甚为困难；对于急症患者应考虑肾上腺危象的情况有所患疾病不太重而出现严重循环虚脱，脱水、休克、衰竭，不明原因的低血糖，难以解释的呕吐，体检时发现色素沉着，白斑病，体毛稀少，生殖器发育差，原有体质衰弱，慢性消耗。对这类患者应补充葡萄糖盐水和糖皮质激素，待病情好转，再做检查，或同时治疗，并作 ACTH 兴奋试验。

【治疗】

1. 基础治疗

(1)健康教育：使患者明了疾病的性质，应终生使用肾上腺皮质激素替代补充，平时采用适当的基础量以补充生理需要，在有并发症时根据具体情况适当加量。患者身上应带有卡片，写明姓名、地址，说明自己为肾上腺皮质功能不全患者，万一被发现神志不清，病情严重，应立即送医院救治。

(2)糖皮质激素替代治疗：根据身高、体重、性别、年龄、体力劳动强度等，确定一定的基础量。宜模仿激素分泌周期在清晨睡醒时服全日量的2/3，下午4时服余下的1/3。于一般成人，每日剂量开始时约氢化可的松20～30mg或可的松25～37.5mg，以后可逐渐减量，约氢化可的松15～20mg或相应量可的松。在有发热等并发症时适当加量。

(3)食盐及盐皮质激素：食盐的摄入量应充分，每日至少8～10g，如有大量出汗、腹泻时应酌加食盐摄入量，大部分患者在服用氢化可的松和充分摄盐下即可获满意效果。有的患者仍感头晕、乏力、血压偏低，则需加用盐皮质激素，可每日口服9α-氟氢可的松(9α-fluoro-hydrocortisone)，上午8时一次口服0.05～0.1mg。如有水肿、高血压、低血钾则减量；如有低血压、高血钾则适当加量。

2. 病因治疗

如有活动性结核者，应积极给予抗结核治疗。补充替代剂量的肾上腺皮质激素并不影响对结核病的控制。如病因为自身免疫病者，则应检查是否有其他腺体功能减退，也则需作相应治疗。

3. 肾上腺危象抢救

肾上腺危象为内科急症，应积极抢救。主要为静脉滴注糖皮质激素，补充盐水、葡萄糖及治疗存在的应激状态。

(1)补充盐水：典型的危象患者液体损失量约达细胞外液的1/5，故于初治的第1、2日内应迅速补充生理盐水每日2000～3000ml。对于以糖皮质激素缺乏为主，脱水不甚严重者补充盐水量适当减少，补充葡萄糖液以避免低血糖。

(2)糖皮质激素：立即静注氢化可的松或琥珀酸氢化可的松100mg，使血皮质醇浓度达到正常人在发生严重应激时的水平。以后每6小时加入补液中静滴100mg，最初24小时总量约400mg，第2、3天可减至300mg，分次静滴。如病情好转，继续减至每日200mg，继而100mg，呕吐停止，可进食者改为口服。当口服剂量减至每日50～60mg以下时，应加用9α-氟氢可的松。

(3)积极治疗感染及其他诱因。

4. 外科手术或其他应激时治疗

正常人在发生较重应激时，每天皮质醇分泌量可达100～300mg，因而Addison病患者在发生严重应激时，应每天给予氢化可的松总量约300mg，可在数日内逐步减量，直到维持量。较轻的短暂应激，每日给予氢化可的松100mg即可，以后按情况递减。

【预防】

积极治疗原发病。

二、常见并发症

(一)低血糖症

【概述】

本病由于某些病理和生理原因使血糖降

至生理低限以下而导致一系列临床症状，严重而长期的低血糖症可致广泛的中枢神经损害，造成不可逆性神经病变，甚至死亡。

【病因与发病机制】

1. 发病原因

(1)空腹(吸收后)低血糖症

①胰岛功能亢进：胰岛素瘤(胰 B 细胞瘤)；腺瘤、微腺瘤，腺癌；胰岛 B 细胞增生；多发性内分泌腺瘤Ⅰ型(WINJ 型)伴胰岛素瘤；婴幼儿胰岛 B 细胞增生(亮氨酸敏感性或不敏感性)；胰管细胞新生胰岛。

②内分泌源性低血糖症：拮抗胰岛素的激素分泌不足。垂体前叶功能减退(席汉综合征)；阿迪森病；甲状腺功能减退症；胰岛 A 细胞功能低下。

③肝源性低血糖症

获得性肝病：重型肝炎(病毒性、中毒性)；肝硬化晚期；肝淤血(慢性心力衰竭、慢性缩窄性心包炎、Buaa-Chiari 综合征)；上升性肝内胆小管性肝炎；肝癌晚期。

肝酶系缺乏：肝糖原累积病Ⅰ、Ⅲ、Ⅵ、Ⅸ型；肝糖异生酶缺乏：果糖 1.6 石二磷酸酶缺乏；丙酮酸羧化酶缺乏；磷酸烯醇或丙酮酸羧激酶缺乏；肝糖原合成酶缺乏；遗传性果糖不耐受症；伴乳糖血症。

④胰外恶性肿瘤性低血糖症

来自中胚层间质细胞组织的肿瘤：梭状细胞肉瘤；平滑肌肉瘤；纹肌肉瘤；脂肪肉瘤；间质细胞瘤；神经纤维瘤；网状细胞肉瘤。

腺癌：肝细胞癌；胆管细胞癌；胃癌盲肠结肠癌；肺癌；乳腺癌；胰腺癌；肾上腺皮质癌；卵巢癌。

其他肿瘤：类癌；嗜铬细胞瘤；神经母细胞瘤及交感神经节瘤；Wllm 瘤。

⑤肾源性低血糖症：肾性糖尿；慢性肾衰竭晚期。

⑥原因不明性低血糖症：自体免疫性低血糖症；酮症性低血糖症；Reye 综合征。

⑦葡萄糖利用或丧失过多、摄入不足：泌乳；妊娠；剧烈运动；长期发热；年老衰弱；消化道肿瘤；神经性厌食；慢性腹泻。

(2)餐后(反应性低血糖症)

①滋养性低血糖症：胃大部切除术及胃肠吻合术后；或迷走神经切断术后低血糖症；

②原因不明性功能性低血糖症；

③2 型糖尿病早期；

④遗传性果糖不耐受症；

⑤半乳糖血症；

⑥家族性亮氨酸过敏性低血糖症。

(3)外源性低血糖症

①药源性低血糖症

Ⅰ. 胰岛素及口服降糖药过量，尤其优降糖。

Ⅱ. 其他药物：柳酸盐；抗组胺类；普萘洛尔；保泰松；单胺氧化酶抑制剂；酚妥拉明；对乙酸氨基酚；对氨基水杨酸钠；异烟肼；利血平、可乐定、氯丙嗪等交感神经抑制剂；某些抗生素如氯霉素、四环素、链霉素、土霉素、环孢菌素等。

②酒精性低血糖症

(4)其他原因

①中枢神经系统疾病伴发低血糖症：如下丘脑脑干病变、脑发育不全、交通性脑积水等；

②某些发热性疾病伴发低血糖症：恶性疟疾；流行性出血热；绿脓杆菌败血症。

2. 发病机制

正常人血糖浓度相对稳定。食物中的淀粉在胃肠道经过消化转变为葡萄糖后被吸收，血糖于餐后半小时上升，2 小时达高峰(不超过 8.9mmol/L)，通过以下途径刺激胰岛素分泌：①高血糖直接刺激胰岛 B 细胞分泌胰岛素；②通过高级神经、边缘系统、下丘脑外侧核刺激迷走神经，抑制下丘脑腹内侧核与交感神经，促进胰岛素分泌；③食物刺激胃肠迷走神经兴奋 B 细胞释放胰岛素，同时还刺激多种胃肠激素如胃泌素、胰泌素、抑胃肽、舒血管肠肽等刺激 B 细胞释放胰岛素；④抑制 A 细胞分泌胰高糖素。

通过以上途径血糖于餐后 3～5 小时恢复正常。当饥饿或低血糖时，通过高级神经、边缘系统、下丘脑腹内侧核刺激交感神经并抑制迷走神经，使儿茶酚胺分泌增多，胰岛素分泌减少；低血糖刺激胰岛 A 细胞分泌胰高糖素、肾上腺皮质分泌糖皮质激素等，促使肝糖原分解及肝糖异生增加，血糖回升至正常。长期禁食时，血糖水平也很少低于 3.3mmol/L，主要依靠增加肝脏中糖的异生作用维持。胰岛素分泌过多、应用外源胰岛素过多或口服降血糖药物用量过大、拮抗胰岛素的激素(又称升高血糖的激素)如儿茶酚胺、胰高糖素。生长激素、糖皮质激素等相对或绝对过少、食物长期摄入不足或消化吸收不良、肝糖贮存不足及肝糖异生的酶系异常等，均可引发低血糖症。血糖过低对机体的影响以神经系统为主，尤其交感神经及脑部。低血糖早期刺激交感神经及肾上腺髓质释放儿茶酚胺(主要为肾上腺素)，促使胰高糖素分泌增多，致肝糖原分解及肝糖异生增加，同时刺激 p-肾上腺素能受体引起心动过速、心悸、焦虑、震颤、面色苍白、出汗、饥饿感及血压轻度升高等症状。当血糖水平小于 2.5mmol/L(45mg/dl)时，脑组织供糖量不足。葡萄糖为脑组织主要能量来源，但脑细胞储糖功能有限(2.5～3.0μmol/g 脑组织)，仅能维持脑细胞活动数分钟，需依靠随时的血糖供应。反复发作的低血糖且历时较久、缺糖较重时易导致神经系统病理解剖改变。低血糖脑部病变与局部缺血性细胞变化相似，主要为神经元变性、坏死及胶质细胞浸润。神经系统各部对低血糖敏感性不一致，大脑皮质、海马、小脑、尾状核及苍白球最敏感，丘脑、下丘脑、脑干、脑神经核次之，最后为脊髓各水平的前角细胞及周围神经。低血糖时大脑皮质最先受累，表现意识朦胧、定向力与识别力渐丧失、嗜睡、多汗、震颤、言语不清、肌张力低等；当皮层下受累时表现意识模糊或丧失、痛觉过敏，继之感觉丧失。肌肉跳动、肌阵挛或幼稚动作(吸吮、强握、鬼脸等)，锥体束征阳性，心动过速、呼吸加快、瞳孔散大、血压升高等；当中脑受累时表现昏迷、肢体强直性痉挛、眼肌麻痹、眼球偏斜、巴彬斯基征阳性；当桥脑受累时表现昏迷、肢体伸肌痉挛、出现紧张性颈反射；头转向一侧时，同侧肢体伸肌张力增高，对侧肢体屈肌张力增高；当延髓受累时表现深昏迷，一切反射均消失，肌肉松弛，感觉丧失，副交感神经兴奋(心动过缓、瞳孔缩小、血压下降)，历时较久者常不能逆转。其程序与脑部进化发育过程有关，给予葡萄糖后则按上述程序逆转而恢复。低血糖性周围神经病变多发生在严重低血糖晚期，呈远端肌萎缩。感觉异常、足下垂、手细动作失灵等。

【诊断】

1. 病史

(1)糖尿病患者应用胰岛素和口服降血糖药治疗过程中出现低血糖反应，临床最常见，症状轻重与药物剂量或病情轻重有关，合并有自主神经损害者可无交感神经受刺激表现，常以低血糖脑病为主要表现。但有特殊病史可供鉴别。

(2)非糖尿病者中以功能性(餐后、反应性)低血糖最常见，低血糖症发作病史可较长，但症状轻、持续时间短，常在餐后 2～4 小时发作，虽多次发作但无进行性加重，无昏迷病史。部分患者有胃肠手术史。如低血糖症病史较久，进行性加重，常在空腹期或运动后发作，以脑功能障碍为主，多为器质性低血糖症。胰岛素瘤是器质性低血糖症中最常见病因。

应详细询问有无肝病史、内分泌疾病史、饮食情况及饮酒史、慢性消耗性病史（肿瘤、结核史、长期发热等）、胃肠疾病及手术史等。

2. 体格检查

详细的体格检查是病因诊断的又一主要线索。体态较胖的中年女性应注意功能性低血糖症。如为向心性肥胖伴多毛、痤疮、紫纹应考虑皮质醇增多症。如体态消瘦、皮肤色素减少、毛发脱落、性腺及乳房萎缩常提示垂体功能低下；如体态消瘦、色素加深、低血压等又提示阿狄森病的可能。黏液性水肿体征提示甲状腺功能减退的存在。肢端肥大症外貌提示垂体生长激素瘤的存在。阵发性或持续性高血压伴阵发性加剧应除外嗜铬细胞瘤的存在。皮肤、淋巴结、胸腹部检查对肝源性低血糖、胰腺内或外肿瘤等的诊断常提供重要依据。

3. 实验室检查

(1)血糖测定（血浆真糖）：多次测定空腹或发作时血糖少于2.7mmol/L(50mg/dl)。

(2)口服糖耐量试验（OGTT）：各种低血糖症有不同的耐量曲线。胰岛素瘤多数为典型低扁平曲线，服糖后1小时呈早期低血糖症者对本病诊断有助。但部分本病患者曲线属正常型或耐量减退型，这可能与胰岛素瘤分泌胰岛素的自主程度、分泌胰岛素的量、瘤外正常胰岛B细胞功能受抑制的程度有关。因此在OGIT同时应测定血浆胰岛素及C肽（称胰岛素释放试验）。

(3)血浆胰岛素测定（放免法）：正常空腹静脉血浆胰岛素浓度在5～20mU/L，很少超过30mU/L。胰岛素瘤患者胰岛素分泌呈自主性，其浓度常高于正常，可达160mU/L。高胰岛素血症也见于肥胖症、2型糖尿病早期（肥胖者）肢端肥大症、皮质醇增多症、妊娠后期等，故血糖及胰岛素须同时采血反复测定才有助鉴别。

(4)C肽测定：正常人空腹血清C肽为(0.4＋0.2)nmol/L，24小时尿C肽为(36＋4)μg、胰岛素瘤者高于正常。

(5)刺激试验

①口服75g葡萄糖（或25g静脉注射）后作胰岛素释放试验（与OGTT同时做），各次取血后同时测血糖及胰岛素，胰岛素瘤患者血糖呈低扁平曲线而胰岛素曲线相对较高，且高峰大于50mU/(mU·L)，分析结果时应除外早期2型糖尿病及肝病。

②甲磺丁脲(D860)试验：口服D860 2g（同时服$NaHCO_3$ 2g）前后，每30分钟采血测血糖及胰岛素，如血浆胰岛素明显升高而同时血糖明显下降达下列标准时有助于胰岛素瘤诊断：

Ⅰ. 血糖下降大于基础值的65%，或降至小于1.7mmol/L(30mg/dl)；

Ⅱ. 血糖降至低于2.2mmol/L(4mg/dl)，持续3小时以上而不能自行恢复者，但如有神经缺糖症状出现时应立即终止此试验；

Ⅲ. 血浆胰岛素上升达60～130mU/L，或高峰值大于120mmol/L。也可用静脉注射D860/g(5%20ml)2分钟内推注完毕，于注射前及注射后5、20、30、60、90、120及180分钟取血测血糖及胰岛素，胰岛素瘤者胰岛素高峰见于5～10分钟（比口服法早20～30分钟），峰值大于120～150mU/L，余指标同口服法。本试验对有肝病者、营养不良者及对D860过敏者不用。

③胰高糖素试验：胰高糖素1mg静脉注射，5～10分钟血浆胰岛素大于150mU/L支持胰岛素瘤诊断。糖原累积症及严重慢性肝

病患者糖原贮备不足的低血糖症者无此反应。正常人及部分糖尿病者有时有假阳性反应。但多数小于100mU/L。胰高糖素1mg静脉注射(空腹6～8小时后,)正常人45分钟血糖达高峰,2小时恢复正常,糖原累积症患者血糖不上升或上升很少。

④亮氨酸试验:静脉注射亮氨酸150mg,血糖下降1.4mmol/L(25mg/dl)以上,提示胰岛素瘤。口服L-亮氨酸200mg/kg,于口服前后10、20、30、40、50、60分钟分别测血糖及胰岛素,服药后的30～45分钟血糖下降至小于2.78mmol/L(50mg/d),胰岛素大于40mU/L为阳性,支持胰岛素瘤诊断。

(6)禁食试验:空腹及发作时血糖大于2.78mmol/L又疑有胰岛素瘤者做本试验。一般禁食24小时约85%的胰岛素瘤者有低血糖发作,禁食48小时95%有低血糖发作,另5%需禁食72小时。禁食期间每4小时测定血糖、胰岛素、C肽一次。血糖小于2.78mmol/L每小时测定一次,直至血糖小于2.2mmol/L(40mg/dl)伴有神经缺糖症状出现,于采血后(测定血糖、胰岛素、C肽)即刻给予葡萄糖静脉注射以终止试验。正常人随禁食时间的延长,胰岛素及C肽水平逐渐降低。如血糖小于2.2mmol/L伴神经缺糖症状出现时,胰岛素及C肽水平较高可诊断为胰岛素瘤。以往认为禁食72小时无低血糖发作可除外胰岛素瘤,目前已有例外。有时于最后2小时增加运动以激发低血糖发作,但此时已禁食2～3天,患者已无力运动。对于高龄及伴有心血管病者更应慎重。禁食期间主要靠糖异生维持血糖稳定,应多饮水,预防高黏高脂血症及其并发症。有肝病及垂体-肾上腺皮质功能低下时,禁食也可导致低血糖症发作,应注意鉴别。

(7)胰岛素释放指数:于禁食24小时以上后取血测定血清胰岛素(免疫法,IRI)及血糖(G)计算其比值IRI/G大于0.4(正常<0.3)支持胰岛素瘤诊断。修正的胰岛素释放指数:IRI(μU/ml)×100/(G-30mg·dl)≥85μU/mg支持胰岛素瘤诊断(正常≤50μU/mg)。G-30是因为当血糖达1.67mmol/L(30mg/dl)时胰岛素分泌暂时停止。仍有20%的假阴性率。

(8)C肽抑制(胰岛素耐量)试验:胰岛素0.1U/kg(体重)静脉滴注共60分钟(空腹血糖>2.78mmol/L)试验过程中如出现低血糖反应则随时终止试验。正常人血糖降至2.2mmol/L(40mgdl)以下,C肽也降至1.2μg/L(3ng/ml)以下。胰岛素瘤患者只有血糖下降而C肽仍维持在3μg(ng/ml)的较高水平。用磺脲类引起的低血糖症患者C肽也不受抑制,注意鉴别。

(9)胰岛素原和胰岛素原类似物(BKRA)测定:正常人空腹血清胰岛素原及BKRA值0.05～0.4μg/L(0.05～0.4ng/ml),不超过所测胰岛素浓度的25%,而90%的胰岛素瘤患者超过此值。胰岛素(IRI)同PLC间的比例是目前诊断胰岛素瘤最特异的一种化验。

(10)肝功能、肾功能、有关内分泌腺功能检测:对于肝源性、肾源性、内分泌性低血糖症诊断有帮助。血钙磷、碱性磷酸酶、尿钙磷检测对MEN-I型伴有胰岛素瘤的诊断有帮助。肿瘤标志物的检测对胰(岛)外肿瘤性低血糖症的诊断有助。

(11)有关遗传性酶系异常的化验

①糖原累积症中Ⅰ、Ⅲ、Ⅵ、Ⅸ型伴发低血糖症:胰高糖素0.5～1mg肌注后,除Ⅲ型(脱枝酶缺乏)于高糖饮食后有升糖反应外其余反应均较差或无反应;肝活检及各种相应的酶测定有阳性发现;界限糊精试验肝、肌肉、红细胞、白细胞中有界限糊精存在(Ⅲ

型)。

②其他酶缺乏有关检验见鉴别诊断。

4. 器械检查

(1)无创性检查:如B型超声、CT、MRI、ECT、X线拍片及胃肠造影等有助于肿瘤定位诊断。

(2)有创性检查:胰岛素瘤定位诊断困难时选用下列检查:

①腹腔动脉和胰动脉造影:胰岛素瘤血运丰富,血管造影可显示瘤直径大于0.5cm的肿瘤,阳性率80%。借此可显示肿瘤数目、大小、位置。

②经皮、经肝门静脉穿刺插管(PTPC):从胰、脾、门静脉分段取血测定胰岛素(放免法测定,IRI)。胰体尾部的静脉血回流到脾静脉,头钩部静脉血回流到门静脉或肠系膜上静脉。如胰腺内存在胰岛素瘤,回流的静脉血内应有大量胰岛素(IRI),距肿瘤部位越近胰岛素的含量越高,越远因血流的稀释胰岛素含量越低。在X线监视下,经皮经肝穿刺将导管用导丝引入脾静脉并达脾门,然后缓慢后退,每退1cm抽血1次,退至与肠系膜上静脉汇合处,改变导管方向插入肠系膜上静脉,再边退边逐段抽血,最后退至门静脉主干取血。测定各段血标本的胰岛素含量,画出曲线,峰值所在部位即可能是胰岛素瘤的部位。胰岛增生者门静脉血胰岛素含量普遍增高而无峰值。

③经动脉钙刺激肝静脉取血(ASVS)测定胰岛素:于选择性腹腔动脉造影后,可行胃十二指肠动脉、肠系膜上动脉和脾动脉插管注射葡萄糖酸钙(Ca^{2+} 1mg/kg)于注射后30、60、120秒时从肝静脉取血测胰岛素,一般到2分钟时胰岛素含量已开始下降,胰岛素瘤患者血清胰岛素含量仍明显增高。本法创伤较PTPC小,且阳性率高。临床上常采用葡萄糖酸钙静脉滴注刺激胰岛素释放试验,每千克体重10mg,静脉滴注2小时,或每千克体重2mg于1分钟内静脉注射(快速刺激法),可使血浆胰岛素(放免法,IRI)明显上升,正常人上升约1倍(11mU/L+1mU/L~18mU/L+2mU/L),胰岛素瘤患者上升8~10倍(36mU/L+6mU/mU/L~312mU/L+67mU/L)。钙剂静滴后血糖可稍降低,尤其快速法影响不大。

【鉴别诊断】

1. 功能性(反应性、餐后)低血糖症

(1)原因不明的自发性功能性低血糖症:此组低血糖症临床最常见(约占70%),病因不明,多见于有神经质的中年女性,可能与自主神经功能紊乱,迷走神经兴奋性偏高有关。低血糖常于餐后2~4小时发作,症状轻,以交感神经受刺激及肾上腺素分泌过多症状为主,脑神经缺糖症状少见。每次发作持续时间15~20分钟,多自行恢复或稍进食即缓解。为预防发作常加餐,故患者多肥胖。病史长,但症状无进行性加重。空腹血糖正常,发作时血糖很少低于2.24mmol/L,糖耐量正常或在2~4小时呈反应性低血糖。低血糖发作时(血糖<1.67mmol/L时)胰岛素分泌停止。胰岛素释放指数小于0.3,修正指数低于50μU/mg。本症须与轻型胰岛素瘤鉴别。

(2)滋养性低血糖症:见于胃大部切除术、胃肠吻合术、伴有或不伴有迷走神经切断术的幽门成形术患者,进食后食物迅速进入小肠,导致食物快速吸收,尤其进食含糖流汁后30~60分钟血糖达11.1~16.65mmol/L(200~300mg/dl),刺激胰岛素大量分泌导致血糖下降,于餐后2~4小时降至2.78mmol/L(50mg/dl)以下,出现以肾上腺素分泌过多的症状。本症有胃肠手术史。餐后高血糖所致的高胰岛素血症。糖耐量空腹血糖正常，高峰迅即出现且高于正常，2～3小时出现低血糖反应。

(3)早期2型糖尿病性低血糖症：患者多肥胖，餐后刺激胰岛素释放延迟，血糖升高时才使胰岛素过量释放，导致低血糖发作。多于餐后3～5小时发作。空腹血糖正常，糖耐量试验呈糖尿病曲线，于服糖后3～5小时血糖下降至2.50mmol/L(45mg/dl)以下，出现晚期低血糖反应。

2. 器质性(吸收后、空腹期)低血糖症

(1)胰岛素瘤：成年人器质性低血糖症较常见病因。多为良性腺瘤，90%为单个，少数为多个。腺癌次之，体积较大，诊断时多有局部淋巴结及肝脏转移。B细胞增生成年人少见，可为弥漫性或结节状，有时伴微小腺瘤。异位胰岛素瘤多位于十二指肠、肝门及胰腺附近，术前定位困难。肿瘤组织自主性分泌大量胰岛素，致血浆胰岛素浓度绝对过高。正常人胰动脉血糖浓度与胰静脉胰岛素含量呈负相关，当血糖降低时(血糖＜1.67mmol/L)胰岛素分泌停止，而胰岛素瘤组织缺乏这种调节机制，血糖已明显降低仍继续分泌胰岛素，致反复发作的严重低血糖症。低血糖多在晨空腹发作，饥饿、劳累、精神刺激。饮酒、月经来潮、发热等均可诱发。症状由轻渐重，由偶发到频发。早期以交感神经受刺激及肾上腺素分泌过多症状为主，病情随病程延长而加重，后期多以脑功能障碍为主。多次发作及久病后血糖可降至2.24mmol/L以下，甚至1.1mmol/L(20mg/dl)。给予葡萄糖后症状很快消失。久病多次发作常影响智力及记忆力、定向力等。癌肿者低血糖症更严重，伴消瘦、肝肿大、腹块、腹痛等。多发性内分泌腺瘤Ⅰ型(MEN-Ⅰ型)伴胰岛素瘤者，除低血糖症外常伴有甲状旁腺功能亢进、肢端肥大症、皮质醇增多症、甲状腺腺瘤、胰岛δD细胞瘤(卓-艾综合征，Zollinger Eilison Syndrome)等症状和体征。

本病诊断依据：①Whipple三联症存在(见病史)；②空腹(基础)血浆胰岛素(放免法，IRI)＞30mU/L(甚至160mU/L)；③发作时血糖小于1.6mmol/L(30mg/dl)，IRI＞6mU/L(正常人胰岛素分泌停止)；④胰岛素释放指数大于0.4，修正后指数大于85μU/mg(正常＜50μU/mg)；⑤胰岛素原和胰岛素类似物(PLC)值超过所测胰岛素浓度的25%。定位诊断借助于B型超声、CT、MRI、ECT等。

(2)内分泌性低血糖症

①垂体前叶功能减退症：其中最常见的是席汉综合征(Sheehan Syndrome)，由于垂体前叶激素缺乏或不足，主要是生长激素(GH)、促肾上腺皮质激素(TSH)、促甲状腺激素(TSH)、促性腺激素(FSH、LH)缺乏或不足，致靶腺-肾上腺皮质、甲状腺、性腺功能减退。肾上腺皮质激素(主要是皮质醇)甲状腺激素(T_3、T_4)不足，致使肝糖原贮备不足、肝糖原分解及异生减少、肠道对糖的吸收减少，周围组织对胰岛素敏感性增加等，因此极易发生低血糖症。患者平时进食量少，甚至厌食，不能耐受饥饿，常于空腹时发生低血糖症，甚至昏迷。对外源性胰岛素非常敏感，少量胰岛素即可诱发低血糖昏迷。高糖饮食或静脉输注高渗糖后可刺激内生性胰岛素分泌增多而致低血糖昏迷。当有应激发生垂体危象时，以低血糖昏迷最常见。诊断依据：A.有垂体前叶功能减退(尤其席汉综合征)病史及体征；B.垂体前叶激素测定值低于正常；C.甲状腺激素(T_3、T_4)、血尿皮质醇、性激素(E_2、T)低于正常；D.低血糖症诊断确立。

②甲状腺功能减退症：甲状腺功能减退时甲状腺激素缺乏或不足，机体代谢率低下，胃酸等消化酶缺少，患者食欲差，进食量少，肠道对糖的吸收缓慢，组织代谢所需酶系产

生不足或其活性降低，致使糖原合成及分解、葡萄糖的吸收利用均发生障碍，引起低血糖状态。甲状腺功能减退时肾上腺皮质功能减低，特别在甲状腺功能减退性昏迷时皮质醇水平明显降低，致肝糖异生不足及对胰岛素敏感性增加，容易引起低血糖症。黏液性水肿昏迷伴低体温时加重糖代谢障碍；当体温低于30℃时肝糖原异生及分解减弱，测人细胞内的速率减慢，已糖激酶活性降低；当体温低于25℃时糖的有氧氧化变为无氧酵解，致低血糖状态加重。

诊断依据：甲状腺功能减退病史及体征存在；T_3、T_4 测定值低于正常，TSH 水平增高；发作时血糖小于 2.78mmol/L，给予葡萄糖后症状消失。

③慢性肾上腺皮质功能减退(阿狄森病)伴低血糖症：本病时糖皮质激素不足，患者对胰岛素敏感，肝糖原异生不足，当在饥饿、胃肠道功能紊乱、感染或应用胰岛素时，极易发生低血糖症。本病有明显乏力、食欲差、消瘦、皮肤黏膜色素沉着及原发病(结核、自身免疫)症状，血糖至 3.67mmol/L(60mg/dl)左右时已有明显低血糖症状。诊断依据：低血糖症诊断明确；阿狄森病病史及体征；血、尿皮质醇低于正常；血浆 ACTH 增高；有过结核史或者自身免疫病史等。

④嗜铬细胞瘤伴低血糖症：本病释放大量儿茶酚胺，诱发高血糖，后者又刺激胰岛素分泌过多而致低血糖症。恶性嗜铬细胞瘤伴有肝转移时，产生一种胰岛素样活性物质(NSILA)，引起低血糖发作，其发作程度酷似胰岛素所致低血糖危象，病死率较高。低血糖发作与高血压发作之间无平行关系，即低血糖发作可无高血压，而高血压发作时可无低血糖。低血糖发作时的心悸、出汗、面色苍白、震颤、烦躁不安等交感神经兴奋的症状与儿茶酚胺分泌增多的症状相同，临床上可误认为是嗜铬细胞瘤危象而延误对低血糖症的诊治。

诊断依据：有阵发性高血压或者持续性高血压阵发性加重等病史及体征；24 小时尿 VMA 增高；血尿儿茶酚胺增高；糖耐量异常或糖尿病曲线；B 型超声、CT 等检查证实肾上腺(髓质)肿瘤或双侧增生。

⑤胰岛 A 细胞功能减退：胰岛 A 细胞分泌胰高血糖素不足，使胰岛素的降糖作用缺少了拮抗激素而致低血糖症。临床表现酷似胰岛素瘤。国外曾有 3 例报告，其中 1 例为成年人。目前本病诊断有赖于胰腺组织病理检查 A/B 细胞的比例较正常减低。

(3)肝源性低血糖症

①获得性肝病伴低血糖症：肝脏是维持体内血糖稳定的重要器官，是空腹状态血循环中重要供糖来源，这依赖于：A. 肝糖原贮备充足；B. 葡萄糖的来源和糖原异生的底物供给充足；C. 糖原合成、分解、异生的有关酶系功能正常。长期空腹时糖异生是提供循环血中糖的惟一来源。动物试验切除肝组织80%以上才发生低血糖反应。临床上多见于获得性肝病(见病因分类)晚期，低血糖症常是临终前的表现。

低血糖的原因：肝细胞损害致肝糖原储存严重不足，肝糖原分解、糖异生及肝糖释放入血循环的量等均减少；肝细胞对胰岛素的分解灭活减少，使血浆胰岛素水平增高；肝癌或肝硬化时对葡萄糖消耗增多；癌组织产生胰岛素样物质有关；肝病时对雌激素灭活减弱，血循环中其含量增高，拮抗生长激素及胰高糖素的作用，致低血糖症。肝源性低血糖多于空腹时发作，禁食、误餐、限制糖类摄入均可诱发。注射肾上腺素或胰高糖素不能纠正低血糖症。发作程度及频率呈进行性加重，其症状以精神神经症状为主，易误为肝性脑病。

诊断依据：有肝病史及体征，低血糖症多见于肝病晚期，属临终前表现；空腹血糖低于正常，糖耐量试验呈糖尿病样曲线，于服糖后4～7小时血糖逐渐下降至过低水平；肝功能异常；注射肾上腺素及胰高糖素后血糖不上升。

②遗传性酶原异常性低血糖症

第一，糖原累积病（糖原沉着症）：糖原代谢病，由于缺乏糖原合成与分解的酶类所致。目前已知者10型，与低血糖有关者有Ⅰ、Ⅲ、Ⅵ、Ⅸ型。

第Ⅰ型（Von Giethe病）：在肝、肾等组织内缺乏葡萄糖-6-磷酸酶，不能将葡萄糖-6-磷酸分解为葡萄糖，故出现低血糖反应。细胞内葡萄糖-6-磷酸浓度增高，促进糖原合成，过多的糖原累积肝、肾、脾组织内，导致肝、脾、肾肿大。由于葡萄糖-6-磷酸不能转化为葡萄糖，糖酵解增强，乳酸生成增多致乳酸性酸中毒。体内能量来源依赖于蛋白质及脂肪分解代谢加强，致患儿生长发育障碍，酮体生成增加，常伴有酮症酸中毒。体内过量的乳酸及酮体由肾小管排泄增多，影响了尿酸排泄，血液中尿酸浓度增高致痛风。长期低血糖刺激脂肪分解，形成高三酰甘油血症和高脂肪酸血症，可于臀部及四肢伸面形成黄色瘤。由于缺乏糖原分解酶，对胰高糖素无反应。

诊断依据：患儿出生后即被发现肝、脾、肾肿大，反复低血糖发作，消瘦、矮小、智力低下；有上述代谢异常；胰高糖素0.5mg肌内注射后10～20分钟，正常人空腹血糖上升3～4mmol/L(54～72mg/dl)，本病患者上升0.1mmol/L(0.8mg/dl)但乳酸上升3～6mmol/L(30～60mg/dl)；肝穿刺活检测定肝糖原常大于正常值6%，葡萄糖-6-磷酸酶活性缺如或很低。

第Ⅲ型（Cori病）：脱枝酶（淀粉-1，6-葡萄糖苷酶）缺乏，致糖原中1∶6糖苷键水解困难，仅能经磷酸化酶分解糖原分子中1∶4糖苷键，直至糖原分枝脱落而成界限糊精(Linit dex-trin)，此物与碘呈紫色反应。由于糖原尚能进行磷酸化水解为葡萄糖，且糖原异生正常，所以低血糖症及高脂血症比第1型轻，但肌肉症状较重（肌肉萎缩、软弱无力等）。成年人症状轻者可仅有肌无力或无症状。

诊断依据：A. 胰高糖素试验：晨空腹肌内注射0.5mg后空腹血糖不上升或上升很少，如患者不能耐受一夜饥饿，也可于进食2小时后重复此试验，因此时糖原分枝已恢复，可被胰高糖素分解，血糖上升3～4mmol/L(54～72mg/dl)属正常反应，血乳酸浓度无变化；B. 界限糊精试验：红细胞、白细胞用组织化学反应证实其存在；肝及肌内活检呈相同反应。

第Ⅵ型（Hers病）：由于肝磷酸化酶缺乏所致。临床以肝肿大为特征，低血糖症轻或无。胰高糖素肌内注射后血糖不上升，提示磷酸化酶缺乏。用甘油刺激后血糖明显上升。本症见于年龄较小的儿童，病情轻、预后较好。肝活检证实糖原沉着过多及磷酸化酶活性减低。

第Ⅸ型：由于肝磷酸化激酶缺乏所致。有两型，甲型伴有肝肿大，对胰高糖素反应正常；乙型有肝肿大，饥饿性低血糖，对胰高糖素反应差。以男性多见，男女之比约9∶1。有生长发育迟缓、运动神经发育受累及神经传导速度缓慢。男性可有智力减退，女性症状轻。甲型为常染色体隐性遗传，乙型为性联染色体隐性遗传。

第二，肝糖原异生酶缺乏

果糖1-6二磷酸酶缺乏：为常染色体隐性遗传，临床罕见。多于出生后6个月内发病，常因感染诱发低血糖症，伴代谢性酮症酸中毒。生长迟缓，肝肿大，肌张力低、嗜睡、呕吐、惊厥。成年人常于餐后2～4小时出现低血糖反应，伴代谢性酸中毒，有肝肿大。饥饿可诱发低血糖发作，果糖、丙氨酸、二羟丙酮、甘油等口服或静脉注射均可致低血糖症发作。血生化呈低血糖。高血酮、高乳酸及高丙氨酸血症。确诊主要靠肝、肾及肠活检测此酶活力。

丙酮酸羧化酶缺乏：更罕见。初生女婴呈阵发性低血糖症，常伴有乳酸性酸中毒。生长发育迟缓、肌张力低，丙酮酸及丙氨酸浓度增高。确诊靠肝活检测此酶活力。

磷酶烯醇式丙酮酸羧激酶缺乏：更罕见。多在1岁内发生空腹期低血糖症死亡。肝脂肪变性，丙酮酸水平增高。

第三，肝糖原合成酶缺乏：由于此酶缺乏使肝内糖原贮备减少，空腹时易发生严重低血糖症，但进食后血糖正常。见于婴幼儿，大都夭折。肝活检及酶测定有助于诊断。

第四，遗传性果糖不耐受症：由于缺乏果糖1-磷酸醛缩酶，致果糖1-磷酸积聚，血浆果糖水平明显升高伴果糖尿。进食甜食、蔗糖及富含果糖的水果可诱发低血糖症。进食果糖较多可引起恶心、呕吐、低血糖症发作，久病后可有肝肿大、黄疸、蛋白尿、氨基酸尿、果糖尿，生长发育障碍。如不进食果糖可健如常人。属常染色体隐性遗传，儿童成人皆可发病。

第五，半乳糖血症：由于缺乏半乳糖1-磷酸尿嘧啶核苷转换酶或半乳糖激酶所致，仅前者引起低血糖症。乳类食品中含乳糖较多，在肠内的乳糖经消化酶分解产生等量的葡萄糖及半乳糖，后者被小肠吸收后经一系列酶(上述二种最重要)的作用转变为葡萄糖。当半乳糖1-磷酸尿嘧啶核苷转换酶缺乏时，半乳糖1-磷酸转变成葡萄糖1-磷酸受阻，半乳糖及其代谢产物半乳糖1-磷酸及半乳糖醇积聚于血液和组织内，可引起肝脂肪浸润、汇管区胆小管增生、胆汁淤积、肝肿大、黄疸、肝硬化；肾小管损伤出现蛋白尿、氨基酸尿及电解质紊乱；智力发育障碍；半乳糖醇聚积晶体引起白内障。血液中半乳精越高，葡萄糖浓度越低。半乳糖1-磷酸对葡萄糖磷酸变位酶及葡萄糖6-磷酸酶有抑制作用，使葡萄糖生成不足致低血糖症。早期婴儿哺乳后呕吐、腹泻，数日后发生黄疸、溶血表现，肝肿大伴肝功能异常，高氯性酸中毒，蛋白尿、氨基酸尿，久病者有智力低下，白内障、生长发育障碍。患儿多死于多脏器功能衰竭。确诊依靠测定红细胞中有关酶的活力。

(4)胰外肿瘤性低血糖症：能引起低血糖症的胰外肿瘤的细胞构成是多种多样的(详见病因分类)，无性别差异，老年人多见。空腹或餐后2～3小时均可发生低血糖症，以脑部缺糖症状为主。约10%的患者伴有内分泌疾病的特征，如甲状腺肿大伴有或不伴有甲状腺功能亢进，男性化，阳痿，男性乳房发育，肢端肥大等。低血糖症发作时血浆胰岛素水平降低。

引起低血糖症的机制不明，可能有：①肿瘤组织利用糖过多；②肿瘤产生某种抑制胰高糖素释放的物质；③肿瘤产生胰岛素作用样物质(MSILA-S)，其结构似生长激素，有促进细胞生长及胰岛素作用，又称胰岛素生长因子Ⅰ与Ⅱ(IGF-Ⅰ和Ⅱ)。但胰岛素及C肽水平不高。

诊断依据：原发病(肿瘤)的症状及体征；血浆胰岛素、C肽测定(本症时水平不高，与胰岛素瘤不同)；1/3患者血IGF升高。

(5)肾源性低血糖症：本症见于慢性肾衰竭的晚期，不论伴有或不伴有糖尿病均可发生。机制不明，可能有：①热量摄入不足，患者高度水肿，少尿或无尿，食欲差伴恶心、呕吐等情况，口服或静脉补充热量受限；②血丙氨酸水平降低，致糖原异生底物不足；③血液透析治疗；④对胰岛素清除减少；⑤肾性糖尿者由尿路失糖过多。

诊断依据：慢性肾脏疾病病史、肾衰竭生化指标测定；尿糖但血糖不高血浆氨基酸浓度测定。

(6)胰岛素自身免疫综合征性低血糖症(insulinautoimmunesyndrome，IAS)：IAS可发生在许多自身免疫性疾病中，如毒性弥漫性甲状腺肿、红斑狼疮、肾炎、自身免疫性血小板减少、恶性贫血、萎缩性胃炎、黑棘皮病等，体内出现针对胰岛素抗体。抗胰岛素抗体可逆性地结合大量胰岛素，与抗体结合的胰岛素可逐渐解离出来发挥其生物活性，引起严重的低血糖症。部分患者体内出现胰岛素受体抗体，具有模拟胰岛素样作用，比胰岛素的降血糖作用强，引起严重低血糖症。

诊断依据：①自身免疫病史及体征；②血浆胰岛素测定(放免法，IRI)：血浆总IRI明显升高，常在1000mU/L以上，甚至超过10000mU/L(胰岛素瘤者IRI＜1000mU/L；③抗胰岛素抗体、胰岛素受体抗体测定：尽管患者从未接受过胰岛素治疗，但血中可检测出上述抗体，且活性增强；④自身抗体谱分析有利于原发病诊断；⑤本病常呈自限性，胰岛素瘤者病情进行性加重。

(7)酮症性低血糖症：多见于1.5岁至6岁间的男孩，活泼多动。晨空腹发作，饥饿、少食糖类、感染易诱发低血糖发作。发作时有恶心、呕吐。肌肉震颤、阵挛性惊厥，血酮体增高，尿酮体阳性，伴代谢性酸中毒。发作时稍进食或给予葡萄糖后迅即好转。胰高糖素及肾上腺素不能使血糖升高，提示肝糖原不足。给予丙氨酸250mg静脉注射、果糖、甘油治疗有效，提示肝糖原异生酶系正常。发作时血浆丙氨酸浓度低，说明从肌肉等组织动员成糖氨基酸不足。病因不明。患儿常于6岁后缓解。

诊断依据：①病史；②胰岛糖素及肾上腺素注射试验血糖不升高；③排除遗传性酶系异常。

(8)酒精性低血糖症：本症多见于营养不良、长时间饥饿的嗜酒者或初次狂饮的青少年或儿童。一般发生于大量饮酒后6～36小时，尤其只饮酒不进食者。可能由于酒精在肝细胞浆中氧化为醋酸后使辅酶I(NAD)还原为$NADH_2$，NAD为肝糖原异生所必需，因乳酸经丙酮酸、谷氨酸经α酮戊二酸进入糖异生过程必需NAD，故酒精抑制糖异生致低血糖症。慢性酒精中毒所致垂体-肾上腺皮质功能低下患者对酒精的作用更敏感。低血糖发作时患者呈昏迷木僵状态，低体温，呼气中带酒精气味，易误认为酒精中毒而延误治疗机会。病死率成人11%，儿童25%。血中酒精浓度在40～100mg/dl，血乳酸及酮体增高，尿酮体阳性。二氧化碳结合力降低。应用磺脲类及胰岛素治疗的糖尿病患者大量饮酒易并发低血糖症。诊断主要靠病史及血糖监测。

(9)药物性低血糖症

①胰岛素：临床上应用胰岛素治疗糖尿病引起的低血糖症主要见于胰岛素依赖性糖尿病(1型)中的脆性型患者，原因有：A. 胰岛素剂量过大，因胰岛素依赖性糖尿病患者对外源胰岛素敏感，多用2U即可引发低血糖症；B. 进食糖类不足或注射胰岛素后延迟进食或因故未进食者；C. 运动或劳累过度；D. 伴有肝肾功能不全时，或原伴发病如急性心肌梗死、急性感染、酮症等的恢复期，此时对胰岛素的需求减少，而胰岛素又未及时减量；E. 某些药物与胰岛素配伍应用加强了胰岛素的作用，除磺脲类和双呱类口服降糖药外还有磺胺类、水杨酸盐、双异丙肼胺、异烟肼等；F. 久用胰岛素治疗后体内产生针对胰

岛素的抗体，胰岛素(外源性)与抗体结合，扩大了胰岛素的“储存池”，当结合的胰岛素与抗体离解后仍发挥其降血糖的生物效应，导致低血糖症；G. 糖尿病病程较长者常并发自主神经损害，失去对低血糖反应性释放胰高糖素及肾上腺素的能力，可在无任何低血糖症状警告的情况下，反复发生低血糖昏迷或癫痫，危及生命。约50%在午夜或早晨餐前发生，除与上述自主神经损害(未察觉低血糖症)有关外，与黎明前现象有关，即患者在黎明前维持正常血糖所需胰岛素比黎明时减少20%～30%(称此为黎明前现象)。为控制早餐前高血糖，常在睡前注射中效胰岛素，至午夜1.00～3.00(黎明前)时胰岛素量相对较高，导致午夜或早晨餐前发生低血糖症。胰岛素治疗中的Somogyi现象当作黎明现象处理，也是夜间低血糖发作的因素。

②口服降糖药中磺脲类过量引起的低血糖症较常见，尤其氯磺丙脲和格列脲。老年人或伴有肝肾功能不全时不宜应用，否则常致严重顽固的低血糖症。

③其他药物(见病因分类)：这些药物对糖尿病者或伴有肝肾功能不全的非糖尿病者，单独应用或与磺脲类同时应用均可引发低血糖症。

可能机制有：A. 降低了磺脲类与血浆蛋白结合，降低其在肝脏降解或从肾脏排泄。B. 增强胰岛素作用。C. 促进胰岛B细胞释放胰岛素(如交感神经抑制剂、血管紧张素转换酶抑制剂)。D. 阿司匹林抑制前列腺素合成，后者有抑制胰岛素分泌作用。E. 普萘洛尔及其他β-受体阻滞剂可掩盖心动过速、心悸、焦虑等症状，使低血糖症不易察觉。普萘洛尔诱发的低血糖症可见于心肌梗死、胃大部切除术后、血液透析的肾衰竭患者及糖尿病伴其他心脏病者，机制可能是抑制胰高糖素释放，减少糖原异生或分解，延长或加强胰岛素作用。药物性低血糖症诊断主要依靠病史及血糖监测，排除器质性低血糖症，治疗效果观察(停用可疑药)等。

低血糖症(有或无糖尿病)与糖尿病酮症酸中毒、糖尿病非酮症高渗性昏迷、乳酸性酸中毒昏迷鉴别。严重持久低血糖症常以脑功能障碍为主，常误诊为癫痫、精神分裂症、脑血管痉挛、脑血管意外、偏瘫、痴呆、癔症等，应注意血糖监测。

【治疗】

1. 对症治疗

轻度低血糖患者，可口服果汁或糖水等治疗；有服用阿卡波糖史者，只能用葡萄糖液治疗。对重症或无法口服者用50%葡萄糖液50ml静脉注射，或者使用胰升糖素、糖皮质激素、甘露醇。在大剂量应用胰岛素或口服降糖药的患者，存在再发低血糖危险，需要持续维持静脉滴注葡萄糖液。该类低血糖症的患者持续治疗至少48小时。

2. 病因治疗

(1)胰岛素瘤：外科手术仍为最有效的治疗方法。对无法手术的癌肿患者，可选择化疗，但疗效并不理想。

(2)肾上腺皮质功能减退：用激素替代治疗，常用氢化可的松100mg静脉点滴，能快速有效地恢复正常血糖水平。

(3)反应性低血糖症：选择含低糖类及高蛋白的食物，并注意少量多餐的进食方法；果胶可减轻胃手术后反应性低血糖。可用普鲁本辛15mg，3次/d口服。

(4)酒精性低血糖症：严禁酗酒。静滴葡萄糖液后尚未能迅速恢复者，可加用氢化可的松100～300mg，静滴。

【预防】

(1)宜吃低糖、高脂、高蛋白饮食，少食

多餐。

(2)有低血糖病史的人应当在活动量增加时,及时少量加餐,外出办事要注意按时吃饭,如果能预见到无法按时吃饭,则应事先吃点东西。

(3)低血糖症较轻的,可随时喝点甜饮料,吃点饼干,严重的患者则应随身携带一些糖块。

(二)肾上腺危象

【概述】

各种应激均可使正常的肾上腺分泌皮质醇增多,约较平时增高 2～7 倍,严重应激状态下,血皮质醇可高于 1mg/L,以适应机体的需要。凡有原发或继发的,急性或慢性的肾上腺皮质功能减退时,就不能产生正常量的皮质醇,应激时更不能相应地增加皮质醇的分泌,因此产生一系列肾上腺皮质激素缺乏的急性临床表现,如高热、胃肠紊乱、循环虚脱、神志淡漠或萎靡、躁动不安、谵妄甚至昏迷,称为肾上腺危象。

【病因与发病机制】

1. 慢性肾上腺皮质功能减退症

因感染、创伤和手术等应激情况,或停服激素而诱发肾上腺皮质功能急性低减。

2. 长期大量肾上腺皮质激素治疗

抑制下丘脑-垂体-肾上腺轴功能,即使停药 1 年,其功能仍处于低下状态,尤其对应激的反应性差。因此长期接受皮质激素治疗的病人,遇到应激时,如不及时补充或增加激素剂量,也将发生急性肾上腺皮质功能减退。

3. 肾上腺手术后

因依赖下丘脑垂体的肾上腺皮质增生或肾上腺外疾病(如转移性乳腺癌),做肾上腺切除术;或者肾上腺腺瘤摘除术后,存留的肾上腺常萎缩,下丘脑-垂体-肾上腺轴的功能,由于腺瘤长期分泌大量皮质醇而受抑制,其功能的恢复,需时至少 9 个月或 1 年以上,如不补充激素或在应激状况下不相应增加激素剂量,也可引起急性肾上腺皮质功能减退。

4. 急性肾上腺出血

常见的为严重败血症,主要是脑膜炎双球菌败血症,引起肾上腺出血,与弥散性血管内凝血有关。其他细菌所致败血症、流行性出血热等也可并发肾上腺出血。

5. 先天性肾上腺皮质增生

至今已知有九种酶的缺陷,有 21 羟化酶、11β 羟化酶、17α 羟化酶、18 羟化酶、18 氧化酶、Δ5-3β 羟类固醇脱氢酶、22 碳链酶、17β 羟类固醇脱氢酶和 17、20 裂解酶。多数酶均为皮质醇合成所必需。其中 Δ5-3β 羟类固醇脱氢酶、22 碳链酶与 18 羟化酶和 18 氧化酶等缺陷也可影响潴钠激素的合成。

【诊断】

1. 临床表现

肾上腺危象的临床表现包括肾上腺皮质激素缺乏所致的症状,以及促发或造成急性肾上腺皮质功能减退的疾病表现。肾上腺皮质激素缺乏大多为混合性的,即糖皮质激素和潴钠激素两者皆缺乏。

(1)发热:多见,可有高热达 40℃以上,有时体温可低于正常。

(2)消化系统:厌食、恶心、呕吐等常为早期症状,如能及时识别,加以治疗,常很快好转。也可有腹痛、腹泻等症状。

(3)神经系统:软弱、萎靡、无欲、淡漠、嗜睡、极度衰弱状,也可表现为烦躁不安、谵妄、神志模糊,甚至昏迷。

(4)循环系统:心率快速,可达 160 次/min,四肢厥冷,循环虚脱、血压下降,陷入休克。由于本病存在糖皮质激素和潴钠激素两者均缺乏，因此比 Sheehan 危象更容易、更快速地出现周围循环衰竭。多数病人神志改变与血压下降同时出现；少数病人神志改变在前，随之血压下降继现。笔者观察到神志和血压的改变最早出现在诱因发生后 4 小时，1/3 和 2/3 的病人分别在 24、48 小时内出现。

(5)脱水征象：常不同程度存在。

2. 实验室检查

血白细胞总数增高。中性粒细胞增多。血色素增高、血浓缩。高血钾、低血钠、低血糖、血尿素氮轻度增高，轻度酸中毒以及血皮质醇总量降低。

【治疗】

1. 补充糖皮质激素

如有意识障碍和休克，应立即将氢化考的松琥珀酸钠酯 100mg 溶于少量液体中由静脉注入，此为水溶性制剂，吸收快，能迅速进入体内，产生即刻和短暂改善循环衰竭的效果。随后氢化考的松(此制剂在水中溶解度小，溶于 50%乙醇溶液 100mg/20ml，应用时需用等渗盐水或 5%葡萄糖 500ml 稀释) 100～400mg 溶于 500～2000ml 液体中静脉滴注。

2. 补充盐皮质激素

如用氢化考的松琥珀酸钠酯或氢化考的松后，收缩压不能回升至 13.3kPa (100mmHg)，或者有低血钠症，则可同时肌注醋酸去氧皮质酮(DOCA)1～3mg，日 1～2 次，也可在病情好转并能进食时改服 9α 氟氢考的松 0.05～0.2mg/d。严重慢性肾上腺皮质功能低减或双肾上腺全切除后的病人需长期服维持量。应用盐皮质激素期间要注意有无浮肿、高血压和高血钠等潴钠、潴水药物过量的副作用。

3. 纠正脱水和电解质紊乱

在严重肾上腺危象时，脱水很少超过总体液的 10%，估计液体量的补充约占正常体重的 6%左右，如体重 70kg，应补充液体量约 4000ml。补液量尚需根据个体的脱水程度、年龄和心脏情况而定。输液的成分，开始给 5%葡萄糖盐水 1000ml，以后酌情而定，可补钠 150～250mmol/L。由于肾上腺皮质功能减退的病人，肾脏排泄水负荷的能力减退，因此液体输入的总量和速度均需掌握，不能过量和过速，以防诱发肺水肿。如治疗前有高钾血症，当脱水和休克纠正，尿量增多，补充糖皮质激素和葡萄糖后，一般都能降至正常，在输入第 3 升液体时，可酌情补钾 20～40mmol，以补充总体钾的不足。本病可有酸中毒，但一般不成为严重问题，不需补充碱性药物，当血二氧化碳结合力低于 22Vol%(血碳酸氢＜10mmol/L)时，可补充适量碳酸氢钠。

4. 预防和治疗低血糖

虽然本病只缺乏皮质醇而不同时伴有生长激素的降低，因此低血糖的发生不如 Sheehan 病危象那么多见，但亦应注意，治疗期间需供给足量的葡萄糖。如果病人在家中或基层医疗单位已处于终末期，缺少上述特效药物，可立即静脉注入 50%葡萄糖 60～100ml，有助于延长生命，急取时间，使有可能采取特效的治疗措施。

5. 处理诱因

合并感染时应选用有效、适量的抗生素，切口感染需扩创引流，在抢救期间应同时积极处理其他诱因。病情危险期应设特护，加强护理。肾上腺皮质功能减退者对吗啡、巴比妥类药物特别敏感，在危象特效治疗开始前，应禁用这类药物。

【预防】

应教育慢性肾上腺皮质功能减退的病人坚持服用激素，不得任意间断，当遇应激情况时，必须在医师的指导下增加剂量。如有上呼吸道感染、拔牙等小的应激，将激素量增加1倍直至该病痊愈，一般4～5天之内即见控制。如有大的应激，如外科手术、心肌梗死、严重外伤和感染等，应给予氢化可的松至200～300mg/d，在手术前数小时即应增加激素用量。当病人外出旅行时必须携带足量的激素以备应用。

第十四章

血管性皮肤病

第一节　过敏性紫癜并发症

一、过敏性紫癜

【概述】

过敏性紫癜又称 Henoch-Schonlein 紫癜，是一种较常见的微血管变态反应性出血性疾病。

【病因与发病机制】

本病病因不完全清楚，主要诱因有感染、食物过敏、药物过敏、花粉、昆虫咬伤等所致的过敏等，是由于免疫复合物沉积或由于IgE 中介导致的毛细血管和细小血管的红细胞、血浆外渗至皮下、黏膜下和浆膜下而形成的一种过敏性血管炎。

【临床表现】

1. 前驱期症状

发病前 1～3 周常有低热咽痛、上呼吸道感染及全身不适等症状。

2. 典型症状及体征

临床上由于病变的部位不一而有不同的表现。

(1)皮肤症状：以下肢大关节附近及臀部分批出现对称分布大小不等的斑丘疹样紫癜为主，反复发作于四肢臀部，少数累及面和躯干部。皮损初起有皮肤瘙痒，出现小型荨麻疹、血管神经性水肿及多形性红斑。

(2)关节症状：可有单个或多发性游走性关节肿痛或关节炎，有时局部有压痛，多发生在膝、踝、肘、腕等关节，关节腔可有渗液，但不留后遗症，临床称关节型。

(3)消化道症状：约 2/3 患者可出现以腹

部阵发性绞痛或持续性钝痛为主，同时可伴有呕吐、呕血或便血，严重者为血水样大便，临床称腹型。

(4)肾脏症状：一般于紫癜2～4周左右出现肉眼血尿或镜下血尿、蛋白尿和管形尿，也可出现于皮疹消退后或疾病静止期。通常在数周内恢复，重症可发生肾功能减退、氮质血症和高血压脑病。少数病例血尿、蛋白尿或高血压可持续2年以上，临床称肾型。

【诊断与鉴别诊断】

1. 实验室检查

(1)血液检查：无贫血，血小板计数正常，白细胞计数正常或轻度增高，出凝血时间正常。

(2)骨髓象：正常骨髓象，嗜酸粒细胞可偏高。

(3)尿液检查：可有蛋白、红细胞、白细胞和管型。

(4)粪常规检查：部分病人可见寄生虫卵及红细胞，潜血试验可阳性。

(5)毛细血管脆性试验：阳性。

(6)病理学检查：弥漫性小血管周围炎，中性粒细胞在血管周围聚集。免疫荧光检查显示有IgA和C_3在真皮层血管壁沉着。

2. 鉴别诊断

(1)特发性血小板减少性紫癜：根据皮肤紫癜的形态不高出皮肤，分布不对称及血小板计数减少，不难鉴别。过敏性紫癜皮疹如伴有血管神经性水肿，荨麻疹或多形性红斑更易区分。

(2)败血症：脑膜炎双球菌败血症引起的皮疹与紫癜相似，但本症中毒症状重，白细胞明显增高，刺破皮疹处涂片检菌可为阳性。

(3)风湿性关节炎：二者均可有关节肿痛及低热，于紫癜出现前较难鉴别，但随着病情的发展，皮肤出现紫癜，则有助于鉴别。

(4)肠套叠：多见于婴幼儿。如患儿阵阵哭叫，腹部触及包块，腹肌紧张时应疑为本病。钡灌肠透视可予鉴别。但过敏性紫癜可同时伴有肠套叠，故应引起注意。

(5)阑尾炎：二者均可出现脐周及右下腹痛伴压痛。但过敏性紫癜腹肌不紧张，皮肤有紫癜，可予鉴别。

【治疗】

1. 去除病因

避免接触可疑致敏的物质，停服可疑致敏的食物及药物。对患有慢性感染者应给予积极治疗，彻底清除感染灶。可行驱虫治疗。

2. 抗组胺药物

马来酸氯苯那敏8mg，3次/d，口服；息斯敏10mg，2次/d，口服。

3. 糖皮质激素

伴有腹痛、关节肿痛者，泼尼松10mg，口服，3次/d(或30mg，1次/d)；地塞米松10mg，静脉滴注，3～5天，然后改用泼尼松。

4. 免疫抑制剂

用于肾型病人，硫唑嘌呤50mg，2～3次/d，口服；环磷酰胺200mg，1次/2d，静注，共10次。

5. 有肾功能损害病人改善肾脏微循环

山莨菪碱(20～30mg/d)+川芎嗪(300mg/d)或丹参注射液，静脉滴注，10天为1个疗程，每月1～2次。

【预防】

(1)注意避免与致病源接触，如花粉、化学物品、油漆、汽油、尘埃、过敏食物及药物等。

(2)过敏体质的人不要养宠物，尽量减少与动物皮毛的接触，特别是已经明确致敏源的患者更应注意。

(3)注意饮食卫生，以杜绝肠道寄生虫感

染的机会。

(4)加强锻炼,增强体质,提高机体对各种感染的抵抗力。

二、常见并发症

(一)小肠过敏性紫癜

【概述】

本病是临床上较常见的一种变态反应性出血性疾病,病变主要累及毛细血管壁,临床特点常表现为皮肤紫癜,同时也可伴有胃肠道(主要为小肠)、肾脏及关节等器官的症状。因此,小肠过敏性紫癜实际上是过敏性紫癜在胃肠道的临床表现之一。本病可在各年龄组发病,主要发生在2～7岁的儿童,男性较女性多见。

【病因与发病机制】

1. 病因

本病为免疫性疾病,其病因迄今尚未充分阐明,可能由于机体对某些致敏物质发生变态反应而引起毛细血管壁的通透性和脆性增高。变应源可为多种因素,但其直接致病原因往往很难确定。

与本病发生有关的因素有以下几种:

(1)感染:包括细菌、病毒和寄生虫等。

(2)药物:青霉素、链霉素、磺胺类、异烟肼、水杨酸钠、奎宁等。

(3)食物:鱼、虾、蟹、蛋、牛奶等异性蛋白质。

(4)其他:如寒冷、花粉吸入或疫苗注射等。

2. 发病机制

各种有关致敏源仅使少数具有过敏体质的人易发生变态反应。与本病发生有关的各种因素引起自身免疫反应,免疫复合物损害小血管,发生广泛的毛细血管炎,甚至坏死性小动脉炎,造成血管壁通渗性和脆性增高,导致皮下组织、黏膜及内脏器官出血及水肿。小肠过敏性紫癜的主要病理改变为肠壁小血管的炎症。血管周围有中性粒细胞、淋巴细胞和浆细胞。血管壁有纤维素样坏死及血小板填塞和间质水肿。肠管的黏膜层水肿伴血性渗出物或出血,或因不规则肠蠕动而发生肠套叠。

【诊断】

1. 临床表现

本病典型表现可累及皮肤、胃肠道、关节及肾脏4个器官,四者可单独出现,也可以一种脏器症状为主合并其他损害。多数患者在发病前1～2周有全身不适、乏力、食欲减退、头痛、发热或上呼吸道感染等前驱症状。皮肤紫癜是最常见的临床症状,压之不褪色,多数分布于肢体和臀部,特别在两下肢伸侧更为多见。开始可表现为荨麻疹样皮损,随即变为鲜红色紫癜,并逐渐转为暗红色。皮肤淤点和淤斑大小不一,可呈散发存在或融合成片,严重者可融合成大疱或发生中央坏死。部分可伴发血管神经性水肿、多形性红斑等皮肤过敏性表现。小肠过敏性紫癜病例以腹部疼痛为主要表现,疼痛轻重不一,伴有恶心、呕吐,严重者可呈绞痛,甚至发生肠套叠、肠梗阻或穿孔等。

部分患儿可以胃肠道累及或急腹症作为首发症状,随后才出现血尿或紫癜。手术探查可发现空回肠明显扩张、水肿伴淤点状暗红色病变,或呈肠段坏死等,这些病变系血浆渗出物进入肠壁和不规则肠蠕动所致。其他亦可有关节及肾脏累及等症状,前者以大关节多见,因关节周围有渗出物而表现为关节疼痛和肿胀,症状消退后不留任何后遗症。

肾脏病变轻重不一,轻者仅为短时间的血尿和少量蛋白尿,数周或数月后随着病变改善而消失;重者在出现血尿后不久,很快发展为肾功能衰竭,少数患者可发展为慢性肾炎。

2. 实验室检查

(1)外周血:嗜酸粒细胞和中性粒细胞增多。血小板通常均正常,各种止血、凝血试验的结果均正常。

(2)毛细血管脆性试验:半数患者毛细血管脆性试验阳性。

(3)粪便隐血试验:可呈阳性或强阳性。

(4)尿常规:可见红细胞、蛋白管型。

(5)血清抗体检查:血清 IgE 水平可增高,50%病例血 IgA 增高。

(6)其他辅助检查

①B 型超声检查:对小肠过敏性紫癜的诊断有一定帮助,表现为肠壁内渗出,肠壁不对称性低回声性增强等改变。

②内镜及活检:空回肠明显扩张、水肿伴淤点状暗红色病变,或呈肠段坏死等。主要病理改变为肠壁小血管的炎症。血管周围有中性粒细胞、淋巴细胞和浆细胞。血管壁有纤维素样坏死及血小板填塞和间质水肿。

③骨髓检查:正常。

【鉴别诊断】

如果仅有腹部症状而不伴有皮肤紫癜时应与各种原因引起的急腹症相鉴别。具有关节痛或蛋白尿者,也应该与风湿性关节炎或急、慢性肾小球肾炎相鉴别。少数患者当病变累及脑血管和脑膜血管而出现神经系统症状或颅内出血时应与脑血管意外、脑部占位性病变等相鉴别。

【治疗和预防】

1. 一般治疗

消除可能引起本病的诱因甚为重要。原则上应停止接触任何引起过敏的物质,停用可能引起过敏的食物或药物,病灶控制感染,驱除寄生虫。除并发慢性肾炎者以外,多主张采用对症治疗,尤以控制或消除腹部症状和关节症状为主。应用抗组胺类药物,可减少渗出物。

2. 激素治疗

由于皮质激素具有抗过敏、抗炎及减低血管通透性的作用,对腹部症状、皮肤紫癜及关节疼痛等效果良好。适当剂量的皮质激素常可使腹部疼痛在 24 小时内缓解,但如肠道病变已累及组织器官者则效果较差,对肾脏病变者已无明显效果。常用为泼尼松每天 30～40mg,分 3～4 次口服。对病情较重或皮疹治疗 1 周不退者可加大剂量至每天 60mg,也可考虑应用氢化可的松或地塞米松治疗。待症状控制后减量乃至停药。

3. ⅩⅢ因子浓缩剂

有人发现本病患者在出现临床症状的同时伴有ⅩⅢ因子活性低下,对以腹部疼痛为主的患者给予从胎盘中抽提的ⅩⅢ因子浓缩物后,腹部疼痛和皮肤紫癜可迅速改善,且无不良反应。

4. 免疫抑制药

如以上疗法效果不佳时可试用免疫抑制药,特别是合并肾脏损害的病例。环磷酰胺 2.5mg/(kg·d),口服,或硫唑嘌呤 2.5mg/(kg·d),口服,连续 4～6 个月。免疫抑制药也可与肾上腺皮质激素合用。

5. 手术治疗

对伴有肠套叠、大量胃肠道出血、肠坏死或穿孔者应及时手术治疗。

6. 预后

本病多呈自限性,一般 6 周内可自愈,多数预后良好。

【预防】

同过敏性紫癜。

(二)紫癜性肾炎

【概述】

本病是指过敏性紫癜引起的肾脏损害。

1. 国际儿童肾脏病研究会(1sKDC)病理分类法

Ⅰ度:为微小病变。

Ⅱ度:为系膜增生。

Ⅲ度:局灶性和弥漫性增生或硬化,新月体形成小于50%。

Ⅳ度:局灶性和弥漫性系膜增生或硬化,新月体形成50%~75%。

Ⅴ度:局灶性和弥漫性系膜增生或硬化,新月体形成大于75%。

Ⅵ度:膜性增生性病变。

2. 世界卫生组织(WHO)病理分级

Ⅰ:包括微小病变,微小病变伴局灶节段性显著,局灶性增生性肾小球肾炎轻度。

Ⅱ:包括弥漫性增生性肾小球肾炎轻度,弥漫性增生性肾小球肾炎轻度伴局灶节段性显著。

Ⅲ:包括局灶性增生性肾小球肾炎中等度,弥漫性增生性肾小球肾炎中等度。

Ⅳ:包括弥漫性增生性肾小球肾炎重度,终末期肾。

【病因与发病机制】

同过敏性紫癜。

【诊断】

1. 临床表现

肾炎症状大多在起病1个月内出现,部分可迟至3~6个月甚至2年以上。

(1)血尿:为肉眼或镜下血尿,可持续或间隙出现,且在感染或紫癜发作后加剧。多数病例伴有不同程度蛋白尿。

(2)蛋白尿:程度轻重不一,不一定和血尿严重度成比例,蛋白尿大多为中等度,血浆蛋白水平下降程度较蛋白尿严重度为明显,可能蛋白除了肾脏漏出外,还从其他部位如胃肠道、皮下组织等漏出。部分病例可表现为肾病综合征或急性肾炎综合征。后者浮肿、高血压相对不明显。

(3)高血压:一般为轻度高血压,明显高血压者多为预后不良。

(4)其他:少数病人有浮肿,大多为轻度,急性期浮肿者常有血压上升,表示病变较广泛。浮肿原因与蛋白尿、胃肠道蛋白丢失及毛细血管通透性变化有关。此外病人还常伴关节酸痛、皮肤紫癜、腹痛、全身不适等表现。

2. 实验室检查

(1)尿液分析:有程度不一的血尿、蛋白尿和管型。

(2)血液分析:血小板计数、出凝血时间、凝血酶原时间均在正常范围,早期嗜酸细胞增加。

(3)免疫学检查:血清IgA可增高但无特异性,血清C_3和CH_{50}多数正常,活动期血循环免疫复合物多增高。

(4)严重病例可有肌酐清除率下降和血尿素氮、肌酐升高,表现为肾病综合征者可有血清白蛋白降低和胆固醇增高。

(5)肾穿刺:可确定本病的病理类型诊断和与IgA肾病鉴别诊断。

【鉴别诊断】

当紫癜性肾炎皮疹已消退时需与急性肾炎鉴别,若伴有肺出血、咯血时应与Goodpasture综合征鉴别,在临床上还应与狼疮性肾炎、原发性系统性小血管炎等鉴别。

【治疗】

(1)急性期卧床休息,控制感染,寻找并去除可能的过敏源,必要时可予脱敏治疗;补充大量维生素C并注意休息。

(2)胃肠症状者可用解痉药,必要时禁食和输液。

(3)肾上腺皮质激素对胃肠、关节症状有缓解作用,对皮疹及肾的作用不大。对于大多数一过性尿检轻微异常,无需糖皮质激素或细胞毒药物治疗,一般多能完全康复;持续性单纯血尿、蛋白尿,血压不高,肾功能正常的患者,可试用雷公藤多甙片治疗,必要时口服双倍剂量(2mg/(kg·d));临床表现为急性肾炎、肾病综合征或急进性肾炎时的治疗,按原发性肾小球疾病的治疗原则,可给予泼尼松或免疫抑制剂治疗。

(4)肾脏病变严重者血浆置换有一定的疗效。若经正规治疗效果不佳时应积极肾活检,根据病理改变制定治疗方案。

(5)肾功能衰竭者给予相应对症支持治疗,积极防治并发症,必要时透析。

【预防】

同过敏性紫癜。

第二节　结节性多动脉炎并发症

一、结节性多动脉炎

【概述】

本病是一种累及中、小肌性动脉全层的坏死性中性粒细胞性血管炎,随受累动脉的部位不同,临床表现多样,可仅局限于皮肤(皮肤型),也可波及多个器官或系统(系统型),以肾脏、心脏、神经及皮肤受累最常见。

【病因与发病机制】

病因尚不明,可能为某种抗原刺激下引起的异常免疫反应,与病毒感染(如乙肝病毒、巨细胞病毒)、细菌感染(如β-溶血链球菌)及药物因素等有关,也可与类风湿性关节炎、混合性冷球蛋白血症及干燥综合征并发。

【诊断】

1. 临床表现

(1)皮肤型:皮损局限在皮肤,以结节为特征并常见,一般为0.5～1.0cm大小,坚实,单个或多个,沿表浅动脉排列或不规则地聚集在血管近旁,呈玫瑰红、鲜红或近正常皮色,可自由推动或与其上皮肤粘连,有压痛,结节中心可发生坏死形成溃疡,常伴有网状青斑、风团、水疱和紫癜等。好发于小腿和前臂、躯干、面、头皮和耳垂等部位,发生在两侧但不对称,皮损也可呈多形性,一般无全身症状,或可伴有低热、关节痛、肌痛等不适。良性过程,呈间隙性发作。

(2)系统型:急性或隐匿起病,常有不规则发热、乏力、关节痛、肌痛、症状减轻等周身不适症状,肾脏病变最为常见。消化系统受累随病变部位不同表现各异。

(3)心血管系统也较常累及。

(4)神经系统中周围神经和中枢神经均

可受累，以周围神经病变常见。

(5)皮损表现与皮肤型所见相似，部分患者伴雷诺现象。

(6)肺脏血管很少受累，眼部症状约占10%。其他如生殖系统，尸检材料显示睾丸和副睾80%受累，但临床表现者仅20%左右。

2. 实验室检查

(1)血常规见白细胞总数及嗜中性粒细胞常增高，可有不同程度贫血，血沉多增快，尿检常见蛋白尿、血尿、管型尿，肾脏损害较重时出现血清肌酐增高，肌酐清除率下降。

(2)免疫学检查丙种球蛋白增高，总补体及 C_3 补体水平下降，类风湿因子、抗核抗体呈阳性或低滴度阳性，ANCA偶可阳性，约有30%病例可测得HBsAg阳性。

(3)病理参见变应性皮肤血管炎。

【鉴别诊断】

(1)结节性多动脉炎与显微镜下多血管炎、韦格纳肉芽肿病和Churg-Strauss综合征等其他类型的系统性血管炎有许多相似的临床表现，需要鉴别诊断。

显微镜下多血管炎与结节性多动脉炎最主要的区别是有无微小动脉(arterioles)、小静脉或毛细血管的受累。当有这些小血管受累存在时，即使伴有中等大小的动脉损伤存在，诊断应考虑为显微镜下多血管炎。显微镜下多血管炎肾小球受累是其特征性表现之一，而结节性多动脉炎一般无肾小球的病变。韦格纳肉芽肿是一种中、小血管受累的坏死性血管炎，但也可累及微小血管。病理表现可见有肉芽肿形成的特征性改变，而结节性多动脉炎一般无肉芽肿形成。另外，在韦格纳肉芽肿中多为胞浆型抗中性粒细胞胞浆抗体阳性，而结节性多动脉炎一般为抗中性粒细胞胞浆抗体阴性。

Churg-Strauss综合征是一种以小血管受累为主的坏死性血管炎。其病理改变也有肉芽肿形成的特征。在临床以嗜酸性粒细胞增多及哮喘为特征性表现且抗中性粒细胞胞浆抗体常阳性，这些特点易与结节性多动脉炎相鉴别。

(2)许多疾病如胆固醇性栓塞、败血症、感染性心内膜炎、左房黏液瘤及肿瘤等与结节性多动脉炎都有相似的临床表现，必须与之相鉴别。

【治疗】

皮质类固醇是治疗本病的首选药物，及早使用可改善预后。还可应用氨苯砜、雷公藤多甙及免疫抑制剂等。

【预防】

避免滥用药物，防止药物过敏和感染，尤以乙型肝炎病毒感染有重要意义。

二、常见并发症

雷诺现象

【概述】

本病是由于肢端小动脉痉挛而导致肢端接连出现苍白、青紫和潮红三相反应，常因寒冷或情绪激动而诱发，在温暖后恢复正常，属于血管功能障碍性疾病。

【病因与发病机制】

雷诺现象可分为原发和继发性两种。前者病因不明，是一种良性的肢端小动脉痉挛症，也称雷诺病，多见于女性。后者继发于其他疾病，即雷诺现象在其他疾病中的表现，如系统性红斑狼疮、进行性系统性硬皮病、肢端硬化症、皮肌炎、混合结缔组织病、类风湿性关节炎、干燥综合征、闭塞性动脉硬化、血栓性闭塞性脉管炎、结节性多动脉炎等病。近年研究表明，雷诺现象不仅累及肢端，在结缔组织疾病患者的内脏也可发生，主要累及肺脏、心脏、脑和肾脏。至于雷诺现象能否对内脏器官造成损害，则报道不一。

现在认为血管内皮细胞的功能异常是本病的病理生理基础。关于雷诺现象发生的机理尚不十分清楚，综合各家学说认为有以下几种因素。

1. 血管炎病变

在各种因素作用下某些抗原与血管内皮细胞上的磷脂结合，在补体的作用下，损伤血管内皮细胞形成血管炎，使血管壁增厚或管腔狭窄。在交感神经作用下血管易发生痉挛、闭塞。

2. 免疫功能紊乱

雷诺现象多见于结缔组织病、系统性红斑狼疮、多发性肌炎等，这些患者中体液免疫和细胞免疫指血中 RNP、Sm 抗体、γ-球蛋白、循环免疫复合物、冷凝集素等均较无雷诺现象者高。

3. 血小板凝集反应增强

血小板活化产生的血栓烷 A_2(TxA_2)是有力的血管收缩剂和血小板凝集剂，由血管内皮细胞产生的花生四烯酸和主要产物前列环素(PGI_2)是血管扩张剂和凝集抑制剂，有雷诺现象的患者血浆中 TxA_2/PGI_2 比值比无雷诺现象者含量高。血小板凝集性增强可使循环中血小板凝集物增多，影响肢端血流灌注，加速末端动脉缺血的病理过程。

【诊断】

1. 临床表现

雷诺现象典型发作可分为三期。

(1)苍白：早期表现。由于四肢末端细小动脉痉挛，皮肤血管内血流量减少而突然发生，一般好发于手指，为对称性。自指端开始向手掌发展，但很少超过手腕。手局部皮温降低，有麻木、针刺以及僵硬感等。

(2)青紫：几分钟后出现。细小动脉先扩张，而细小静脉仍处于痉挛状态，毛细血管丛缺氧青紫，此时自觉症状一般较轻。

(3)潮红：当病人处于温暖环境中，寒冷刺激消失，血管充血、局部温度增高、可有肿胀及轻度搏动性疼痛。当血液灌流正常后，皮肤颜色和自觉症状均恢复正常。

雷诺现象发作也会波及鼻尖、颊和耳廓，历时数分钟至数小时。雷诺现象的频繁发作引起末节指趾皮肤指甲营养障碍，严重者指端出现溃疡、坏疽，或手指变短。

2. 实验室检查

(1)冷水刺激试验：嘱患者静坐于温暖的室内 20～30 分钟后将手或足浸入 4℃冰水中，约 1～2 分钟可观察到局部皮色苍白，离开水后 2～5 分钟皮色变紫和潮红，并伴有局部冷、麻针刺样痛感，发作持续数分钟后停止。这种方法可估计病情的程度和治疗效果，国内应用的较多。

(2)甲皱毛细血管镜检查：可见患者的毛细血管异形、淤血、血色暗红、血浆渗出血管、出血血流减慢、流态异常，而正常人则无此现象。国内常用此法检测。

(3)激光多普勒血流仪：激光经光学纤维发射至皮内(皮肤表面下 1mm 左右)，光子遇到微循环内移动的红细胞其频率发生改变，发射回来的光经皮肤被收集，转换成信号被显示，可计算出血液流速和流量。

(4)放射性核素测定：可用放射性核素 ^{131}I 钠测定患者营养性血流情况。

(5)微循环显微镜：将皮内毛细血管展现于电视屏幕上直接记录流速和流量，还可将套管插入毛细血管网的出、入端测定压力的变化。

(6)体积和光电容积描记仪:测定患者指环状面的增大和缩小值以及检测指动脉搏动等来估计血流改变的情况,患指血流减少,动脉搏动的幅度降低。

(7)上肢动脉造影术:做第一次造影后将手浸入冰水中20秒,擦干后再重新造影一次,除可见患指动脉痉挛外还可累及较大的掌动脉,甚至前臂动脉。

(8)冷凝集素抗体:正常人血清中冷凝集素的效价为1∶32以下,雷诺病时冷凝集素效价可达1∶128,但此检查不是特异的,许多其他疾病也可以检出冷凝集素。如病毒性肺炎、传染性单核细胞增多症、风疹、淋巴瘤、系统性红斑狼疮等。

(9)冷球蛋白血症:可使血浆在4℃时发生沉淀反应,37℃以上溶解。正常人血浆纤维蛋白原为2～4g/L,而雷诺病时可超过此值。在肢端青紫症、网状青斑、寒冷性荨麻疹、阵发性冷性血红蛋白尿患者中也可有此症状。大量的冷球蛋白血症只见于多发性骨髓瘤。

(10)其他抗体检测:由于免疫功能的紊乱有雷诺现象,患者血清中RNP抗体和抗Sm抗体、血中γ-球蛋白、IgG水平、循环免疫复合物都较无雷诺现象患者为高。

【鉴别诊断】

1. 系统性红斑狼疮

系统性红斑狼疮也称全身性红斑狼疮,80%可出现皮损,尤以面部蝶形红斑为其特征,皮损可以是最早的甚至是惟一的临床症状,多见于中青年女性,红斑多出现在全身症状之前,也可同时或之后出现。这些红斑在疾病的不同期,颜色由淡红色。鲜红色至紫红色。在炎症消退时,可有鳞屑或色素沉着,有时有毛细血管扩张或轻度皮肤萎缩。手掌、足底、手指掌侧面、足趾屈侧面的红斑对该病的诊断有重要意义。90%患者可伴有发热,热型不定,可以从低热到40℃不等,90%的患者可伴有关节痛,疼痛部位不定。18%～45%的患者可出现雷诺现象,遇冷后有典型的三相反应,50%～80%的患者可查到狼疮细胞,尤其在急性期。但17%的类风湿性关节炎患者和皮肌炎、全身性硬皮病患者也可查到狼疮细胞,应注意鉴别。脏器损害以肾脏损害最为常见,发生率50%～70%,多种抗核抗体阳性。高滴度的抗ds-DNA抗体是系统性红斑狼疮的标志抗体,其他依次为抗ss-DNA抗体(70%)、抗组蛋白抗体(70%)、抗-Sm抗体(30%～40%)、抗RNP抗体(30%～50%)、抗Ma抗体(20%)、抗La/SSB抗体(15%)、抗K_1抗体(10%)。

2. 进行性系统性硬化病(PSS)

本病的特点为广泛的或全身的皮肤变硬,多系统受累,最后导致皮肤萎缩。本病起病慢,最早的症状常是雷诺现象,发生率高达80%～90%,遇冷后更易发作,有典型的皮肤三相变化。因此,雷诺现象对进行性系统性硬化病有重要诊断意义。开始手足及皮肤先出现非指凹性硬性肿胀,表面光滑,失去正常的皱纹。呈淡黄色或苍白色,逐渐蔓延至颈部、肩部、四肢及躯干。也可由躯干或四肢开始,在肿胀发展过程中皮肤渐渐变硬。由于面部皮肤被拉紧,张口困难、毫无表情,舌系带缩短,使舌活动障碍。手指由于变硬呈半曲状,活动困难,并可形成溃疡及萎缩。

进行性系统性硬化病可有多系统病变,骨、关节、肌肉病变的发生率为50%～100%,消化道从口腔至直肠均可受累,小肠受累常出现腹泻和便秘交替。肺纤维化可使呼吸困难,胸部有紧束感。肾脏受累可发生高血压和急性肾衰竭,心肌纤维化可造成心功能不全。严重者预后不佳。实验室检查可有血沉加快，丙种球蛋白增高等。本病女性多于男性(约(3～4)：1)，多为成年发病，应注意与肢端硬化症、成人硬肿症、皮肌炎相鉴别。

3. 肢端硬化症

特点是皮肤硬化仅发生在肢端，可以累及面部、颈部。硬化由指(趾)端开始，向上波及手指(或足背)、甚至再往上影响前臂或小腿，可造成指(趾)溃疡，指(趾)甲营养不良，萎缩或脱落，一般不扩展到全身，内脏器官一般不受累，预后良好。但也有些研究表明，个别的肢端硬化症患者最终可演变成进行性系统性硬化病。

4. 多发性肌炎及皮肌炎

多发性肌炎及皮肌炎是一种以横纹肌变性和坏死性炎症为主要病变的自身免疫性疾病。有急性、亚急性和慢性之分，常见的为慢性过程。男女发病没有差别，成人及儿童均可发病。皮肤损害者占60%，可有水肿、红斑、色素沉着和毛细血管扩张症同时存在，具有诊断价值的皮损称为“紫红色眼睑”，即水肿的部位在上眼睑的紫红色皮损为皮肌炎所特有。指关节伸侧、肘、膝或踝等骨骼隆起处隆起性丘疹斑块有较高的诊断价值。10%～20%患者有雷诺现象，肌肉症状为肿胀。压痛、关节活动受限。上楼时可感两腿费力，梳头举臂时两侧后部疼痛。肌肉症状可以和皮损同时出现，也可较早或较晚发生。皮疹和肌肉变性程度在不同的患者表现不一。全身症状有多汗、发热、贫血。实验室检查时，CPR、ALT、AST和LDH升高，24小时尿肌酸大于200μg，肌肉活检有重要意义，可见肌纤维变性或断裂，有20%的成人患者并发恶性肿瘤。

5. 混合结缔组织病(MCTD)

MCTD兼有红斑狼疮、进行性系统性硬化病及多发性肌炎/皮肌炎的症状，如有系统性红斑狼疮的面部红斑、毛细血管扩张；有皮肌炎的紫红色斑及肿胀，关节伸侧面的萎缩性红斑、有皮肤硬化症的色素沉着和皮肤硬化。95%患者血中有高滴度的抗核糖核蛋白抗体(抗-RNP人荧光抗体检查为高滴度斑点型。雷诺现象为本病有价值的早期症状，反复发作的雷诺现象可导致指(趾)端溃疡。本病对肾上腺皮质激素疗效好。

6. 类风湿性关节炎(RA)

RA是一种慢性、对称性、多关节炎为主的一种周身性疾病。病因不明，一般认为是感染后引起的自身免疫反应。典型的皮肤症状为类风湿结节，20%～30%的患者出现此结节。结节好发于关节伸侧，主要为肘部。结节呈球形，质硬，无明显压痛。类风湿性关节炎可出现各种血管性损害，包括动脉炎、毛细血管炎和小静脉炎。有报告雷诺现象的发生率为18.9%。伴有坏疽性脓皮病者较多，手的皮肤改变有掌红斑。25%～30%的幼年型类风湿性关节炎有特征性皮疹，皮疹多位于躯干和四肢，受累的关节以双手关节、腕、膝、足关节最多。关节有肿胀，压痛和僵硬，关节僵硬以晨间起床最明显，称为晨僵，活动后减轻。超声心动图检查约有40%～50%的病例有心包炎。胸膜及胸腔积液最常见。

7. 干燥综合征(SS)

SS是一种自身免疫性疾病，以黏膜干燥为其显著症状，主要侵犯泪腺及唾液腺。由于泪腺萎缩，泪液分泌减少。唾液腺萎缩，发生干燥性口腔炎，有口干、唇干、口渴、口角干裂。舌黏膜干燥发红。50%患者合并类风湿性关节炎。有的患者伴多发性肌炎，系统性红斑狼疮、硬皮病。腮腺、甲状腺可肿大，有的有肝脾肿大。皮肤上可出现非血小板减少性紫癜。手指及唇部常有毛细血管扩张，25%患者有雷诺现象。头发往往干燥变脆。

阴毛、腋毛稀少或脱落。患者多为女性。实验室检查时，类风湿因子滴度和抗核抗体滴度均大于 1∶160。白细胞总数减少而嗜伊红细胞增多，常有高丙球蛋白血症，少数患者可有冷凝球蛋白和狼疮细胞。

8. 闭塞性动脉硬化

由于周围动脉发生动脉粥样硬化病变，以致动脉慢性变窄或闭塞的一种疾病，主要见于下肢的大、中型动脉。患肢因缺血而发凉、麻木、疼痛、间歇性跛行等症状。后期因患肢组织营养障碍，可发生趾、足、腿的溃疡和坏疽。患者多为男性，多在 50 岁以上发病，20%有糖尿病，35%伴有高血压。

9. 血栓性闭塞性脉管炎

动脉及静脉慢性发炎并闭塞，引起剧痛，局部组织往往因缺血而发生坏疽，可使肢端残毁。75%患者有“间歇跛行”，较严重时，由于局部组织及神经末梢缺血，休息时下肢及足趾有严重的阵发性疼痛。溃疡及坏疽处有跳动性灼痛，晚间最重。足背动脉搏动可消失。多发于 25～50 岁男子，吸烟是一重要诱因。

10. 结节性多动脉炎

结节性多动脉炎是一种全身性疾病，皮损特点是沿着血管分布的皮下结节和红斑结节，并可导致坏死及溃疡，形成瘢痕，男女发病为 7∶4。早期表现有发热、周围神经炎、肌肉和关节痛、食欲缺乏、体重减轻。1/3～1/4 的患者发生皮肤损害。常见的有沿小腿血管走行出现单发或群集的皮下结节，有压痛。结节与表皮粘连或不粘连，大小如黄豆至红枣。皮肤表面可为正常肤色，鲜红色或暗红色。有时水肿，不久结节可发生坏死，形成难愈合的溃疡。经数月或更长时间，溃疡愈合，遗留明显的瘢痕和色素沉着。皮肤上可见红斑、风团、紫癜网状青斑、肢端溃疡，可出现雷诺现象。

11. 冷球蛋白血症

本症特点是受寒冷刺激后，两手、两足、耳廓及鼻尖等暴露部位发生肢端局部青紫、雷诺现象、网状青斑或寒冷等麻疹。甚至有皮肤坏死或溃疡。自觉症状为麻木和刺痛感，好发于青年或儿童。

本症分为特发性和继发性两种，继发性可见于红斑狼疮、结节性多动脉炎、系统性硬化病、干燥综合征、变应性血管炎、网状青斑、天疱疮、疱疹性皮炎和卟啉病等。还有某些恶性肿瘤如多发性骨髓瘤、淋巴肉瘤、肝癌、慢性淋巴细胞性白血症、慢性感染如梅毒、黑热病、瘤型麻风等，不能发现原因的称为特发性。患者血清中冷球蛋白大于 250mg/L，可用方法证实：采静脉血 10ml，在 37℃分离血清，然后放入 4℃冰箱则出现沉淀及胶化，放回 37℃可溶解。把冰水试管放于患者皮肤上，1 小时可出现紫癜，冰水试管放于眼睑上，用活体显微镜可见眼睑血管中红细胞似纸钱状或成串排列，血流缓慢。实验室检查时，类风湿因子、抗核抗体、梅毒血清反应可能阳性、尿中有红细胞和蛋白，肾功能异常，脑脊液中有冷球蛋白。

12. 冷凝集素血症

当体内冷凝集素增高时，在寒冷刺激下，可引起皮肤出现雷诺现象，有典型的三相反应，肢端可发生坏死和溃疡，血清中有高滴度的冷凝集素。

13. 胸廓出口综合征

在锁骨与第 1 肋骨的狭窄部位，前斜角肌异常的颈肋第 1 肋骨可压迫臂丛下组和锁骨下动脉产生神经损害和血管功能障碍两大症状。由于下臂丛神经受压出现上侧尺侧神经障碍。同时，锁骨下动脉受压而出现上肢供血不足症状即雷诺现象。这种异常情况可见于颈肋(由颈椎突出的肋骨称为颈肋，是一种先天性异常，颈部及锁骨上窝可触及硬块。

一般在X线检查时才发现)、前斜角肌综合征(因炎症而发生痉挛时,如患者头向对侧强度旋转时,可使疼痛加剧及桡动脉搏动消失)、也可见于锁骨下动脉瘤和肋骨-锁骨综合征。

14. 水浸足

水浸足实际上是冻伤的一种,长期浸于海水中的船员可发生此类情况。起初足部苍白并丧失知觉,离水以后,足部充血而发红发热,出现淤斑及水肿,同时伴有剧烈疼痛及感觉异常,以后可发生雷诺现象的血管痉挛症状。

【治疗】

1. 药物疗法

(1)普里斯科耳:又名妥拉苏林,口服每次25～50mg,每日4～6次,饭后服用。

(2)利血平:因其具有去儿茶酚胺和去血清素作用,是治疗雷诺征历史较久,疗效较好的药物。

(3)硝苯吡啶:口服20mg,每日3次,疗程2周～3个月,临床研究表明可明显改善中、重度雷诺综合征的临床症状。

(4)胍乙啶:具有类似利血平的作用,口服每次5～10mg,每日3次。

(5)甲基多巴:每日剂量为1～2g,大多数病人可收到预防雷诺综合征发作的效果。用药时需注意血压。

此外,局部涂擦硝酸甘油软膏,每日4～6次,能明显减少雷诺征发作次数,麻木和疼痛显著减轻。特别要提的是,中医学中药、针灸等对本病的治疗有一定价值,有效率可达95%。

2. 生活护理

(1)避免寒冷刺激和情绪激动。

(2)禁忌吸烟。

(3)细心保护手指免受外伤,因轻微损伤容易引起指尖溃疡或其他营养性病变。

(4)日常生活中饮少量酒类饮料可改善症状。

(5)如条件许可者可移居气候温和、干燥地区,更可减少症状发作。

(6)解除病人精神上顾虑、保持乐观都是预防中的一项重要措施。

【预防】

注意保暖,严防冻伤,避免皮肤受损。饮少量酒以增加血液循环,不吸烟,避免精神紧张和过度劳累。

第十五章

皮脂腺、汗腺皮肤病

第一节 痤疮并发症

一、痤 疮

【概述】

痤疮是皮肤科常见多发病，好发于青春期的男女，是毛囊皮脂腺的慢性炎症，青春期过后往往自然痊愈或减轻。

【病因与发病机制】

痤疮是一种多因素疾病，其发病机制与内分泌因素、毛囊皮脂腺导管角化过度、微生物的感染、免疫学因素和饮食情绪紧张等有关。

【临床表现】

痤疮好发于颜面及前胸后背部。按照发病的轻重程度，痤疮可分为炎性和非炎性，其中非炎性痤疮又可分为微粉刺、白头粉刺、黑头粉刺；炎性痤疮又可分为丘疹型痤疮、脓疱型痤疮、结节性痤疮、囊肿型痤疮、粉瘤。

1. 微粉刺

在毛囊漏斗部角质细胞堆积，形成微小的痤疮，临床上尚无明显症状。

2. 白头粉刺

毛囊漏斗部被角质细胞堵塞，角质化和皮脂充塞其中，顶部被表皮覆盖，成为封闭式粉刺，看起来为稍微高起的白头。

3. 黑头粉刺

毛囊漏斗部完全被角质细胞堵塞，毛囊内均为角化物和皮脂。开口处与外界相通，形成开放性粉刺。

4. 丘疹型痤疮

丘疹型痤疮是痤疮最基本的损害，在毛囊漏斗部完全被角质细胞堵塞的情况下，形成了毛囊皮脂内缺氧的环境，厌氧性痤疮丙酸杆菌大量繁殖，导致炎症，形成炎性丘疹。

5. 脓疱型痤疮

脓疱型痤疮是炎性丘疹的进一步发展加重，大量脓细胞堆积在皮肤表面形成脓疱。

6. 结节性痤疮

在脓疱的基础上，毛囊皮脂内大量的角化物、皮脂和脓细胞堆积，使毛囊皮脂结构被破坏而形成高出于皮肤表面的红色结节，压之有痛感。

7. 囊肿型痤疮

在结节的基础上，毛囊皮脂内大量的脓细胞堆积，既有脓液，细菌残体，皮脂和角化物又有炎症浸润，触摸起来有肿块感觉，挤压会有脓血溢出。

8. 粉瘤

在囊肿型痤疮的基础上，毛囊皮脂内所有内容物逐渐干燥，炎症减轻，形成油腻性豆渣样物质，当囊内压力过大时会在表面形成小孔，可挤出豆渣样或干酪样物质。痤疮消退后可留有暂时性色素斑或小的坑凹状瘢痕。

【诊断与鉴别诊断】

根据临床表现即可诊断，但本病须与酒渣鼻、颜面播散性粟粒性狼疮、职业性痤疮和药源性痤疮进行鉴别。

【治疗】

注意少食甜食和脂肪类食物，多吃蔬菜及水果。禁用溴、碘类药，常用温水洗脸，忌用手挤压皮损。

1. 内用药

(1)抗皮质分泌药物

①抗雄激素：螺内酯、复方炔诺酮、diane35、西咪替丁；

②女性激素：乙烯雌酚、黄体酮。

(2)抗生素：四环素、红霉素、多西环素、米诺环素、克林霉素。

(3)皮质类固醇：用于皮损炎症反应明显，用抗生素无效的病例。常用泼尼松片口服。

(4)异维A酸：服此药应注意血液学、肝肾功能检查。

(5)其他：氨苯砜、锌制剂、烟酸肌醇酯、丹参酮。

2. 外用药

(1)抗生素：1%红霉素乙醇溶液、5%过氧化苯酰凝胶。

(2)维A酸类：0.05%维A酸霜或凝胶、0.1%阿达帕林凝胶。

(3)其他：壬二酸、烟酰胺等。

【预防】

(1)清淡饮食，少食辛辣发物和肥甘厚腻之品。

(2)坚持温水洗脸，保持皮损处清洁。

(3)忌用手挤压皮损，防止继发感染。

二、常见并发症

疖与疖病

【概述】

疖系一种急性化脓性毛囊和毛囊周围的感染，多发及反复发作者称为疖病。

【病因与发病机制】

常见的致病菌有金黄色葡萄球菌、白色葡萄球菌。皮肤擦伤、糜烂等均有利于细菌侵入及繁殖，皮脂溢出也可成为起病诱因。

【诊断】

初起为毛囊性炎症性丘疹，后渐增大，成

红色硬性结节，有压痛及疼痛。经2～3天后，结节化脓坏死而形成脓疡，中心有坏死的脓栓破溃后，排出脓液、脓栓和坏死组织，肿胀减退，在1～2周内结痂而愈。

患者常有发热、头痛不适等全身症状，附近的淋巴结肿大。好发于面颈、臂及臀部。发生于面部的疖，尤其鼻孔及上唇，因面部有丰富的淋巴管及血管网，且和颅内相通，故易引起海绵窦血栓性静脉炎、败血症，甚至脑脓肿。

一般为单发，但亦可多发，若数目较多，且此起彼伏，反复发生，经久不愈者，则为疖病。

【鉴别诊断】

1. 汗腺炎

浸润比较局限，周围炎症也较轻，不形成脓栓，仅发生于腋窝、肛周、外阴及乳腺等大汗腺分布区域。

2. 痈

患部浸润明显，表面有多个脓头，形成蜂巢状，疼痛剧烈，全身症状明显。

【治疗】

1. 全身治疗

针对已知病原菌选用有效的抗生素，避免毒副作用。

2. 物理疗法

热敷、紫外线、红外线、超短波。

3. 局部治疗

3%碘酊、10%鱼石脂、金黄散、莫匹罗星软膏、夫西地酸软膏。

【预防】

(1)清淡饮食，少食辛辣发物和肥甘厚腻之品。

(2)增强机体抵抗力，多给予维生素制剂。

(3)忌用手挤压皮损。

第二节　多汗症并发症

一、多汗症

【概述】

多汗症是皮肤出汗过多的现象，是由小汗腺分泌过多所致，表现为全身(泛发性多汗症)或局部(局限性多汗症)异常地出汗过多。

【病因与发病机制】

多汗症大多是由于精神紧张、情绪激动、恐怖、焦虑、愤怒所引起。其机制有以下两种：

(1)由于神经损伤或由于情感冲动使神经冲动增加，乙酰胆碱分泌量增多而产生多汗。

(2)由于汗腺神经紧张性增加，使它对于正常强度的神经性和非神经性刺激的出汗反应增强。

【临床表现】

全身性多汗者皮肤表面常是湿润的，而且有阵发性的出汗，局部多汗常见于手掌、足跖、腋下，其次为鼻尖、前额、阴部等，多在青少年时发病。

患者常伴有末梢血液循环功能障碍，如手足皮肤湿冷、青紫或苍白、易生冻疮等，足部多汗由于汗液蒸发不畅，致足底表皮浸渍发白，常伴足臭，腋窝部及阴部多汗时，由于该部皮肤薄嫩，经常潮湿摩擦，易发生擦烂红斑，伴发毛囊炎、疖等。

【诊断】

根据临床表现即可诊断。

【治疗】

1. 内服药

(1)镇静药：如溴剂、苯巴比妥、氯丙嗪、谷维素。

(2)抗胆碱能药物：阿托品、东莨菪碱。

2. 外用药

醋酸铅溶液、明矾溶液、福尔马林溶液、氯化铝溶液。

3. 物理疗法

浅层 X 线照射以抑制汗腺分泌。

4. 手术疗法

腋部多汗症可在腋部汗腺最活跃部分做手术治疗。

【预防】

局部注意保持清洁，防止继发感染；勤换衣服鞋袜；忌食辛辣刺激及鱼腥、油腻食物；避免剧烈运动。

二、常见并发症

细菌性毛囊炎

【概述】

本症系整个毛囊细菌感染发生化脓性炎症。其病原菌主要是葡萄球菌，有时亦可分离出表皮葡萄球菌。

【病因与发病机制】

本病由金黄色葡萄球菌侵入毛囊所致，不清洁、搔抓及机体抵抗力可为本症的诱因。

【诊断】

初起为与毛囊口一致的红色充实性丘疹，以后迅速发展演变成丘疹性脓疱，四周红晕有炎症，迅速变为丘脓疱疹、小脓疱，分批出现，毛囊口有白色如粟粒大小脓疱，中心有毛发贯穿，脓疱疱壁薄，破后有少量脓性分泌物，数日后干燥结痂，约经一周痂脱而愈，愈后一般不留瘢痕。自觉痒感或轻微刺痛。皮损数目较多，但孤立散在。

【鉴别诊断】

痤疮好发于颜面及前胸后背部，除丘疹、脓疱，还有囊肿、结节、瘢痕、窦道等损害。常伴有颜面部油腻和毛孔粗大现象。

【治疗】

1. 全身治疗

(1)抗生素：四环素、罗红霉素、阿奇霉素、美满霉素等。

(2)免疫增强剂：胸腺肽、转移因子、丙种球蛋白等。

2. 局部治疗

1%新霉素软膏、莫匹罗星软膏、夫西地酸软膏、2%碘酊外涂。

【预防】

(1)注意个人卫生，保持皮肤清洁干燥。

(2)不宜随意挤压或搔抓患处。

(3)增强身体抵抗力。

(4)饮食宜清淡，忌食辛辣发物和肥甘厚腻之品等。

第十六章

皮下脂肪组织疾病——结节性脂膜炎并发症

一、结节性脂膜炎

【概述】

结节性脂膜炎(NP)是一种发生于脂肪组织尤其是皮下脂肪组织的炎症。根据病因分为特发性及继发性。继发性者可继发于感冒、外伤、药物、化学或物理因素、胰腺疾病及自身免疫疾病过程中。

【病因与发病机制】

本病自 1892 年第一次由德国人 Pfeiffer 发现,至今病因尚未完全明了,曾有学者认为系脂肪代谢异常或皮下脂肪过敏性血管炎所致。近年来较集中的观点以为,本病属自身免疫性疾病,以脂肪组织为靶器官,可以累及全身脂肪组织,从而引发多脏器损害。

此病可发生于有自身免疫性疾病的患者,有脂膜炎合并溃疡性结肠炎、肌炎、原发性胆汁性肝硬变、桥本氏病、Graves 病的报道,考虑有不明原因的自身免疫性刺激物与脂肪组织有共同的抗原,诱发了以脂肪细胞为靶器官的自身免疫反应,有迹象表明 T 细胞介导的免疫反应在其中扮演着一个重要的角色。

另外,感染因素也受到重视,病毒、细菌,特别是结核杆菌或其毒素可能诱发脂膜炎。有关直系亲属同患本病的报道也提示了本病可能与遗传有关。严重者可有出血、循环衰竭、肾功能障碍、继发感染、死亡等并发症。

【临床表现】

本病常有发热,多为弛张热,可高达 40℃。除皮肤损害外,可有内脏损害。内脏损害症状可出现于皮肤结节出现之前、之后或同时。如内脏损害先于皮肤结节,临床诊断极为困难。

1. 皮损

皮下结节是本病的主要特征。其直径通常1～2cm大小，大者可达10cm以上。起始于皮下的部分结节向上发展，皮面可轻度隆起，呈现红斑和浮肿；部分则有潜于皮下，表面皮肤呈正常皮色，常与皮肤粘连，活动度小。自发痛和触痛明显。结节常成批发生，对称分布，好发部位为臀部和四肢，但躯干和面部也可出现。经数周或数月后结节自行消退，消退处局部皮肤凹陷并有色素沉着。这是由于病变处脂肪发生坏死、萎缩和纤维性的结果。结节每隔数周或数月反复发作。

2. 发热

多数反复发病有发热，热型不定，有低热、不规则热或高热，高者可达40℃，呈弛张热型，持续1～2周逐渐下降。除发热外，还可有乏力、食欲减退、肌肉和关节酸痛等。偶有少数结节，脂肪坏死时其上之皮肤也被累及而发生坏死破溃，并有黄棕色油状液体流出，被称为"液化性脂膜炎"。

3. 内脏损害

内脏损害有的与皮肤损害同时出现；有的皮损在前，内脏损害在后；也有少数病例，广泛的内脏累及在前，皮损在后，内脏损害的临床症状取决于受累内脏之部位，其特征性症状，常在损害较大时才显示出来。肝脏损害可出现右胁痛、肝肿大、黄疸和肝功能异常。小肠受累可有脂肪痢和肠穿孔。肠系膜、大网膜和腹膜后脂肪组织受累可出现上腹部疼痛、腹胀和包块等。此外，骨髓、肺、胸膜、心肌、心包、脾、肾和肾上腺等均可受侵。内脏广泛受累者预后很差，可死于循环衰竭、出血、败血症和肾功能衰竭。

【诊断与鉴别诊断】

根据临床表现即可诊断，但需与以下疾病相鉴别。

1. 结节性红斑

春、秋季好发，结节分布于小腿伸侧面，对称性，不破溃，经3～4周后结节消退，全身症状较轻。

2. 结节性血管炎

侵犯皮下中等口径血管，以静脉为主，结节常发生于小腿，沿血管排列，经过慢性，全身症状轻微。病理上呈肉芽肿样改变，血管腔内常有血栓形成。

3. 硬红斑

结节紫红色，位于小腿屈侧，破溃后形成穿掘性溃疡，经过缓慢。病理为结核性肉芽肿样改变。

【治疗】

目前尚无满意疗法。首先应去除体内感染病灶，停用可疑致敏药物，控制感染可选用适当的抗生素。此外还可应用氯化喹啉、氨苯砜、沙利度胺、水杨酸盐类和皮质类固醇。

【预防】

(1)清淡饮食，合理休息。

(2)积极去除体内感染病灶。

(3)停用可疑致敏药物。

(4)保护好皮损，禁止搔抓。

二、常见并发症

急性气管-支气管炎

【概述】

急性气管-支气管炎是指气管-支气管黏膜的急性炎症。常见病因有感染因素、理化刺激以及变态反应，部分由上呼吸道感染迁延而来。临床主要症状为咳嗽和咳痰。常见于寒冷季节或气温突然变冷时。

【病因与发病机制】

1. 感染

病毒和细菌可以直接感染气管-支气管，也可以先侵犯上呼吸道，继而引起本病。

2. 物理化学刺激

吸入冷空气、粉尘、刺激性气体或烟雾等可以引起气管-支气管黏膜的急性炎症。

3. 变态反应

引起气管和支气管变态反应的常见变应原包括花粉、有机粉尘、细菌蛋白质、真菌孢子等。

【诊断】

1. 症状

常先有上呼吸道感染症状，继之出现干咳、随着咳嗽症状加剧，痰量逐渐增多，有时痰中带血，咳嗽和咳痰可延续 2～3 周才消失。全身症状不严重，发热常为低至中等度，多在 3～5 天后降至正常。

2. 体征

可无明显体征或两肺呼吸音粗糙，并可闻及散在的干、湿性啰音，部位不固定，咳嗽后减少或消失。

【鉴别诊断】

1. 流行性感冒

呼吸道症状较轻，全身中毒症状较重，如高热、全身肌肉酸痛、头痛、乏力等，常有流行病史，须根据病毒分离和血清学检查结果确诊。

2. 急性上呼吸道感染

鼻咽部症状较为突出，咳嗽、咳痰一般不明显，肺部无明显体征，胸部 X 线正常。

【治疗】

1. 镇咳

咳嗽较剧无痰时可选用氢溴酸右美沙芬等镇咳剂，痰稠不易咳出时可用复方甘草合剂。

2. 祛痰

复方氯化铵、溴已新、强力稀化黏素、鲜竹沥。

3. 解痉、抗过敏

氨茶碱、沙丁胺醇、马来酸氯苯那敏。

4. 抗菌药物

青霉素类、大环内脂类、喹诺酮类、头孢菌素类等抗生素。

【预防】

(1)加强锻炼，增强体质，提高呼吸道的抵抗力。

(2)清淡饮食。

第十七章

性传播疾病

第一节 梅毒并发症

一、梅 毒

【概述】

梅毒是由苍白(梅毒)螺旋体引起的慢性、系统性性传播疾病。绝大多数是通过性途径传播,临床上可表现为一期梅毒、二期梅毒、三期梅毒和潜伏梅毒。早期主要侵犯皮肤和黏膜,晚期可使多个系统器官受累,如心脏、中枢神经系统。是“中华人民共和国传染病防治法”中,列为乙类防治管理的病种。

【病因与发病机制】

本病归因于病原体苍白螺旋体的感染,又称梅毒螺旋体,为细长螺旋形微生物,在分类学上属螺旋体体目,密螺旋体科,密螺旋体属。实验室常用染料不易着色,暗视野显微镜检查可见其特殊运动方式,银浸染法或免疫荧光技术亦可检出。其传染途径主要由性接触传染,其他途径有经胎盘使胎儿感染,非性接触传染如接吻、握手、妇科检查、哺乳,间接接触传染为接触受污染的物品所致,个别患者因输血受到感染。

【临床表现】

根据传染途径将其分为后天(获得性)梅毒与先天(胎传)梅毒,两者按病程发展可分为早期梅毒与晚期梅毒。

1. 后天梅毒

(1)一期梅毒:主要症状为硬下疳,潜伏期为3周左右,受侵部位大多为生殖器,起初为单个暗红色丘疹或斑丘疹,很快糜烂、溃变为浅溃疡。典型硬下疳直径约1~2cm,圆形或类圆形,边界清楚,触之有软骨样硬度,无疼痛及触痛,偶发2~3个,或发生于口唇、舌、扁桃体、乳房、肛门等处。2～6周后，未经治疗者可痊愈。感染1～2周后，附近淋巴结(尤以腹股沟淋巴结最多见)开始肿大，称为梅毒横痃，其质硬，不融合，无疼痛、发红、发热及化脓等现象，消退晚于硬下疳。

(2)二期梅毒：系一期未治疗或治疗不规范，梅毒螺旋体由淋巴系统进入血液循环并大量繁殖播散所致。常先有流感样全身症状及全身淋巴结肿大，继之出现以皮肤、黏膜疹为主的临床表现，骨、内脏、眼和神经系统的症状轻微或少见，皮损形态多样，如斑疹、斑丘疹或脓疱疹等，其共同特点为广泛对称，疏散不融合，发展与消退缓慢；客观症状明显而主观症状轻微；常呈铜红色、褐红色，好发于掌跖；常伴黏膜、毛发、骨损害；损害内梅毒螺旋体较多，传染性强，梅毒血清反应阳性。

①二期梅毒皮损

斑疹性梅毒疹：即梅毒性玫瑰疹，是最早出现的二期梅毒疹，圆形或椭圆形，直径0.5～2cm，互不融合，淡红色到褐红色，发生于躯干两侧、肩、臀、四肢内侧，掌跖部者呈暗红色鳞屑斑，具有特征性，常无自觉症状，消退后不留痕迹。

丘疹性梅毒疹：较前者出现稍晚，常见为豆形丘疹性梅毒疹，轻度高热，直径数厘米，呈肉色或铜红色，分布于颜面、躯干、四肢屈侧，掌跖部者呈暗黄红色斑，浸润较为深在，有特征性。丘疹鳞屑性梅毒疹呈暗红色扁平丘疹，可融合成斑片，上覆粘连性鳞屑，似银屑病样损害。

脓疱性梅毒疹：较罕见，发生于营养不良抵抗力差的患者，在红色浸润基底上形成脓疱，缓慢演变为浅小溃疡，上覆痂皮，较深在的溃疡则称脓疱样梅毒疹，痂皮厚积似蛎壳则称蛎壳状梅毒疹，皮损广泛分布，颜面部前额等处、甲周及掌跖常被累及。

②二期梅毒黏膜损害：常与皮损伴发。

梅毒性咽炎：可伴发扁桃体炎或喉炎，咽喉充血明显，弥漫性潮红，扁桃体肿大，可有声嘶或失音，舌出现剥脱性斑片常为舌背靠中缝处一个或数个大小不等、境界清楚、缺乏乳头的光滑区。

黏膜斑：具有特征性，呈扁平、圆形糜烂面，境界清楚，上覆湿润灰白色伪膜，见于扁桃体、舌、咽或小阴唇、阴道、宫颈部等。

③二期梅毒性秃发及甲损害：眉、须、头部不规则分布的秃发区内毛发不全脱落，呈虫咬状；甲受累出现甲床炎、甲沟炎、甲变形。

(3)三期梅毒：系早期梅毒未经过治疗或治疗不充分并潜伏2～4年后约1/3患者发生，可累及皮肤、黏膜、骨、内脏尤其心血管及中枢系统，危及生命。晚期梅毒的共同特点为损害数目少，破坏性大，不对称分布，愈后遗留萎缩性瘢痕；客观症状重而主观症状轻；损害内梅毒螺旋体很少，传染性小或无传染性；梅毒血清反应阳性率低。

①三期梅毒皮损

结节性梅毒疹：呈直径2mm或更大的红褐色或铜红色结节，质硬，有浸润，簇集状排列，上覆粘连性鳞屑或痂皮，顶端坏死软化形成糜烂及溃疡，不对称地发生于头、肩胛、背及四肢伸侧等处，自觉症状轻，愈后留有瘢痕及色素沉着或减色斑。

梅毒性树胶肿：起初为深在性皮下结节，逐渐增大与皮肤粘连形成暗红色浸润性斑块，中间软化破溃流出黏稠树胶状脓汁，破坏性最大，可继续扩大呈圆形或椭圆形，边界清楚，溃疡壁垂直向下，边缘整齐呈紫红色，因一边愈合另一边继续发展可形成肾形或马蹄形溃疡，数月后结疤痊愈。常单发于小腿等处，自觉症状轻微。

近关节结节：较为少见，为发生于肘、膝、髋关节附近的豌豆至胡桃大圆形或卵圆形结节，质硬，对称分布，呈正常皮色，无明显自觉症状，不易自行消退。

②三期黏膜梅毒主要发生于口腔、鼻腔和舌。口腔硬腭呈结节性树胶肿，硬腭近中央部位往往发生穿孔，具有特征性。鼻中隔亦常形成树胶肿，累及骨膜和骨质出现鼻中隔穿孔和鞍鼻形成。舌树胶肿破溃后形成穿凿性溃疡，边缘柔软不规则。自觉症状都很轻微。

③三期骨梅毒常见为长骨骨膜炎，其次为对称发生于扁骨如颅骨的树胶肿，可形成死骨及皮肤溃疡。三期内脏梅毒以心血管梅毒常见，也可累及其他任何内脏。感染10～20年后，约10%～30%未经正规治疗的患者发生心血管梅毒，主要表现为主动脉炎，进一步发展成主动脉瓣闭锁不全、主动脉瘤等。肝树胶肿次之，胃肠道、呼吸及泌尿生殖系统损害少见。三期神经梅毒主要为脊髓痨及麻痹性痴呆。该两病各有其特点，脑脊液检查有助于诊断，包括细胞数目增多，蛋白定量阳性，脑脊液梅毒血清反应阳性等。

2. 先天梅毒

(1)早期先天梅毒：发生于2岁以内，患儿往往早产、营养不良、消瘦、烦躁、皮肤干皱脱水呈老人面貌，哭声低弱嘶哑，重者有贫血及发热。

①早期皮肤损害：约在出生后3周～3个月出现。其与后天梅毒二期皮损相似，呈斑疹、丘疹、脓疱疹等。斑疹多见于掌跖、口周、臀部，口周及肛周皮损常融合成深红色浸润性斑片，皮肤弹性降低并有放射状皲裂，愈后留下放射性瘢痕，具有特征性。丘疹大而浸润，对称分布于面部、两臂、臀部及下肢等部位，暗红色，表面可有鳞屑。

②早期黏膜损害：最为常见和特殊的表现为鼻炎，鼻腔阻塞，大量血性黏液性分泌物流至唇部，可有溃疡形成累及鼻骨，导致鼻中隔穿孔或发生鞍鼻。口腔可出现黏膜白斑，喉头及声带受累可致声嘶或失音。

③早期先天骨梅毒可出现四肢骨软骨炎：不能活动，牵动四肢时婴儿啼哭，即Parrot假性麻痹。梅毒性指炎为一到数个手指的弥漫性梭形肿胀，可伴溃疡。也可出现骨膜炎及骨髓炎。早期先天内脏梅毒可有全身淋巴结、肝和脾肿大。亦有肾病综合征和肾小球肾炎并发者。

④早期先天神经梅毒以脑膜炎多见，可有不同程度脑水肿。

(2)晚期先天梅毒：常于2岁以后发病，与后天梅毒晚期相似。临床上可见早期活动性梅毒损害所遗留的永久性标记，这些标记性损害具有特征性。

①晚期皮肤黏膜损害：症状类似后天性梅毒，但发病率较低，主要为树胶肿，发生于硬腭、鼻黏膜，破溃后形成上腭穿孔和鞍鼻。

②眼的损害：以间质性角膜炎最常见，角膜周围炎症较重，出现弥漫性云雾状角膜时具有特征性，可发展至角膜混浊、失明。

③骨的损害：表现多为骨膜炎，胫骨受累时引起胫骨肥厚前弓称军刀状胫。长骨和颅骨可发生树胶肿。偶有双侧渗出性关节炎，膝关节肿胀且轻度强直，无疼痛，即Clutton关节。神经梅毒可使脑膜、脑膜血管、脑实质受累，表现出一个或多个肢体麻痹，第8脑神经受累则导致神经性耳聋、视神经萎缩、癫痫发作、脊髓痨、麻痹性痴呆等。

④晚期先天梅毒标记性损害：较多，如哈饮森三联征。哈饮森牙的切牙切缘中央呈半月状短缺，上宽下窄，牙体短而厚呈圆柱状，牙间隙增宽；实质性角膜炎呈急性表现为流泪、疼痛、失明，抗梅毒治疗无效，多发生于5～25岁；神经性耳聋常发生于学龄儿童，先出现眩晕，随之丧失听力。其他标记性损害如额骨圆凸、短颌、硬腭高耸、鞍鼻、桑椹牙、胸锁关节增厚、孔口周围放射状瘢痕、军刀胫、Clutton关节、下颌骨相对隆凸等。

3. 潜伏梅毒

潜伏梅毒包括先天和后天梅毒，分为早期(感染2年以内)和晚期潜伏梅毒(感染2年以上)，是感染后经一定活动期由于治疗和抵抗力增强，临床症状暂时消失，但未完全治愈，血清反应仍为阳性且已排除假阳性。

【诊断与鉴别诊断】

1. 一期梅毒

应与软下疳、生殖器疱疹、固生型药疹、Behcet综合征、龟头包皮炎、下疳样脓皮病等鉴别。

2. 二期斑疹梅毒

应与多形红斑型药疹、玫瑰糠疹等鉴别。

3. 二期丘疹性梅毒

应与银屑病、丘疹坏死性结核疹等鉴别。

4. 扁平湿疣

应与尖锐湿疣仔细鉴别。

5. 梅毒口腔黏膜斑

应与扁平苔藓、阿弗他口炎的口腔黏膜损害鉴别。

6. 结节性梅毒疹和树胶肿

应与寻常狼疮、慢性溃疡等鉴别。

【治疗和预防】

首次使用青霉素治疗梅毒的病人，由于TP被迅速杀死，释放出大量的异种蛋白，引起急性变态反应，在治疗后数小时出现寒战、高热、头痛、肌肉骨骼疼痛、皮肤潮红、恶心、心悸、多汗等全身症状，或者各种原有梅毒损害的症状也加重，严重的梅毒患者甚至发生主动脉破裂，这就是吉海反应。为避免吉海反应发生，疗前1天口服泼尼松10mg，每日2次，连服3天能有效控制该反应的发生。

1. 一期梅毒、二期梅毒、早期潜伏期梅毒

肌注普鲁卡因苄星青霉素80万U，每日1次，连续10～15天，总量800万～1200万U。或肌注苄星青霉素，每侧臀部注射120万U共240万U，每周1次，共1～3次。青霉素过敏者可口服盐酸四环素或红霉素0.5g/次，每天4次，连服15天；或强力霉素0.1g口服，每日2次，连服15天。孕妇及肝功障碍者不宜用四环素和强力霉素。

2. 晚期梅毒(三期皮肤、黏膜、骨损害及晚期潜伏梅毒)

肌注普鲁卡因苄星青霉素G80万U，每日1次，共20天。或苄星青霉素240万U，分两侧臀部注射，每日1次，共3次。对青霉素过敏者选用盐酸四环素或红霉素0.5g口服，每日4次；或强力霉素0.1g，每日2次，共30天。

3. 胎传梅毒

早期可用苄星青霉素以每千克体重5万U给药，分两侧臀部1次肌注，用于脑脊液正常时。若无条件检查或脑脊液异常，以水剂苄星青霉素静滴，每千克体重5万U，每日1次，10～14天连续用药；或普鲁卡因苄星青霉素按每千克体重5万U肌注连续10～14天。

4. 晚期胎传梅毒

以普鲁卡因苄星青霉素每千克体重5万U肌注，每日1次，连续10天为一疗程。对间质性角膜炎可合用皮质类固醇激素治疗。对青霉素过敏者，8岁以下儿童不用四环素，红霉素可按每千克体重7.5～12.5mg给药，分4次口服，连续30天。

二、常见并发症

(一)梅毒性脑炎和脑膜炎

【病因与发病机制】

神经梅毒发病率高，未经治疗的早期梅

毒患者，中枢神经系统较易受到侵犯。在未经治疗的晚期梅毒患者中，神经梅毒是常见的临床表现，在神经系统、心血管系统和骨骼系统严重器质性损害中占第一位，仅次于皮肤黏膜的损害。梅毒螺旋体侵入中枢神经系统后，如得不到治疗或治疗不规范，可产生早期无症状神经梅毒、急性梅毒性脑膜炎或自然消退，前二者在经过5～10年后可发展为晚期无症状神经梅毒、脑膜血管梅毒、脊髓痨或麻痹性痴呆。

【诊断】

1. 无症状神经梅毒

患者CSF出现异常，但无临床症状和体征，故CSF检查对本病的诊断是决定性的。估计本病的病变在脑膜，根据病期和表现，本病可分为早期(从感染梅毒后到5年内发病)和晚期(5年后发病)，一般在患梅毒后1～1.5年时，CSF异常发生率最高，未经治疗的本病患者23%～87%可发展为临床神经梅毒。

2. 脑膜梅毒

(1)梅毒性脑膜炎：急性梅毒性脑膜炎发病较急，通常发生于感染后数周到数月。本病约占神经梅毒的6%，在年轻人中最为常见，约10%以下患者同时伴有二期梅毒疹，约25%患者是梅毒首发的临床症状。梅毒性脑膜炎通常以脑底部脑膜病变最为明显，脑膜增厚，蛛网膜下腔渗出物增多，颅内压增高，颅神经常受累。可出现发热、头痛、恶心、呕吐、颈项强直、克氏征阳性、视乳头水肿，40%患者可合并出现颅神经麻痹，常被累及的有第3、6、7、8对颅神经，尤以听神经损害常见，在急性梅毒性脑膜炎中，约20%患者可出现神经性耳聋，尚无其他提示为梅毒的临床表现，因而在年轻人中，如出现突发性可逆性神经性耳聋，应考虑梅毒的可能，少数患者因颅内高压，可出现局灶性脑损害，出现癫痫、失语、偏瘫等症。

(2)梅毒性硬脊膜炎：较少见，是梅毒所致的亚急性炎症产生肥大性硬脊膜炎，表现为臂和手放射痛，感觉异常，肌肉萎缩，腱反射消失，受累以下节段感觉缺失和强直性轻瘫。

3. 脑膜血管梅毒

(1)脑血管梅毒：其实质是脑膜血管的梅毒性动脉内膜炎，造成动脉梗塞，使脑组织缺血和软化，故闭塞性脑血管综合征是脑血管梅毒的特征，一般在感染梅毒后5～12年内发生，少则2年，偶见数个月发病，年龄多在30～50岁。本病常为突然发作，前驱症状为头痛、头晕、失眠、记忆力减退、情绪异常等，主要表现有偏瘫或截瘫、失语、癫痫等，约10%患者出现阿-罗瞳孔(对光反应消失，调节聚合反应存在)。年轻人中如发生脑血管意外，应考虑脑血管梅毒。本病症状可与动脉硬化性血栓性损害相同，但前者常累及动脉小分支，梗塞范围不大。如不经治疗，本病最终发展为脊髓痨或麻痹性痴呆。

(2)脊髓脑膜血管梅毒：脊髓脑膜血管梅毒主要由梅毒性脑膜脊髓炎和脊髓血管梅毒(梅毒性横贯性脊髓炎)组成，由于血管血栓形成，导致脊髓实质退行性变。梅毒性脑膜脊髓炎早期症状为无力和腿部感觉异常，进而出现下肢轻瘫或截瘫，大小便失禁，腿部感觉异常，小腿痉挛而无力，深腱反射亢进。脊髓血管梅毒临床表现为脊髓横断症状，通常在胸廓水平，突发弛缓性截瘫，受损水平以下感觉丧失和尿潴留等。

4. 实质性神经梅毒

(1)麻痹性痴呆：发展成麻痹性痴呆的潜伏期为15～20年，经不规则治疗的患者，其发病时间要比从未接受过治疗的患者早4年多。主要的精神表现为智能障碍，个性改变，痴呆，夸大妄想，欣快，部分表现为抑郁；神经系统表现为癫痫发作，卒中样发作，突然出现偏瘫、失语。此外，还可出现阿-罗瞳孔，视神经萎缩，面、唇、舌、手指震颤，随着病情恶化，痴呆日益明显，大小便及日常生活不能自理，未经治疗者，从发作到死亡为数月至4～5年。

(2)脊髓痨：发展到脊髓痨的平均潜伏期为20～25年，常见于50～60岁年龄组。脊髓痨约占神经梅毒的1/3。本病起病缓慢，主要是腰骶部神经后根和脊髓后索受损的表现。后根受损出现下肢闪电痛、感觉异常或感觉减退，腱反射消失，肌张力降低，尿潴留性尿失禁和阳痿；脊髓后索变性引起深感觉障碍，导致感觉性共济失调，还可以出现夏可关节（无痛，非炎性，关节不稳定并肿胀，反复损伤致骨生长过度），早期见瞳孔对光反应迟钝，晚期见阿-罗瞳孔、视神经萎缩和内脏危象。

(3)视神经萎缩：梅毒性视神经萎缩可以是神经梅毒的一个孤立表现，也可以是脊髓痨或麻痹性痴呆中的一种表现，先是单侧受损，而后再累及对侧，呈进行性视力减退，最后失明。

5. 神经系统树胶肿

(1)大脑树胶肿：少见，颅内树胶肿是颅内占位性病变，其特征是出现新生物、脑脓肿或结核瘤样的症状，作CT扫描和CSF检查可作出诊断。

(2)脊髓树胶肿：表现为脊髓受压，可出现截瘫、大小便失禁，受损以下部位感觉消失，CSF异常。

【鉴别诊断】

本病需与病毒性脑炎和脑膜炎、细菌性脑炎和脑膜炎、真菌性脑炎和脑膜炎等疾病相鉴别。

【治疗和预防】

青霉素仍然是治疗梅毒最好的药物，有效治疗神经梅毒需保证在治疗期内CSF中青霉素浓度持续维持数倍于最低杀螺旋体浓度（0.018μg/ml），通常治疗梅毒的各种青霉素剂型和剂量很难使CSF达到有效的浓度，大剂量静脉给予青霉素治疗方案（2000～2400万U）可使CSF杀梅毒螺旋体峰值超过0.3μg/ml。

1. 水剂青霉素

1800～2400万U静脉滴注，分次给药，每次300～400万U，每4小时1次，用药10～14天后，再用苄星青霉素240万U肌内注射，每周1次，共3周。

2. 普鲁卡因青霉素

240万U肌内注射，每日1次，加丙磺舒500mg口服，每日4次，用药10～14天后，再用苄星青霉素240万U，每周1次，肌内注射，共3周。

3. 头孢曲松

每日1g，肌内注射，共14天，尤其是无症状神经梅毒可用。

为避免吉海反应发生，疗前1天口服泼尼松10mg，每日2次，连服3天。疗后每6个月随访检查CSF 1次，分析细胞数、蛋白量和VDRL滴度下降的情况，6个月内细胞数不下降或2年后CSF未完全正常，均需复治。

（二）梅毒性心血管病

【病因与发病机制】

梅毒螺旋体侵犯升主动脉，当梅毒螺旋体从受损的黏膜入侵人体后，在约半小时后即可经淋巴管侵入淋巴结和身体各部位（如肝、肾、肺、心、骨及关节、脑等），其中部分梅毒螺旋体经肺部淋巴管侵入主动脉的滋养血管,淋巴细胞和浆细胞浸润,之后引致滋养血管阻塞,产生动脉外膜纤维化,中层肌肉和弹性纤维组织的破坏和坏死,继以瘢痕形成。主动脉中层的坏死和瘢痕引致病变部位的血管内膜呈现树皮样皱起,其皱痕同主动脉长轴平行,由闪光珍珠色斑块覆盖。其病变主要累及升主动脉(主动脉窦上方),其次为主动脉弓、胸降主动脉,而无名动脉、颈总动脉及腹主动脉很少累及,肾动脉以下不受累。升主动脉病变扩展到主动脉根部时,使主动脉瓣环扩大、主动脉瓣叶交界分开而引起主动脉瓣关闭不全;当病变累及主动脉瓣叶附着处后,更进一步加重主动脉瓣关闭不全。

由于主动脉中层病变,使主动脉壁逐渐变薄,且伴钙质沉着,导致主动脉壁弹性减弱或消失,出现主动脉膨胀或形成主动脉瘤。主动脉瘤多发生在升主动脉或主动脉弓,呈囊梭状,内有血栓,并可脱落造成外周阻塞或压迫外周器官组织,产生相应压迫症状,但不引起主动脉夹层分离。当病变累及主动脉窦时,可致主动脉壁纤维病变和瘢痕形成而引起冠状动脉口狭窄、阻塞。心肌罕见受累,偶可发生树胶样肿,也可因主动脉瓣口关闭不全或冠状动脉口狭窄引起心肌肥厚、纤维化或心肌缺血等。

【诊断】

梅毒性心血管病由于其发生部位不同,具有不同的临床表现,临床较常见的有下述几种类型。

1. 单纯性梅毒性主动脉炎

梅毒性主动脉炎是梅毒性心血管病中最常见的表现形式。未经治疗的梅毒病人中,80%以上发生梅毒性主动脉炎。其中大部分病人无症状,因此又称无症状性主动脉炎。部分病人可感到胸骨后不适或钝痛。

提示存在梅毒性主动脉炎的线索是鼓音性质的主动脉瓣区第二心音增强及粗糙的收缩期喷射性杂音,但单凭这些体征难以对梅毒性主动脉炎作出诊断,X线检查的诊断价值较大。可发现升主动脉增宽,血管增宽沿着胸腔段延伸,可以延伸到横膈。由于腹主动脉不增宽,因此降主动脉呈漏斗状。另一有诊断意义的发现为升主动脉的线条状钙化,约见于20%的病人。这一改变常在梅毒性主动脉炎发生数年后才出现。主动脉硬化也可出现钙化,但发生在胸降主动脉而且呈块状。

2. 梅毒性主动脉瓣关闭不全

主动脉瓣关闭不全是梅毒性主动脉炎最常见的并发症,梅毒性主动脉瓣关闭不全的病人中约20%同时有冠状动脉口狭窄,但囊状动脉瘤则极少见。

梅毒性主动脉瓣关闭不全见于晚期梅毒患者,初次诊断时年龄多为40～55岁,通常为男性。主动脉瓣关闭不全的程度可从很轻到很严重。

(1)轻度主动脉瓣关闭不全:听诊的主要症状有以下几点。

①主动脉瓣区第2心音增强。

②紧跟主动脉瓣第2心音于胸骨右缘第2肋间可闻递减型舒张早期杂音。

③可能闻及收缩早期喷射音。

多普勒超声心动图可发现主动脉根部增宽,主动脉环扩大及主动脉瓣反流。梅毒性轻度主动脉瓣关闭不全的血流动力学障碍很轻,不需特殊处理。

诊断的重要性在于对这些病人应用抗生素治疗。但即使给予足量的抗生素治疗,经若干年后仍有可能发展为重度主动脉瓣关闭不全。

(2)中至重度主动脉瓣关闭不全

①症状:严重的主动脉瓣反流最主要的

症状是肺充血和左心衰竭，出现劳力性或阵发性夜间呼吸困难。病程在1～3年内进展较快，最后发生肺水肿及右心衰竭。由于经主动脉瓣大量反流，使头部及冠状动脉血流减少，可产生头晕、晕厥及心绞痛。由于常合并冠状动脉口狭窄，因而心绞痛的程度与主动脉瓣反流程度不相称。

②体征：心尖搏动点向左下方移位，心尖搏动增强或呈抬举性搏动。叩诊心脏浊音界向左下扩大，由于升主动脉和主动脉弓增宽，胸骨右缘第2肋间浊音界增宽。

③心脏听诊：发现较多，现分述如下。

Ⅰ．第2心音强度减弱：严重病例第2心音可消失；胸骨右缘第2肋间紧接主动脉瓣第2心音可闻响亮、高调，占整个舒张期的递减型杂音。该杂音沿胸骨右缘向下传导的强度超过沿胸骨左缘向下传导的强度，杂音可传至心尖和腋线。

梅毒性主动脉瓣关闭不全有时杂音性质呈音乐性或"海鸥鸣"样，可向整个胸壁广泛传导，甚至不使用听诊器也能听到。这种杂音的产生是瓣缘，特别是无冠瓣瓣缘规则震动引起。这种性质的杂音最易发生的疾病就是梅毒性主动脉瓣关闭不全，其机制是主动脉瓣环扩张使瓣缘伸展并失去支持，向左心室外翻被反流的血液冲激而产生规则的震动。

Ⅱ．胸骨右缘上部及胸骨上窝处可闻响亮粗糙的收缩期喷射性杂音：在收缩早期增强，持续时间短，向颈部传导，有时伴有收缩期震颤。震颤可在颈部或胸骨上窝扪到，但很少在主动脉瓣区扪到。梅毒性主动脉瓣关闭不全时出现的收缩期杂音并不表示伴有真正的主动脉瓣或左室流出道狭窄，而是高流量血流通过僵硬不规则的主动脉瓣进入扩张增宽的主动脉根部产生涡流所致。

Ⅲ．Austin-Flint 杂音：中-重度主动脉瓣关闭不全的病人在心尖部常可听到此杂音，其性质较轻，是低调的隆隆样舒张期杂音，比较局限。有时需活动后左侧卧位用钟形听诊器才能听到，产生机制可能是从主动脉反流到左室的血液冲击二尖瓣主瓣，导致了功能性二尖瓣狭窄。

④中-重度主动脉瓣关闭不全尚可产生下述周围血管征

舒张压降低和脉压增宽：中度主动脉瓣关闭不全病人的舒张压大都在40～50mmHg以下，重度主动脉瓣关闭不全病人的舒张压可至0。

水冲脉：由于收缩期周围动脉急速充盈，舒张期部分血液反流至左心室，血管内压力又急速下降而产生。脉搏洪大有力。

毛细血管搏动：略加压于指甲，或用玻片轻压病人唇黏膜，均可见红、白交替的小血管搏动。

点头征：头部随心脏搏动发生点头动作。

枪击音及杜氏杂音：将听诊器头放在肱动脉或股动脉，可听到动脉搏动时响亮的枪击音；略加压力，还可听到动脉收缩期杂音；再加压则出现收缩期、舒张期往来性杂音，称杜氏二重杂音。

⑤心电图检查：可有电轴左偏和左心室肥厚劳损等改变。部分病人可发现心房颤动。

⑥X线检查：X线示心脏向左下后方增大，重度主动脉瓣关闭不全可使心脏呈靴形，升主动脉明显增宽(梅毒性主动脉炎)。

⑦多普勒超声心动图检查：可发现主动脉根部增宽，活动度增大，主动脉环扩大，左室扩大及主动脉瓣反流。可测定主动脉瓣反流量。

⑧逆行性主动脉造影：舒张期造影剂反流入左心室，可根据造影剂反流的程度估计主动脉瓣关闭不全的程度。如造影剂反流至左心室的密度较主动脉明显，即说明为重度

关闭不全。

3. 冠状动脉口狭窄

心绞痛是冠状动脉口狭窄的最常见表现,多数呈典型发作。冠状动脉口狭窄偶可致猝死。由于狭窄过程缓慢发生,侧支循环发展充分,因而极少发生心肌梗死,即使发生病情亦较轻。冠状动脉口狭窄多与主动脉瓣关闭不全或动脉瘤同时存在,但有时为惟一的梅毒性主动脉炎并发症。冠状动脉口狭窄偶可引起左心功能不全而无心绞痛或主动脉瓣关闭不全。

4. 梅毒性主动脉瘤

梅毒性主动脉瘤是不常见的并发症,梅毒性主动脉瘤的临床表现主要由压迫周围结构及动脉瘤破裂所引起,并决定于主动脉瘤所在的部位。由于动脉瘤压迫神经或侵蚀骨质,病人常有疼痛。疼痛通常为持续性,后期可发展为剧痛,伴有搏动感,病人深受折磨。主动脉瘤部位不同,疼痛部位也不同,可发生在胸骨两侧,上、中、下背部或上腹部。

(1)临床表现

①升主动脉瘤:可以很大而症状相对较少,升主动脉瘤可压迫上腔静脉、右侧支气管及右肺动脉。压迫上腔静脉产生上腔静脉综合征,表现为面部和上肢水肿,颈部、上肢和胸壁静脉怒张,突眼及球结膜水肿。压迫右侧支气管产生肺不张,反复肺部感染,刺激性干咳和呼吸困难。右肺动脉受压可于局部闻及收缩期喷射性杂音。升主动脉瘤可压迫侵蚀胸骨,在右前胸1、2肋间处有局部隆起并有明显搏动,也可在胸骨上窝触到搏动性肿块。如主动脉瘤发生破裂,穿破部位为右侧支气管、右侧胸膜腔或心包。分别引起咯血、心包与胸膜腔积血。动脉瘤也可穿过前胸壁皮肤向外穿破。

②主动脉弓动脉瘤:即使不大,也容易压迫周围结构于早期即出现症状,压迫食管引起吞咽困难。压迫左支气管造成支气管狭窄或肺不张,病人出现气喘,右侧卧位或坐位前俯时症状减轻,反之则加重;压迫左侧喉返神经引起声音嘶哑、声带麻痹及带金属性的咳嗽;压迫膈神经引起呃逆和膈肌瘫痪;压迫左侧星状神经节引起Horner综合征,表现为左侧眼睑下垂及轻度眼球内陷,左侧瞳孔缩小,左侧脸部无汗和皮温升高;压迫大静脉产生上腔静脉综合征;压迫无名动脉开口处,引起两侧上肢脉搏和血压不等。主动脉弓动脉瘤可在前胸壁或颈部出现搏动性肿块。主动脉弓动脉瘤破裂时,穿破部位为食管、气管与纵隔,分别引起呕血、咯血或纵隔阴影迅速增宽,也可经前胸壁向外穿破。

③梅毒性降主动脉瘤:降主动脉瘤可十分巨大而无症状或体征,往往在常规胸部X线透视,或为诊断其他疾病而作胸部X线检查时发现。主动脉瘤压迫左支气管可产生咳嗽和呼吸困难,压迫肺部可引起继发性肺部感染,压迫肺总动脉于肺动脉瓣区听到收缩期喷射性杂音。

④梅毒性腹主动脉瘤:梅毒性腹主动脉瘤在梅毒性主动脉瘤中的发生率不到5%,主要临床表现为腹部搏动性肿块。梅毒性腹主动脉瘤一般发生在肾动脉上方,此点与动脉粥样硬化引起的腹主动脉瘤不同,后者通常发生在肾动脉水平或以下。腹主动脉瘤破裂时向腹膜后间隙穿破。胸降主动脉瘤和腹主动脉瘤偶可压迫脊髓神经根,引起剧烈疼痛,出现椎骨萎缩,脊髓压迫征。

⑤主动脉窦动脉瘤:主动脉窦动脉瘤中,由梅毒引起者约6%,但梅毒性主动脉窦瘤可能是后天性主动脉窦瘤最常见的病因。如动脉瘤发生在左、右主动脉窦,可压迫左、右冠状动脉口引起心绞痛。如动脉瘤发生在主动脉的后窦(无冠窦)则常无任何症状和体征,X线检查也正常。

梅毒性主动脉瘤所在部位常可听到收缩期血管性杂音。当合并梅毒性主动脉瓣关闭不全时，则主动脉瓣反流的体征同时存在。

(2)辅助检查

①影像学检查：X 线检查可发现主动脉瘤所在部位的主动脉膨出，大多数位于升主动脉和主动脉弓，呈膨胀性搏动。线条状的钙化是很特征性的表现，可有胸骨、肋骨和椎骨的侵蚀。食管吞钡可能发现食管受压移位。主动脉瘤需与其他原因引起的纵隔阴影，如淋巴瘤、胸腺瘤、皮样囊肿等鉴别。鉴别有时不容易，因为有时主动脉瘤无明显搏动，而接近主动脉的纵隔肿块也可以似乎有搏动。主动脉瘤有时很大而 X 线胸片正常。主动脉造影能准确地显示有无主动脉瘤，动脉瘤的位置、范围以及分支动脉受累的情况。

②超声心动图检查：可发现主动脉根部的主动脉瘤，应用经食管的超声心动图检查，可发现升主动脉的动脉瘤。其他无创影像检查技术如放射性核素血管造影、计算机断层扫描、磁共振成像、数字减影血管造影等均能清晰显示主动脉瘤的部位和大小，计算机断层扫描和磁共振成像还能清楚显示动脉瘤与邻近组织的关系。

5. 梅毒性心肌树胶肿

梅毒性心肌树胶肿极罕见，好发部位为左室间隔后基底部，可无症状，或引起房室或束支传导阻滞。梅毒性弥散性树胶肿样心肌炎更为罕见，梅毒性心肌树胶肿样病变，不论是局限性或弥散性，通常只在尸检时作出诊断。

这类病人通常有梅毒螺旋体感染史。梅毒性心血管病者，10%～30%有三期梅毒的其他表现，根据临床症状和体征，结合梅毒的血清学检查及影像学检查，并排除其他原因所致的主动脉炎、主动脉瘤、主动脉瓣闭锁不全等综合判断分析确立诊断。

【鉴别诊断】

本病需与风湿性心血管病，各类大动脉炎相鉴别。

【治疗】

(1)梅毒性心血管病诊断确立后，为防止进一步损害，需做驱梅治疗，但有心衰时应先控制心衰症状。

(2)青霉素为有效的抗生素，可用两种方案给药：普鲁卡因苄星青霉素 60 万 U 肌内注射，每天 1 次，共 21 天。

(3)对青霉素过敏者可用头孢噻啶，每天肌内注射 0.5～1g，共 10 天，也可用红霉素口服，每次 500mg，每天 4 次，共 30 天。

第二节　淋病并发症

一、淋　病

【概述】

淋病是由淋球菌引起的一种泌尿生殖系统的化脓性感染。

【病因与发病机制】

本病病原体为淋病奈瑟菌或称淋病双球菌，为革兰染色阴性的双球菌，只能感染人，离开人体不易生长。传染方式主要为性交直接传染，通过被污染用品间接传染，多见于女性尤其未成年幼女，新生儿经产道分娩也可因孕妇感染淋球菌而患病。淋球菌对黏膜有特殊亲和力，尤其是对柱状上皮或移行上皮组成的黏膜，引起局部急性炎症发生或使患者成为带菌者。

【临床表现】

发病潜伏期常为2～10天，平均3～5天，约5%～20%的男性和60%的女性感染后无明显症状。

1. 男性淋病

(1)急性尿道炎：可分为初发的前尿道炎和以后发展而成的后尿道炎。前尿道炎可表现为尿道外口和舟状窝处瘙痒、灼热、疼痛，尿道外口轻度潮红肿胀，继之以尿道黏膜炎症，逐渐形成大量黄白色脓液自尿道口溢出，尿道口发红肿胀外翻，出现尿痛，疼痛性勃起等现象；可并发包皮龟头炎等；腹股沟淋巴结有肿大者称淋病性横痃；部分患者可有发热、头痛、乏力等全身症状。后尿道炎多由前尿道炎未经治疗2周后发展而来，主要表现为尿频、尿急、尿痛，终末血尿，会阴部钝痛、压迫感，可有一时性尿潴留或发热头痛等全身症状，可合并前列腺炎、附睾炎、精囊腺炎、膀胱炎等。

(2)慢性尿道炎：多由未经正规治疗的前尿道急性炎症发展而来，表现为尿道炎症状反复出现或持续2个月以上。患者自觉症状减轻，仅仅轻度尿道内刺痛，不适感，分泌物明显减少，可合并前列腺炎、精囊腺炎、附睾炎、膀胱炎或引起尿道狭窄。药物治疗不易彻底，精神负担重或出现神经官能症。

2. 女性淋病

症状轻微，约60%患者无症状。好发于子宫颈，其次为尿道、尿道旁腺、前庭大腺。可出现阴道脓性分泌物增多，宫颈充血明显或水肿糜烂自宫颈管流出脓性分泌物。尿道炎症状较轻，可表现为尿频、尿急、尿痛，挤压尿道口有脓性分泌物。尿道旁腺受染可出现肿大疼痛及开口红肿，挤压时有脓性分泌物。前庭大腺感染时出现红肿疼痛、开口部位发红，挤压时有少量脓性分泌物。上行感染则引起盆腔炎，包括宫内膜炎、输卵管炎、腹膜炎、盆腔脓肿或继发输卵管卵巢囊肿，引起下腹痛、脓性白带增多、附件增厚、压痛及高热、寒战、恶心呕吐、白细胞升高等全身症状。慢性反复发生的输卵管炎可致管腔狭窄、增厚粘连阻塞以至不孕或引起宫外孕。

3. 儿童淋病

(1)幼女外阴阴道炎多由间接感染所致，表现为急性外阴阴道炎及淋菌性尿道炎，出现阴道口黏膜发红肿胀，分泌黄绿色脓液，阴道周围皮肤黏膜发红或有糜烂渗液，尿道口有脓液、尿急、尿频。

(2)新生儿淋菌性眼结膜炎由产道感染，出现结膜充血水肿，大量脓性分泌物，严重时出现角膜溃疡，虹膜睫状体炎甚至失明。

4. 其他系统器官淋病

由口淫、肛交可引起淋菌性咽炎和直肠炎。播散性淋球菌感染较少见。淋菌入侵血液可出现发热、寒战、全身不适和食欲不振等症状，典型表现为淋菌性皮炎、淋菌性关节炎和腱鞘炎，其他可出现淋菌性心骨膜炎、淋菌性脑膜炎、淋菌性肝炎等。

【诊断与鉴别诊断】

根据病史、泌尿道生殖道等部位临床症状结合实验室检查不难诊断。但需与非淋菌性尿道炎和由念珠菌、滴虫或细菌所致阴道炎等疾病鉴别，主要鉴别要点为病原学检查，结合临床病史及症状特点不难鉴别。

【治疗】

应及时、足量、规则用药。应同时治疗性伴侣和其他已患性病者。

(1)无并发症的淋菌性尿道炎(宫颈炎)可使用:①头孢三嗪:250mg,一次肌注;②头孢噻肟:1.0g,一次肌注;③壮观霉素:2.0g(宫颈炎4.0g),一次肌注;④氟嗪酸:400mg(女性600mg),一次口服;⑤环丙氟哌酸:500mg,一次口服。后两种不用于肝肾能功障碍者及孕妇、18岁以下少年儿童。

(2)有并发症淋病(包括附睾炎、淋菌性输卵管炎等)可选用:①头孢三嗪:250mg,肌注,每日1次,共10天;②壮观霉素2.0g,肌注每日1次,连续10天。

(3)淋菌性眼炎的新生儿可选用:①头孢三嗪:25~50ml/kg(单次剂量不超过125mg)静滴或肌注,每日1次连续7天;②头孢噻肟:25mg/kg,静滴或肌注,每日1次连续7天;③壮观霉素:40mg/kg肌注,每日1次连续7天。同时用生理盐水冲洗眼部,每小时1次,之后用0.5%红霉素或1%硝酸银液滴眼。

(4)淋菌性咽炎和淋菌性直肠炎可选用:①头孢三嗪:250mg,一次肌注;②氟嗪酸:400mg,一次口服。

(5)儿童淋病体重大于45kg按成人方案治疗,小于45kg者可选用:①头孢三嗪:125mg,一次肌注;②头孢噻肟:25mg/kg肌注,每12小时一次;③壮观霉素:40mg/kg,一次肌注。

(6)妊娠期淋病可选用:①头孢三嗪:250mg,一次肌注;②头孢噻肟:1.0g,一次肌注;③壮观霉素:4.0g,一次肌注。

(7)播散性淋病可选用:①头孢三嗪:1g静滴,每日2次,共5天,再改为250mg肌注,每日1次,共7天;②头孢噻肟:1.0g静滴,每8小时一次,共5天,再改为1.0g肌注,每日1次,共7天。

(8)淋菌性脑膜炎或心内膜炎患者以头孢三嗪1~2g,静滴,每12小时一次,疗程2~4周。抗生素选用可根据病情、药敏试验考虑种类及用量和疗程,并充分考虑其副作用。

治愈标准为全部症状与体征消失,停药4~7天从患病部位取材涂片或培养检查均为阴性。

【预防】

(1)净化社会风气,禁止嫖娼卖淫。

(2)注意个人卫生与寝具卫生。

(3)性伴侣同时治疗。

(4)忌烟酒及辛辣刺激之品。

(5)规范用药,治疗后做细菌学检查。

二、常见并发症

(一)男性并发症

1. 前列腺炎

男性淋病的常见并发症,可分为急性前列腺炎和慢性前列腺炎。

(1)急性前列腺炎:发病前1天或半天尿道常忽然停止排脓或脓液减少。病人有高热、排尿频数及疼痛。直肠检查示前列腺肿大,有触痛。尿液混浊,如治疗不及时,前列腺可形成脓肿。

(2)慢性前列腺炎:急性前列腺炎未彻底治疗,易转为慢性前列腺炎。表现为会阴部有坠感、压痛、尿意频数,常有腰痛。病人一般无明显自觉症状,起床后第一次排尿,尿道口有封口现象,挤压阴茎时有少量白色分泌物排出。分泌物检查可发现上皮细胞、少数脓细胞和淋菌。肛诊前列腺肥大,多处有硬结,触之有压痛,按摩时有黏液分泌物,检查有白细胞。

2. 精囊炎

急性时有发热、尿频、尿痛,终末尿混浊并带血,直肠检查可触及肿大的精囊并有剧烈的触痛。慢性时无自觉症状，直肠检查示精囊发硬，有纤维化。

3. 附睾炎

一般合并于急性尿道炎后，单侧居多。有低热，附睾肿大触痛，同侧腹股沟和下腹部有反射性抽痛。触诊示附睾肿大，有剧烈的触痛。尿常混浊。

4. 尿道狭窄

淋病反复发作者可引起尿道狭窄，少数发生输精管狭窄甚至梗塞，进而继发精液囊肿和不育。

5. 龟头包皮炎

由淋病的脓性分泌物刺激龟头及包皮内叶所致。开始局部烧灼、瘙痒感、微痛、包皮水肿、内叶糜烂。龟头潮红及轻度糜烂，重症者包皮全部呈现显著浮肿，不能上翻，龟头肿大，可继发炎性包茎。

（二）女性并发症

盆腔炎包括急性输卵管炎、子宫内膜炎、继发性输卵管卵巢脓肿及破裂后所致的盆腔脓肿、腹膜炎等。由于失治、误治，女性淋病患者，极容易由泌尿生殖器的感染进一步发展为盆腔及附件的感染，引起严重的后果，如不孕、腹痛，甚至于危及生命。

第三节　非淋菌性尿道炎并发症

一、非淋菌性尿道炎

【概述】

非淋菌性尿道炎是指由淋球菌以外的其他病原体，主要是沙眼衣原体、尿素分解支原体所引起的尿道炎。

【病因与发病机制】

本病可由多种病原微生物引起，其中以沙眼衣原体、尿素分解支原体多见，滴虫、疱疹病毒、人乳头瘤病毒、白色念珠菌以及大肠杆菌等多种细菌可能成为本病病原体，部分患者检查不出明确的病原微生物。

【临床表现】

1. 男性 NGU

单纯性 NGU 有尿道刺激痒、尿急、尿痛、尿道口红肿，尿道口溢出少量稀薄透明的分泌物，结成糊状封住尿道口即为糊口现象，部分患者无症状或不典型。有并发症的 NGU 可并发附睾炎、前列腺炎，出现附睾肿大、压痛、阴囊疼痛发胀和下坠不适，输精管变粗甚至纤维化导致不育，会阴、肛门部位可有坠痛感，常放射至腰背部，性功能可出现障碍，前列腺肿大和压痛。由沙眼衣原体感染的具有 HL-B27 遗传素质的患者除尿道炎外用可同时有结膜炎、对称性多发性关节炎，持续数月之久，即为 Reiter 综合征。

2. 女性 NGU

女性患者不仅有尿道炎症状，还有子宫颈等生殖道炎症，因此又称非特异性生殖道感染（NSGI）。单纯性 NSGI 的临床特点不明显，可有轻微尿痛，尿道分泌物增多，宫颈红斑、水肿、糜烂、黏液性分泌物增多，白带增多。有并发症 NSGI 可并发前庭大腺炎、阴道炎、子宫内膜炎、急性输卵管炎等，衣原体感染还可导致不孕，流产、宫外孕、宫内死胎、新生儿死亡等。

3. 新生儿衣原体感染

新生儿经产道感染1～2周后发生结膜炎损害视力,4～12周后可出现间质性肺炎。

【诊断与鉴别诊断】

(1)根据不洁性交史、临床症状、涂片与培养均无淋球菌发现,结合PCR检查结果等参考,综合判断。应注意与淋病、非特异性尿道炎鉴别。

(2)淋病潜伏期1～3天,而NGU 1～3周或更长,淋菌性尿道炎一开始症状较重,分泌物为脓性,尿液混浊,病原学检查可以确诊。

(3)非特异性尿道炎由化脓性细菌如葡萄球菌和大肠杆菌引起,常由损伤或邻近部位炎症蔓延而来,与性接触无关,结合病原学易于鉴别。

【治疗】

衣原体或支原体引起的成人无并发症尿道炎、宫颈炎,可选用下列2类药物。

1. 四环素类

(1)强力霉素:100g口服,一日2次,共7～14天。

(2)盐酸四环素:500mg口服,一日4次,共2～3周或在7天后改为250mg口服,每日4次直至21天。

(3)美满霉素:100mg口服,每日2次,连服10天。

(4)土霉素:250mg口服,每日4次,共7天(妇女可首选)。

2. 大环内酯类药物

对四环素不能耐受或孕妇可选用大环内酯类药物。

(1)红霉素:500mg口服,每日4次,共7天。

(2)红霉素琥珀酸乙酯:800mg口服,每日4次,共7天。

(3)罗红霉素:0.3g口服,每日1次或分成2次口服,共7～10天。

对大剂量红霉素连续口服不耐受者可选用:

(1)红霉素:250mg口服,每日4次,共14天。

(2)红霉素琥珀酸乙酯:400mg口服,每日4次,共14天。

(3)阿奇霉素:1g,一次口服,两餐间服用。

有并发症的NGU经上述一类药物治疗后应换另一类继续治疗并适当延长疗程。

【预防】

(1)加强精神文明建设,禁止卖淫嫖娼。

(2)注意个人卫生与居室卫生。

(3)性伴同治。

(4)忌烟酒及辛辣刺激之品。

(5)及时规范进行治疗和随访。

二、常见并发症

Reiter综合征

【概述】

Reiter综合征以无菌性尿道炎、眼结膜炎和多发性关节炎为基本特征,可有皮肤黏膜及其他器官病变,发病前常有发热,多见于成年男性。

【病因与发病机制】

Reiter综合征的病因及发病机制至今仍不甚清楚,目前大致可归纳为几种假说。

1. 感染学说

因Reiter首次报道的病例血中分离出

螺旋体,故 Reiter 当时怀疑本征是螺旋体所致的感染性疾病。罹患本征者多为青年男性,且常先有尿道感染症状及不洁性交史,故后来有人怀疑本征与淋病、第四性病有关。如前所述,本征可能继发于非细菌性尿道炎或各种病原菌所致的痢疾。已从几例发生尿道炎的滑膜液中分离出衣原体,有些由于性病传播而发病者,可从其尿道分泌物分离出支原体属及衣原体属病原菌。与腹泻有关的患者,大便培养出福氏痢疾杆菌、沙门菌、耶尔森菌及弯曲杆菌。另外痢疾流行时本征发病率较高,这提示反应性关节炎与某些特异微生物的某些成分有关。目前已知,除性病外,痢疾杆菌、肺炎支原体、衣原体、贝宗体属原菌,甚至病毒等均与本征有关,尤以福氏痢疾杆菌感染关系更为密切,但到目前为止还没有更多的证据证明本征与感染有直接的关系,因为并非与感染有关的致病者都罹患本征。

2. 遗传与免疫学说

因为本征患者有血沉增快,C 反应蛋白阳性,IgG、IgA 及 α_2 球蛋白增高,而且非细菌性尿道炎或肠炎后可发生无菌性滑膜炎,提示免疫因素在发病机制中具有一定作用。但目前尚未证实本征与系统性红斑狼疮一样有普遍的体液或细胞免疫异常存在。另有报告非淋病性尿道炎和志贺氏菌、沙门菌、耶尔森菌及弯曲杆菌感染后反应性关节炎病人的组织相容抗原 HLA-B27 明显增高。这些均说明该病与遗传及免疫关系密切。

【诊断】

1. 临床表现

Reiter 综合征绝大部分发生于成年男性,个别可见于女性,常有不洁性交、冶游史或尿道炎、腹泻病史,以尿道炎、关节炎和结膜炎“三联症”为基本特征。三症全有者称完全型,只有关节炎或关节炎合并后两项之一者称不完全型。

本征为系统性疾病,大部分病人有发热、体重减轻,部分病人可有皮肤黏膜病变,少数病变广泛,常有淋巴结及脾肿大,还可累及胃肠、心血管、肺及神经系统等。

(1)关节:关节病变通常是本征的第二或第三特征,常尿道炎、腹泻或结膜炎后 2～4 周出现,或与这些症状混同出现。好发于负重的大关节如膝、踝、腕关节,但指、趾小关节也常受累,关节炎为多发性及不对称性、轻重不等,常伴有明显的红、肿、热、痛,少数关节炎症可持续几周或更长。急性期少数病人有背痛、骶髂关节和脊椎压痛。脊柱关节受累常呈“跳跃式”,从一个部位路过某些节段而累及另一部位。急性关节炎迁延或反复发作可成慢性关节炎。足底筋膜炎时,有明显跟腱压痛,X 线检查见足底筋膜附着的跟骨部呈绒毛状钙化,由于骨膜炎可出现散发性条状肿胀。肌腱端病,也可发生于胫骨下端或胫骨、足底肌腱附着点。

(2)泌尿生殖系:绝大部分为男性尿道炎,有尿痛、排尿困难、尿道分泌黏液或脓性分泌物,少数尿道口有红斑和水肿,有时尿道炎也可无症状。有不洁性交者,一般从性交后到发生尿道炎大约几日至 1 个月左右。除尿道炎外,常并发前列腺炎,前列腺可增大,质软并有压痛;前列腺分泌物含有许多脓细胞;偶尔发生前列腺脓肿。女性可有尿道症、宫颈炎或膀胱炎,症状常较轻,只限于排尿困难或少许阴道分泌物。

(3)眼部表现:结膜炎通常是眼部的首发症状,一般症状较轻,常伴有轻微烧灼感,早晨上下眼睑粘连,大多为双侧受累。首次发病者约 5%～10%病人可有虹膜炎;病情发展或复发者 20%～50%发生虹膜炎。少数色素膜炎、巩膜外层炎、角膜溃疡;也有视神经炎、视网膜炎和斑点状视网膜水肿的报道，但罕见。约3%可致永久性视力损害。

(4)皮肤及黏膜：阴茎表浅性溃疡，尤其在尿道中周围最为常见。阴茎龟头病变融合形成环状或扇状边缘称环状龟头炎。颊部黏膜和舌黏膜可见基底红斑样无痛性表浅溃疡，病损直径约数毫米至1cm以上。往往溃疡发生时并不注意，但弯曲杆菌感染后的口腔溃疡可有疼痛。

皮肤损害最常见于手掌和足底，但也可发生四肢、躯干或头皮等任何部位，皮肤病变开始是小丘疹，很快发展成脓疱疹，但破溃疡其中只含角化质。单个疱疹直径约数毫米，多个出现时可集合成群，并以较厚的角化痂覆盖一个较大的区域，最后皮肤结痂脱落不留瘢痕。皮肤角化也可发生于手指、足趾，并可导致指、趾甲脱落。上述皮肤病变称溢脓性皮肤角化病，常在Reiter综合征其他症状出现几周后发生，一般持续几周后可自行消退。

女性Reiter综合征很少见，女阴皮肤及黏膜皮疹更少见。Edwards(1992)报道1例女性患者，开始指尖发红、压痛及甲分离，并有阴道分泌物、黏膜损害及腋下脓疱，白色念珠菌培养阳性。4年后出现阴道分泌物，伴有无痛性口腔溃疡，随后女阴、会阴出现红色结痂斑块。经MTX治疗后皮肤病变逐步消退，但减量后皮疹复发，女阴部皮肤出现粉红色鳞屑性丘疹，直径1～2mm，境界清楚，小阴唇及前庭也有散在的白色圆形及环形丘疹，边缘清楚，直径约2～4mm。整个外生殖均可见散在性界限清楚、顶端糜烂性丘疹。皮肤及小阴唇活检符合Reiter综合征。

2. 实验室检查

(1)外围血白细胞计数：常升高一般为(10～18)×10^9/L(10 000～18 000/mm^3)，个别可超过20×10^9/L(20000/mm^3)，有少数病例白细胞计数不升高；病程较长者可有贫血；多数病例血沉增快。

(2)尿道分泌物：含有大量白细胞，多为多核白细胞，常出现脓尿，也可见血尿。

(3)滑膜液：混浊，一些病例呈明显脓性，白细胞计数常为(2～5)×10^9/L(2000～5000/mm^3)偶可高达10×10^9/L。早期大部分为多核白细胞，炎症反应消退时比例下降，而变成以淋巴细胞为主；滑液中糖含量正常，但在白细胞数量特别高时糖含量可降低；滑液补体水平通常比其他渗出液高；蛋白含量增高；蛋白补体结合率与关节变性、风湿和类风湿性关节炎相似。

(4)尿道、前列腺分泌物淋球菌培养：阴性；血和浆液中未查见细菌；结膜渗出液无菌或只有非致病菌。

(5)白细胞组织相容抗原：HLA-B27大多阳性。

【鉴别诊断】

1. 类风湿性关节炎

其关节炎表现甚至X线表现均与本征有相似之处，故Cecil曾将Reiter综合征列入类风湿性关节炎的临床异型中。但一般类风湿关节炎不会同时出现尿道，结膜炎及皮肤黏膜损害。

2. 强直性脊柱炎

本征慢性脊柱病变患者必须与强直性脊柱炎相鉴别，两者眼症和X线表现无较大差异，但如先有关节周围炎伴有尿道炎史，特别有溢脓性卡他性皮肤角化病表现，则支持Reiter综合征。

3. 淋病性关节炎

淋球菌性关节炎只限于滑膜；不侵犯关节，故关节液淋球菌培养阴性，但尿道脓性分泌物培养阳性，而本征则查不到淋病双球菌。本征虽有环状龟头炎，但不同于淋病的包皮龟头炎及尿道口红肿表现，本征皮肤损害以溢脓性皮肤角化病为特征，淋病则以血管脓疱性皮肤病为特征。

4. 脓疱型银屑病

脓疱型银屑病与Reiter综合征的溢脓性皮肤角化病两者之间在临床和组织学都十分相似，如银屑病累及结膜，则更容易混淆，但银屑病无尿道炎和痢疾史。

5. 白塞综合征

Reiter综合征有尿道炎和关节炎，而白塞综合征则无；本征口腔和阴部损害是水疱破溃后糜烂并结痂，而白塞病则为较深的溃疡；本征极少发生于女性，而后者则女性多见；本征在我国少见，而白塞病并不少见。

【治疗】

Reiter综合征无特效疗法，一般治疗原则如下：

1. 支持疗法

急性期注意卧床休息，限制负重，注意清洁卫生。给予容易消化，高热量饮食，补充维生素。

2. 对症治疗

(1)急性期或关节炎：首选非甾体类抗炎药，如阿司匹林0.3～0.6g，3次/d；吲哚美辛（消炎痛）25～50mg，3次/d；炎痛喜康20mg，1次/d；布洛芬0.2g，3次/d。

(2)理疗如超短波、红外线、蜡疗、泥疗以及按摩等亦有所帮助。对尿道炎可作下腹部热敷或碱化尿液。结膜炎可用药液冲洗及常用眼药水点眼；严重眼病者可用皮质激素滴眼液。溢脓性皮肤角化病可用角质溶解剂及小剂量皮质激素。

3. 应用抗生素

消除有关病原，发病初期可选用，但剂量不宜过大。这对尿道炎可能有益，但对关节炎和病程无多大影响。

4. 肾上腺皮质激素

对持续性单关节炎、跖筋膜炎或跟腱炎病例，局部应用甲泼尼龙40～80mg/d可能有效。过去认为全身应用肾上腺皮质激素有益，但现在已确定全身应用皮质激素，无论剂量大小对关节炎均无长久效益。

5. 其他免疫抑制剂

严重病例用非甾体类抗炎药无效时，可用硫唑嘌呤、环磷酰胺、甲氨蝶呤和6-硫基嘌呤。常用硫唑嘌呤每日1～2mg/(kg·d)，4～8周可以获效。

其他药物可根据患者情况选用可耐受剂量，对难治性或病程较长者有一定疗效，但这些药物毒副作用较大，用药过程中必须密切观察。最近发现，柳氮磺胺吡啶（Sulfaslazine）对治疗Reiter综合征有效，可采用。

参 考 文 献

1. 张学军．皮肤性病学．北京:人民卫生出版社,2004
2. 陈德宇．中西医结合皮肤病学．北京:中国中医药出版社,2005
3. 朱学骏,孙建方主译．皮肤病理学与临床的联系．北京:北京大学医学出版社,2007
4. 王海燕．肾脏病学．北京:人民卫生出版社,2008
5. 张学军,刘维达,何春涤．现代皮肤病学基础．北京:人民卫生出版社,2001
6. 王侠生,廖康煌,杨国亮．皮肤病学．上海:上海科学技术文献出版社,2005
7. 叶任高．内科学．北京:人民卫生出版社,2000
8. 惠延年．眼科学．北京:人民卫生出版社,2001
9. 裘法祖．外科学．北京:人民卫生出版社,1995
10. 张志愿．口腔科学．北京:人民卫生出版社,2004
11. 乐杰．妇产科学．北京:人民卫生出版社,2000
12. 田勇泉．耳鼻喉-头颈外科学．北京:人民卫生出版社,2004
13. 王维治．神经病学．北京:人民卫生出版社,2004
14. 贾杰．现代真菌病学．郑州:郑州大学出版社,2001
15. 朱学骏．现代皮肤病性病诊疗手册．北京:北京医科大学出版社,2001
16. 武给恒,王少卿,谭运标．急性中毒诊疗手册．北京:人民卫生出版社,1998
17. 蒋明等．风湿病学．北京:科学出版社,1995
18. Tony Burns, Stephen Breathnach, Neil Cox, Christopher Griffiths: Rook's Textbook of Dermatology (7th ed) Massachusetts USA: Blackwell Publishing company, 2004
19. J. A. A. Hunter, J. A. Savin, M. V. Dahl: Clinical Dermatology (3th) Massachusetts: Blackwell Publishing company, 2002
20. Klaus Wolff, Lowell A. Goldsmith, Stephen L. Katz, et al Fitzpatrick's dermatology in general medicine (7th ed) NewYork: the McGraw-Hill companies, 2008
21. Naldi L, Chatenoud L. psoriasis N Engl J Med., 2005, 353(8): 848～850
22. Bieber T Atopic dermatitis N Engl J Med., 2008, 358(14): 1483～1494
23. Williams HC Atopic Dermatitis N Engl J Med., 2005, 352(22): 2314～2324
24. Stanley JR, Amagai M. Pemphigus, bullous impetigo, and the staphylococcal scalded-skin syndrome N Engl J Med, 2006 Oct 26; 355(17): 1800～1810
25. Fauci AS, Braunwald E, Isselbacher KJ et al. Harrison's principles of internal medicine. (14th ed) NewYork: Mcgraw-Hill companies, 1998
26. Benentt JC, Plum F, Cecil Textbook of medicine (20th ed) Philadelphia: W B Saunders company, 1996
27. Wilson JD, Foster DW, Kronenberg HM et al Williams Textbook of Endocrinology (9th ed) Philadelphia: W B Saunders company, 1998
28. Ernest B William's Hematology (5th ed) NewYork: Mcgraw-Hill companies, 1995

图书在版编目(CIP)数据

皮肤病性病并发症鉴别诊断与治疗/皮先明主编 .-北京:科学技术文献出版社,2011.2

(临床并发症丛书)

ISBN 978-7-5023-6792-3

Ⅰ.①皮… Ⅱ.①皮… Ⅲ.①皮肤病-并发症-诊疗 ②性病-并发症-诊疗 Ⅳ.①R750.6

中国版本图书馆 CIP 数据核字(2010)第 238571 号

出版者 科学技术文献出版社
地址 北京市复兴路 15 号(中央电视台西侧)/100038
图书编务部电话 (010)58882938,58882087(传真)
图书发行部电话 (010)58882866(传真)
邮购部电话 (010)58882873
网址 http://www.stdph.com
E-mail:stdph@istic.ac.cn
策划编辑 李 洁
责任编辑 李 洁
责任校对 唐 炜
责任出版 王杰馨
发行者 科学技术文献出版社发行 全国各地新华书店经销
印刷者 北京雁林吉兆印刷有限公司
版(印)次 2011 年 2 月第 1 版第 1 次印刷
开本 787×1092 16 开
字数 447 千
印张 20.5
印数 1～3000 册
定价 43.00 元